FÜR DIE KINDER DIESER WELT

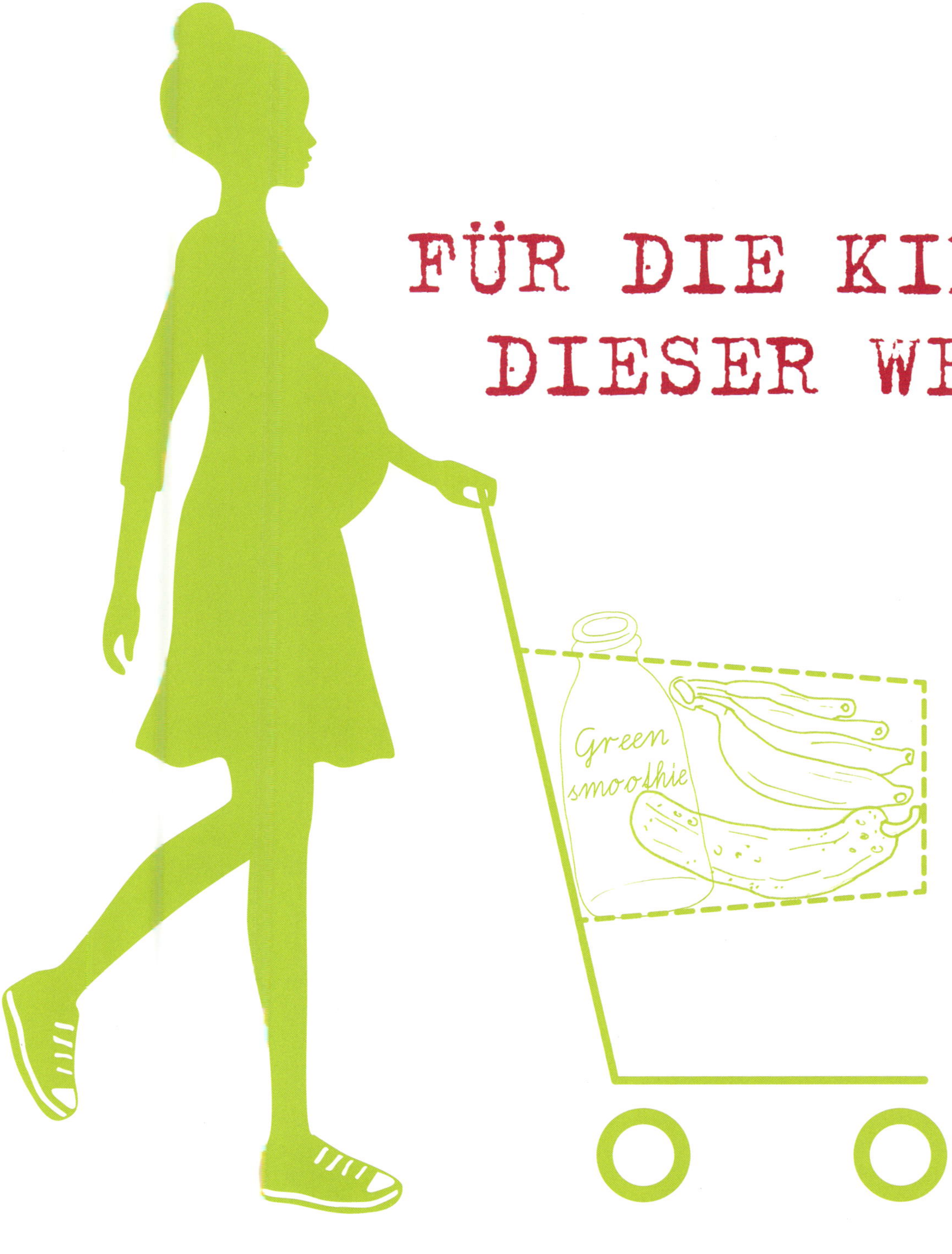

Vegan in anderen Umständen

Ratgeber und Kochbuch rund um die gesunde vegane Schwangerschaft einschließlich Rückbildung und Stillzeit

„Eine gut durchdachte vegane Ernährung bietet zahlreiche gesundheitliche Vorteile. Und das für alle Lebensabschnitte – auch die Schwangerschaft und Stillzeit." Das betont die Academy of Nutrition and Dietetics, die weltweit größte Ernährungsorganisation. Dass auch immer mehr Wissenschaftler und Ärzte eine vollwertige Ernährung ohne tierische Zutaten unterstützen, zeigt ihre wachsende Bedeutung.

„Vegan in anderen Umständen" gibt vegan lebenden (werdenden) Müttern und ihren Familien wertvolle Tipps für die gelungene Schwangerschaft und die Zeit danach. Es klärt wissenschaftlich fundiert über gesundes Essen und Leben sowie Nährstoffe auf und bietet mehr als 130 leckere Rezepte für den Alltag. Aufgewertet wird das Buch durch Statements renommierter Ernährungsmediziner, Gynäkologen und Hebammen sowie vielfältige Erfahrungsberichte.

Ergänzende Online-Kurse zur veganen Schwangerschaft und Beikost findest du unter: www.vegane-familien-masterclass.de
Mit dem Code: SINN20 erhältst du 20% Rabatt.

Die Autorinnen stellen sich vor

Carmen Hercegfi

Zweifache Mutter, Ernährungsberaterin mit Schwerpunkt vegane Familienernährung

Die Spezialistin betreibt das bekannte Blog „Vegane Familien“ und berät Familien mit viel Know-how rund um tierproduktfreies Essen und Leben. Die Autorin hat ihr Wissen breit aufgestellt und strebt entsprechend ihrer Passion auch in ihrer Ausbildung zur Heilpraktikerin den Schwerpunkt Ernährung und Mikronährstoffe für Familien an.

>> www.vegane-familien.de

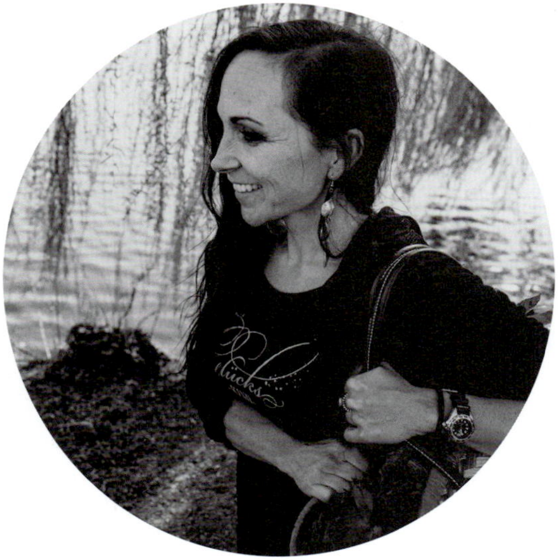

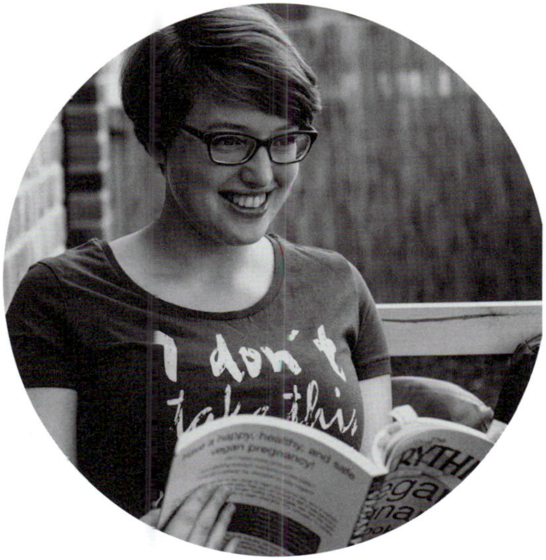

Sarah Gebhardt

Oecotrophologin (B. Sc.) und Kinderkrankenschwester

Weil es so wenig gute Informationen zur veganen Ernährung gab, startete sie 2014 den YouTube-Kanal „Pflanzenhunger“. Dort informiert sie ihre Zuschauer über eine ausgewogene pflanzliche Ernährung und gibt Tipps zur veganen Lebensweise. Sie legt großen Wert darauf, dass ihre Videos wissenschaftlich fundiert und trotzdem leicht verständlich sind.

>> www.pflanzenhunger.de

Inhaltsverzeichnis

EINLEITUNG

GESUND ESSEN

GESUND LEBEN

REZEPTE

ANHANG

INFOBOX

PANIKFAKTOR
Der Panikfaktor erklärt dir auf einen Blick, bei welchen Nährstoffen du besonders genau hinschauen solltest.
Grün bedeutet: Entspann dich – hier ist es einfach, ausreichend versorgt zu sein. Ist der Panikfaktor hoch, solltest du besonders aufpassen, damit du und dein Baby gesund bleiben.

ZEITFAKTOR
Du erhältst einen Überblick über die Dauer der aktiven Arbeitszeit, die du für das Rezept investieren musst. Hinzu kommen manchmal noch Einweich-, Gar-, Back-, Trocken- oder Kühlzeiten. Auf diese wird durch das „+“-Zeichen aufmerksam gemacht.

WEITERE HINWEISZEICHEN
Sie geben einen schnellen Hinweis darauf, ob das Gericht soja- oder glutenfrei ist und ob es die Milchbildung fördert oder einfrierbar ist – also perfekt zum Vorkochen für das Wochenbett. Rezepte, die besonders viele verschiedene Nährstoffe enthalten, sind mit dem Symbol der „Nährstoffbombe“ gekennzeichnet.

Hinweiszeichen

Panikfaktor – Nährstoffe
- „GRÜN“ Kein Problem!
- „GELB“ Gewusst, wie!
- „ROT“ Sei achtsam!

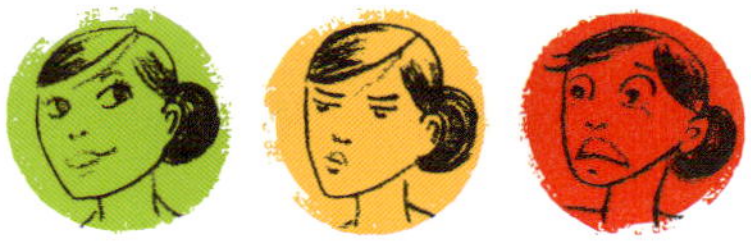

Zeitfaktor – Zubereitung
- „<“ Weniger als 10/20/30/45/60 Minuten
- „>“ Mehr als 60 Minuten
- „+“ Weitere Einweich-/Gar-/Back-/Trocken-/Kühlzeiten

Weitere Hinweiszeichen
- Sojafrei
- Glutenfrei
- Milchfördernd
- Einfrierbar
- Nährstoffbombe

Vegane Mami

Vegan und schwanger? Was jetzt für dich und dein Baby wichtig ist

Du hast deine Entscheidung getroffen und möchtest dich auch schwanger weiterhin komplett oder größtenteils vegan ernähren? Dann gibt es jetzt einige Dinge, auf die du achten musst, damit du deine Schwangerschaft sorgenfrei genießen kannst.

Tatsächlich klingt es auf den ersten Blick viel komplizierter als es ist. Ich habe in den letzten 7 Jahren sehr viele vegane Schwangerschaften als Ernährungsberaterin begleitet und wundervolle, gesunde vegane Babys gesehen. Auch dieses Buch hat in den ersten drei Auflagen bereits tausenden schwangeren Veganerinnen geholfen sich weiterhin vollwertig, pflanzlich und gesund zu ernähren.

Meine wichtigsten Tipps, wie du dir schnell einen Überblick über das verschaffen kannst, was jetzt wichtig ist, sind folgende: Der Fokus liegt nicht darauf es irgendwie vegan zu machen und dabei aus den Massen an veganen Fertigprodukten in der Supermarktregalen zu schöpfen, sondern spätestens jetzt mit Planung oder Beginn der Schwangerschaft auf eine vollwertig pflanzliche Ernährungsweise umzustellen, falls dies noch nicht geschehen ist.

Die 10 Gebote sowie die Ernährungspyramide werden dir mit den wichtigsten Aspekten einen Grundstein legen auf welche Nahrungsergänzungen du achten darfst und wie sich die Lebensmittelgruppen verteilen sollten.
Der Nährstoffteil wird dir dann tieferes Wissen und Verständnis bringen. Mit den Rezepten kannst du dann gleich dein Wissen in die Praxis umsetzen und die Vorzüge der pflanzenbasierten Ernährung genießen.

Hab ganz viel Spaß mit diesem Buch und eine wundervolle vegane Schwangerschaft.

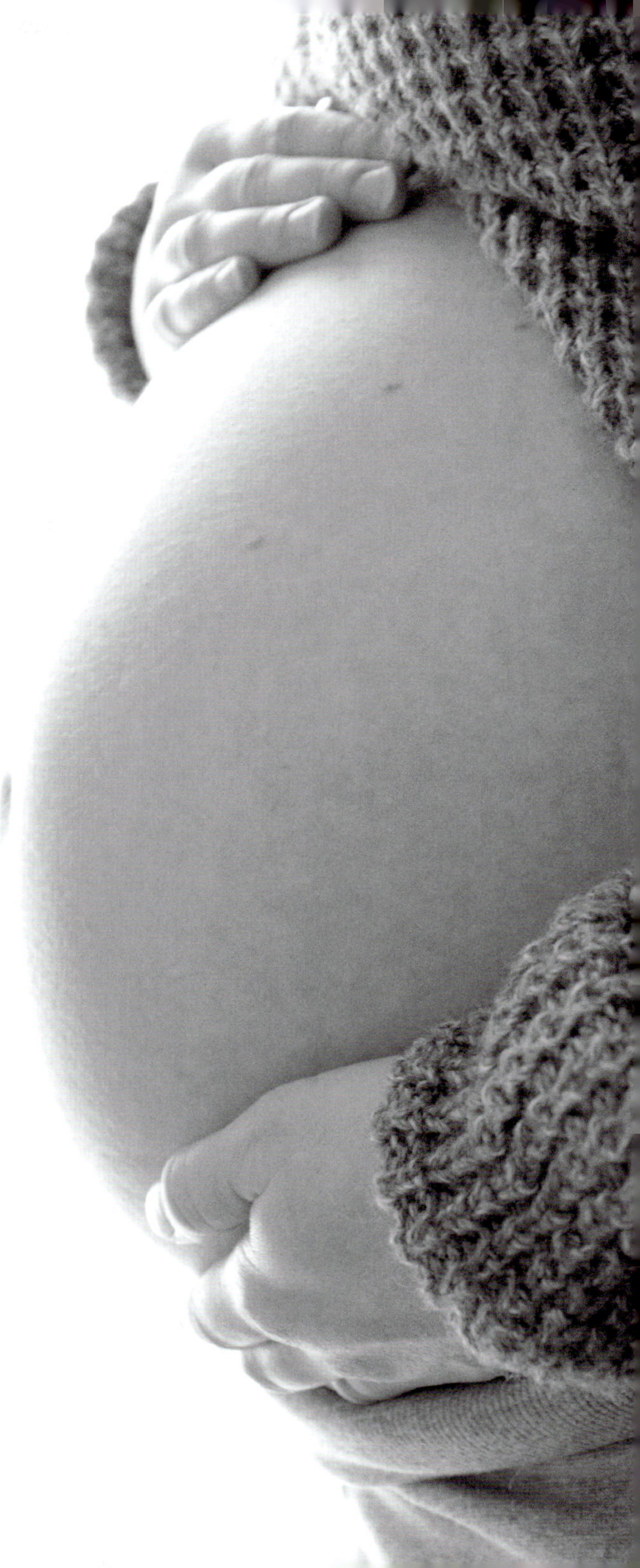

Vorwort von Martin Kamma

Vorsicht! Dieses Buch ist ein Beitrag zur Gesundheit deiner Familie – und du gehörst dazu!

Gesundheit ist weder anstrengend noch kompliziert. Sie ist spielerisch erlernbar, fühlt sich richtig gut an, ist vor allem tatsächlich zu verwirklichen und ist unglaublich köstlich. Gesundheit ist noch sehr viel mehr als die Abwesenheit von Krankheit. Sie ist körperliches, geistiges und emotionales Wohlbefinden mit Normalgewicht, guter Laune und dem Gefühl von Energie, Leistungsfähigkeit und Lebenslust.

Aber wo beginnt Gesundheit und wo endet sie? Gesundheit endet nicht erst dort, wo Krankheit spürbar, sichtbar oder messbar wird. Der Übergang zwischen Gesundheit und Krankheit ist fließend. Er wird bestimmt von vielen Umweltfaktoren und insbesondere von unserem Lebensstil. Der Lebensstil setzt sich zusammen aus unseren Ernährungsgewohnheiten, unseren Bewegungsgewohnheiten und unseren Ruhegewohnheiten.

Die Umweltfaktoren beeinflussen wir stark durch unser Konsumverhalten an der Ladentheke, an der Tankstelle, am Lichtschalter, im Kaufhaus, im Reisebüro und dort, wo wir sonst noch Geld ausgeben. Mit einer veganen Lebensweise leisten wir einen sehr großen Beitrag zum Schutz von Umwelt und Klima. Und wo beginnt Gesundheit? Gesundheit beginnt genau dort, wo Krankheit auch beginnt: bei uns.

Zwar hatten wir bis zum jungen Erwachsenenalter nur einen begrenzten Einfluss auf den Zustand unserer Umwelt, so wie sie uns unsere Eltern und Vorfahren hinterlassen haben, doch nun sind wir die Vorfahren und Eltern unserer Kinder – und wir dürfen uns dazu aufgefordert fühlen, die Mitverantwortung für den Zustand unserer Umwelt zu übernehmen.

Auch dürfen wir uns dazu eingeladen fühlen, die Verantwortung für unsere eigene Gesundheit zu tragen. Und wir haben die Verantwortung für die Gesundheit unserer Kinder – und das bereits lange vor der Geburt, ja sogar noch vor der Zeugung, wie man heute weiß. Für viele Menschen hat Lebensstil nach wie vor nicht viel mit Gesundheit und Krankheit zu tun.

„Das liegt bei uns in der Familie“ oder „Mein Doktor sagt, das sind meine Gene“ sind Sätze, die ich immer wieder zu hören bekomme. Den Satz eines Neupatienten – „Der Doktor bekommt meinen Zucker einfach nicht in den Griff.“ – habe ich mir eingerahmt. Die Forschung zur epigenetischen Vererbung zeigt es deutlich: Eizelle und Spermium tragen epigenetische (nicht in den Genen befindliche) Informationen, die Einfluss nehmen auf das Erbgut des Kindes. Den größten Einfluss haben naturgemäß die Ernährung, das Essverhalten und der Lebensstil der Mutter während der Schwangerschaft.

Durch Hormone und andere Botenstoffe werden Voreinstellungen an den kindlichen Genen, am Nervensystem und im Stoffwechsel vorgenommen. Auf diese Weise wird lange vor der Geburt Einfluss genommen, zum Beispiel auf Sättigungsgefühl, Essverhalten, (Über-)Gewichtsentwicklung, Diabetesrisiko und vieles andere mehr. Auch weiß man heute, dass die Darmbakterienflora der Schwangeren einen Einfluss auf die Bakterienflora und das Immunsystem des Kindes hat. Fest steht, dass nur fünf bis zehn Prozent aller Krebserkrankungen genetisch bedingt sind. Bei übergewichtigen Schulkindern kann man durch modernste Bildgebung bereits Strukturveränderungen im Herzmuskel nachweisen. Übergewichtige Jugendliche haben ein stark erhöhtes Risiko, als Erwachsene einen Herzinfarkt zu erleiden.

Jedes vierte Kind in der kinderärztlichen Sprechstunde ist chronisch krank. Bereits viele Grundschüler/-innen sind überlastet, gestresst und chronisch müde (DAK 2016). Krankenkassen und Gesundheitsorganisationen sind sich diesbezüglich einig: Unser Gesundheitszustand ist ernährungs- und lebensstilbedingt und nicht nur Zivilisationskrankheiten und Krebs, sondern auch Demenz und viele psychische Probleme werden hiervon maßgeblich beeinflusst. Gesundheit beginnt bei uns – und die Gesundheit unserer Kinder beginnt ebenfalls bei uns. Nur über den Weg zu einer stabilen Gesundheit besteht Gesprächsbedarf. Pädagogen warnen vor Reizüberflutung und unzureichenden Ruhegewohnheiten. Kinderärzte sehen in Bewegungsmangel und Zuckerkonsum das größte Problem. Ich halte das alles für richtig.

Als Ernährungsmediziner stelle ich fest, dass die Nahrung vieler Menschen und ihrer Kinder zu fett, zu süß, zu salzig, zu proteinhaltig, hochverarbeitet und nicht frisch ist. Sie enthält zu wenig Ballaststoffe, zu wenig Rohkost und zu viel Weißmehl. Sie enthält tierisches Fett und Eiweiß. Sie ist hochkalorisch, nährstoffarm und bildet im Stoffwechsel einen hohen Säureüberschuss. Das macht uns und unsere Kinder träge, müde, unkonzentriert, antriebsarm, unlustig und legt den Grundstein für Übergewicht, Diabetes, Bluthochdruck, hohes Cholesterin mit seinen Folgen und viele weitere Erkrankungen. Zu viel Phosphat und ein Mangel an Omega-3-Fettsäuren begünstigen Aufmerksamkeitsdefizite. Meine Antwort darauf als Ernährungsmediziner ist eine vegane Vollwerternährung.

Eine vegane Vollwerternährung mit hohem Rohkostanteil ist meiner Ansicht nach mit Abstand der gesündeste Weg für uns und auch für unsere Umwelt. Unabhängig davon, was unsere erste Motivation gewesen ist, uns für eine vegane Lebensweise zu entscheiden: Mit einer veganen Vollwerternährung reduzieren wir fernab vom Ende der Nahrungskette die Aufnahme von Umweltgiften um bis zu 90 Prozent. Ein um bis zu zwei Zehnerpotenzen niedrigerer Wasserverbrauch und ausbleibende Nitratbelastung schonen unser Trinkwasser. Weniger Treibhausgase tragen zur Stabilisierung des Klimas bei. Nicht länger Tierleid zu erzeugen, ist ein großer Schritt zur Gewaltfreiheit. Wir können uns nicht von unserer Umwelt getrennt betrachten, wir sind ein Teil davon.

Gut zu wissen, dass immer mehr Menschen die Möglichkeiten nutzen, sich darüber zu informieren, wie sie am effektivsten die Gesundheit der Erde und ihrer Familie fördern oder sie im Fall von Krankheit sogar wieder herstellen können, unterstützt durch einen gesunden Lebensstil. Und kaufen Sie bio, denn nur damit setzen Sie ein Zeichen gegen den lebens- und gesundheitsfeindlichen Einsatz von chemischen Substanzen in der Landwirtschaft!

Dieses Buch zeigt dir, wie eine vollwertige vegane Familienernährung gelingt. Es ist ein Beitrag zu einer gesünderen Welt.

Vielen Dank dafür, Carmen und Sarah!

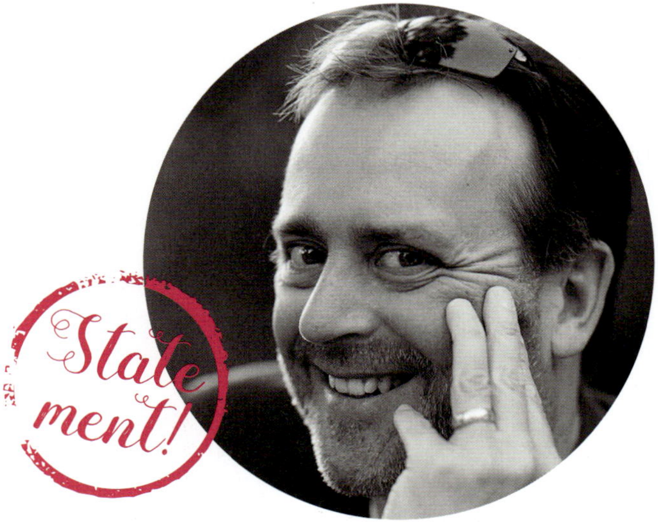

Facharzt für Allgemeinmedizin und Ernährungsmedizin BTB
>> www.vegan-auf-rezept.blogspot.de

Vorwort der Autorin

Vegan und schwanger? Wie macht man beziehungsweise frau das eigentlich richtig? Diese Frage beschäftigte mich sofort, nachdem ich von meiner ungeplanten Schwangerschaft erfuhr.

Schon viele Jahre ernährte ich mich aus gesundheitlichen Gründen vegan und war entsprechend ziemlich gut informiert. Aber eine vegane Schwangerschaft? Das war mir neu. Also suchte ich verzweifelt nach Informationen, aber fand ziemlich wenig – hauptsächlich Artikel im Internet und Bücher aus den USA, Kochbücher ohne Bilder und für mich völlig unansprechend.

Bei einer Sache war ich mir aber sicher: Eine Ernährung, die sich für mich als heilend erwiesen hatte, kann für mein Baby nicht schlecht, sondern ebenfalls nur gut sein. Die vegane Ernährung ist für mich die einzig richtige Ernährungsweise auf dem Weg der Liebe – der Liebe zu sich selbst, für seine Mitmenschen, für die Tiere und die Umwelt – und allein deshalb schon mehr als passend zum Thema „Schwangerschaft".

Der Entschluss für dieses Buch war schnell gefasst, der Weg dorthin dafür etwas länger. Ich absolvierte eine 14-monatige Ausbildung zur Ernährungsberaterin und besuchte viele Seminare, um mehr über die vegane Ernährung in allen Lebensphasen zu erfahren.

Außerdem startete ich den damals sehr erfolgreichen Blog „Vegan in anderen Umständen" und wühlte mich durch sämtliche auffindbare Seiten im Internet und in Büchern. Etwa ein Jahr arbeitete ich an dem Konzept für das Buch, startete Umfragen in den sozialen Netzwerken und auf meiner Website.

Ich wollte wissen, was du, liebe (werdende) Mami, wirklich brauchst, um deine vegane Schwangerschaft glücklich und mit entspannter Vorfreude zu erleben.

Deshalb findest du hier nicht nur jede Menge Rezepte, von denen der überwiegende Teil alltagstauglich ist, sondern auch einen kompletten Ratgeber zum Thema „vegane Schwangerschaft und Stillzeit", Erfahrungsberichte von anderen veganen Müttern und viele Fachmeinungen aus verschiedenen Fachgebieten. Menschen, denen du auf deinem Weg als vegane Schwangere sehr wahrscheinlich oder auch nur vielleicht begegnen wirst: Hebammen, Stillberater, Ärzte, Heilpraktiker und eine vegane Yogalehrerin. So bekommst du für dich, aber auch für dein Umfeld Meinungen aus verschiedenen Fachbereichen, die dir die notwendige Gelassenheit geben.

Die Schwangerschaft ist eine Zeit der Vorfreude und der Liebe, aber auch der Unsicherheit aufgrund sich verändernder Lebensumstände. Altes muss losgelassen werden, damit Neues kommen kann. Ein Umbruch. Gerade in dieser Zeit ist Stabilität im Inneren unabdingbar. Deine Stabilität wird durch Wissen wachsen – Wissen, das du durch dieses Buch erhältst.

Sarah Gebhardt hat einen großen Beitrag zu diesem Buch geleistet, indem sie den kompletten Nährstoffteil übernommen hat. Als Kinderkrankenschwester und Ernährungswissenschaftlerin hat sie für dich die aktuell erwiesenen Fakten verständlich und unterhaltsam aufgearbeitet.

Mein Ziel war es von Anfang an, ein beliebtes und gefragtes Werk zu erschaffen, das für die nächsten Jahre oder sogar Jahrzehnte die schwangeren Veganerinnen mit allen notwendigen Informationen und der Sicherheit versorgt, die sie benötigen.

Ich denke, das ist uns auf unterhaltsame, leckere Art und Weise gelungen.

Liebe Pflanzenliebhaberin, vor dir liegt ein Buch, das komplett vegan produziert wurde. Nicht nur die verwendeten Materialien sind vegan, sondern auch jeder im Team.

Viel Spaß beim Lesen und Kochen!
Deine Carmen

Mein persönlicher Erfahrungsbericht

Meine Schwangerschaft und auch Yanniks Geburt verliefen wie erwartet absolut unproblematisch und vorbildlich. Gewichtszunahme und getestete Blutwerte waren – mit Ausnahme von Eisen – wie erwünscht. Ich fühlte mich stets entspannt und auch meine Gynäkologin war begeistert von der tollen Entwicklung. Von ihr hörte ich nicht einmal ein skeptisches Wort in Richtung „vegan".

Mein kerngesundes Baby war genauso groß und schwer wie mein erster Sohn aus der mischköstlichen Zeit zehn Jahre zuvor. Unseren Stillrhythmus hatten wir schnell gefunden. Yannik war von Anfang an sehr flink in seiner Entwicklung und neugierig auf die Umwelt und ist es mehr als zwei Jahre später immer noch.

Unsere Kinderärztin verfiel ständig in Loblieder und hatte ebenfalls keinerlei Bedenken bezüglich des Veganismus. Das Blutbild nach dem ersten Geburtstag war genauso, wie es sein sollte. Vitamin B12 supplementierte ich bei Yannik nach sechs Monaten, also mit Beikostbeginn, Vitamin D – wie bei jedem anderen Baby auch – von Anfang an.

Nach dem Kitabeginn aß er leider nur noch vegetarisch, aber mir war es wichtiger, den Kleinen nicht zum Außenseiter zu machen, als auf Gedeih und Verderb eine vegane Ernährung durchzusetzen. Allerdings reagierte er auf die Milchprodukte prompt mit starkem Durchfall.

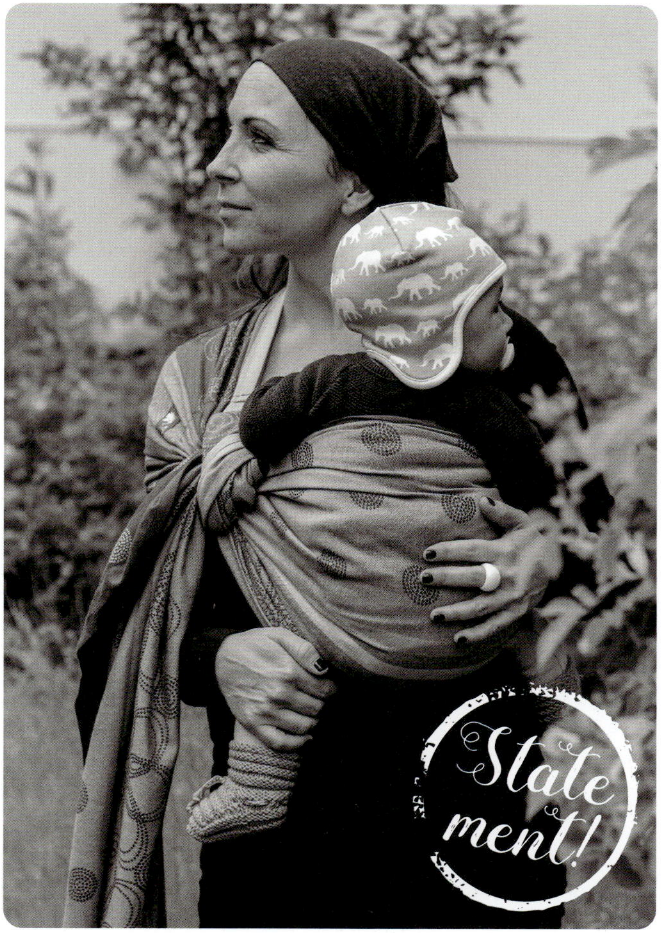

Mit einem Attest vom Arzt bewaffnet, erhielt er danach eine ovovegetarische Ernährung (nur Eier als Ausnahme). Inzwischen haben wir die Kita aufgrund eines Umzugs gewechselt. Dort gibt es auch veganes Essen. Da er aufgrund der Casein-Unverträglichkeit (Milcheiweiß) ohnehin anders essen muss, haben wir dieses Angebot begrüßt.

Leider ist in der Gemeinschaftsverpflegung oft noch nicht das Wissen über eine vollwertige und vegane Kinderernährung vorhanden und so muss ich morgens, abends und am Wochenende die Kita-Beilagenkost wieder auffangen.

10 Gebote der veganen Schwangerschaft und Stillzeit

1. Du sollst Vitamin B12 supplementieren und Vitamin D mindestens in den Wintermonaten.
2. Du sollst nicht rauchen oder Alkohol trinken.
3. Du sollst auf die Omega-3-Fettsäuren achten, insbesondere auf EPA und DHA.
4. Du sollst regelmäßig Vollkorngetreide und Hülsenfrüchte essen.
5. Du sollst viele Nüsse und Samen essen.
6. Du sollst täglich Obst und Gemüse genießen.
7. Du sollst stets bunt essen.
8. Du sollst Fertigprodukte, Transfette und zu viel Zucker vermeiden.
9. Du sollst nur im Sinne der Nährstoffe für zwei essen und nicht im Sinne der Kalorien.
10. Du sollst dich ausreichend bewegen – mache Spaziergänge und Yoga, gehe schwimmen etc.

Vegane Ernährungspyramide für Schwangerschaft und Stillzeit

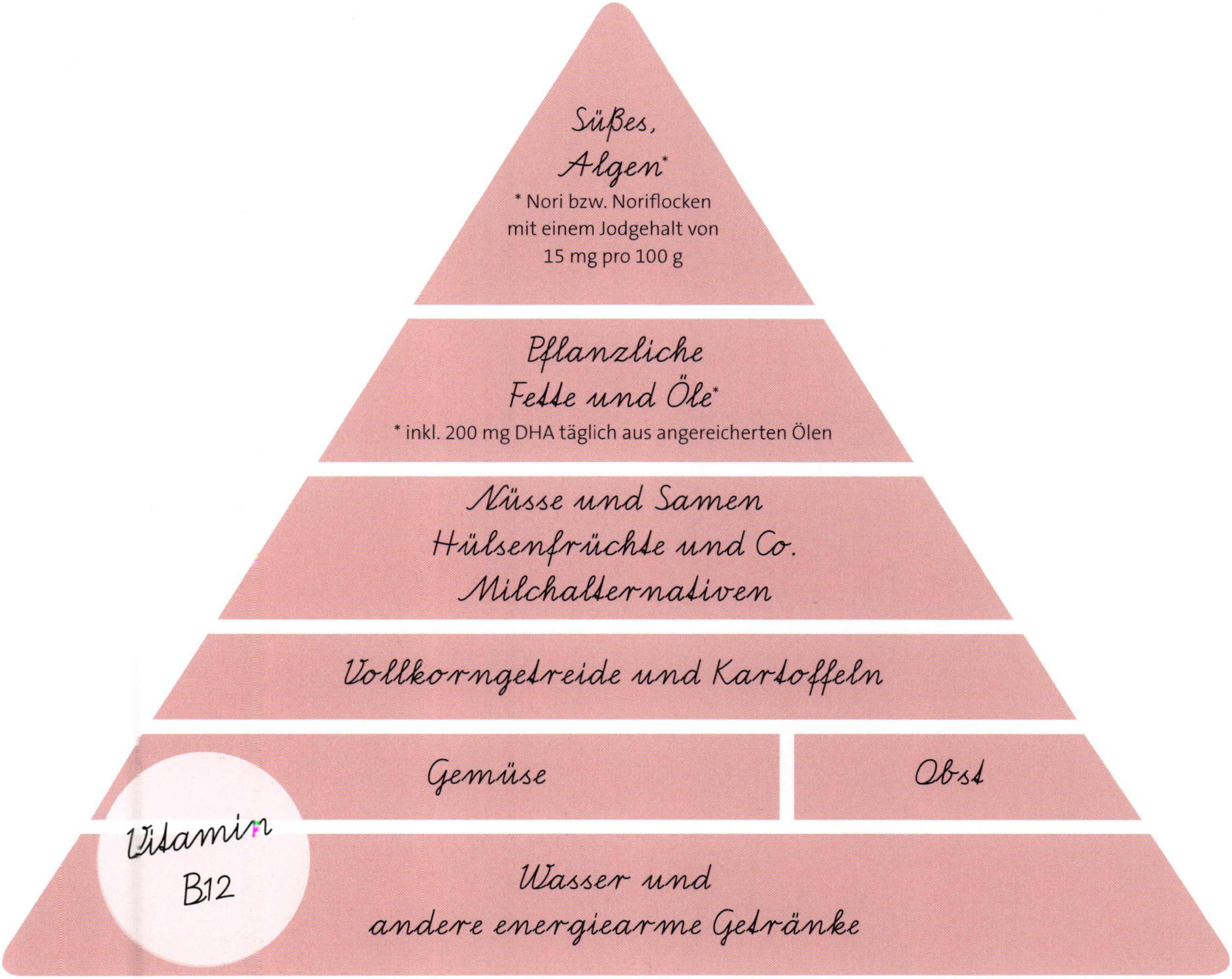

Quelle: „Vegane Ernährung – Schwangerschaft, Stillzeit, Beikost", Keller und Gätjen

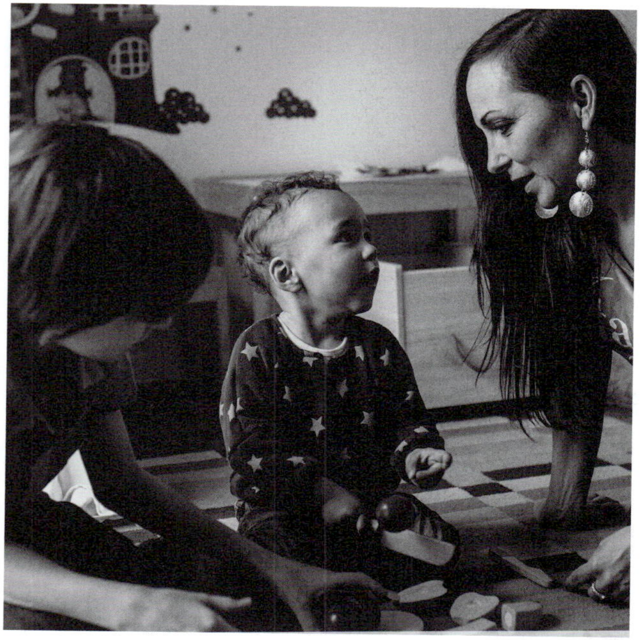

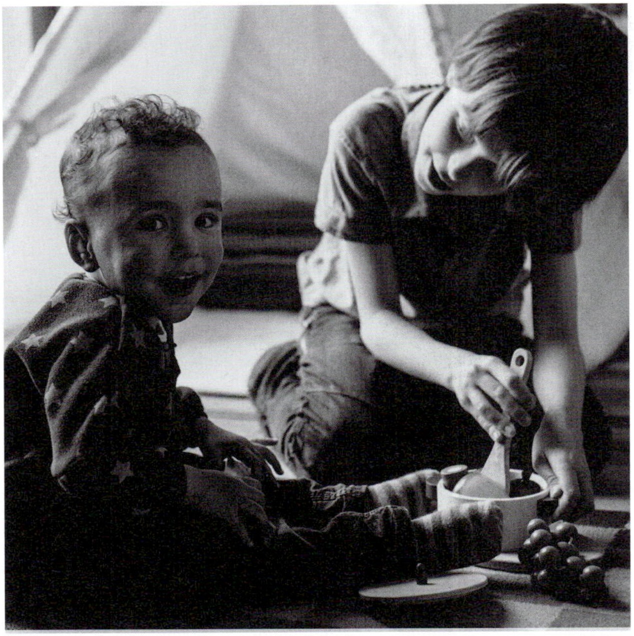

„WENN WIR WAHREN FRIEDEN IN DER WELT ERLANGEN WOLLEN,

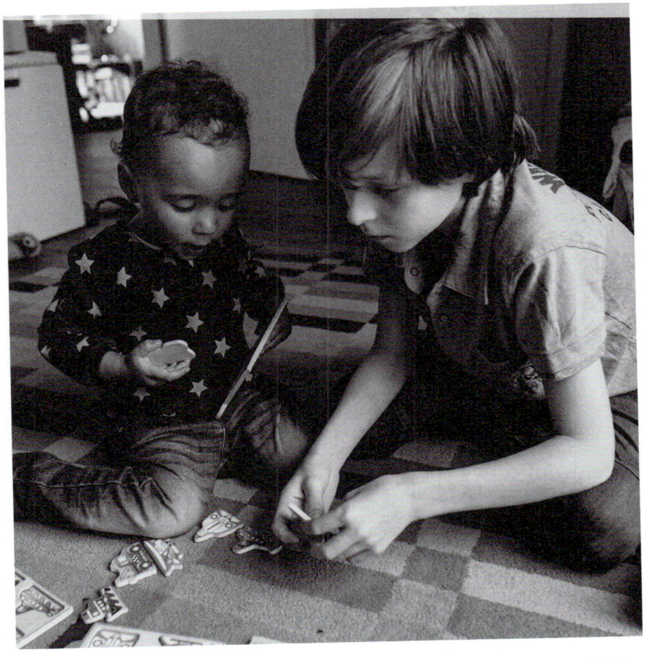

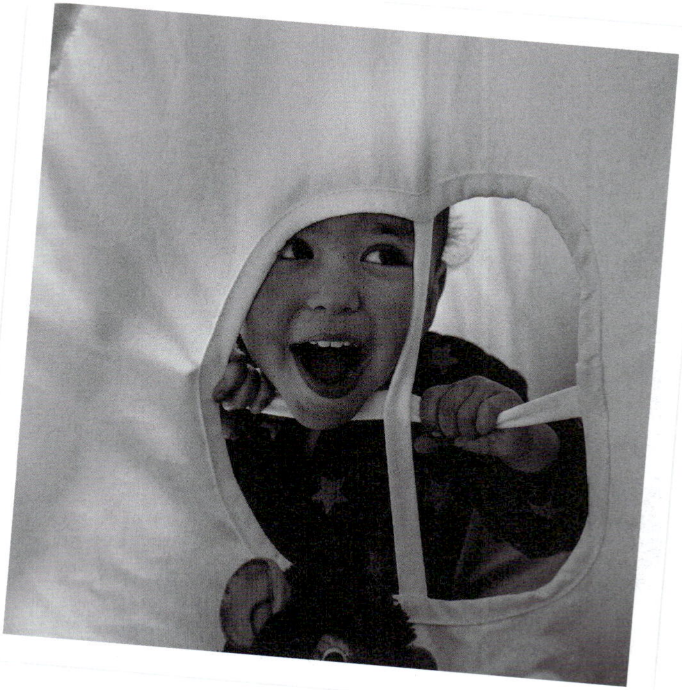

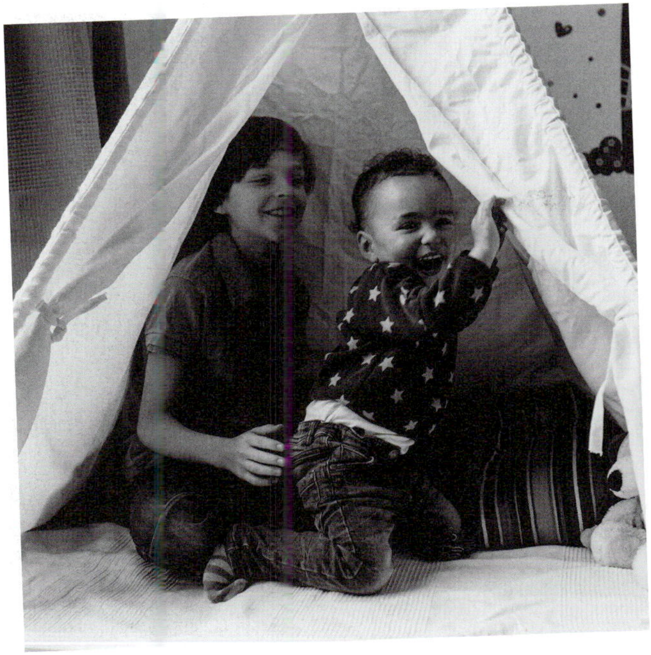

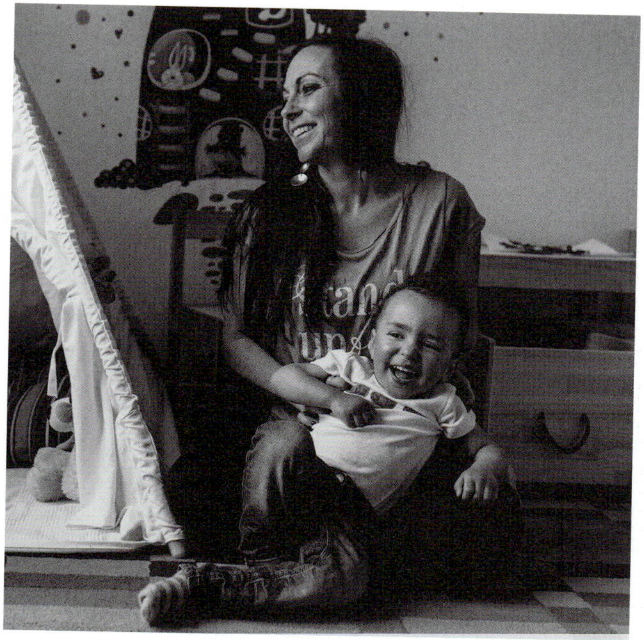

MÜSSEN WIR BEI DEN KINDERN ANFANGEN“ Mahatma Gandhi

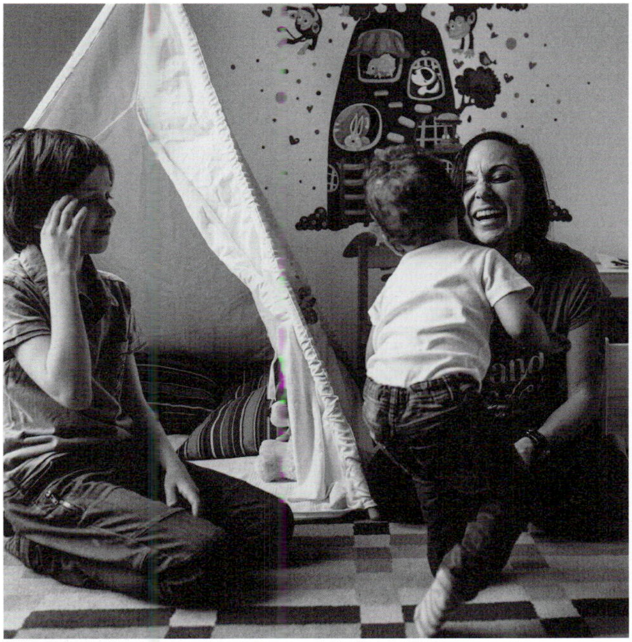

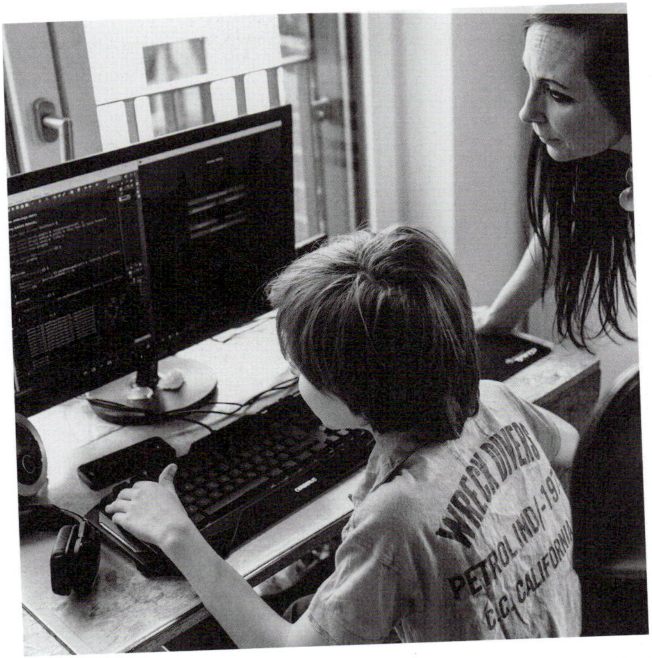

Gesund essen

Energiebedarf

Nährstoffe

Blutuntersuchung

EINLEITUNG

Dieses Kapitel solltest du mit Vorsicht genießen, denn sehr viele Informationen zur gesunden Ernährung können sowohl hilfreich sein als auch fürchterlich verunsichern.

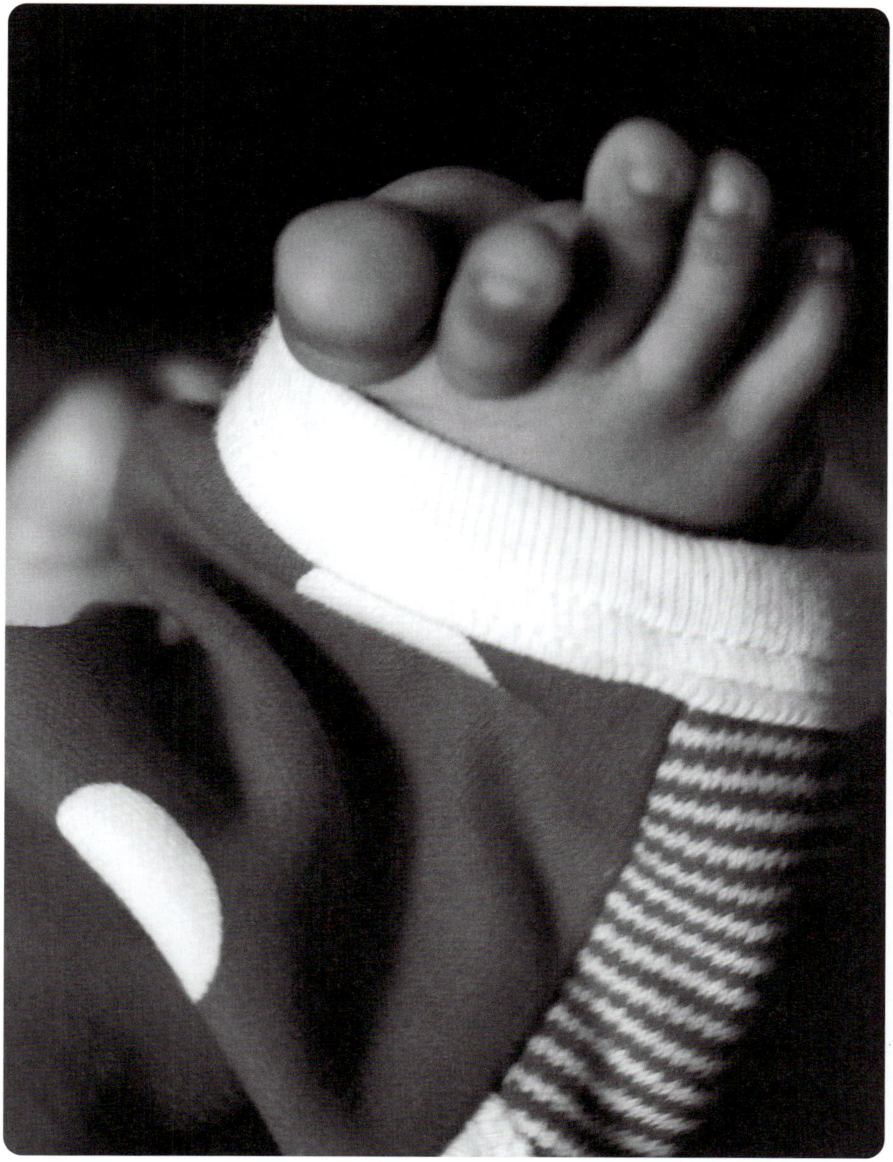

Genussvolles, gesundes Essen sollte im Alltag unkompliziert und entspannt sein. Aber oft wird Ernährung zum Angstthema, geprägt von Zweifeln und Unsicherheiten.

Gerade in der veganen Schwangerschaft kann das besonders schwierig sein, da viele Ärzte und Hebammen glauben, dass vegane Ernährung automatisch zu einer Mangelernährung führt. Ich möchte in diesem Kapitel einen Überblick schaffen, der dir die Kontrolle ein Stück weit wiedergibt.

Es gibt Menschen, die sich unglaublich gern mit Nährstoffen, Kalorien und Tabellen auseinandersetzen. Sie lieben es, die Etiketten der Lebensmittel zu studieren, und verfolgen gern die neuesten Nachrichten bezüglich Ernährung und Gesundheit. Für diese Menschen ist dieses Kapitel über Nährstoffe gedacht.

Alle anderen, die keine Zeit oder kein Interesse an den Details haben, dürfen den Abschnitt getrost querlesen. Jeder Nährstoff wird in einer Infobox kurz und knapp zusammengefasst.

Im Kapitel „Wichtige Nährstoffe in Schwangerschaft und Stillzeit" habe ich versucht, aktuelle Erkenntnisse ganz konkret in den Alltag zu bringen – so unkompliziert und entspannt wie möglich.

Einiges kann man in der Schwangerschaft gebrauchen, aber sicherlich ohne Stress oder ein schlechtes Gewissen! Und: Du musst kein Ernährungswissenschaftler sein, um gesund zu essen!

ENERGIEBEDARF UND GEWICHT IN SCHWANGERSCHAFT UND STILLZEIT

Dass man in der Schwangerschaft nicht wirklich für zwei isst, sollte sich inzwischen herumgesprochen haben. Aber wie viel mehr Energie und Nährstoffe werden wirklich gebraucht?

Der Energiebedarf steigt deutlich weniger an, als oft angenommen wird. Zu Beginn der Schwangerschaft wird überhaupt keine zusätzliche Energie gebraucht. Erst in den letzten Monaten steigt der Energiebedarf um etwa zehn Prozent – das ist etwa so viel wie eine Scheibe Vollkornbrot mit einer halben Avocado bestrichen.

Das sind natürlich nur Richtwerte, die von Faktoren, beispielsweise körperliche Aktivität, stark beeinflusst werden. Deswegen kann es von Frau zu Frau starke Unterschiede geben.

Man kann sich also ein Stück weit vom eigenen Hunger leiten lassen. Allerdings ist nicht nur die Menge der Lebensmittel wichtig, sondern vor allem die Qualität. Denn von bestimmten Nährstoffen braucht man deutlich mehr als vor der Schwangerschaft. So steigt der Bedarf an Folsäure und Eisen um 100 Prozent (von 15 mg/Tag auf 30 mg/Tag).

Die Stillzeit ist – aus Sicht der Ernährung – noch anspruchsvoller als die Schwangerschaft. Denn jetzt heißt es: viel Qualität und viel Quantität. Der Körper der Mutter braucht Energie zur Rückbildung und das Baby wird in den ersten fünf Monaten sein Geburtsgewicht verdoppeln. Also vollbringen sowohl Mutter als auch Kind Hochleistungen und brauchen entsprechende Energie.

Deshalb ist es sowohl in der Schwangerschaft als auch in der Stillzeit besonders wichtig, sich mit der Qualität der Lebensmittel auseinanderzusetzen und (wenigstens grob) zu planen. Wie das genau funktioniert, erfährst du im nächsten Kapitel.

Gewichtszunahme während der Schwangerschaft

Eine gesunde Gewichtszunahme liegt nach Empfehlung der Weltgesundheitsorganisation zwischen zehn und 14 Kilogramm. Dieses Gewicht kommt natürlich nicht nur durch das Baby, sondern unter anderem auch durch die Plazenta, das Fruchtwasser und das größere Blutvolumen zustande.

Zusätzlich sorgt der Körper vor und bildet Fettpolster für die Stillzeit. Studien haben gezeigt, dass die Gewichtszunahme von Veganerinnen und Vegetarierinnen in der Schwangerschaft mit Mischköstlerinnen vergleichbar ist. Probleme bei der Gewichtszunahme gab es allerdings bei Frauen, die sich makrobiotisch ernährten, auch ihre Kinder waren bei der Geburt deutlich leichter.

Interessanterweise hat die Gewichtszunahme während der Schwangerschaft einen geringeren Einfluss auf die Gesundheit des Kindes als das Gewicht der Mutter zu Beginn der Schwangerschaft. Wenn eine Schwangerschaft geplant ist, sollten übergewichtige und untergewichtige Frauen deshalb ein möglichst gesundes Gewicht anstreben.

Bitte dabei gern deine Ärztin oder Ernährungsberaterin um Unterstützung!

WICHTIGE NÄHRSTOFFE IN SCHWANGERSCHAFT UND STILLZEIT

In diesem Kapitel werden alle Nährstoffe vorgestellt und kurze Handlungsempfehlungen gegeben. Muss man sich Sorgen um genug Protein machen? Wo steckt eigentlich Vitamin D drin? Und muss man wirklich Tabletten schlucken, um alles abzudecken?

Los geht es mit den großen Drei, den Makronährstoffen Protein, Fett und Kohlenhydrate. Weiter geht es mit den Mikronährstoffen, allerdings nur denen, die in der (veganen) Schwangerschaft besonders beachtet werden sollten.

Es ist zum Glück nur ein Mythos, dass Veganerinnen mehr auf eine gute Nährstoffversorgung achten müssen als Schwangere, die Fleisch und Milchprodukte zu sich nehmen. Unabhängig von der Ernährungsweise sollten sich alle Schwangeren mit gesunder Ernährung beschäftigen. Veganerinnen sollten allerdings andere Schwerpunkte setzen.

Mischköstlerinnen müssen sich weniger Gedanken um Vitamin B12 machen, dafür kommen Frauen, die sich pflanzlich ernähren, beispielsweise viel leichter an ausreichend Folsäure. Manche Nährstoffe, beispielsweise Eisen, können für alle Schwangeren problematisch sein.

Makronährstoffe

Auch wenn Trenddiäten gern alle paar Jahre abwechselnd Fette, Proteine und Kohlenhydrate entweder verteufeln oder in den Himmel loben – die Wahrheit ist viel ausgeglichener: Wir brauchen alle drei, um gesund zu bleiben!

PROTEIN

Über Protein, auch Eiweiß genannt, gibt es jede Menge falsche Informationen. So glauben viele, dass es schwierig wäre, mit pflanzlicher Ernährung an genügend Protein zu kommen. Dabei sind sehr viele pflanzliche Lebensmittel hervorragende Proteinquellen. Nüsse und Samen, (Vollkorn-)Getreideprodukte und Hülsenfrüchte (Linsen, Bohnen, Soja) sind alle großartige Proteinlieferanten. Obst und Gemüse haben nur sehr wenig Protein, Öle und Fette enthalten gar keins. Die Frage, wofür Protein im Körper gebraucht wird, lässt sich schnell beantworten: für nahezu alles! Muskeln bestehen fast vollständig aus Protein, aber auch jede andere Körperzelle kommt nicht ohne aus. Proteine können Struktur geben, Stoffe transportieren und in Form von Enzymen oder Hormonen wichtige Reaktion im Körper steuern.

Wie viel Protein wird benötigt?
In der Schwangerschaft steigt der Bedarf natürlich. Nicht nur ein Baby will gebaut werden, auch die werdende Mutter hat einige Baustellen. Zum Beispiel wachsen Gebärmutter und Brüste und es wird mehr Blut benötigt, um das Baby mitzuversorgen. Der Bedarf an Protein steigt allerdings nicht von Tag eins der Schwangerschaft. Im ersten Trimester steigt der Proteinbedarf überhaupt nicht, da das Baby noch sehr klein ist. Im zweiten und dritten Trimester und während der Stillzeit werden zusätzlich etwa 25 g Protein pro Tag benötigt. Um das zu erreichen, muss nicht die komplette Ernährung umgestellt, sondern einfach mehr gegessen werden.

Eine zusätzliche Zwischenmahlzeit reicht schon aus

2 Scheiben Schwarzbrot	(9 g Protein)
2 EL Erdnussbutter	(8 g Protein)
1 Glas Sojamilch	(7 g Protein)
= 24 g Protein	

Oder

200 g Sojajoghurt	(7 g Protein)
5 EL Haferflocken	(5 g Protein)
3 EL Hanfsamen	(10 g Protein)
= 22 g Protein	

Um absolut sicher zu sein, dass Mutter und Kind ausreichend mit Protein versorgt sind, ist es sinnvoll, jeden Tag auf proteinreiche Lebensmittel zu setzen (siehe Tabelle „Gute Eiweißquellen"). Proteinmangel während der Schwangerschaft ist jedoch vor allem in Entwicklungsländern ein Problem und geht oft Hand in Hand mit zu wenig oder zu einseitigem Essen.

In Deutschland und Europa ist Proteinmangel (auch unter Veganern) glücklicherweise extrem selten.

PROTEIN

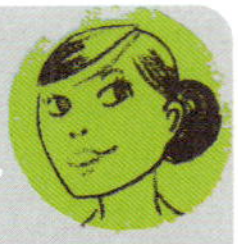

Eiweiß in Kürze

- *Mache dir nicht zu viele Sorgen um Protein! Wenn du ausreichend und abwechslungsreich isst, bekommst du keinen Mangel.*
- *Genug Protein ist wichtig für das gesunde Wachstum deines Babys. Außerdem macht es satt und kommt oft zusammen mit Ballaststoffen, Mineralstoffen und Vitaminen.*
- *Baue jeden Tag Vollkornprodukte, Nüsse und Hülsenfrüchte (Bohnen, Linsen, Soja) in deinen Speiseplan ein.*

SUPER EIWEISSQUELLEN

- *Nüsse und Samen (Hanfsamen, Kürbiskerne, Erdnüsse, Cashewkerne)*
- *Nussbutter (Erdnussbutter, Mandelmus, Cashewmus)*
- *Tofu, Sojafleisch, Tempeh*
- *Linsen, Erbsen, Bohnen, Lupinen*
- *Sojadrink, Nussdrink*

Im Rezeptteil findest du tolle Rezepte mit besonders viel Protein.

Früher wurde Vegetariern oft geraten, Proteine in einer Mahlzeit zu kombinieren, um deren Wertigkeit zu erhöhen und um alle essenziellen Aminosäuren (die Bausteine der Proteine) aufzunehmen. Heute weiß man, dass das nicht notwendig ist: Es ist vollkommen ausreichend, über den Tag verteilt verschiedene proteinreiche Lebensmittel zu essen. Denn der Körper kann Aminosäuren über den Tag speichern und je nach Bedarf kombinieren. Viele traditionelle Gerichte vereinen automatisch verschiedene Aminosäuren, zum Beispiel Brot mit Nussbutter, Bohnen mit Kartoffeln oder Reis mit Tofu.

Es gibt einige Apps oder Websites, mit denen man errechnen kann, wie viel Protein man täglich zu sich nimmt. Das ist allerdings weder nötig noch empfehlenswert, wenn man genug und ausgewogen isst. Frauen, die schon vor der Schwangerschaft Untergewicht hatten oder aufgrund von Übelkeit nur wenig essen können, sollten sich lieber mit einer Expertin zusammensetzen (Frauenärztin, Ernährungsberatung), statt sich im Internet verrückt machen zu lassen.

Aber natürlich ist es sehr hilfreich, ein paar Protein-Helden zu kennen und sie jeden Tag zu genießen. Eine Nussmischung oder Energiekugeln für den kleinen Hunger, geröstete Kichererbsen über den Salat oder ein bohniges Hauptgericht (zum Beispiel Bohneneintopf, Chili, Linsencurry) können schon einen großen Unterschied machen.

Das proteinreiche pflanzliche Lebensmittel eine Extraportion Ballaststoffe enthalten, damit lange satt machen und tolle Lieferanten für verschiedene Mineralstoffe und Vitamine sind, ist ein super Bonus.

FETTE

Fette galten lange als der Feind der gesunden Ernährung. Sie wurden für Übergewicht und Krankheiten verantwortlich gemacht. Natürlich ist diese Sichtweise auf Fette ziemlich einseitig. Fett ist ein sehr guter Energielieferant und kann mit neun Kilokalorien pro Gramm mehr als doppelt so viel Energie wie Kohlenhydrate oder Protein aufweisen. Daher ist Fett besonders wertvoll in Phasen, in denen viel Energie benötigt wird: bei Sportlern, Kindern und natürlich in Schwangerschaft und Stillzeit.

Fette sind in unserem Körper unersetzlich. So wird jede einzelne Zelle des Körpers von einer schützenden Hülle aus Fett, der Membran, umschlossen. Viele Vitamine können nur mithilfe von Fett aufgenommen werden. Und wer schützt unsere inneren Organe vor Kälte und Erschütterungen? Richtig, die guten alten Fettpolster.

Fettfrei kochen ist also weder nötig noch ratsam. Vor allem, wenn man bedenkt, dass Fett ein Geschmacksträger ist, für ein angenehmes Mundgefühl und für anhaltende Sättigung sorgt.

Wie bei allem kommt es bei Fetten auf die Qualität an. Wo stecken also die gesunden Fette?

Die Antwort überrascht wahrscheinlich nicht, denn wie bei Kohlenhydraten und Proteinen ist der Trick, auf vollwertige, möglichst wenig verarbeitete Lebensmittel zu setzen. Gute Quellen für gesunde Fette sind Nüsse, Samen und Avocados. Öle und Fette, zum Beispiel Kokosfett, sind stärker verarbeitet, müssen aber auch nicht komplett vermieden werden. Wie immer macht die Dosis das Gift: Zwei Esslöffel Walnussöl im Salat sind eine sehr gute Idee – jede Mahlzeit frittiert zu genießen, eher nicht.

Omega-3-Fettsäuren – auf das Verhältnis kommt es an

DHA (Docosahexaensäure) ist eine Fettsäure, an die Veganer nur schwer kommen, denn sie ist fast ausschließlich im Fettgewebe von Seefischen wie Lachs zu finden. DHA spielt während Schwangerschaft und Stillzeit eine wichtige Rolle bei der Gehirnentwicklung und der Entwicklung des Sehvermögens beim Baby.

Zwar kann der menschliche Körper DHA aus anderen Fettsäuren wie ALA (Alpha-Linolensäure) und EPA (Eicosapentaensäure) herstellen, aber die Umwandlungsrate ist sehr niedrig. Studien zeigen, dass Menschen, die sich vegan ernähren, einen deutlich niedrigeren DHA-Spiegel haben als Mischköstler. Doch auch diese nehmen in Deutschland nur etwa die Hälfte der empfohlenen DHA-Menge zu sich.

Es lohnt sich also, auf ausreichend DHA zu achten. Einige Studien weisen darauf hin, dass ausreichend DHA das Risiko von Frühgeburten und Wochenbettdepressionen senkt. Außerdem sollen Kinder, die während Schwangerschaft und

FETTE UND ÖLE

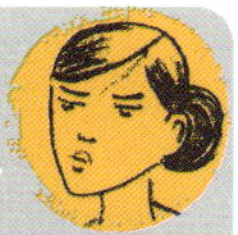

Fette und Öle in Kürze

- *Fett ist ein wichtiger Energieträger und gehört zu einer ausgewogenen Ernährung.*
- *Vollwertige Fettquellen sind Nüsse, Samen und Avocados.*
- *2–3 EL Öl pro Tag sind eine angemessene Menge.*
- *Nutze vor allem kalt gepresste native Öle (Leinöl, Rapsöl, Hanföl)!*
- *Sonnenblumenöl und Maiskeimöl solltest du sehr sparsam einsetzen oder vermeiden.*
- *200 mg/Tag DHA in Form von angereichertem Öl oder Kapseln werden in Schwangerschaft und Stillzeit empfohlen.*

LEBENSMITTEL MIT GUTEM VERHÄLTNIS VON OMEGA 6 ZU OMEGA 3

Öle

- Leinöl (1:3)
- Rapsöl (2:1)
- Walnussöl (6:1)
- Hanföl (3:1)
- Olivenöl (8:1)

Nüsse und Samen

- Leinsamen, geschrotet
- Chiasamen, eingeweicht
- Walnusskerne
- Hanfsamen, geschält

Stillzeit mit ausreichend DHA versorgt waren, einen höheren Intelligenzquotienten aufweisen. Doch diese Behauptungen sind mit Vorsicht zu genießen. Denn viele Studien sind klein und haben daher wenig Aussagekraft. Es wird wohl noch einige Jahre dauern, bis hier wirklich gesicherte Erkenntnisse vorliegen.

ALA, EPA und DHA gehören zur Gruppe der Omega-3-Fettsäuren. Sind zu viele Omega-6-Fettsäuren in der Nahrung enthalten, können sie die Umwandlung von EPA zu DHA hemmen.

Daher sollten Lebensmittel genutzt werden, die verhältnismäßig viel Omega 3 und wenig Omega 6 enthalten.

Inzwischen gibt es auch Öle, die extra mit DHA angereichert sind. Sonnenblumenöl (120:1) und Maiskeimöl (50:1) sollten nur sehr sparsam verwendet werden, da das Verhältnis von Omega 6 zu Omega 3 ungünstig ist.

Die Deutsche Gesellschaft für Ernährung (DGE) empfiehlt Schwangeren mindestens 200 mg DHA pro Tag. Allerdings ist bis heute der Einfluss von DHA auf die Gehirnentwicklung nicht abschließend erforscht. Man weiß also einfach noch nicht, ob wenig DHA in der Nahrung der Mutter dem ungeborenen oder gestillten Kind tatsächlich schadet.

Bisher sind keine Fälle bekannt, in denen ein vegan ernährtes Kind aufgrund eines DHA-Mangels in der Entwicklung eingeschränkt gewesen wäre. Höchstwahrscheinlich erreichen auch viele Mütter, die sich vegetarisch oder mischköstlich ernähren, nicht die geforderte Menge an DHA, denn nur wenige Menschen in Deutschland essen jede Woche zwei bis drei Portionen fetten Fisch.

Wer auf Nummer sicher gehen möchte, bis die Wissenschaft das Thema genauer erforscht hat, kann 200 mg DHA über angereichertes Öl oder Nahrungsergänzungsmittel zuführen.

Das wird sowohl von der DGE als auch von vielen anderen Fachgesellschaften empfohlen. Inzwischen gibt es einige rein pflanzliche DHA-Kapseln auf dem Markt, die aus Algen hergestellt werden.

Angereichertes Öl ist eine gute Alternative, falls man keine Tabletten mag. Von Fischöl ist nicht nur aus Gründen der Ethik abzuraten, sondern auch, um Schadstoffe wie Schwermetalle und Pestizide zu vermeiden.

KOHLENHYDRATE

Hast du schon mal etwas von einem Kohlenhydratmangel gehört? Nein? Ich auch nicht! Die ausreichende Versorgung mit Kohlenhydraten ist in der veganen Ernährung so unproblematisch, dass sie in den meisten Fachbüchern – wenn überhaupt – nur kurz erwähnt wird. Auch ich halte diesen Abschnitt bewusst kurz, denn egal, was man isst, Kohlenhydrate stecken in fast allen Lebensmitteln (frag gern jemanden, der gerade eine Low-Carb Diät macht).

Kohlenhydrat ist der Oberbegriff für Stärke und verschiedene Arten von Zucker, die in allen pflanzlichen Lebensmitteln (ausgenommen reine Fette und Öle) vorkommen. Sie sind reichlich in Obst, Getreideprodukten, und Hülsenfrüchten vorhanden. Und auch Gemüse, Nüsse und Samen enthalten Kohlenhydrate. Und natürlich stecken sie in Form von Zucker in Gebäck, Süßigkeiten und Süßungsmitteln, wie Zuckerrübensirup und Ahornsirup oder ganz klassisch im Haushaltszucker.

Es mag zwar nicht schwer zu sein, an Kohlenhydrate zu kommen, trotzdem sollte Qualität eine Rolle spielen. Hochverarbeitete Produkte wie Haushaltszucker oder Backwaren aus Weißmehl liefern jede Menge leere Kalorien. Das bedeutet, dass sie nur Energie liefern und sehr arm an Vitaminen und Mineralstoffen sind. Wertvollere Kohlenhydrate findet man in vollwertigen Lebensmitteln wie Obst, Gemüse und Vollkornprodukte. Sie liefern nicht nur Energie, sondern kommen mit jeder Menge gesunden Extras: Ballaststoffe, die lange satt machen, sowie Vitamine und Mineralstoffe, die besonders in Schwangerschaft und Stillzeit wichtig für Mutter und Kind sind.

Das bedeutet jetzt natürlich nicht, dass die vegane Schwangere nie wieder Pasta oder Schokolade zu sich nehmen sollte. Es gibt keine bösen oder verbotenen Lebensmittel! Das Ziel ist ausgewogenes, vollwertiges Essen, das in den Alltag passt. Wie das genau aussieht, kann von Mensch zu Mensch und von Tag zu Tag stark variieren – gerade in der Schwangerschaft.

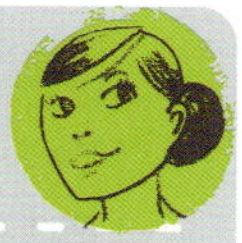

KOHLENHYDRATE

AUF VOLLWERTIGKEIT SETZEN

Hoch verarbeitet: gern weniger
- *Zucker, Glukose-Fruktose-Sirup*
- *Weißmehl, helle Backwaren, Toast*
- *Nudeln aus Weißmehl*
- *Weißer Reis*
- *Stark verarbeitete Süßigkeiten*

Vollwertig: gern mehr
- *Datteln, Banane, Trockenfrüchte*
- *Vollkornmehl, Vollkornbackwaren*
- *Vollkornnudeln, Bulgur*
- *Parboiled Reis, Vollkornreis, Amaranth, Quinoa*
- *Frisches Obst, Smoothies*

Mikronährstoffe

EISEN

Eisen ist der Nährstoff, der am häufigsten während einer Schwangerschaft ergänzt werden muss – kein Wunder, immerhin hat jede Frau in der Schwangerschaft einen doppelt so hohen Eisenbedarf. Das ist allein mit der Ernährung für viele kaum zu schaffen. Aber da Eisenmangel in der Schwangerschaft sehr häufig ist, wird jede Frauenärztin den Eisenwert im Blut standardmäßig testen – und ein Mangel ist meist schnell behoben. Eine ausgewogene Ernährung kann dazu beitragen, dass es gar nicht erst so weit kommt!

Welche Funktion hat Eisen?
Eisen spielt eine wichtige Rolle im menschlichen Körper. Als Teil von Hämoglobin, dem roten Blutfarbstoff, macht Eisen den Sauerstofftransport im Blut erst möglich. Es sorgt dafür, dass der Sauerstoff, den wir einatmen, in den Zellen ankommt. Außerdem ist Eisen Bestandteil verschiedener Enzyme und unter anderem an Prozessen der Immunabwehr und beim Bau von Hormonen beteiligt.

Wie viel Eisen wird benötigt?
In unterschiedlichen Lebenssituationen ist der Bedarf für Eisen unterschiedlich hoch. Frauen vor der Menopause benötigen etwas mehr Eisen als Männer, da durch die Menstruation Eisen verloren geht. Auch während der Schwangerschaft ist der Bedarf höher, da für den Aufbau der Plazenta und den kindlichen Blutkreislauf mehr Blut und damit mehr Eisen benötigt wird. Die Stillende hat einen erhöhten Eisenbedarf, da die Verluste unter der Geburt wieder ausgeglichen werden müssen.

Wie bemerkt man einen Eisenmangel?
Ein Eisenmangel kann sich durch Schwäche, Müdigkeit, Blässe, Kopfschmerzen und Konzentrationsprobleme äußern. Bei Verdacht auf einen Mangel sollte auf jeden Fall die Frauenärztin angesprochen werden. Diese wird dann den Hämoglobinwert sowie den Ferritinwert mithilfe einer Blutentnahme bestimmen. Während der Hämoglobinwert zeigt, wie viel Eisen aktuell im Blut ist, gibt der Ferritinwert Auskunft darüber, wie gut die Eisenspeicher des Körpers gefüllt sind. Die Kosten der Tests werden in der Regel von der Krankenkasse übernommen.

In welchen Lebensmitteln steckt Eisen?
Ein leichter Eisenmangel kann mit den richtigen Lebensmitteln unter Kontrolle gebracht werden. Viele pflanzliche Lebensmittel haben einen hohen Gehalt an Eisen, insbesondere Nüsse und Samen (Nussmuse, zum Beispiel Tahin), Hülsenfrüchte und Vollkornprodukte (siehe Tabelle). Der Körper nimmt bei einem Eisenmangel mehr Eisen aus der Nahrung auf, so kann die Aufnahme bei einer Schwangeren um bis zu 60 Prozent gesteigert sein.

Im Rezeptteil gibt es ein paar tolle Rezepte mit extra viel Eisen:
- *Mamas Eisenpowerfrühstück, S. 126*
- *Rote-Bete-Salat, S. 154*
- *Mineralstoffkunterbunt, S. 210*

Es gibt einige Lebensmittel, die die Aufnahme von Eisen fördern oder hemmen. Lebensmittel mit einem hohen Vitamin-C- oder Säuregehalt wirken unterstützend. So kann ein Glas Orangensaft, eine Kiwi, Paprika oder frische Petersilie die Aufnahme von Eisen deutlich steigern. Für den besten Effekt sollten die Vitamin-C-reichen Lebensmittel zur gleichen Zeit wie die eisenreichen Lebensmittel aufgenommen werden. Und da Vitamin C sehr hitzeempfindlich ist, sollte man Petersilie, Paprika oder Brokkoli roh essen. Im Alltag funktioniert das am besten, wenn man zum Hauptgericht einen Salat oder einen Rohkostteller genießt. Und wer es eilig hat, kann auch einfach ein Glas Orangensaft zur Mahlzeit trinken.

Andere Stoffe können die Aufnahme von Eisen verschlechtern, dazu gehören zum Beispiel schwarzer Tee, Kaffee und Phytinsäure (enthalten in Vollkorngetreide und Hülsenfrüchten). Deshalb ist es besser, die morgendliche Tee- oder Kaffeepause mit einem Abstand von mindestens einer Stunde zum Frühstück zu machen. Phytinsäure wird durch Fermentation abgebaut. Daher haben Sauerteigbrot und Frischkornbrei kaum noch hemmende Wirkung und sind für Schwangere mit leeren Eisenspeichern eine gute Wahl. Oxalsäure (enthalten in

Spinat, Roter Bete, Rhabarber, Kakao) hat nach neueren Erkenntnissen nur einen sehr geringen Einfluss auf die Eisenaufnahme. Besteht neben dem Eisenmangel ein Calciummangel, sollten die Calcium- und Eisentabletten auf keinen Fall gleichzeitig eingenommen werden, da sie die Aufnahme gegenseitig hemmen.

Raus aus dem Eisenmangel

Ist der Eisenmangel ausgeprägter, können eisenhaltige Nahrungsergänzungsmittel helfen. Diese sollten aber nur genommen werden, wenn ein Eisenmangel vom Arzt festgestellt wurde. Denn nicht nur zu niedrige, sondern auch zu hohe Eisenwerte können die Gesundheit von Mutter und Kind beeinträchtigen. Eine zu hohe Eisenaufnahme kann zu Frühgeburten, niedrigem Geburtsgewicht oder Verhaltensauffälligkeiten im Kindesalter führen.

Eine zu hohe Eisenzufuhr kann auch für Erwachsene kritisch werden, da sie zur Bildung von freien Radikalen führen kann. Dadurch steigt das Risiko für verschiedene Erkrankungen wie Herzkrankheiten, Krebs und Diabetes Typ 2.

In der Wissenschaft wird diskutiert, ob ein leichter Eisenmangel gegen Ende der Schwangerschaft auch positiv sein könnte: Geringere Eisenwerte senken das Risiko einer Infektion, was bei der Geburt vorteilhaft wäre. Aus diesen Gründen wird ein niedriger, aber noch im Normalbereich liegender Eisenspiegel inzwischen als gesundheitsfördernd eingestuft.

Nebenwirkungen von Eisenpräparaten

Viele Frauen haben Schwierigkeiten mit hoch dosierten Eisenpräparaten. Beschwerden wie Verstopfung, Magenbeschwerden und Übelkeit können für Schwangere, die sowieso schon unter einem empfindlichen Magen leiden, besonders belastend sein.

Es gibt mehrere Möglichkeiten, diese Symptome zu mildern. Ist der Mangel nur leicht, kann in Absprache mit der Ärztin versucht werden, allein mit eisenhaltigen Lebensmitteln (in Kombination mit Vitamin C) gegenzusteuern.

Auch eisenhaltiger Saft ist niedrig dosiert und wird oft besser vertragen. Doch auch wenn Tabletten notwendig sind, gibt es Tricks zur besseren Verträglichkeit. Die Tabletten können zu den Mahlzeiten oder in niedriger Dosis öfter über den Tag verteilt genommen werden.

Haben Veganerinnen öfter einen Eisenmangel?

Lange galt die Meinung, dass Menschen, die sich fleischlos oder rein pflanzlich ernähren, automatisch einen Eisenmangel erleiden müssten. Das liegt daran, dass es zwei Formen von Eisen gibt: zweiwertiges Eisen (Hämeisen) und dreiwertiges Eisen (Nichthämeisen).

Der Körper kann zweiwertiges Eisen, das in Fleisch vorkommt, deutlich effizienter aufnehmen als dreiwertiges Eisen, das sich in pflanzlichen Lebensmitteln findet.

EISENBEDARF

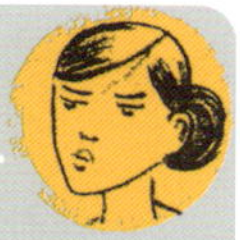

Unabhängig von der Ernährungsweise haben viele Schwangere mit Eisenmangel zu kämpfen.
Regelmäßige Kontrollen bei der Frauenärztin sind sinnvoll. Ein Mangel kann gut mit den richtigen Lebensmitteln vermieden werden.
Falls ein Mangel trotzdem auftritt, sollten in Absprache mit der Frauenärztin Eisentabletten genommen werden, damit Mutter und Kind fit bleiben.

Eisenbedarf	mg/Tag
Erwachsene Frau	15
Schwangere	30
Stillende	20

LEBENSMITTEL MIT VIEL EISEN

Eisengehalt	mg/100g
Kürbiskerne	12,5
Sesamsaat	10,0
Quinoa	9,0
Amaranth	8,0
Linsen	8,0
Hirse	6,9
Pfirsiche (getrocknet)	6,5
w. Bohnen/Kichererbsen	6,1–6,8
Tofu	5,4
Haferflocken	4,5

CALCIUM

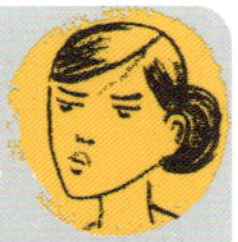

Calcium in Kürze

- *Calcium kann ausreichend über Lebensmittel aufgenommen werden. Es ist trotzdem sinnvoll, dass du täglich gezielt calciumreiche Lebensmittel auswählst.*
- *Nüsse und Samen, bestimmte Mineralwassersorten und Tofu enthalten sehr viel Calcium.*
- *Sowohl das ungeborene Kind als auch der Säugling brauchen Calcium für gesundes Knochenwachstum. Ist nicht genug Calcium in deiner Nahrung, nutzt der Körper das in den Knochen gespeicherte Calcium. Deshalb sind genug Calcium und Vitamin D für deine Knochengesundheit besonders wichtig.*
- *Nimm Nahrungsergänzungsmittel immer nur in Absprache mit deiner Ärztin!*

Dabei nehmen nicht nur Veganer, sondern auch Vegetarier ausschließlich dreiwertiges Eisen zu sich, da auch Milchprodukte und Eier nur diese Form von Eisen enthalten.

Aktuelle Untersuchungen zeigen jedoch, dass Vegetarier und Veganer ähnlich viel Eisen im Blut haben wie Mischköstler. Denn Vegetarier und Veganer nehmen zwar nur dreiwertiges Eisen zu sich, ihre Aufnahme an Eisen ist aber meist genauso hoch oder höher als bei Mischköstlern. Obwohl die Eisenspeicher der Mischköstler oft besser gefüllt sind, ist ein krankhafter Eisenmangel auch bei Vegetariern und Veganern relativ selten.

CALCIUM

Jeder Mensch trägt 1–1,5 kg Calcium mit sich herum. Der größte Teil, etwa 99 Prozent, ist dort, wo man ihn vermutet: in Knochen und Zähnen. Doch Calcium spielt auch im Stoffwechsel eine große Rolle: Ohne Calcium könnten sich Muskeln nicht bewegen, Nerven keine Informationen weiterleiten und Zellen sich nicht teilen. Und natürlich braucht die Schwangere Calcium, damit ihr Kind Knochen und Zähne aufbauen kann.

Wie viel Calcium wird benötigt?
Im Vergleich zum Eisen ist der Calciumhaushalt viel schwerer zu beurteilen. Wenn über die Nahrung zu wenig Calcium aufgenommen wird, greift der Körper auf Reserven aus den Knochen zurück. Deshalb bedeutet ein normaler Calciumwert im Blut nicht automatisch, dass man genug Calcium über Lebensmittel bekommt. Umgekehrt kann ein Calciummangel auch viele Ursachen haben, die nicht mit der Ernährung zusammenhängen – beispielsweise ein Vitamin-D-Mangel, eine Nieren- oder Schilddrüsenerkrankung.

Also kann ein niedriger Calciumwert im Blut sowohl auf einen Mangel als auch auf verschiedene Krankheiten hinweisen. Ein guter Wert bedeutet allerdings nicht zwingend, dass genug Calcium in der Nahrung ist.

Calciumbedarf	**mg/ Tag**
Erwachsene	1.000
Schwangere und Stillende	1.000
Schwangere und Stillende < 19 Jahren	1.200

Wie kommt man an genug Calcium?
Die gute Nachricht ist: Mit einer pflanzlichen Ernährung kann man an ausreichend Calcium kommen. Besonders gute Quellen sind grünes Gemüse, insbesondere Kohlarten, Bohnen, Tofu, Nüsse und Samen sowie getrocknete Früchte (siehe Tabelle). Calcium wird aus verschiedenen Lebensmitteln unterschiedlich gut aufgenommen, generell sind aber pflanzliche Produkte im Vergleich zu tierischen Produkten nicht minderwertiger.

Nahrungsergänzungsmittel sollten auf keinen Fall auf gut Glück genommen werden. Denn zu viel Calcium kann schaden.

Die Aufnahme von anderen Mineralstoffen, zum Beispiel Eisen oder Zink, wird verschlechtert, da diese sich gegenseitig hemmen. Auch kann zu viel Calcium die Nieren schädigen und zu Nierensteinen führen. Bei Verdacht auf einen Mangel also unbedingt mit der Frauenärztin oder Hausärztin sprechen – und erst einmal calciumreiche Lebensmittel essen, bevor zur Tablette gegriffen wird.

Tipps für den Alltag

- *Ausgewogene Ernährung mit viel Obst und (grünem) Gemüse unterstützt eine gute Calciumaufnahme.*
- *Manches Mineralwasser deckt mit einem Liter den halben Tagesbedarf. Auf jeden Fall nutzen!*
- *Angereicherte Pflanzendrinks oder Säfte sind eine gute Ergänzung.*
- *Mancher Tofu wird mit Calcium hergestellt und ist eine gute Quelle – in der Zutatenliste auf „Calciumsulfat" achten.*
- *Auf eine ausreichende Vitamin-D-Versorgung achten. Ohne Vitamin D kann Calcium nicht aufgenommen werden.*
- *Nahrungsergänzungsmittel sollten nur in Absprache mit der Ärztin eingenommen werden!*

Bekommt das Baby genug Calcium?

Während der Schwangerschaft ist das Baby in jedem Fall gut versorgt, denn für den Körper hat das Kind Priorität. Isst die Mutter nicht genug calciumreiche Lebensmittel, holt der Körper das für das Baby benötigte Calcium aus den Knochen der Mutter.

Auch während der Stillzeit ist das Baby mit der Muttermilch gut versorgt. Nur sollte auf ausreichend Vitamin D geachtet werden, damit das Calcium auch aufgenommen werden kann. Rachitis ist eine Knochenerkrankung, die bei einem Mangel an Vitamin D und Calcium auftritt. Sie ist in Deutschland zum Glück selten geworden, da allen Kindern im ersten Lebensjahr Vitamin D empfohlen wird.

Wenn auf feste Nahrung umgestellt wird, sollten calciumreiche Lebensmittel genutzt werden – hier ist ab dem ersten Geburtstag Mineralwasser eine tolle Ergänzung!

Calcium und gesunde Knochen für Mutter und Kind

Je mehr zum Thema „Knochengesundheit" geforscht wird, desto auffälliger wird die Komplexität des Themas. Es geht um so viel mehr als nur um genügend Calcium!

Auch Protein (zu viel und zu wenig), Kalium, Phosphor, Salz, Ballaststoffe, Vitamin D und Phytate können die Knochengesundheit beeinflussen. Genauso wie Faktoren, die nicht mit der Ernährung zu tun haben, wie Genetik oder Lebensstil. So ist Sonne und Bewegung für gesunde Knochen genauso wichtig wie Calcium in der Ernährung.

TOP 10 LEBENSMITTEL MIT CALCIUM

Lebensmittel Calcium	mg/100g
Sesamsaat/-mus (Tahin)	780
Mineralwasser*	bis zu 650
Tofu (fest)**	350
Mandelkerne	252
Haselnusskerne	225
Grünkohl (roh)	212
Feigen (getrocknet)	190
Kichererbsen	124
Sojamilch mit Calcium	120
Brokkoli	112

* Etikett prüfen

** mit Calciumsulfat hergestellt

SO ERREICHT MAN DEN TAGESBEDARF AN CALCIUM

Lebensmittel Calcium	mg
1 l calciumreiches Mineralwasser (je nach Marke)	~ 500
100 g Tofu (fest; mit Calciumsulfat hergestellt)	~ 350
2 Handvoll Nüsse (etwa 50 g)	~ 125
1 Portion Grünkohl (gekocht; 100 g)	~ 170
2 getrocknete Feigen (50 g)	~ 95
Insgesamt	**~ 1.240**

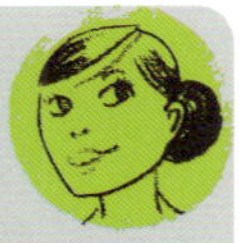

ZINK

TOP 10 LEBENSMITTEL MIT ZINK

Lebensmittel Zink	mg/100g
Hefeflocken	12
Kürbiskerne	7,8
Sesamsaat	7,6
Sonnenblumenkerne	4,6
Linsen (getrocknet)	3,7
Erdnusskerne (geröstet)	3,4
Haferflocken	3,6
Dinkelvollkornmehl	3,3
Nudeln (Vollkorn; roh)	2,0
Weizenvollkornbrot	1,5

In diesen Rezepten steckt besonders viel Zink

- *Spinatsalat mit Minzpesto, S. 160*
- *Schwarzes Risotto mit Austernpilzen, S. 226*
- *Muttis Energiequelle, S. 236*

Zinkbedarf	mg/Tag
Erwachsene Frau	10
1. Trimester	11
2. und 3. Trimester	13
Stillende	14

ZINK

Zink spielt eine wichtige Rolle bei der Zellteilung und wird deshalb besonders in Wachstumsphasen gebraucht. Es wird für ein gut funktionierendes Immunsystem benötigt und unterstützt die Wundheilung und Bildung von Nerven. Aber Zink spielt noch in vielen anderen Prozessen (insgesamt über 200!) eine Rolle, unter anderem bei Geschmackssinn und Sehvermögen.

Ein schwerer Zinkmangel ist selten, aber vegane Ernährung enthält typischerweise viele Stoffe, die die Zinkaufnahme (und die Eisenaufnahme) erschweren. Daher ist es sinnvoll, sich ein paar Lebensmittel herauszusuchen, die viel Zink enthalten, und diese jeden Tag ins Essen zu schummeln.

Zink kommt oft in den gleichen Lebensmitteln wie Eisen und Calcium vor: Samen, Nüsse, Hülsenfrüchte, Tofu und Vollkorngetreide. Nüsse und Nussbutter sind eine der besten Zinkquellen.

Wie bei Eisen wird die Aufnahme von Zink durch Einweichen, Fermentieren, Keimen und Sauerteiggärung (bei Brot) verbessert. Auch Knoblauch verbessert die Zinkaufnahme.

JOD

Jod ist ein Mineralstoff, der für die Schilddrüse lebenswichtig ist – ohne Jod funktioniert hier nichts. Jod wird in verschiedene Schilddrüsenhormone eingebaut, die vielseitige Aufgaben im Körper erledigen. Sie spielen eine Rolle bei Wachstum, Knochenbildung und Entwicklung des Gehirns sowie beim Energiestoffwechsel.

Umso ungünstiger ist, dass Deutschland ein Jodmangelgebiet ist. Das bedeutet, dass die Böden in Deutschland besonders arm an Jod sind. Damit enthalten auch die Lebensmittel, die in Deutschland wachsen, nur sehr wenig Jod. Menschen, die sich rein pflanzlich ernähren, sind besonders betroffen, da sie auf jodreichen Meeresfisch und Kuhmilch verzichten. Kuhmilch ist übrigens aufgrund von Zusätzen im Tierfutter reich an Jod.

Um das Problem in den Griff zu bekommen, wurde in Deutschland 1989 jodiertes Speisesalz zugelassen und auch für Gastronomie, Gemeinschaftsverpflegung und Lebensmittelhersteller empfohlen. Seitdem hat sich der Jodmangel in der Bevölkerung reduziert, auch wenn das Problem nicht komplett verschwunden ist. Entgegen der Befürchtung von Kritikern wurden durch die Jodprophylaxe auch keine Schilddrüsenerkrankungen ausgelöst oder verschlimmert.

Wie bemerkt man einen Jodmangel?
Vor allem in Schwangerschaft und Stillzeit sollte besonders auf eine ausreichende Jodzufuhr geachtet werden.

Aber auch bereits vor der Schwangerschaft kann das hilfreich sein, denn ein Jodmangel kann die Fruchtbarkeit herabsetzen und das Risiko einer Fehlgeburt erhöhen. Ein Jodmangel entwickelt sich oft schleichend und die Symptome sind sehr unspezifisch. Da Jod für den Energiestoffwechsel wichtig ist, kann ein Mangel zu Müdigkeit, leichtem Frieren, Konzentrationsproblemen und einem gesteigerten Schlafbedürfnis führen.

Hält der Jodmangel über längere Zeit an, kann sich die Schilddrüse vergrößern (Kropf oder Struma). Ein massiver Jodmangel in der Schwangerschaft kann zu schweren Entwicklungsstörungen des Kindes führen, die nicht behandelbar sind.

Glücklicherweise geschieht das in Industrieländern wie Deutschland praktisch nie. Allerdings wurde festgestellt, dass sich auch ein leichter Jodmangel bei Kindern negativ auf die schulischen Leistungen auswirkt.

Wie kann man einen Jodmangel feststellen?
Die Jodversorgung kann nicht direkt im Blut untersucht werden, daher werden der TSH-Wert und die Schilddrüsenhormone T3 und T4 gemessen. Ist der TSH-Wert erhöht, während T3 und T4 im Normbereich sind, kann das auf einen leichten Jodmangel hinweisen. Diese Ergebnisse sollten unbedingt mit dem Haus- oder Frauenarzt besprochen werden!

Welche Lebensmittel sind reich an Jod?
Obst, Gemüse, Getreide und Hülsenfrüchte sind aufgrund des jodarmen Bodens in Deutschland und Europa leider keine guten Jodquellen. Deshalb sollte auf jeden Fall jodiertes Speisesalz verwendet werden. Ein gestrichener Teelöffel Salz (5 g) enthält 100 µg Jod, also knapp die Hälfte des Tagesbedarfs. Damit ist Salz eine sehr wichtige Quelle für Jod. Das ist allerdings nur hilfreich, wenn man selbst kocht – in Fertiggerichten wird oft kein jodiertes Salz genutzt, da es teurer ist.

Meersalz und Algen
Meersalz ist eine schlechte Jodquelle, auch wenn der Name etwas anderes vermuten lässt. Der Jodgehalt ist ähnlich niedrig wie bei normalem unjodiertem Speisesalz. Wer jodiertes Speisesalz zu unnatürlich findet, kann im Bioladen auf Salz mit einem geringen Algenanteil ausweichen, der Jod beisteuert.

Algen sind übrigens eine tolle natürliche Jodquelle. Und so wie man Mischköstlern ans Herz legt, zweimal pro Woche Fisch zu essen, gilt für Veganer: zweimal pro Woche Meeresalgen, zum Beispiel in Form von veganem Sushi. Nori-Algen, die für Sushi verwendet werden, sind vor allem deshalb eine gute Wahl, weil der Jodgehalt nicht zu hoch ist. Wer sich nicht am leicht fischigen Geschmack der Nori-Alge stört, kann die Nori-Blätter auch rösten, würzen und als Knabberei genießen.
>> Pink Sushi, S. 229.

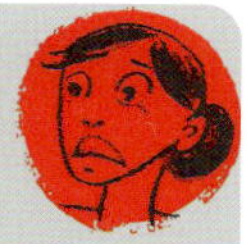

JOD

Jod in Kürze

- *Deutschland ist Jodmangelgebiet. Unabhängig von der Ernährung nehmen viele Menschen nehmen zu wenig Jod zu sich.*
- *1 TL jodiertes Speisesalz pro Tag und der regelmäßige Verzehr von Algen kann deinen Jodbedarf ausreichend decken.*
- *Vor und während der Schwangerschaft kann es sinnvoll sein, deine Blutwerte kontrollieren zu lassen, um einen Jodmangel auszuschließen oder frühzeitig zu erkennen.*
- *Ein Mangel kann leicht mit Jodtabletten behandelt werden. Natürliche Algentabletten sind aufgrund von starken Schwankungen des Jodgehalts zu vermeiden. Besprich das mit deiner Ärztin! Die DGE empfiehlt die zusätzliche Einnahme von Jod. In der Schwangerschaft 100 - 150 µg pro Tag, bei Stillenden 100 µg pro Tag.*

Jodbedarf	µg/Tag
Erwachsene Frau	200
Schwangere	230
Stillende	260
Maximale Tageszufuhr	500

FOLAT

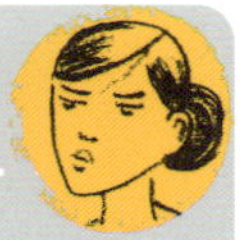

Folat in Kürze

- *Folat steckt vor allem in (grünem) Gemüse, Vollkornprodukten, Nüssen und Hülsenfrüchten.*
- *Lagerung und Zubereitung der Lebensmittel haben einen riesigen Einfluss auf den Folatgehalt.*
- *Wenn du vollwertig und frisch isst, kannst du deinen Bedarf an Folat auch in Schwangerschaft und Stillzeit mit der Nahrung decken.*
- *Ist deine Ernährung nicht besonders ausgewogen, sind Folsäuretabletten sinnvoll. Sprich im Zweifelsfall mit deiner Haus- oder Frauenärztin und lass den Folatspiegel im Blut checken!*

1 g getrocknete Nori-Alge enthält etwa 50 µg Jod. Also deckt ein Nori-Blatt (etwa 3 g) schon mehr als die Hälfte des Tagesbedarfs!

Andere Algen, zum Beipiel Wakame, können extrem viel Jod enthalten und sind deshalb in Schwangerschaft und Stillzeit nicht empfehlenswert.

Kohl, Sojabohnen und Süßkartoffeln können die Aufnahme von Jod aus der Nahrung behindern. Das ist allerdings nur ein Problem, wenn die Jodaufnahme sehr gering ist. Meide diese gesunden Lebensmittel deswegen nicht!

Sind Jodtabletten sinnvoll?
Eigentlich gilt: Ohne nachgewiesenen Mangel sollten Nahrungsergänzungsmittel nicht einfach auf gut Glück genommen werden. Da Deutschland aber ein Jodmangelgebiet ist, empfiehlt die DGE Schwangeren täglich ein Supplement mit 100 - 150 µg Jod einzunehmen. Bei Stillenden liegt die Empfehlung bei 100 µg Jod täglich. Liegt eine Schilddrüsenerkrankung vor, sollte die Einnahme von Jodtabletten unbedingt mit der behandelnden Ärztin besprochen werden.
Von natürlichen Algentabletten ist in Schwangerschaft und Stillzeit unbedingt abzuraten, da sie starken Schwankungen unterliegen und es so leicht zu einer Überdosierung kommen kann, die Mutter und Kind schaden könnte.

Folat (Folsäure)

Wofür wird Folat gebraucht?
Im ersten Monat der Schwangerschaft wächst beim Embryo das Neuralrohr. Es ist eine Entwicklungsstufe des zentralen Nervensystems, aus dem sich später Teile des Rückenmarks und des Gehirns bilden. Bei diesem Entwicklungsschritt ist Folat besonders wichtig und ein Mangel kann schwerwiegende Folgen für das Ungeborene haben. Spina bifida, umgangssprachlich „offener Rücken“ genannt, ist eine Folge von Folatmangel.

Da Folat schon direkt zu Beginn der Schwangerschaft eine wichtige Rolle spielt, wird Frauen mit Kinderwunsch empfohlen, auf ausreichend Folat zu achten. Denn gerade in den ersten Wochen bemerken viele Frauen die Schwangerschaft noch nicht.

Allerdings ist Folat das Vitamin, mit dem Veganer oft besser versorgt sind als Mischköstler – es steckt nämlich vor allem in Gemüse, Vollkornprodukten und Hülsenfrüchten. Folat und Folsäure sind übrigens fast das Gleiche. Folat ist die aktive Form, die nur in Lebensmitteln vorkommt. Folsäure wird synthetisch hergestellt und dann im Körper zu Folat umgewandelt. Im Alltag wird also oft „Folsäure“ gesagt, aber „Folat“ gemeint.

Wie viel Folat benötigt man?
Die Deutsche Gesellschaft für Ernährung empfiehlt Frauen mit Kinderwunsch täglich 400 µg Folsäure einzunehmen. Die Einnahme sollte spätestens vier Wochen vorher begonnen werden und wenigstens das komplette erste Trimester erfolgen. Allerdings kann nicht jede Schwangerschaft vorab geplant werden. Daher rät die DGE zu der doppelten Dosis (800 µg pro Tag), falls man erst zu Beginn der Schwangerschaft mit der Einnahme von Folsäure beginnt.

Der obere Grenzwert von 1.000 µg pro Tag sollte nicht überschritten werden. Allerdings gilt das nur für Nahrungsergänzungsmittel – du kannst ohne Probleme so viel Grünkohl und Brokkoli essen, wie du willst.

Übrigens: Vitamin B12 und Folat arbeiten ganz eng zusammen – wer einen Vitamin-B12-Mangel hat, kann Folat nicht richtig verwenden!

Auf Lagerung und Zubereitung kommt es an!
Folat ist äußerst hitze- und lichtempfindlich und bei falscher Handhabung kann bis zu 90 Prozent des Folats in Lebensmitteln zerstört werden.

Ein paar einfache Vorkehrungen können dieses Problem minimieren
- *Viel Rohkost (also nicht erhitztes Obst und Gemüse) essen.*
- *Lebensmittel kurz und gründlich waschen und erst danach klein schneiden.*
- *Lebensmittel vor Licht schützen.*
- *Folsäure geht beim Kochen ins Wasser über. Also lieber dünsten als kochen oder das Wasser mitverwenden, beispielsweise als Sauce.*
- *Speisen nicht für längere Zeit warm halten.*

Tabletten – ja oder nein?
Folsäure wird in Deutschland vorsorglich allen Frauen im gebährfähigen Alter empfohlen.

Frauen, die sehr viel frisches Obst, Salat und Gemüse essen, können aber eigentlich darauf verzichten.

Wer wenig Wert auf Vollwertkost legt und oft Lebensmittel isst, die lange warm gehalten werden (zum Beispiel in der Kantine), ist mit Folsäure-Tabletten auf der sicheren Seite. Eine angemessene Dosis sind 400 µg pro Tag für mindestens vier Wochen vor und bis zum Ende des ersten Drittels der Schwangerschaft.

Wer gern auf Tabletten verzichten möchte, kann im Zweifelsfall den Folatspiegel im Blut beim Haus- oder Frauenarzt testen lassen.

WAS BEDEUTET FOLAT-ÄQUIVALENT?

1 µg Folat-Äquivalent
= 1 µg Nahrungsfolat
= 0,5 µg synthetische Folsäure

Natürliches Folat und künstliche Folsäure werden unterschiedlich gut vom Körper aufgenommen. Während Folsäure komplett verwertet werden kann, wird Folat aus Lebensmitteln nur etwa zur Hälfte absorbiert. Damit es bei Empfehlungen keine Unklarheiten gibt, wird deshalb der Begriff „Folat-Äquivalent“ genutzt.

TOP 10 LEBENSMITTEL MIT FOLAT

Lebensmittel	Folat-Äquivalent* µg/100g
Kichererbsen (getrocknet)	340
Erdnusskerne	169
Feldsalat	146
Spinat	145
Spargel	108
Grünkohl	98
Grüne Erbsen (gegart)	78
Brokkoli (gekocht)	69
Orangensaft (frisch)	41
Weizen-/Roggenmischbrot	34

* 1 µg Folat-Äquivalent = 1 µg Nahrungsfolat = 0,5 µg synthetische Folsäure

RIBOFLAVIN

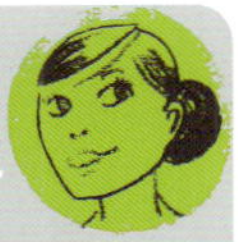

Riboflavin in Kürze

- *Es gibt sehr wenige Studien, die den Zusammenhang zwischen veganer Ernährung und Riboflavin untersuchen – die Ergebnisse sind aktuell nicht einheitlich.*
- *Eine vollwertige Ernährung mit vielen Vollkornprodukten, grünem Gemüse, Nüssen und Samen kann deinen Riboflavinbedarf auch in Schwangerschaft und Stillzeit decken.*
- *Eine Blutuntersuchung kann dir helfen, einen eventuellen Mangel zu entdecken.*

Riboflavinbedarf	mg/Tag
Erwachsene Frau	1,1
Schwangere und Stillende	1,4

Vitamin B2 (Riboflavin)

Vitamin B2 wird oft als kritischer Nährstoff in der veganen Ernährung bezeichnet.

Wenn man sich allerdings die Faktenlage genauer anschaut, wirkt das übervorsichtig. Vielleicht kommt die Sorge daher, weil in Deutschland Milch und Milchprodukte die größten Riboflavinlieferanten sind – und auf diese verzichten Veganer bekannterweise.

Allerdings kommt Riboflavin in sehr vielen pflanzlichen Lebensmitteln vor, sodass ein Mangel unwahrscheinlich ist.

Die Studienlage hierzu ist sehr dünn und uneinheitlich. In manchen Studien gibt es keine Unterschiede zwischen Veganern und Mischköstlern, in manchen liegen Veganer unter den Empfehlungen der DGE.

Keine der Studien konnte klinische Mangelerscheinungen bei Veganern entdecken. Ein leichter Mangel äußert sich vor allem an der Haut und den Schleimhäuten, zum Beispiel durch eingerissene Mundwinkel.

Wofür wird Riboflavin gebraucht?
Das Riboflavin wird im Körper in ein Koenzym umgewandelt, das viele unterschiedliche Prozesse im Körper unterstützt. Es hilft beispielsweise den Nervenzellen, bei der Immunabwehr, und – besonders in der Schwangerschaft wichtig – beim Wachstum von Gewebe.

Deshalb ist der Bedarf in Schwangerschaft und Stillzeit auch leicht erhöht (siehe Tabelle).

Wo steckt das Riboflavin?
Sojabohnen (zum Beispiel in Form von Tempeh) und Hefeflocken sind sehr gute Riboflavinquellen. Vollkornprodukte, Reis (insbesondere Parboiled Reis), Gemüse wie Brokkoli, Spargel und Spinat sowie Nüsse und Samen enthalten moderate Mengen an Riboflavin.

Wer sich ausgewogen ernährt und öfter mal zu Vollkornprodukten greift, sollte keine Probleme mit Riboflavin bekommen. Schwangere, die sich unsicher fühlen, können den Riboflavinstatus bei der Frauenärztin oder Hausärztin abklären lassen.

Sollte ein Mangel vorliegen, lässt sich dieser unkompliziert mit gezielter Ernährung oder Nahrungsergänzungsmitteln beheben.

Vitamin D

Vitamin D ist wichtig für gesunde Knochen. Ein Mangel kann bei Kindern zu weichen, verformten Knochen (Rachitis) und im Alter zu Knochenschwund (Osteoporose) führen.

Interessanterweise nimmt Vitamin D eine Sonderstellung unter allen Vitaminen ein, denn der Körper kann es komplett eigenständig herstellen. Dafür braucht er nur eines: Sonnenlicht. In Deutschland strahlt die Sonne nur in den Sommermonaten (also März bis Oktober) so stark, dass Vitamin D in der Haut gebildet werden kann. Wurde allerdings während des Sommers genug Vitamin D gebildet, kann es als Speicher über den Winter ausreichen.

Lebensmittel spielen als Quelle für Vitamin D eine untergeordnete Rolle. Selbst Mischköstler beziehen nur etwa zehn bis 20 Prozent Vitamin D aus Fisch wie Lachs und Hering oder aus Eigelb. Pflanzliche Quellen können angereicherte Margarine und Pilze sein. Aber auch hier ist die Menge an Vitamin D sehr überschaubar.

Reicht die Sonne aus?

Wer in den Sommermonaten viel an der frischen Luft ist, kann auf Nahrungsergänzungsmittel wahrscheinlich verzichten. Allerdings sitzen so viele Menschen heutzutage abseits der Sonne im Büro, dass eine Ergänzung bei ihnen sinnvoll ist. Bevor man allerdings zur Tablette greift, sollte der Hausarzt zu Rate gezogen werden. Eine Blutuntersuchung beim Arzt kostet etwa 30 Euro und gibt Aufschluss darüber, ob tatsächlich ein Mangel vorliegt.

Die DGE empfiehlt für Erwachsene, Schwangere und Stillende 20 µg Vitamin D pro Tag (bei fehlender endogener Synthese, also zu wenig Sonnenlicht). Werden dauerhaft mehr als 100 µg pro Tag eingenommen, kann es zu einer Überdosis kommen. Das kann allerdings nur mit Tabletten passieren, eine Überdosis durch zu viel Sonne ist nicht möglich. Gerade bei Säuglingen, deren empfindliche Haut vor zu viel Sonne geschützt werden muss, werden 10 µg Vitamin D täglich im ersten Lebensjahr empfohlen.

D2 und D3 – wo ist der Unterschied?

Wer sich schon einmal Vitamin-D-Präparate genauer angeschaut hat, dem wird aufgefallen sein, dass zwischen Vitamin D2 und D3 unterschieden wird. Vitamin D3 wird häufiger eingesetzt, da es wahrscheinlich etwas besser wirkt. Allerdings wird Vitamin D3 oft aus Wollfett gewonnen und ist damit nicht immer vegan. Vitamin D2 ist immer pflanzlich und wird meist aus Hefen gewonnen.

Wer Wert auf rein pflanzliche Nahrungsergänzungsmittel legt, sollte sich das Präparat deshalb genau anschauen. Inzwischen gibt es allerdings sowohl vegane Vitamin-D2- als auch Vitamin-D3-Produkte auf dem Markt.

VITAMIN D

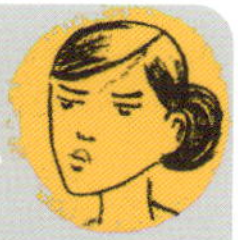

Vitamin D in Kürze

- *Viele Menschen in Deutschland sind nicht optimal mit Vitamin D versorgt, auch wenn ein akuter Mangel mit Krankheitssymptomen selten ist.*
- *Von März bis Oktober kann der Körper genug Vitamin D herstellen, wenn man häufig an der Sonne ist. Gespeichertes Vitamin D kann über den Winter ausreichen.*
- *Wenn du selten an der Sonne bist, solltest du deinen Vitamin-D-Status vom Hausarzt testen lassen.*
- *Ein Mangel lässt sich gut mit Tabletten/Tropfen vorbeugen oder ausgleichen.*
- *Vitamin-D-Präparate sind nicht immer vegan, also Augen auf beim Vitamin-Shopping!*

Wie viel Sonne brauche ich, um genug Vitamin D zu bekommen?

Heller Hauttyp	
März–Mai:	10–20 Minuten
Juni–August:	5–10 Minuten
September–Oktober:	10–20 Minuten

Dunkler Hauttyp	
März–Mai:	15–25 Minuten
Juni–August:	10–15 Minuten
September–Oktober:	15–25 Minuten

Quelle: DGE

VITAMIN B12

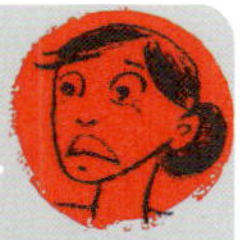

Vitamin B12 in Kürze

- *Vitamin B12 steckt nicht in pflanzlichen Lebensmitteln und muss deshalb unbedingt supplementiert werden.*
- *Gerade in der Schwangerschaft solltest du auf eine sichere Versorgung mit Vitamin B12 achten, da dein Baby sonst schwere Gesundheitsschäden erleiden könnte.*
- *Sobald du nicht mehr voll stillst, solltest du beim Baby Vitamin B12 ergänzen.*
- *Gute Quellen sind Tabletten, Tropfen, Spray (gut für Babys) oder Zahnpasta.*
- *Es sollte alle ein bis zwei Jahre ärztlich kontrolliert werden – inklusive des Holo-TC-Wertes.*

Vitamin B12

Vitamin B12 ist ein heiß diskutiertes Thema, gerade bei Menschen, die sich vegan ernähren. Der menschliche Körper kann Vitamin B12 nicht selbst herstellen – Tiere können das allerdings auch nicht. Das übernehmen Mikroorganismen, vor allem Bakterien. Diese leben im Darm einiger Tiere (zum Beispiel Kühe oder Ziegen), die mit dieser Symbiose ihren eigenen Bedarf decken können. Das Vitamin geht auch in das Fleisch und die Milch dieser Tiere über.

Allerdings werden sogenannte Nutztiere heutzutage auch mit Vitaminergänzungen gefüttert, da sie ähnlich wie wir in einer unnatürlich hygienischen Umgebung leben.

Aber warum haben Menschen nicht selbst diese Bakterien im Verdauungstrakt, wenn sie das Vitamin doch brauchen? Interessanterweise tragen viele Menschen tatsächlich genau diese Bakterien in sich – allerdings im Dickdarm, wo das Vitamin nicht mehr aufgenommen werden kann.

Verschiedene Theorien versuchen, das zu erklären: Es wird angenommen, dass der Mensch, bevor er so hygienisch wie heute gelebt hat, seinen Bedarf an Vitamin B12 über dreckiges Obst, Gemüse und Wasser aufgenommen hat. Dazu muss man wissen, dass der Bedarf an Vitamin B12 verschwindend gering ist – nimmt man 60 Jahre lang jeden einzelnen Tag die empfohlene Dosis des Vitamins zu sich (4 µg), kommt man in seinem ganzen Leben auf weniger als 0,1 g Vitamin B12!

Eine andere Theorie besagt, dass unser Dünndarm früher auch die Vitamin-B12-Bakterien beherbergte. Durch unseren heutigen Lebensstil hat sich die Darmflora aber so verändert, dass das nun nicht mehr funktioniert. Wissenschaftler diskutieren weiterhin, welche Theorie stimmt. Fakt ist: Selbst herstellen kann der Mensch Vitamin B12 nicht (mehr).

Ist ein Mangel überhaupt schlimm?
Das Perfide eines Vitamin-B12-Mangels ist, dass er sich meist schleichend und über Jahre entwickelt. Dementsprechend unspezifisch sind auch die Symptome: Müdigkeit, Blässe, Konzentrationsschwierigkeiten und häufiges Einschlafen von Händen und Füßen können erste Anzeichen sein. Das liegt daran, dass Vitamin B12 unter anderem für gesunde Nervenzellen gebraucht wird. Manche Menschen entwickeln allerdings einen schweren Mangel, ohne körperliche Veränderungen zu spüren. Das ist ziemlich problematisch, denn die Nervenschäden, die durch einen schweren Mangel entstehen, sind nicht vollständig heilbar.

Besonders Schwangere müssen aufpassen – denn ein Vitamin-B12-Mangel kann zu schwerwiegenden Gesundheitsschäden beim Ungeborenen führen. Gerade in Schwangerschaft und Stillzeit sollte daher großer Wert auf eine ausreichende Versorgung mit Vitamin B12 gelegt werden – und auch heranwachsende Pflanzenfresser brauchen das Vitamin! Es scheint außerdem so, als würde der Körper in der Schwangerschaft nicht auf die Vitamin-B12-Reserven der Mutter zugreifen. Also reicht es nicht, sich während der Schwangerschaft auf die eigenen Reserven zu verlassen.

Wie kommt man im Alltag an Vitamin B12?

In rein pflanzlichen Lebensmitteln gibt es nicht genug Vitamin B12 – also ist eine Ergänzung absolut notwendig. In einigen Ländern, zum Beispiel in den USA, kann man seinen Vitamin-B12-Bedarf gut mit angereicherten Lebensmitteln decken. Dazu gehören zum Beispiel angereicherte Sojamilch, Cornflakes oder Hefeflocken. In Deutschland ist das nicht so einfach möglich. Hier gibt es zum einen weniger angereicherte Lebensmittel, zum anderen wird viel weniger Vitamin B12 zugesetzt. In Biolebensmitteln ist Vitamin B12 sogar komplett tabu – wie die meisten anderen Vitaminzusätze ist es in allen EU-Lebensmitteln verboten.

Wenn man über Lebensmittel nicht genug Vitamin B12 bekommt, gibt es eine große Auswahl an Alternativen: Tabletten, Tropfen oder sogar angereicherte Zahnpasta. Wer keine Lust hat, täglich oder wöchentlich an sein Vitamin B12 zu denken, kann sich sogar vom Arzt eine Vitaminspritze geben lassen, die für etwa zwei Jahre ausreicht. In der Schwangerschaft ist von Spritzen allerdings abzuraten.

Wenn die Mutter gut versorgt ist, brauchen Babys kein zusätzliches Vitamin B12, solange voll gestillt wird. Auch Säuglingsnahrung ist immer mit Vitamin B12 angereichert. Sobald das Baby allerdings nicht mehr ausschließlich gestillt wird, sollten täglich 5–20 µg Vitamin B12 zugeführt werden. Für Säuglinge und Kinder sind Tropfen oder Sprays besonders simpel, da man sie direkt in den Mund geben oder in ein Getränk mischen kann.

Egal, wofür man sich entscheidet: Die Empfehlung liegt für Erwachsene bei 10–100 µg täglicher oder 2.000 µg wöchentlicher Aufnahme. Die DGE empfiehlt zwar täglich nur 4–5,5 µg, das scheint vielen anderen Fachgesellschaften allerdings zu niedrig zu sein, weswegen ich die höhere Dosis empfehle.

Die Finger lassen sollte man übrigens von Algenpräparaten, da sie entweder gar kein Vitamin B12 enthalten, oder Analoga, die die Aufnahme von echtem Vitamin B12 sogar verhindern können. Auch hier wird noch geforscht und vielleicht wird irgendwann doch einmal eine Alge, Beere oder Wurzel entdeckt, die Vitamin B12 enthält und tatsächlich vom Menschen aufgenommen werden kann. Bis dieser Tag kommt, sollten sich alle Veganer aber an die genannten Quellen halten.

Weiß der Hausarzt Bescheid?

Es ist sinnvoll, den Vitamin-B12-Status alle ein bis zwei Jahre vom Hausarzt kontrollieren zu lassen. Außerdem bietet sich der Test an, wenn eine Schwangerschaft geplant (oder entdeckt) wird. So stellt man sicher, dass genug Vitamin B12 im Körper ankommt. Falls nicht, kann ein Mangel rechtzeitig erkannt werden.

Vorsicht: Für viele Ärzte ist die vegane Ernährung Neuland und sie haben wenig Erfahrung mit Vitamin B12. Daher ist es wichtig, dass man seinen Arzt darauf hinweist, dass der Vitamin-B12-Spiegel allein nicht aussagekräftig ist. Auf jeden Fall muss zusätzlich die aktive Form von Vitamin B12, Holo-Transcobalamin (kurz: Holo-TC), getestet werden. Eine schönes Infoblatt zum Ausdrucken und Mitnehmen gibt es von der Albert-Schweitzer-Stiftung (siehe Quellen Seite 283).

Ist Vitamin-B12-Mangel ein veganes Problem?

Wenn in Studien der Vitamin-B12-Status untersucht wird, fällt immer auf, dass Veganer im Vergleich zu Vegetariern und Mischköstlern einen sehr niedrigen Wert und sehr häufig einen Mangel haben. Allerdings tritt dieser auch bei langjährigen Vegetariern und bei Mischköstlern jenseits der 60 auf. Auch für sie lohnt sich der Gang zum Hausarzt. Gerade bei älteren Menschen wird immer häufiger ein Mangel entdeckt und viele Ärzte werden sich erst langsam der Problematik bewusst.

Bluttest und Kosten

Vitamin B12

PARAMETER	GRENZWERTE	PREIS (GOÄ, 1,0)
Serum-Vitamin B12*	> 156 pmol/l	14,57 €
Holo-Transcobalamin II (Holo-TC)	> 35 pmol/l	27,98 €
Methylmalonsäure (MMA)	< 271 nmol/l	52,46 €
Homocystein**	< 12 µmol/l	14,57 €

* mäßig geeignet – bereits im Normalbereich Funktionseinschränkung möglich

** unspezifisch (auch der B6- und der Folatspiegel haben Einfluss auf diesen Wert)

Der Holo-TC ist der erste Indikator für einen zu niedrigen Vitamin-B12 Spiegel. Er zeigt aktives Vitamin B12, das zu den Zellen transportiert wird. Der MMA ist der zweite Indikator und zeigt die Vitamin-B12-Versorgung der Zellen. Dieser Wert steigt an, wenn die Versorgung zu schlecht war.

Ich empfehle, in jedem Fall den Holo-TC sowie der Vollständigkeit halber auch das Serum B12 und Homocystein testen zu lassen. Entweder nimmt man den MMA-Wert sofort dazu oder macht einen weiteren Test, falls sich der Holo-TC zu nah am Grenzbereich befindet.

Weitere Nährstoffe

Messung im Blut, wenn nicht anders angegeben

NÄHRSTOFF	PARAMETER*	PREIS (GOÄ, 1,0)
Eisen	Hämoglobin (Hb)*	3,50 €
	Serum-Ferritin	14,57 €
Jod	Jodausscheidung im 24-h-Urin	52,46 €
Zink	Zink im Serum	5,25 €
Vitamin D	25-OH-Vitamin D3	27,98 €
Vitamin B2	EGRAC (Erythrocyte Glutathione Reductase Activation Coefficient)	6,99 €
Vitamin B6	Vitamin B6	33,22 €
Folat	Folat im Plasma	14,57 €

* im kleinen Blutbild enthalten

Fettsäuren (Entnahmematerial Serum oder Plasma)

Omega-3-Fettsäuren*
Alpha-Linolensäure (18:3w3)
Eicosapentansäure (EPA)
Docosahexansäure (DHA)

Omega-6-Fettsäuren*
Linolsäure
Gamma-Linolsäure
Bishomo-Gamma-Linolensäure
Arachidonsäure
EPA/A

Zusammen zum Preis (GOÄ einfach): 65,33 €.

* Die Fettsäuren werden im Labor alle in einem Durchgang bestimmt. Trotzdem berechnen die Labore mitunter pro Fettsäure um die 50 €. Das sollte man auf keinen Fall zahlen. Daher gilt es, vorher ein gutes Labor zu finden. Diese Leistung wird nicht von allen Laboren angeboten. Manche versenden die Proben an ein Partnerlabor weiter, wodurch weitere Versandkosten hinzukommen.

Kontrolle der Blutwerte einmal im Jahr empfehlenswert

Bitte beachten: Die Preise stammen aus der Gebührenordnung für Ärzte (GOÄ). Es handelt sich um den einfachen Satz, der in der Regel abgerechnet wird. Die GOÄ ändert sich regelmäßig, meistens sinken die Preise, je öfter bestimmte Werte untersucht werden.

Es gibt allerdings Labore und Ärzte, die noch mit älteren Preisen arbeiten oder auch den anderthalb- bis zweifachen Satz abrechnen. Sicherheitshalber vorher nachfragen!

Quelle: Dr. Markus Keller, Edith Gätjen, UGB-Seminar „Vegan von Anfang an"

Die besten Nährstoffquellen auf einen Blick

PROTEIN

Nüsse und Samen (Hanfsamen, Kürbiskerne, Erdnusskerne, Cashewkerne), Nussbutter, Tofu, Sojafleisch, Tempeh, Linsen, Erbsen, Bohnen, Lupinen, Sojadrink, Nussdrink, Vollkornprodukte

EISEN

Kürbiskerne, Sesamsaat, Quinoa, Amaranth, Linsen, Hirse, getrocknete Pfirsiche, weiße Bohnen, Kichererbsen, Tofu, Haferflocken

CALCIUM

Sesamsaat, Sesammus (Tahin), calciumreiches Mineralwasser, Tofu, Mandelkerne, Haselnusskerne, Grünkohl, getrocknete Feigen, Kichererbsen, angereicherter Sojadrink, Brokkoli

ZINK

Hefeflocken, Kürbiskerne, Sesamsaat, Sonnenblumenkerne, Linsen, Erdnusskerne, Haferflocken, Vollkornmehl, Vollkornnudeln, Vollkornbrot

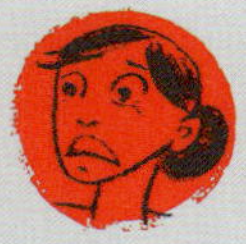

JOD

jodiertes Speisesalz, Algen (zum Beispiel Nori-Algen)

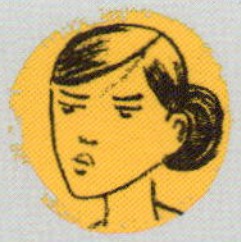

FOLAT

Kichererbsen, Erdnusskerne, Feldsalat, Spinat, Spargel, Grünkohl, Erbsen, Brokkoli, frischer Orangensaft, Vollkornbrot

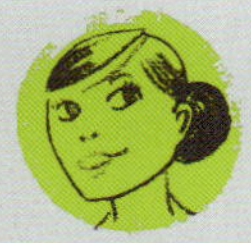

VITAMIN B2

Pilze, Mandelkerne und Mandelmus, Sesammus (Tahin), Tempeh, Hefeflocken, Spinat, Grünkohl, Brokkoli, Sojabohnen, Erbsen

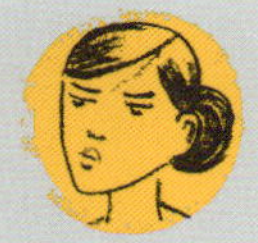

VITAMIN D

angereicherte Margarine, Sonne, von Oktober bis Ostern: Vitamin-D-Tabletten oder -Tropfen

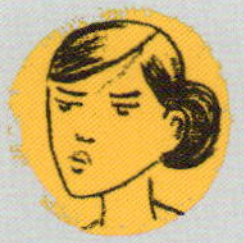

OMEGA-3-FETTSÄUREN

Leinöl, Rapsöl, Hanföl, Leinsamen, Chiasamen, Hanfsamen

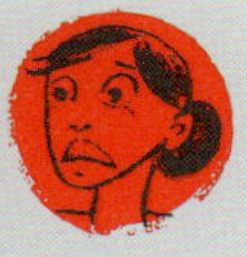

VITAMIN B12

Vitamin-B12-Zahnpasta, Vitamin-B12-Tropfen, Vitamin-B12-Tabletten

Vollwertige Ernährung in der Praxis

WIE SIEHT GESUNDE ERNÄHRUNG IM ALLTAG AUS?

Viele Veganerinnen haben sich schon vor der Schwangerschaft mit gesunder Ernährung auseinandergesetzt, denn die Umstellung auf vegane Kost kommt meist mit einigen Veränderungen daher.

Gesunde Ernährung ist so ein schwammiger Überbegriff, dass fast jeder etwas anderes darunter versteht. Allerdings gibt es ein paar Grundsätze, die die wissenschaftlichen Erkenntnisse der vergangenen Jahrzehnte in wenigen Sätzen zusammenfassen:

„Iss viel Gemüse, Obst, Hülsenfrüchte, Vollkornprodukte, Nüsse und Samen, reduziere Fertiggerichte, Zucker und stark verarbeitete Lebensmittel."

Das klingt doch ziemlich machbar, oder? Eine bunte, abwechslungsreiche Küche hilft nicht nur, alle Nährstoffe abzudecken, sondern unterstützt auch Freude und Genuss beim Essen und Kochen

Meiner Meinung nach ist es absolut essenziell, sowohl Bauch als auch Kopf zu bedienen. Appetit, Hunger und Gelüste sind ein großartiger Wegweiser – nicht nur, aber gerade in der Schwangerschaft. Trotz aller Rückbesinnung auf die Weisheit des eigenen Körpers ist es wichtig, einige Dinge zu beachten.

Ich denke hier natürlich vor allem an Vitamin B12, aber es gibt ein paar weitere Nährstoffe, die man im Auge haben sollte.

Generell möchte ich aber sehr deutlich machen: Gesunde Ernährung ist kein Hexenwerk! Man muss dafür weder Ernährungswissenschaftler sein noch muss man sich jeden Tag penibel an Ernährungspläne halten. Du bist dir nicht ganz sicher, wie vollwertige, gesunde Küche genau in der Praxis aussieht? Lass dich von unseren Rezepten inspirieren!

Multivitamintabletten in der Schwangerschaft – ja oder nein?

Multivitamintabletten sind in der Schwangerschaft sehr beliebt, denn sie versprechen Sicherheit in einer Phase, in der man alles richtig machen möchte. Doch wirklich nötig sind Multivitaminpräparate oft nicht. Wie im Nährstoff-Kapitel im Detail besprochen, müssen die wenigsten Nährstoffe von außen zugeführt werden (Vitamin B12), andere sollten individuell mit dem Arzt abgeklärt werden (zum Beispiel Eisen und Jod).

Im besten Fall nimmt man nach dem Gießkannenprinzip Vitamine und Mineralstoffe zu sich, die überhaupt nicht gebraucht werden. So enthalten viele Multivitamintabletten Vitamin C, obwohl die Versorgung in Deutschland (und gerade bei Veganerinnen!) vollkommen ausreichend ist. Lediglich bei Eisenpräparaten ist der Zusatz von Vitamin C sinnvoll, da er die Aufnahme verbessert.

Der Bedarf von Calcium, Magnesium und Zink kann mit einer ausgewogenen Ernährung abgedeckt werden, somit sind Supplemente meist überflüssig. Im schlechtesten Fall gerät man an Tabletten, die unsinnig hoch dosiert sind, und setzt damit die eigene Gesundheit und die des Kindes aufs Spiel. So können zu viel Eisen und zu viel Vitamin A der Gesundheit schaden. Es gibt immer wieder Präparate, die bei Tests wie von Ökotest oder Stiftung Warentest durchfallen.

Hier gilt: Weniger ist mehr! Multivitamintabletten sind höchstens gut für ein ruhiges Gewissen, einen wirklichen Mehrwert für Mutter und Kind bieten sie oft nicht.

Es gibt allerdings auch Kombipräparate, die nicht nach dem Gießkannenprinzip konzipiert sind, sondern gezielt kritische Nährstoffe zuführen. Das kann praktischer sein, wenn man beispielsweise Vitamin B12, Jod, Folsäure und Vitamin D nehmen möchte, aber keine Lust hat, vier verschiedene Tabletten zu schlucken.

Wer Omega-3-Fettsäuren supplementieren möchte, findet online viele vegane Produkte auf der Basis von Algenöl.

DOSIERUNGSEMPFEHLUNG FÜR NAHRUNGSERGÄNZUNGSMITTEL

Nährstoff	Tagesdosis
Jod	100–150 µg
Folat-Äquivalent	400 µg
Vitamin B12	10–100 µg (1.000 µg/Woche)
Vitamin D	15–25 µg (600–1.000 IU)
DHA*	200 mg

* Omega-3-Fettsäure

Warum wird in Deutschland von veganer Ernährung abgeraten?

Generell wird die vegane Ernährung bei deutschen Fachgesellschaften nicht gern gesehen, auch wenn sich langsam eine Verbesserung der Situation erkennen lässt. Doch bei schwangeren Veganerinnen ist sich die Deutsche Gesellschaft für Ernährung (DGE) sicher:

„Eine rein vegane Ernährung kann hingegen eine ausreichende Nährstoffversorgung in der Schwangerschaft auch bei sorgfältiger Lebensmittelauswahl nicht gewährleisten.“

Nach langem Zögern wurde den Vegetariern zugestanden, sich trotz Verzichts auf Fleisch gesund zu ernähren – warum ist man bei Veganern so kritisch? Problematisch ist vor allem die veraltete und unzureichende Studienlage. Es gibt extrem wenige Studien zu vegan lebenden Menschen, ganz zu schweigen von veganen Schwangeren. Von diesen Studien sind einige mehrere Jahrzehnte alt, andere untersuchen Gruppen mit sehr restriktiven Ernährungsformen (zum Beispiel Makrobiotiker). So ist es sehr schwer, eine wissenschaftlich fundierte Aussage zur veganen Ernährung während der Schwangerschaft zu treffen.

Die DGE hat sich dazu entschieden, vorerst von der veganen Ernährung abzuraten, bis es genügend Studien gibt, die das Gegenteil beweisen. Amerikanische Institute wie die ADA (American Dietetic Association) und die AAP (American Academy of Pediatrics) haben eine andere Herangehensweise. Dort wird Eltern beziehungsweise Müttern nicht von veganer Ernährung abgeraten, sondern es werden Tipps zu einer gesundheitsfördernden Umsetzung gegeben:

„Die American Dietetic Association ist der Ansicht, dass gut geplante vegetarische Ernährungsformen einschließlich komplett vegetarischer oder veganer Ernährungsformen gesund sind, ernährungsphysiologisch bedarfsgerecht sind und gesundheitliche Vorteile in der Prävention und der Behandlung bestimmter Krankheiten bieten. Eine gut geplante vegetarische Ernährungsform ist für Menschen aller Altersstufen geeignet, eingeschlossen Schwangere, Stillende, Kleinkinder, Kinder, Heranwachsende und Sportler.“

Diese Herangehensweise scheint deutlich praxisorientierter. Denn die wenigsten Schwangeren gehen zur Hausärztin oder Frauenärztin, um nachzufragen, ob die vegane Ernährung möglich ist. Für die Mehrheit ist die pflanzliche Ernährung nicht verhandelbar, sie suchen lediglich nach Beratung zur Umsetzung im Alltag.

Auch in Deutschland ist zu beobachten, dass sich – langsam – eine praktischere Herangehensweise an das Thema „vegane Ernährung“ entwickelt. Schaut man zurück, sieht man eine ähnliche Entwicklung bei der vegetarischen Ernährung: Vor wenigen Jahrzehnten wurde noch vor Eisen- und Proteinmangel gewarnt und eine vegetarische Ernährung wurde als extrem und einseitig empfunden.

Heute gibt es eine riesige Studienlage, die gesundheitliche Vorteile der vegetarischen Ernährung lobt. Und längst wird Eltern keine Kindesmisshandlung mehr vorgeworfen, weil sie ihr Kind ohne Fleisch aufwachsen lassen.

Ob sich bei veganer Ernährung eine ähnliche Entwicklung abspielen wird, wird die Zeit zeigen. Vorbildlich informierte Eltern und gesunde vegane Kinder werden auf jeden Fall starke Argumente liefern.

Ist Veganismus unnatürlich?

Das Argument kommt immer wieder: Wenn man als Veganer Tabletten schlucken muss, kann das ja nicht natürlich sein. Dabei werden allerdings ein paar Dinge vergessen. Zum einen gibt es eine ganze Menge an Vitaminen und Mineralstoffen, die auch Mischköstler im Alltag zusetzen.

So bekommen Neugeborene in Deutschland Vitamin D und Vitamin K, Jod wird großflächig dem Speisesalz zugesetzt und es wird empfohlen, in den Wintermonaten Vitamin-D-Tabletten zu nehmen. Eisenmangel ist die verbreitetste Mangelerscheinung in ganz Europa, und das, obwohl sich die wenigsten Europäer vegetarisch ernähren.

Und vielleicht ist Natürlichkeit auch nicht unbedingt der wichtigste Faktor in unserem Alltag. Dieser hat sich inzwischen sehr weit vom oft zitierten Höhlenmenschen entfernt. Denn seien wir mal ehrlich: Wie natürlich sind Pizza, Smartphones und Antibiotika?

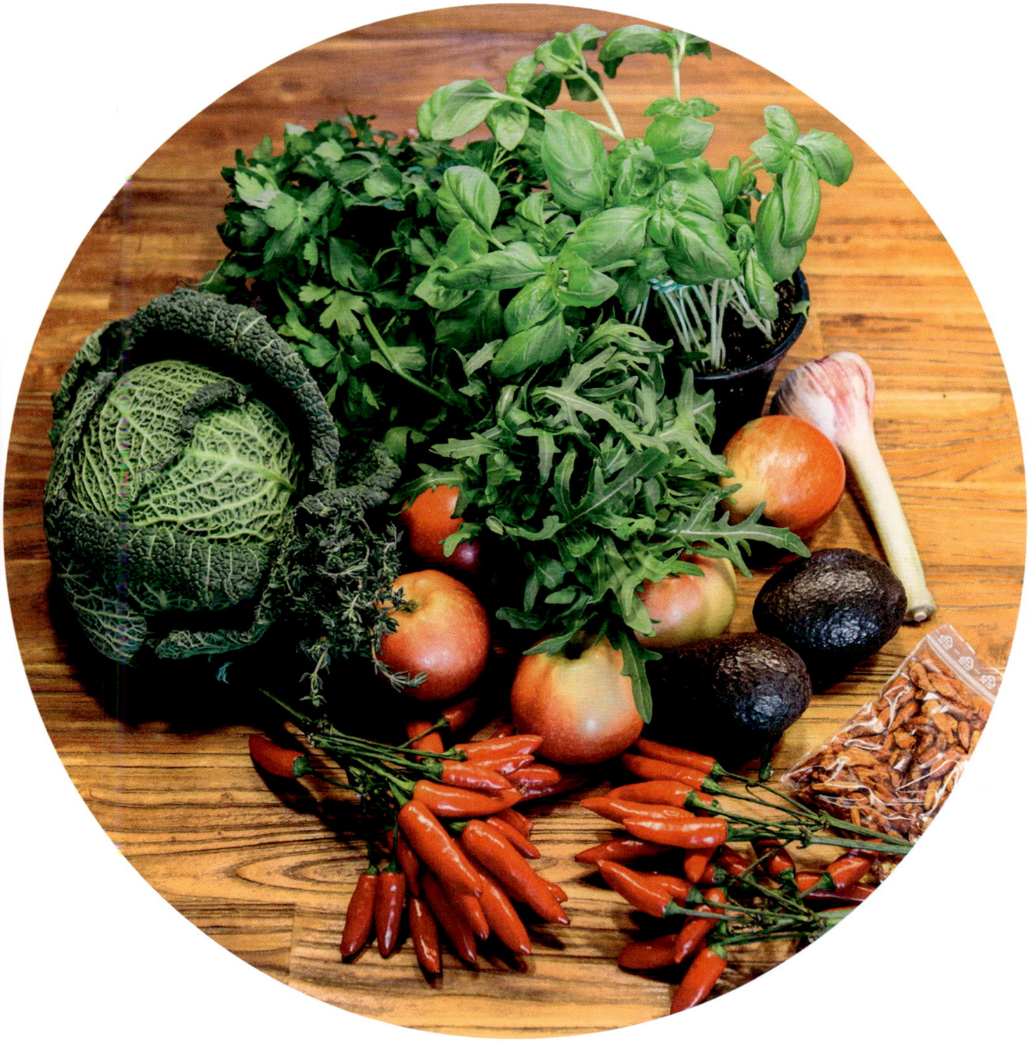

KÜCHENHYGIENE

In der Schwangerschaft gilt es, einige Vorsorgemaßnahmen zu treffen, um die mögliche Gefahr von Toxoplasmose und Listeriose auszuschließen

- *Hände waschen: nach dem Toilettengang, dem Kontakt mit Haustieren, Kontakt mit (rohen) Nahrungsmitteln oder Gartenarbeit*
- *Küchengeräte und Kühlschrank stets sauber halten*
- *Küchenschwamm und Handtücher wöchentlich waschen oder austauschen*
- *Nur einwandfreie Lebensmittel kaufen und verwenden*
- *Mindesthaltbarkeitsdatum beachten*
- *Rohe Nahrungsmittel getrennt lagern und verarbeiten*
- *Speisen richtig kühlen, getrennt auftauen und anschließend richtig durchgaren*
- *Speisen nur einmal gründlich erhitzen und die Reste entsorgen*

Toxoplasmose

Erreger der Toxoplasmose sind die Parasiten Toxoplasma gondii. Die Symptome einer Toxoplasmose ähneln der einer Grippe und werden deshalb oft nicht erkannt.

Der Erreger vermehrt sich in der Plazenta und kann zur Fehl- oder Totgeburt oder zur Schädigung des Fetus (Wasserkopf, zu große Leber) führen.

Die Erstinfektion bei Schwangeren liegt bei vier bis acht Promille und ist damit sehr selten. Eine Schwangere mit Antikörpern trägt kein Wiederholungsrisiko. Deshalb wird der Test auf Toxoplasmose bereits in der Frühschwangerschaft durchgeführt und im Mutterpass vermerkt. Mögliche Infektionsquellen für vegane Schwangere sind Katzenkot, ungewaschenes Obst und Gemüse, Salate und Kräuter sowie alle unverpackten Produkte aus der Frischetheke.

Listeriose

Erreger der Listeriose sind die Stäbchenbakterien Listerien. Auch hier ähneln die Symptome der einer Grippe. Die Infektionsgefahr für Schwangere ist zwölffach erhöht. Der Erreger kann die Plazenta-Schranke passieren und Fehl- oder Totgeburt oder eine Schädigung der Organe zur Folge haben. Lebendgeborene infizierte Kinder haben leider nur eine geringe Überlebenschance.

Infektionsquellen sind Speisen, die länger als 24 Stunden ungekühlt aufbewahrt wurden, sowie ungewaschenes Obst, Gemüse, Salate, Kräuter und unverpackte Produkte aus der Frischetheke. Viele tierische Produkte können eine Infektionsquelle sein. Listerien sind hitzeempfindlich und können durch Erhitzen unschädlich gemacht werden.

Sprossen/Keimlinge in der Schwangerschaft

Sprossen können im Keimprozess schnell von Listerien belastet sein. Im Jahr 2014 wurden dem Robert-Koch-Institut nur 40 Fälle von Toxoplasmose und Listeriose gemeldet. Bei 700.000 Geburten pro Jahr eine recht niedrige Zahl. Jedoch ist von einer höheren Dunkelziffer auszugehen, da diese Infektionen für die Mutter häufig symptomfrei verlaufen oder einer Erkältung ähneln. Daher sollte auf gekaufte Sprossen während der Schwangerschaft unbedingt verzichtet werden. Erfahrene Keimer können natürlich weiterhin sämtliche Keimlinge ziehen. Einsteigern empfehle ich eher einfache Keimsorten wie Alfalfasprossen oder Mungobohnenkeimlinge.

Das Netzwerk „Gesund ins Leben" empfiehlt, Sprossen auf jeden Fall zu erhitzen. Du kannst die Sprossen dafür kurz blanchieren (mit kochendem Wasser übergießen). In der Stillzeit können die Sprossen wieder wie gewohnt roh genossen werden. Du kannst die Sprossen über Suppen, Salate, auf Brotaufstriche oder auch anderen Gerichten verwenden. Deiner Fantasie sind keine Grenzen gesetzt.

Frischkornbrei in der Schwangerschaft

Der in der Vollwertküche beliebte Frischkornbrei ist in der Schwangerschaft ebenfalls nur unter bestimmten Bedingungen zu empfehlen, da auch er eine Quelle für Listeriose sein kann. Wird der Frischkornbrei während der Einweichzeit im Kühlschrank aufbewahrt und vor dem Verzehr kurz aufgekocht, ist er unbedenklich.

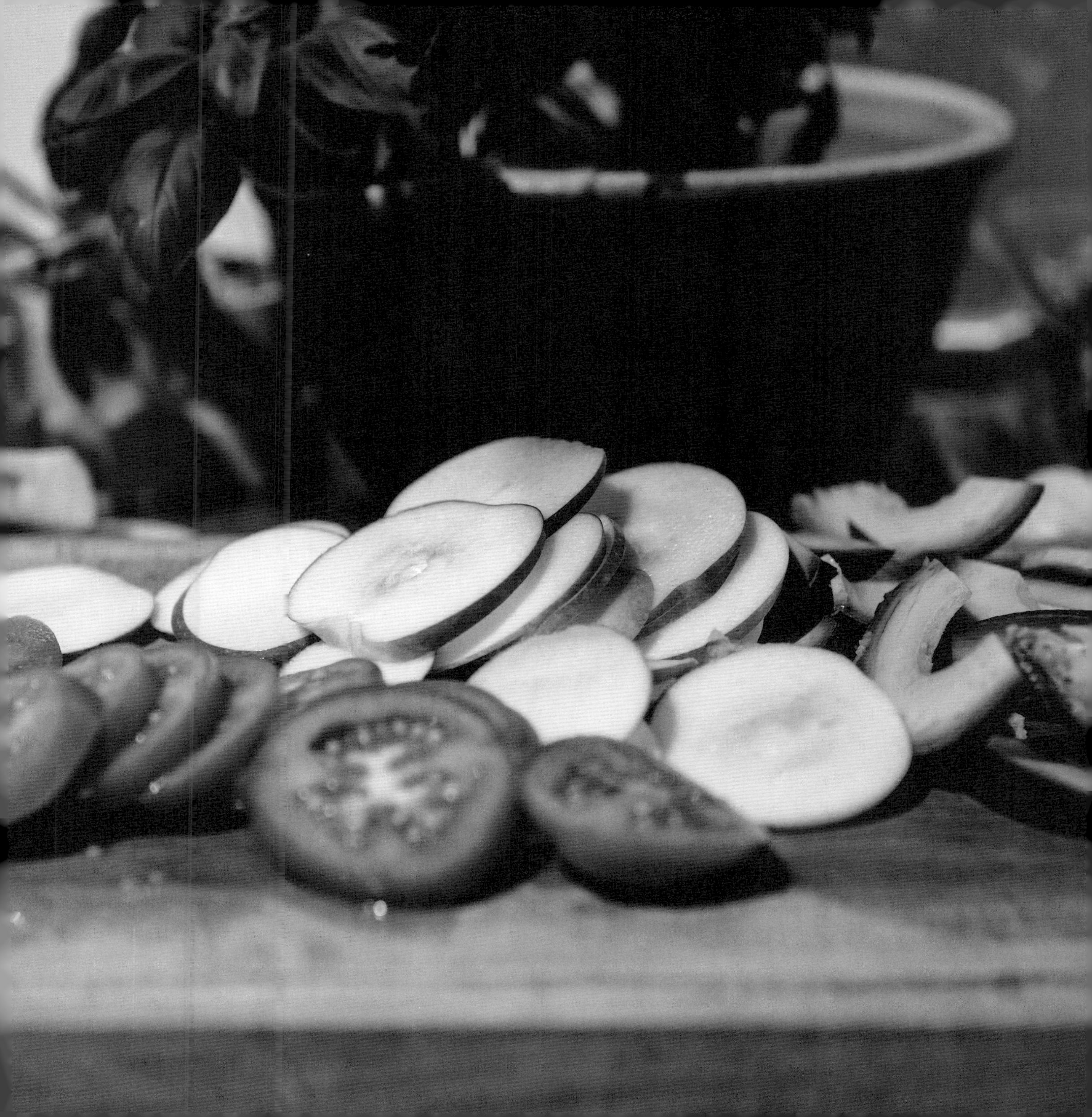

GEWÜRZE, KRÄUTER UND TEES IN SCHWANGERSCHAFT UND STILLZEIT

In der Schwangerschaft und Stillzeit gibt es einige Grundregeln zu beachten, wenn es um Kräuter und Gewürze geht. Recherchiert man diese Thematik im Internet, stößt man auf jede Menge Informationen – teilweise auch widersprüchliche und unklare.

Als Schwangere und Stillende hat man leider schnell den Eindruck, dass sich hinter jedem Essen und jedem Gewürz eine Gefahr verbirgt, dass plötzlich Wehen ausgelöst werden oder die Milch verschwindet ... Ist das wirklich so und warum sind die Informationen so widersprüchlich?

Auf der einen Seite ist dieses Thema im Bereich „Schwangerschaft und Stillzeit" wissenschaftlich nicht oder nicht ausreichend untersucht. Es handelt sich also größtenteils um Überlieferungen ohne Evidenz. Allerdings wissen wir auch, dass sich in den jahrhundertelangen Erfahrungswerten viel Wahrheit verbirgt. Hinzu kommt, dass wir im Internet auf sehr viele Blogs und Foren und damit Halbwissen, bei dem eine exakte Differenzierung fehlt, treffen. Auch ich stand beim Schreiben dieses Kapitels vor dieser Problematik.

Ein Gespräch mit Ingeborg Stadelmann, Autorin des Bestsellers „Die Hebammensprechstunde", brachte mir mehr Klarheit. Hier finden sich deshalb einige Informationen aus ihrem riesigen Wissens- und Erfahrungsschatz.

Wir müssen zunächst eine klare Trennung zwischen der Verwendung als Küchenkraut und Gewürz und der Verwendung als Tee oder als Öl, insbesondere als atherisches Öl, und in Form von Medikamenten vollziehen. In diesem Buch möchte ich mich auf die Verwendung in der Küche konzentrieren.

Die normale Verwendung in der Küche ist in fast allen Fällen völlig unbedenklich.
Werden nun große Mengen konsumiert, zum Beispiel in Form eines Öls oder Medikaments, ist allerdings Vorsicht geboten. Bitte sprich das immer mit deiner Hebamme oder einem Apotheker ab!

Es gibt ätherische Öle, die in der Schwangerschaft und Stillzeit hilfreich sein können. Wenn du dich dafür interessierst, solltest du unbedingt entsprechende Experten und Fachliteratur wie von Ingeborg Stadelmann oder ein wissenschaftlich fundiertes Phytotherapiebuch („Leitfaden der Phytotherapie" von Heinz Schilcher) heranziehen.

Bei Medikamenten mit Kräutern als Hauptwirkstoff hilft ein Blick in die Datenbank von Embryotox.
>> www.embryotox.de

Auf den Punkt

- *Die Verwendung in der Küche als Küchenkraut und Gewürz ist in den meisten Fällen unbedenklich.*
- *Öle, ätherische Öle und Medikamente sollten nur nach Rücksprache mit Experten verwendet werden!*
- *Es ist nie nur EIN WIRKSTOFF, sondern eine Kombination aus diesen und den jeweiligen Umständen.*

Kräuter und Gewürze in der Schwangerschaft

In der Schwangerschaft ist die gebotene Vorsicht hauptsächlich mit einer möglichen wehenfördernden Tätigkeit begründet. Wie aber schon eingangs erwähnt, ist die Gefahr bei normaler Verwendung als Gewürz eigentlich nicht gegeben.

Solltest du allerdings Frühgeburtsrisiken oder einer Übersensibilität der Gebärmutter ausgesetzt sein, empfehle ich auch hier eine Rücksprache mit Hebamme, Gynäkologe, Apotheker oder einem Heilpraktiker mit Schwerpunkt „Phytotherapie". Vorsicht ist besser als Nachsicht!

Kräuter und Tees sollten im Übrigen immer in Bioqualität verwendet werden, um Risiken – je nach Herkunftsland sind das Schwermetalle, Pflanzenschutzmittel und toxische Stoffe – weitestgehend auszuschließen.

Grundsätzlich gibt es zwei Regeln, die du beherzigen solltest

1. Gelüste oder Abneigungen: Höre auf dein Bauchgefühl und lege die Verkopftheit ab! In deinem Bauch wächst ein Kind heran, das eine Mutter mit Gefühl braucht. Gelüste und Abneigungen weisen dir den richtigen Weg.
2. Wie Paracelsus schon sagte: *„Alle Dinge sind Gift und nichts ist ohne Gift. Allein die Dosis macht, dass ein Ding kein Gift ist.“*

Petersilie

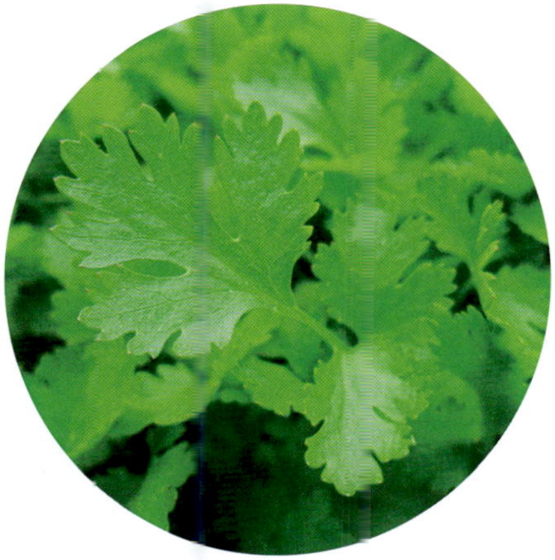

Häufig wird Petersilie als Kontraindikation für Schwangerschaft und Stillzeit genannt. Problematisch kann jedoch nur die Petersilienwurzel und das nur um die Einnistungsphase herum sein. Die Petersilie ist ein wunderbarer Eisen- und Vitamin-C-Lieferant. Und auch hier gilt: Auf die Menge kommt es an.

Salbei

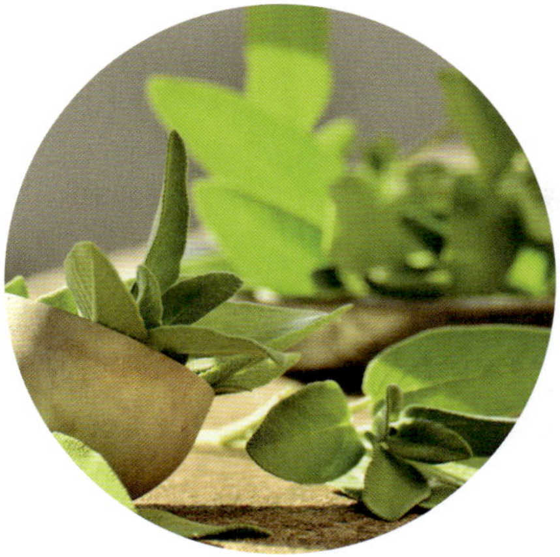

Die Wirkung von Salbei entfaltet sich bei schluckweiser Aufnahme über die Mundschleimhäute. Doch auch hier ist die Kombination aus wenig Flüssigkeit und der Aufnahme der entsprechenden Stoffe über die Schleimhäute entscheidend. Bisher gibt es dagegen keine Untersuchungen mit Salbei, der mit Hybridsamen gezogen wurde. Es ist also nicht bekannt ob dieser ebenso wirkt oder nicht.

Zimt

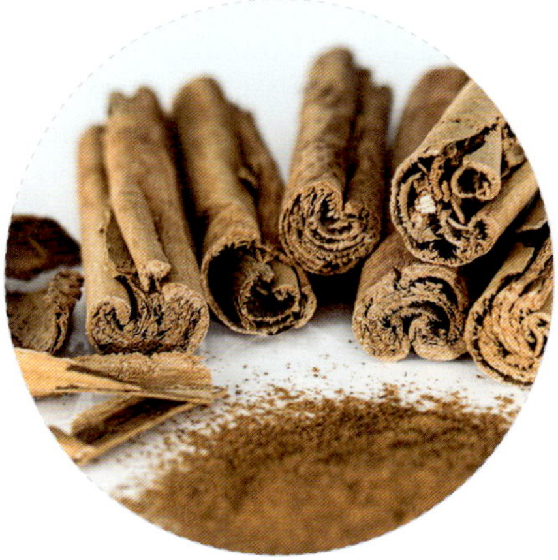

Auch bei Zimt ist eine wehenfördernde Wirkung erst bei großen Mengen zu erwarten. Eine Prise Zimt im Frühstücksmüsli oder Gebäck ist völlig unproblematisch.

Ingwer

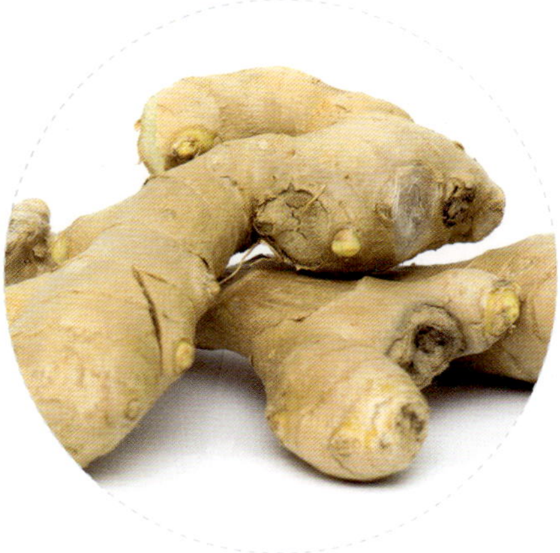

Ingwer wird in der Schwangerschaft ebenfalls als Kontraindikation genannt. Diese Beurteilung stammt jedoch aus dem Jahr 1990. Inzwischen sind zahlreiche Studien zur antiemetischen Wirksamkeit von Ingwer durchgeführt worden, insbesondere auch bei Schwangeren.

Ingwer ist in den ersten zwölf Wochen im Fall von Schwangerschaftsübelkeit nachweislich hilfreich. Interessanterweise zeigten die Studien, dass niedrigere Dosierungen dabei erfolgreicher waren als hohe und dass sich nur die Übelkeit, jedoch nicht das Erbrechen beeinflussen ließ. Eine wehenfördernde Wirkung ist in der Regel erst mit Einsetzen der Oxytocinproduktion ab der Schwangerschaftsmitte zu erwarten.

Kräuter und Gewürze in der Stillzeit

In der Stillzeit wird möglicherweise die Milchbildung negativ beeinflusst. Das geschieht durch die zusammenziehende Wirkung einiger Kräuter. Es könnte also passieren, dass nach dem Genuss von Pfefferminz- oder Salbeitee die Milchmenge langsam sinkt. Stell dir das bitte nicht so vor wie „auf Knopfdruck Milch weg".

Dieser Prozess dauert in der Regel eine Weile. Außerdem besteht auch hier ein direkter Zusammenhang mit der Menge des Wirkstoffs, der Trinkmenge und der Art der Aufnahme. Problematisch ist beispielsweise die Aufnahme über die Mundschleimhäute bei schluckweisem Genuss. Mit mehreren Tassen Tee wird gleichzeitig viel Flüssigkeit zugeführt, was sich wiederum positiv auf die Milchmenge auswirkt. Es ist also mehr die Kombination aus wenig Flüssigkeit und der Aufnahme der entsprechenden Stoffe über die Schleimhäute. Vielmehr wird durch die Unsicherheit der Mutter nach dem Konsum dieser Kräuter und dem damit verbundenen Stress die Milchmenge beeinflusst.

Das kann ich aus eigener Erfahrung bestätigen: Obwohl ich an einem Punkt bewusst meine Milchmenge reduzieren wollte, um abzustillen, ist selbst nach vielen, vielen Tassen Pfefferminz- und Salbeitee keine merkliche Veränderung aufgetreten – nachdem ich noch ein Jahr zuvor den Eindruck hatte, dass die Milchmenge davon gesunken war. Allerdings in einem Moment, in dem der Gedanke daran noch Stress verursachte.

Grundsätzlich würde ich aber mit Pfefferminz- und Salbeitee in den ersten Monaten nach der Geburt, auch in Abhängigkeit von der Milchmenge und solange noch viel gestillt wird, nicht experimentieren. Es gibt ausreichend Alternativen.

Tee-Empfehlungen in Schwangerschaft und Stillzeit

Da ich persönlich sehr gute Erfahrungen mit den Tees von Ingeborg Stadelmann gemacht habe, möchte ich dir diese wärmstens ans Herz legen.

Der **Schwangerschaftstee** enthält Brennnesselblätter, Himbeerblätter, Schafgarbenkraut, Johanniskraut, Zinnkraut, Melissenblätter und Frauenmantelkraut. Der Tee hat bei mir wunderbar die Wassereinlagerungen reguliert und viele weitere Prozesse positiv unterstützt. Er wirkt beispielsweise ausgleichend und stoffwechselanregend.

Für alle von Eisenmangel geplagten Frauen gibt es einen **Hebammentee** mit Ampfer und Petersilie. Er enthält Brennnessel, Frauenmantel, Himbeerblätter, Johanniskraut, Melisse, Schafgarbe, Zinnkraut, Ampere und Petersilienwurzel.

Etwa vier Wochen vor der Geburt bietet sich der Umstieg auf den **Himbeerblättertee** an. Dieser lockert das Gewebe.

Nach der Geburt gibt es den **Stilltee** (angestoßene Dillfrüchte, angestoßene Anisfrüchte, angestoßene Fenchelfrüchte, angestoßener Schwarzkümmel, Melissenblätter und Majorankraut).

Übrigens ist es nicht zwingend notwendig, in der Stillzeit Stilltee zu trinken. Wichtiger ist eine grundsätzliche Trinkmenge zu erreichen. Mehr hilft nicht unbedingt mehr und viel hilft nicht automatisch viel. Zu viel Flüssigkeit könnte auch eine gegenteilige Wirkung haben und die Milchmenge reduzieren. Der Stilltee ist jedoch bei der Reduzierung von Koliken hilfreich. Die Empfehlung liegt bei etwa zwei bis drei Tassen pro Tag. Bitte darauf achten und diese Menge nicht überschreiten!

Du erhältst die Teemischungen aus kontrolliert biologischem Anbau im Shop der Bahnhof-Apotheke in Kempten (>> www.shop.bahnhof-apotheke.de) oder in Hebammenläden, die deren Sortiment führen. Die Rezepturen findest du im Buch „Die Hebammensprechstunde". Damit kannst du die Teemischungen in der Apotheke deines Vertrauens zusammenstellen lassen.

Nach Beendigung der Stillzeit findest du im Shop beispielsweise auch einen Frauentee nach Stadelmann zur Hormonregulierung und Anregung.

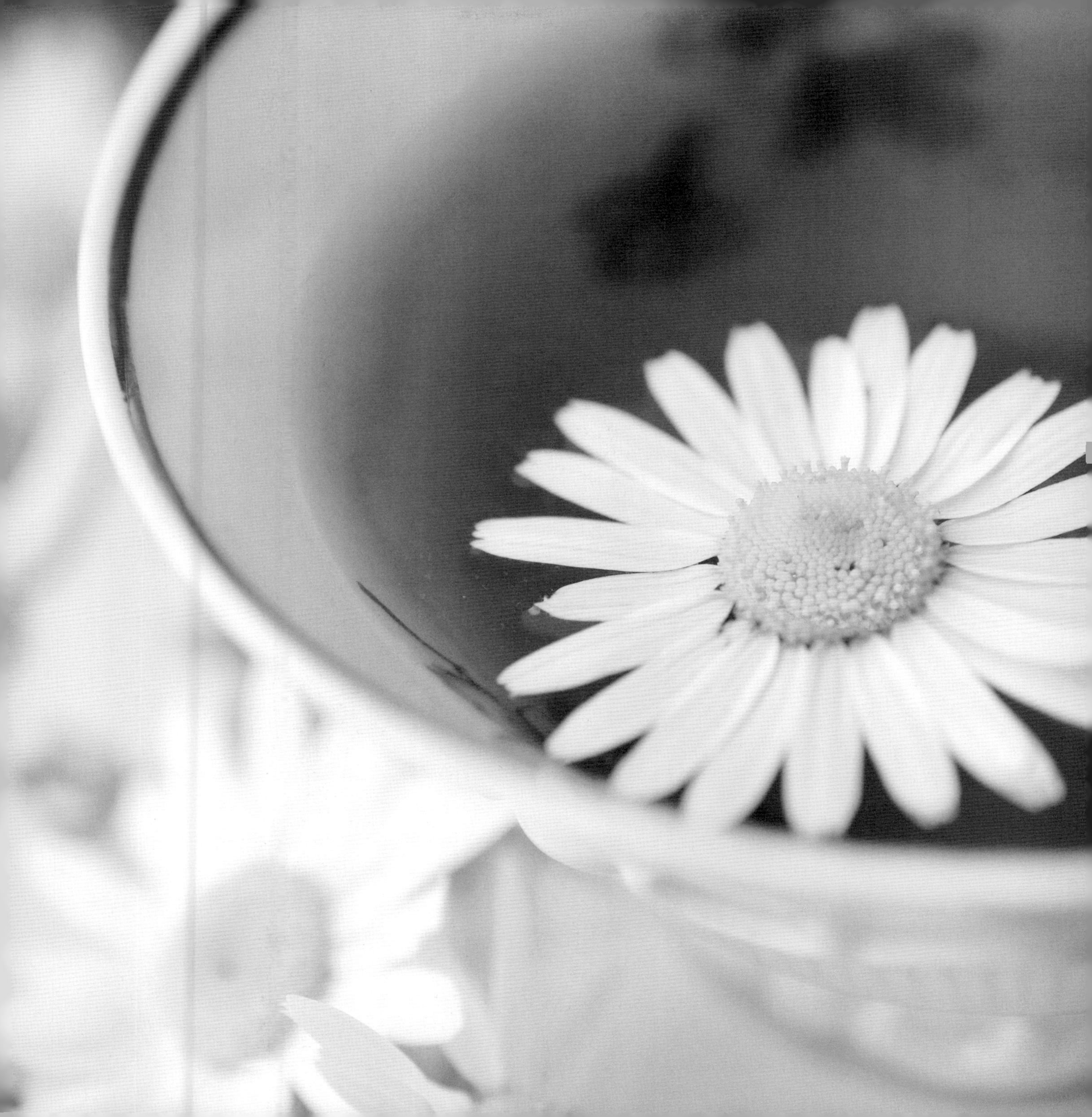

SOJA – GUT ODER SCHÄDLICH?

Über Soja und Sojaprodukte kursieren die wildesten Gerüchte. Zum Beispiel sollen Männern, die zu viel Soja essen, Brüste wachsen. Was steckt dahinter?
Soja ist eine Hülsenfrucht, die vielfältig verwendet werden kann und inzwischen immer öfter ihren Weg in die europäische Küche findet. Nachfolgend sind verschiedene Arten von Sojaprodukten aufgeführt:

- **Edamame**
  Sojabohne in der Schote, wird meist gedämpft verzehrt
- **Tofu**
  „Bohnenquark", Herstellung ähnelt der von Käse aus Kuhmilch
- **Tempeh**
  Gekochte ganze Sojabohnen mit Schimmelpilzkulturen veredelt
- **Sojamilch**
  Hergestellt aus pürierten gekochten Sojabohnen
- **Sojajoghurt**
  Joghurt aus Sojamilch
- **Texturiertes Soja, „Sojaschnetzel"**
  Wird aus entfettetem Sojamehl hergestellt
- **Sojasauce**
  Würzsauce aus fermentierten Sojabohnen
- **Sojamehl**
  Guter Ei-Ersatz beim Backen

Sojabohnen sind wie andere Hülsenfrüchte sehr hochwertige Lebensmittel, denn sie enthalten viel pflanzliches Eiweiß, Magnesium, Eisen und Ballaststoffe. Natürlich hängt das auch vom Grad der Verarbeitung ab.

So sind frisch gedämpfte Edamame oder Tempeh reicher an günstigen Nährstoffen als stark verarbeitete Lebensmittel wie Sojasauce oder texturiertes Soja, das für Sojabolognese oder Sojagulasch genutzt wird.

Vorsicht mit Soja sollten Menschen walten lassen, die Probleme mit der Schilddrüse haben. Hier kann der Verzicht auf Soja hilfreich sein. Auch Allergiker müssen Soja eventuell meiden, vor allem Birkenpollenallergiker scheinen empfindlich auf Soja zu reagieren.

Die Verwendung von Soja-Säuglingsnahrung ist in Deutschland umstritten und wird in der Regel nur bei bestimmten Unverträglichkeiten oder Erkrankungen empfohlen.

In den USA untersuchte eine Studie der American Academy of Pediatrics 2012, ob sich Säuglinge mit unterschiedlicher Nahrung in der Entwicklung unterscheiden. Dabei kam heraus, dass sich Babys, die mit soja- oder kuhmilchbasierter Säuglingsnahrung gefüttert wurden, gleich entwickelten – nur gestillte Babys hatten einen kleinen Vorsprung. Auch hier besteht noch Forschungsbedarf.

Noch immer wird viel Forschung betrieben, aber aktuell lässt sich sagen, dass Soja weder ein Wundermittel ist, das gegen Brustkrebs und Wechseljahre schützt, noch scheint es der Gesundheit zu schaden. Wie bei allem macht die Dosis das Gift. Zwei bis drei Portionen Soja am Tag sind durchaus gesund, vor allem, wenn die Produkte möglichst unverarbeitet sind.

Da etwa 90 Prozent der Sojabohnen weltweit gentechnisch verändert sind, ist es sinnvoll, nur Biosojaprodukte zu kaufen. Denn bei Bioprodukten ist Gentechnik nicht nur verboten, man fördert damit auch den regionalen, europäischen Anbau von Sojabohnen und schont so die Umwelt.

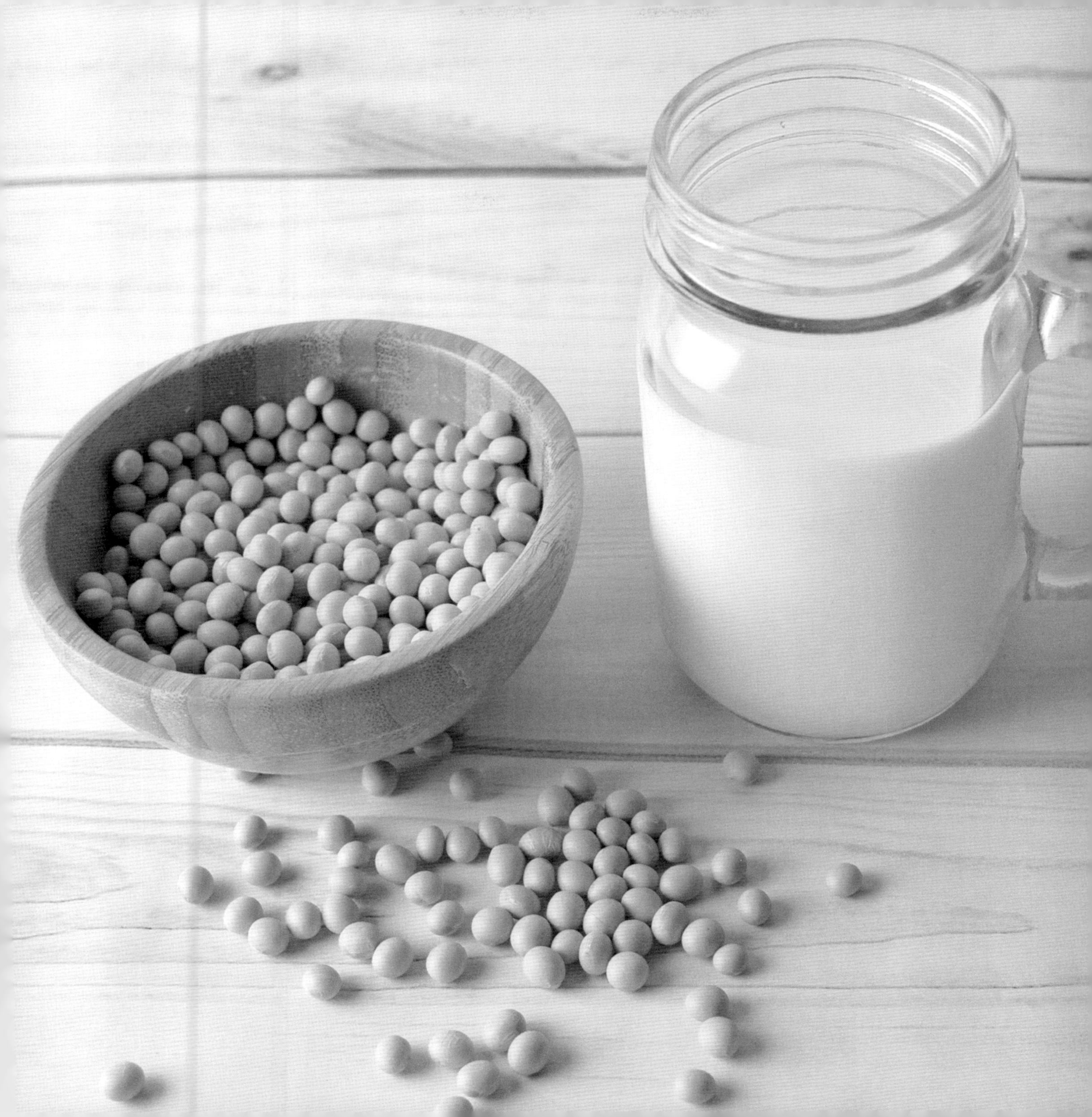

Top 10 auf der Einkaufsliste

Lebensmittel, die fast immer im Einkaufskorb landen

1. Pflanzendrinks, zum Beispiel Hafer, Soja
2. Nussmuse und Co: Cashew, Mandel, Tahin, Erdnuss, Haselnuss
3. Avocados
4. Saisonales Obst
5. Hafer- und Hirseflocken
6. Kichererbsen, Linsen, Bohnen (getrocknet oder aus der Dose)
7. Grünes Gemüse: Brokkoli, Kohl, Spinat
8. Kartoffeln und Süßkartoffeln
9. Getreide: Couscous, Vollkornreis, Vollkornnudeln, Vollkornmehl
10. Blattsalate: Feldsalat, Rucola, Wildsalate vom Markt

Küchenvorräte und -essentials

Unsere Schränke sind voll mit Zutaten, die uns spontanes Kochen ermöglichen – und Lieblingen, die wir immer und immer wieder verwenden

VORRÄTE

- Pflanzendrinks (idealerweise mit Calcium)
- Nussmuse und Co. (Cashew, Mandel, Tahin, Erdnuss, Haselnuss)
- Haferflocken
- Hirseflocken
- Vollkornnudeln
- Vollkornreis
- Dinkelvollkornmehl
- Backpulver (Weinsteinbackpulver), Natron
- Trockenhefe
- Trockenfrüchte (insbesondere Datteln)
- Leinsamen, Sesamsaat
- Walnusskerne, Cashewbruch, Walnussbruch etc.
- Kürbiskerne
- Geschälte Hanfsamen
- Kakaonibs
- Kichererbsen, Linsen, Bohnen (getrocknet und Dose)
- Rapsöl, Olivenöl, Kokosöl, DHA-angereichertes Leinöl
- Zitronensaft
- Balsamico und Balsamico bianco
- Mittelscharfer Senf
- Baobab-Pulver
- Kakaopulver
- Getrocknete Tomaten
- Gepuffter Amaranth
- TK-Erbsen, TK-Bohnen und TK-Mais
- TK-Kräuter
- TK-Beeren: Erdbeeren, Himbeeren
- Steinsalz, Meersalz mit jodhaltigen Algen
- Schwarzer Pfeffer aus der Mühle
- Mühle mit getrockneten Chilischoten
- Oregano, Basilikum, Majoran, Thymian, Rosmarin (getrocknet und wenn möglich auch frisch)
- Zimt, Bourbonvanille

ESSENTIALS

- Ein paar gute scharfe Messer
- (Hochleistungs-)Mixer
- Hochwertiger Pürierstab
- Eine gute beschichtete Pfanne
- Spiralschneider
- Keimgläser

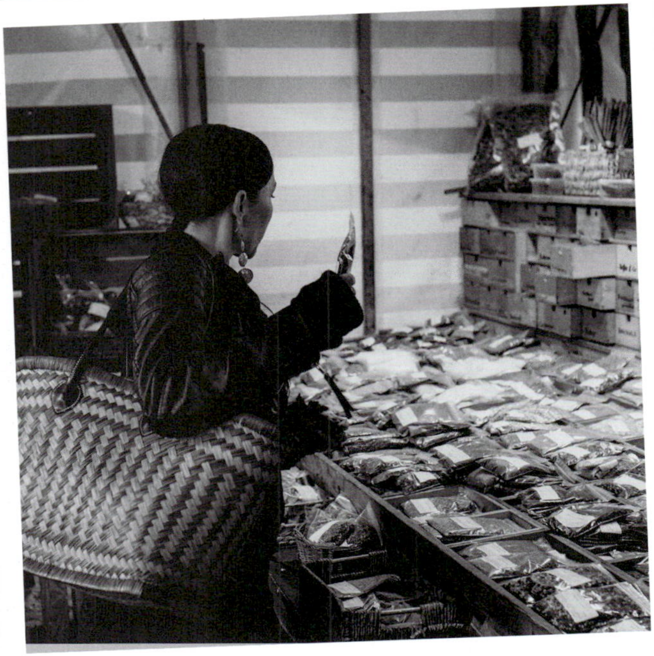

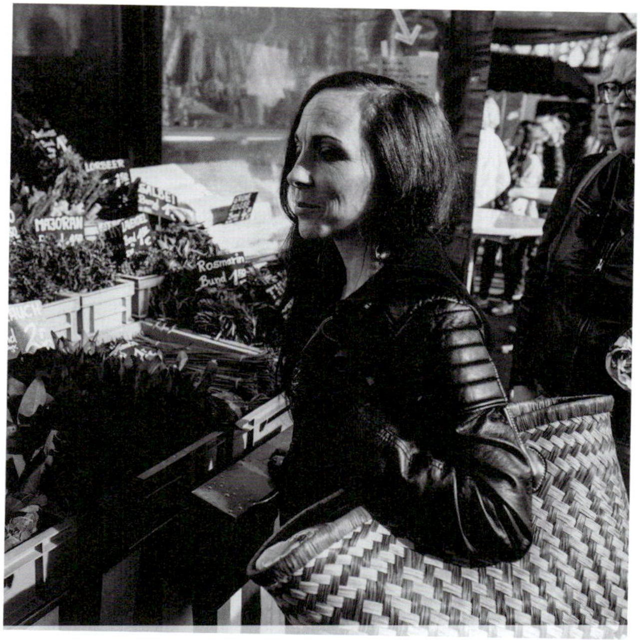

„ES GIBT NUR EIN VERGNÜGEN, DAS GRÖSSER IST ALS DIE FREUDE,

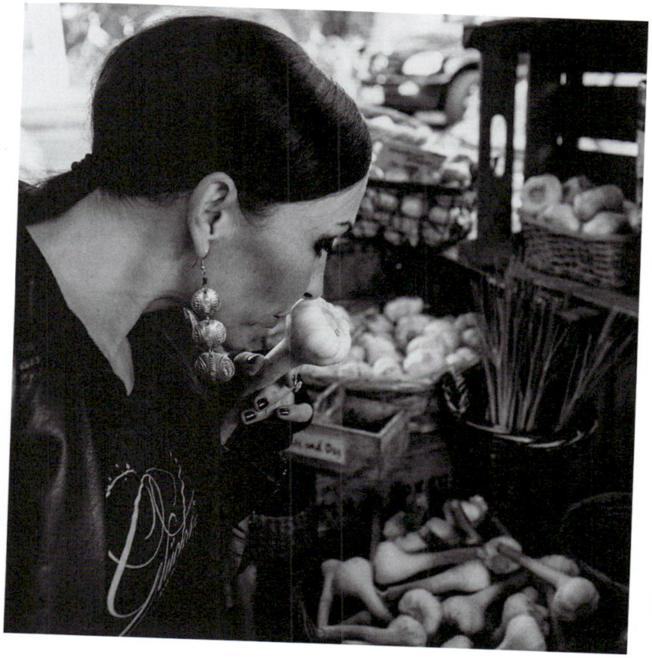

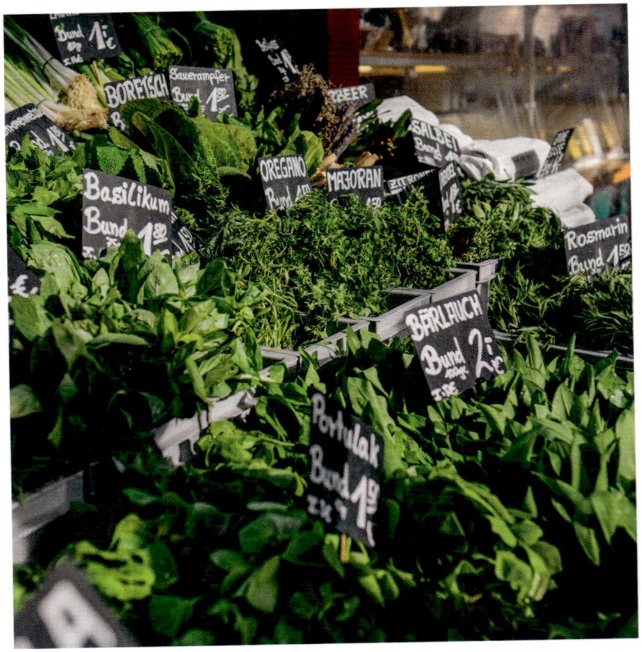

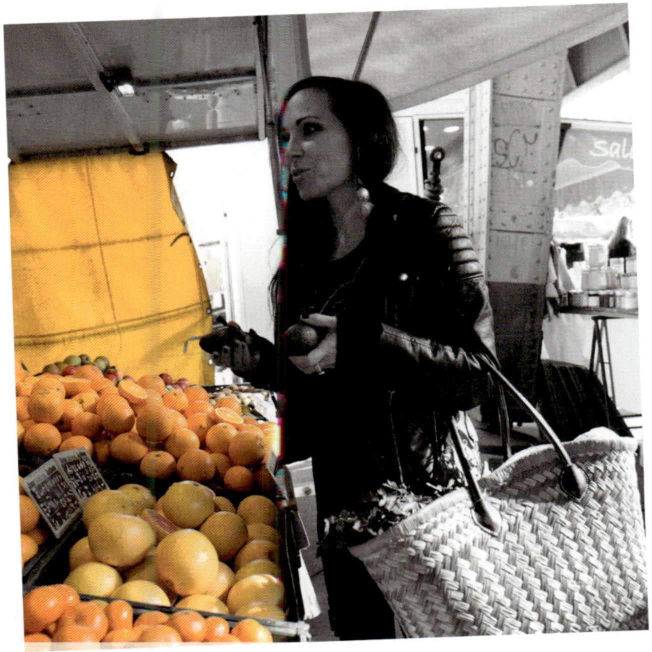

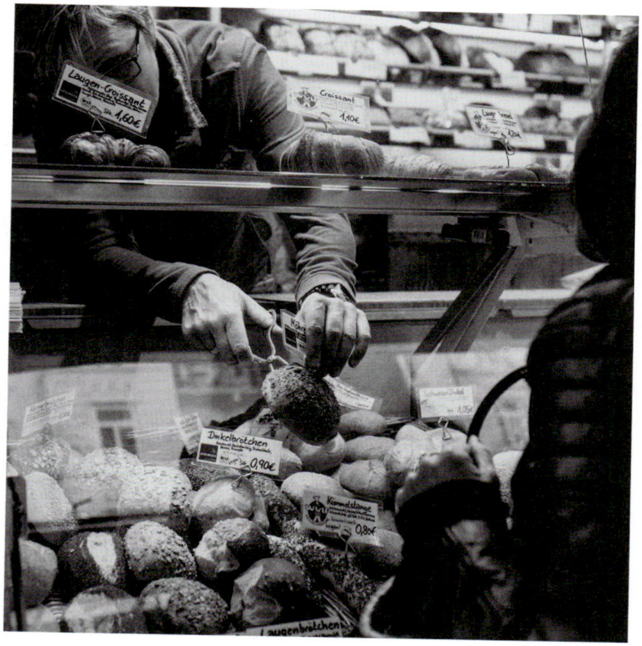

GUT ZU ESSEN: DAS VERGNÜGEN, GUT ZU KOCHEN“ G. Grass

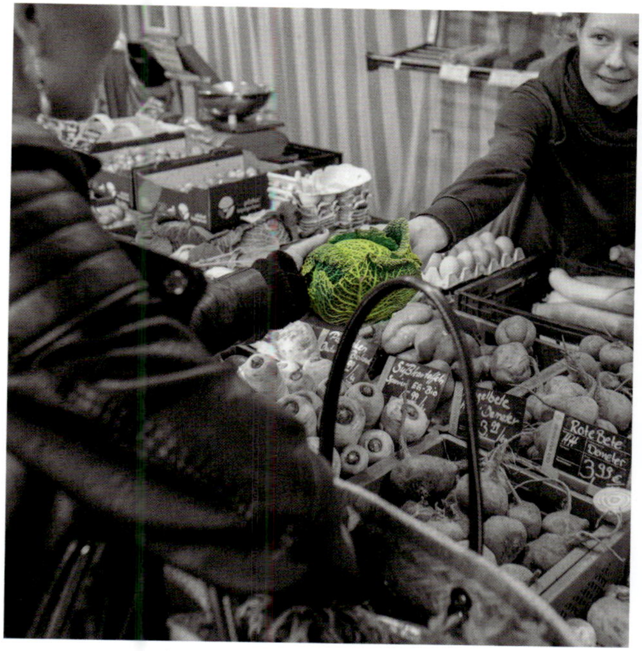

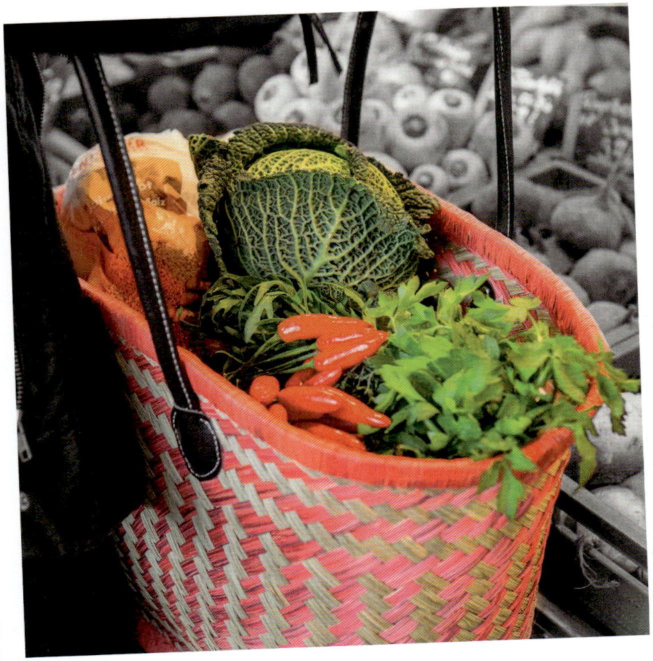

Gesund leben

Gelüste,
Schwangerschaftsbeschwerden,
Krankenhaus, Sport in der
Schwangerschaft, Rückbildung,
vegane Stillzeit etc.

Umgang mit Gelüsten, Ernährung und Schwangerschaftsbeschwerden

1. Trimester: Übelkeit, Gelüste

Kartoffelchips an Blattsalaten, Saures, Kohlensäurehaltiges, Schokomuffins mit Erdbeeren oder die typischen Gewürzgurken?

Schwanger ist, wer trotzdem lacht – oder auch nicht. Nämlich dann, wenn sich zu den Gelüsten auch noch eine schreckliche Übelkeit gesellt.

Unser Körper nimmt plötzlich und nicht selten auch in extremer Weise das Zepter in die Hand. Wer das erste Mal schwanger ist, wird manchmal böse überrascht und versteht auf einmal, was es heißt, schwanger zu sein. Und dann kommentiert plötzlich das Umfeld, man solle sich nicht so anstellen, denn man sei schließlich nur schwanger und nicht krank.

Gewöhne dich besser schon mal an diese „gut gemeinten" Ratschläge! Es ist an der Zeit zu lernen, damit umzugehen. Je eher, desto besser. Denn eines kann ich dir versichern: Ist das Baby da, geht es höchstwahrscheinlich erst richtig zur Sache. Aber dazu später mehr.

Viele Frauen sorgen sich nun um die Versorgung des Babys, da sie vor lauter Übelkeit fast nichts runterbekommen, das mühsam Gegessene wieder erbrechen oder die Gelüste extrem einseitig sind.

Diese Sorge ist meist unbegründet, denn die Natur hat es so eingerichtet, dass in der Regel unser Nährstoffspeicher in dieser Zeit ausreicht.

Im Zweifelsfall frag bitte deinen Arzt oder deine Hebamme, damit sie entweder reagieren oder dir die Sorgen nehmen können.

Und was die meisten von uns kennen, ist, dass es eben der Schokomuffin mit Erdbeeren sein muss und nichts, aber auch gar nichts anderes den Weg in unseren Mund finden kann und wird.

So kämpft man sich von Woche zu Woche, bis diese extreme Phase ganz plötzlich – etwa nach zwölf echten Schwangerschaftswochen – endet. Das ist etwa ab der 15. Woche, da die Berechnung der Schwangerschaft ab dem ersten Tag der letzten Periode beginnt und nicht ab dem Zeitpunkt der Empfängnis.

Die Gelüste verlieren häufig gleichzeitig an Intensität – auch wenn bestimmte Vorlieben und Abneigungen oft die ganze Schwangerschaft über bestehen bleiben.

Die Hochphase der Übelkeit hast du etwa in der neunten Woche erreicht. Schlimmer wird es in der Regel danach nicht mehr, aber dieses Niveau bleibt dir dafür meistens für zwei bis drei Wochen erhalten.

Allerdings ist jede Schwangerschaft von Frau zu Frau und sogar von Schwangerschaft zu Schwangerschaft verschieden und meine Beschreibungen greifen nur auf allgemeine Erfahrungswerte zurück. Das kann bedeuten, dass es bei dir nicht zutrifft und sich völlig anders auswirkt. Es ist jedoch ein kleiner Anhaltspunkt.

Natürlich habe ich auch gute Nachrichten: Es gibt Frauen, die gar nicht von Schwangerschaftsübelkeit geplagt werden und nur bei 20 Prozent der Frauen hält die Übelkeit in der kompletten Schwangerschaft an.

TIPPS GEGEN DIE ÜBELKEIT

- *Vor dem Aufstehen im Bett eine Vollkorndinkelstange, Knäckebrot oder einen Vollkornkeks knabbern. Das erhöht den Blutzuckerspiegel und stabilisiert den Kreislauf.*
- *Kleine Knabbereien wie die bereits erwähnten im Lauf des Tages essen, um den Blutzuckerspiegel konstant zu halten und den Magen zu beschäftigen. Möglich als Snack sind auch Nüsse, Obst oder Trockenfrüchte.*
- *Viel Ruhe und Bewegung an der frischen Luft*
- *Ingwertee hilft gut gegen die Übelkeit, da er die Verdauungstätigkeit anregt (in der ayurvedischen Ernährung spricht man von Verdauungsfeuer).*
- *Folgende Kräutertees könnten dir helfen: Kamille, Himbeerblätter, Melisse, Hopfen und Pfefferminze.*
- *Akupressur, zum Beispiel durch ein Armband aus der Apotheke, das den entsprechenden Punkt am Handgelenk stimuliert*
- *Homöopathie: Nux Vomica*
- *Frische Düfte von Zitrone oder Orange*
- *Akupunktur (Hebamme oder Gynäkologen fragen)*
- *Vitamin B6 (Arzt konsultieren)*

In elenden Umständen? Wie entsteht diese Übelkeit überhaupt?

Kurz nach Beginn der Schwangerschaft nimmt das Übel seinen Lauf. Ein in der Plazenta (Mutterkuchen) gebildetes Hormon, das auch bei Schwangerschaftstests gemessen wird, scheint eine entscheidende Rolle bei der Übelkeit zu spielen. Jedoch rätseln Forscher nach wie vor wegen der genauen Ursache.

Der Spiegel dieses Beta-HCG (humanes chorionisches Gonadotropin) steigt nach der Befruchtung im Blut an. Auf welche Art und Weise genau es das Gehirn zum Brechreiz zwingt, ist bisher leider noch ungeklärt.

Manche Frauen reagieren auf den Stoff jedoch heftiger als andere. Möglicherweise spielen erbliche Faktoren bei der Empfindlichkeit dem Hormon gegenüber eine Rolle. Hierfür sprechen ähnliche Erfahrungen unter eineiigen Zwillingsschwestern sowie bei Mutter und Tochter.

Evolutionsbiologisch ist die Übelkeit durchaus sinnvoll, denn frau meidet automatisch potenziell gefährliche Lebensmittel, die einen starken Geruch aussenden, wie Alkohol, Nikotin und Kaffee – oder auch tierische Lebensmittel wie Fisch, Fleisch und Eier, die potenzielle Träger von Salmonellen und Listerien sind.

Ist die Schwangerschaft aufgrund der Übelkeit stabiler?

Statistisch gesehen erleiden Frauen mit Schwangerschaftsübelkeit tatsächlich seltener Fehlgeburten. Der hohe HCG-Spiegel, der wahrscheinlich für die Übelkeit (mit-) verantwortlich ist, zeugt von einer sich weiterhin gut entwickelnden Schwangerschaft. Vielleicht ist das wenigstens ein kleiner Trost für alle Übelkeitgeplagten.

Allerdings bedeutet das nicht im Umkehrschluss, dass Frauen, die von der Übelkeit verschont bleiben, ein höheres Risiko für eine Fehlgeburt haben. Die Risiken sind immer individuell und haben im Einzelfall wenig mit allgemeinen Statistiken zu tun.

Kann die Schwangerschaftsübelkeit gefährlich sein?

Vielleicht gehörst du zu den zwei Prozent der Betroffenen von Hyperemesis gravidarum, einer extremen und unstillbaren Form der Schwangerschaftsübelkeit mit Erbrechen. Diese hält meistens sogar bis zur Geburt an. In diesem Fall rate ich dir zu einer guten ärztlichen Betreuung, denn hier besteht tatsächlich die Gefahr von Unterversorgung und Dehydrierung.

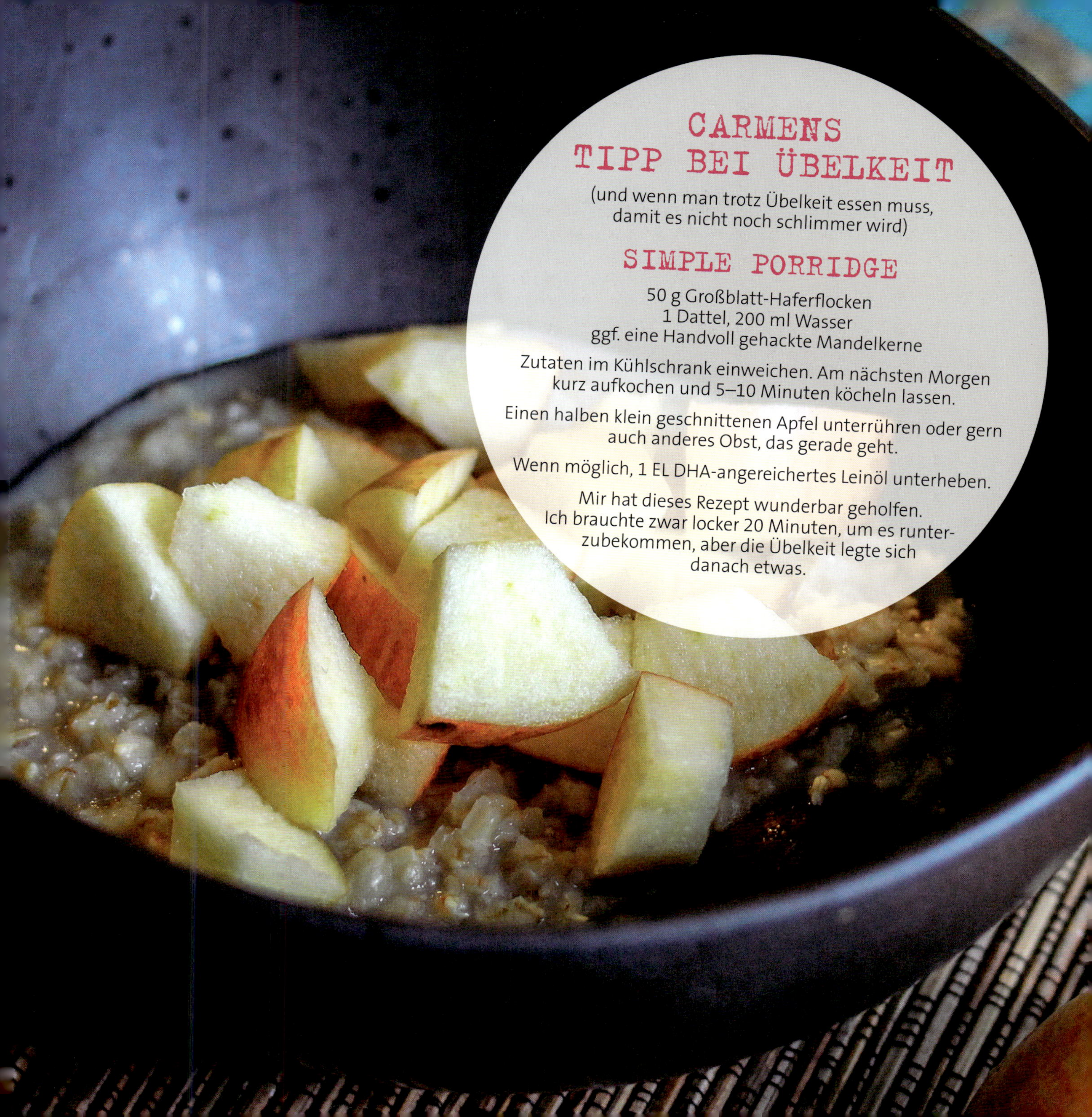

CARMENS TIPP BEI ÜBELKEIT

(und wenn man trotz Übelkeit essen muss, damit es nicht noch schlimmer wird)

SIMPLE PORRIDGE

50 g Großblatt-Haferflocken
1 Dattel, 200 ml Wasser
ggf. eine Handvoll gehackte Mandelkerne

Zutaten im Kühlschrank einweichen. Am nächsten Morgen kurz aufkochen und 5–10 Minuten köcheln lassen.

Einen halben klein geschnittenen Apfel unterrühren oder gern auch anderes Obst, das gerade geht.

Wenn möglich, 1 EL DHA-angereichertes Leinöl unterheben.

Mir hat dieses Rezept wunderbar geholfen. Ich brauchte zwar locker 20 Minuten, um es runterzubekommen, aber die Übelkeit legte sich danach etwas.

WEITERE BEGLEIT-ERSCHEINUNGEN IM 1. TRIMESTER

Müdigkeit, Erschöpfung und Schwindel

Im ersten Trimester leiden viele Schwangere unter Müdigkeit und Erschöpfung. Ich kann mich noch sehr gut daran erinnern, dass ich morgens kaum zu mehr in der Lage war, als aufzustehen, meine Morgentoilette als Katzenwäsche zu erledigen, gezwungenermaßen etwas zu essen, um dann sofort wieder aufs Sofa zu verschwinden.

Auch diese Phase hält in der Regel nur drei Monate an. Freue dich auf den Energieschub im zweiten Trimester und gönne dir die nötige Ruhe! Dein Körper vollbringt momentan wahre Meisterleistungen durch die Umstellung in den Zustand „schwanger“: Die Hormone spielen verrückt, die Blutmenge erhöht sich deutlich, der Stoffwechsel stellt sich um, ein weiterer Aufbaustoffwechsel (Baby bauen) wird in den Körper integriert.

Außerdem trägt auch die mentale Umstellung zur Erschöpfung bei: Vielleicht machst du dir Gedanken, wie alles weitergeht, wie es beruflich klappt, ob du die Verantwortung für ein Kind übernehmen kannst, wie sich die Partnerschaft und gegebenenfalls auch die Wohnsituation verändert.

Und ja: Natürlich kannst du die Verantwortung übernehmen. Wir alle wachsen mit unseren Aufgaben und wir wachsen auch in die Mutterrolle hinein. Auch wenn es das zweite, dritte oder vierte Kind ist, kommen diese Fragen oftmals wieder hoch. Es ist eine Zeit der Veränderung – und nicht nur unser Körper, sondern auch unser Geist stellt sich in dieser Zeit darauf ein.

Denk mal daran, wie erschöpft du manchmal nach mental anstrengenden Tagen im Job bist oder wie hungrig geistige Arbeit machen kann. Daran lässt sich unschwer erkennen, wie stark sich auch die Gedanken auf unser körperliches Wohlbefinden auswirken.

Ziehen im Unterleib

Das ist ein Faktor, der die werdenden Mütter häufig sehr stark beunruhigt, besonders wenn es sich um die erste Schwangerschaft handelt. Schnell sind die Gedanken an eine drohende Fehlgeburt präsent. Dr. Google spuckt häufig zusätzlich beunruhigende „Fakten“ aus.

Das Gegenteil ist jedoch in der Regel der Fall: Die Mutterbänder fangen an sich zu dehnen, um der wachsenden Gebärmutter Platz zu verschaffen. Das kann sich in ziemlich heftigem Ziehen äußern, das sogar über mehrere Wochen anhalten kann und auch im weiteren Verlauf der Schwangerschaft immer wieder auftritt. Bei der zweiten Schwangerschaft ist das Ziehen schon ein alter Bekannter.

Im Übrigen kann das Ziehen und Zwicken sogar die ganze Schwangerschaft hindurch auftreten. Und meistens ist es kein Grund zur Beunruhigung. Wenn du dir doch starke Sorgen machst, lass es lieber einmal zu viel als zu wenig abklären. Die meisten Gynäkologen sind verständnisvoll. Bist du an die Marke „ungehobelt“ geraten, solltest du dir – sofern möglich – gleich zu Beginn einen anderen Arzt suchen.

Eine tolle Hilfe in diesen Fällen ist die Hebamme, die du auch bei Schwangerschaftsbeschwerden kontaktieren kannst. Sie kann diese Leistungen mit deiner Krankenversicherung abrechnen.

SCHWANGERSCHAFTS-BESCHWERDEN IM 2./3. TRIMESTER

Das zweite Trimester steht in der Regel unter dem Zeichen von Energie, Tatendrang und Schaffenskraft. Die werdende Mutter hat sich in ihrer Rolle als solche zurechtgefunden und freut sich auf ihr Baby.

Die Sorgen und die Übelkeit sind oftmals verschwunden und die Planung für das Leben zu dritt, viert, fünft usw. hat Fahrt aufgenommen.

LISTE DER KURIOSESTEN GELÜSTE

Ergebnis meiner Umfrage >> www.facebook.com/veganefamilien

- *Kartoffelchips an Blattsalaten*
- *Angebratene Bohnen*
- *Salatmixe mit Spinat*
- *Gemüsebrühe*
- *Kapern*
- *Salzig und scharf (Focaccia zum Frühstück)*
- *Orangensaft (täglich mehrere Gläser)*
- *Falafel (morgens, mittags und abends)*
- *Sauer eingelegtes Gemüse*
- *Geräucherte Forelle mit Erdbeermarmelade*
- *Lemon Cake*
- *Bananen mit Hafermilch*
- *Sauerkraut und Kartoffelpüree (Mehrfachnennung)*
- *Maki-Avocado-Sushi*
- *Kalter Kakao*
- *Oliven zum Frühstück*
- *Schokomuffins mit Erdbeeren*
- *Visch als Sushi, Hering auf Pizza und Pellkartoffeln*
- *Pfirsiche in rauen Mengen*
- *Spinat und Rote-Bete-Salat*
- *Orangen mit Zwieback*
- *Saure Gurken mit Bananen*
- *Avocado (in Kombination mit allem)*
- *Sushi mit Kürbis und Karamellpopcorn*
- *Bier (alkoholfrei)*
- *Malzbier*
- *Spinat und Kartoffeln*
- *Tonnenweise grüne Paprika*
- *Zartbitterschokolade oder Vanilleeis mit Senf*
- *Heilerde*
- *Ravioli*
- *Fertig-V-Schnitzel (je künstlicher, desto besser)*
- *Frische Pfefferminze, Kümmelkörner, Walnüsse (alles massenweise)*
- *Pommes (trotz Übelkeit)*
- *Äpfel, Äpfel, Äpfel*
- *Leberwurst (stark geblieben) und Frittiertes*
- *3 kg Milchreis täglich*

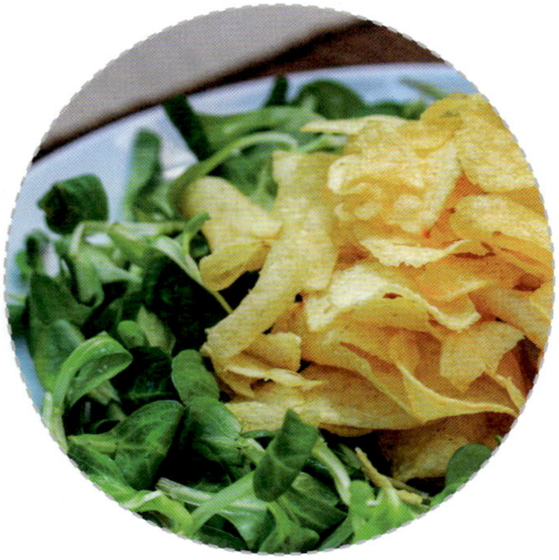

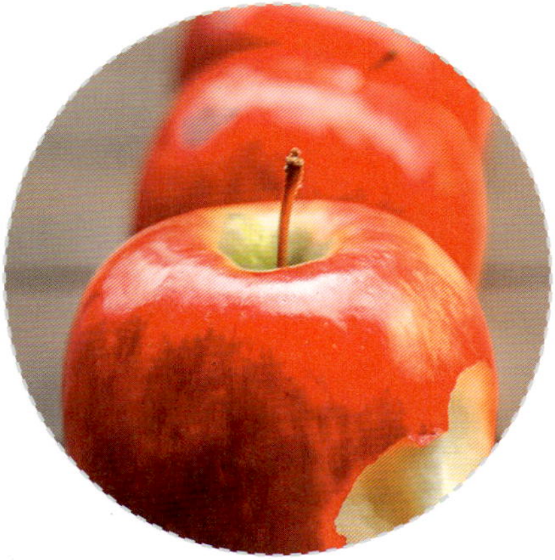

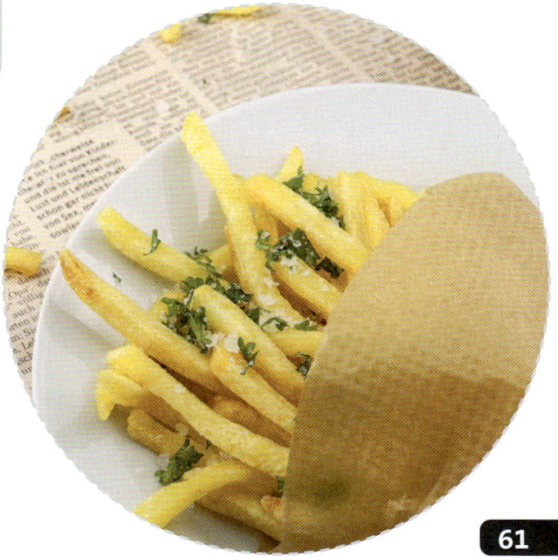

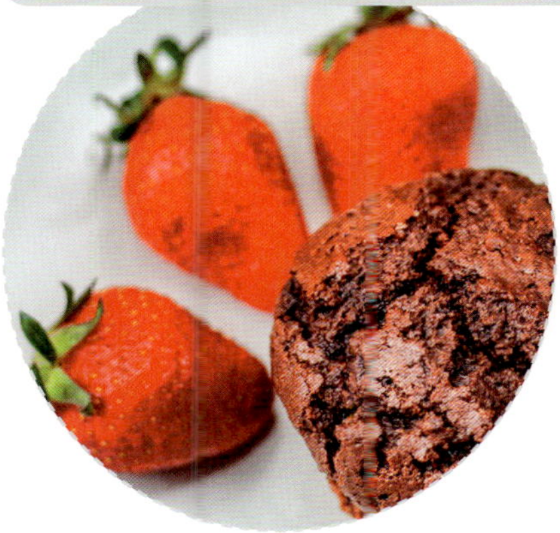

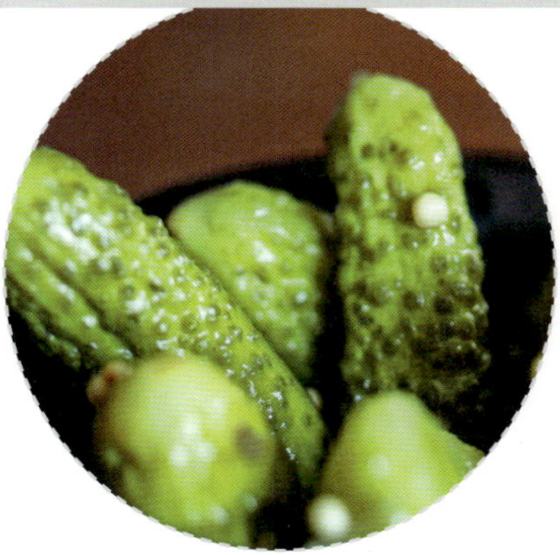

Die meisten Schwangeren fühlen sich, als könnten sie Bäume ausreißen. Auch in der Sexualität macht sich häufig die Lust wieder bemerkbar. So ganz ohne Übelkeit und mit (noch) überschaubarem Bauch kann man diese Lust gefahrlos ausleben. Häufig ist der Herr Papa derjenige, dem das etwas unheimlich vorkommt. An dieser Stelle helfen dann am besten offene Gespräche und Akzeptanz.

Manchmal kündigen sich bereits im zweiten Trimester neue Beschwerden an. Häufig erwischt es die Mamis dann jedoch spätestens im dritten Trimester. Folgende Beschwerden, die oft auftreten, lassen sich jedoch durch eine richtige Ernährung mindestens mildern oder sogar komplett abwenden.

Sodbrennen

In der Schwangerschaft hat das Sodbrennen in den meisten Fällen eine mechanische Ursache. Durch den Druck des ungeborenen Kindes auf den Magen wird die Magensäure wieder nach oben gedrückt. Sogar Frauen, die Sodbrennen nur vom Hörensagen kannten, sind plötzlich davon betroffen. Das ist in der Regel erst gegen Ende der Schwangerschaft der Fall. Falls du bereits früher betroffen bist, gehörst du wahrscheinlich zu den Frauen, denen Sodbrennen auch aus ihrem Normalzustand bekannt ist.

Aber warum bekommen wir überhaupt Sodbrennen, wenn das Baby noch so klein ist?
Im frühen Stadium der Schwangerschaft sind daran mal wieder unsere Hormone (Progesteron) schuld, die sämtliche Bänder lockern und damit auch entsprechende Funktionen, die den Magen nach oben verschließen. Und wenn du wie ich zu diesem Personenkreis zählst, geht es eben schon recht früh mit der Plage los.

Auch eine Cardia-Schwäche (Mageneingang) könnte vorliegen, die naturheilkundlich mit einer „müden“ Leber einhergeht. Hier helfen feuchtwarme Leberwickel.

Es gibt einige Dinge, die du machen kannst, um diesen Zustand so lange wie möglich zu lindern. Ganz wird frau es meistens nicht los – aber mit den richtigen Lebensmitteln kann sogar eine Speiseröhrenentzündung verhindert werden. Und diese Liste sollte primär abgearbeitet werden, bevor du zu drastischen Methoden und Mitteln aus der Apotheke greifst.

An dieser Stelle möchte ich eine dringende Warnung vor Protonenpumpenhemmern aussprechen. Diese reduzieren die Bildung von Magensäure oder unterbinden sie sogar ganz. Die Magensäure wird jedoch für den Verdauungsprozess dringend benötigt, um Nährstoffe zu zerlegen. Ohne diese Stufe in der Verdauung ist eine Aufnahme von Nährstoffen nicht möglich – und genau das möchten ja alle Frauen in der Schwangerschaft vermeiden, nicht wahr?

Darüber hinaus haben diese Medikamente weitere nicht ungefährliche Nebenwirkungen. Sollte dein Leid so groß werden, dass du mit der Ernährung nicht mehr weiterkommst, ist Rennie tatsächlich eine Alternative.

Ursache für Sodbrennen ist aber nicht immer nur zu viel Magensäure, sondern manchmal auch zu wenig. Dann kann das Essen nicht richtig verdaut werden und kommt „hoch“. Rückt man dem Problem mit Säureblockern (Protonenpumpenhemmern) zuleibe, verschlimmbessert man das Ganze. Der Mechanismus läuft folgendermaßen ab: Die Nahrung bleibt liegen, gärt, wobei sich organische Säuren bilden, die wiederum Sodbrennen auslösen – ein Teufelskreis.

Deshalb ist eine Verstärkung der guten Lebensmittel – inklusive der schonenden Zubereitung – viel sinnvoller. Unserem Magen wird die Arbeit erleichtert und das Essen verschwindet schneller in die richtige Richtung.

Ein natürliches Mittel gegen Sodbrennen ist zum Beispiel Kartoffelsaft. Anfangs lässt sich häufig mit einer basischen Kost mit viel Blattgrün oder anderen Maßnahmen dagegensteuern.

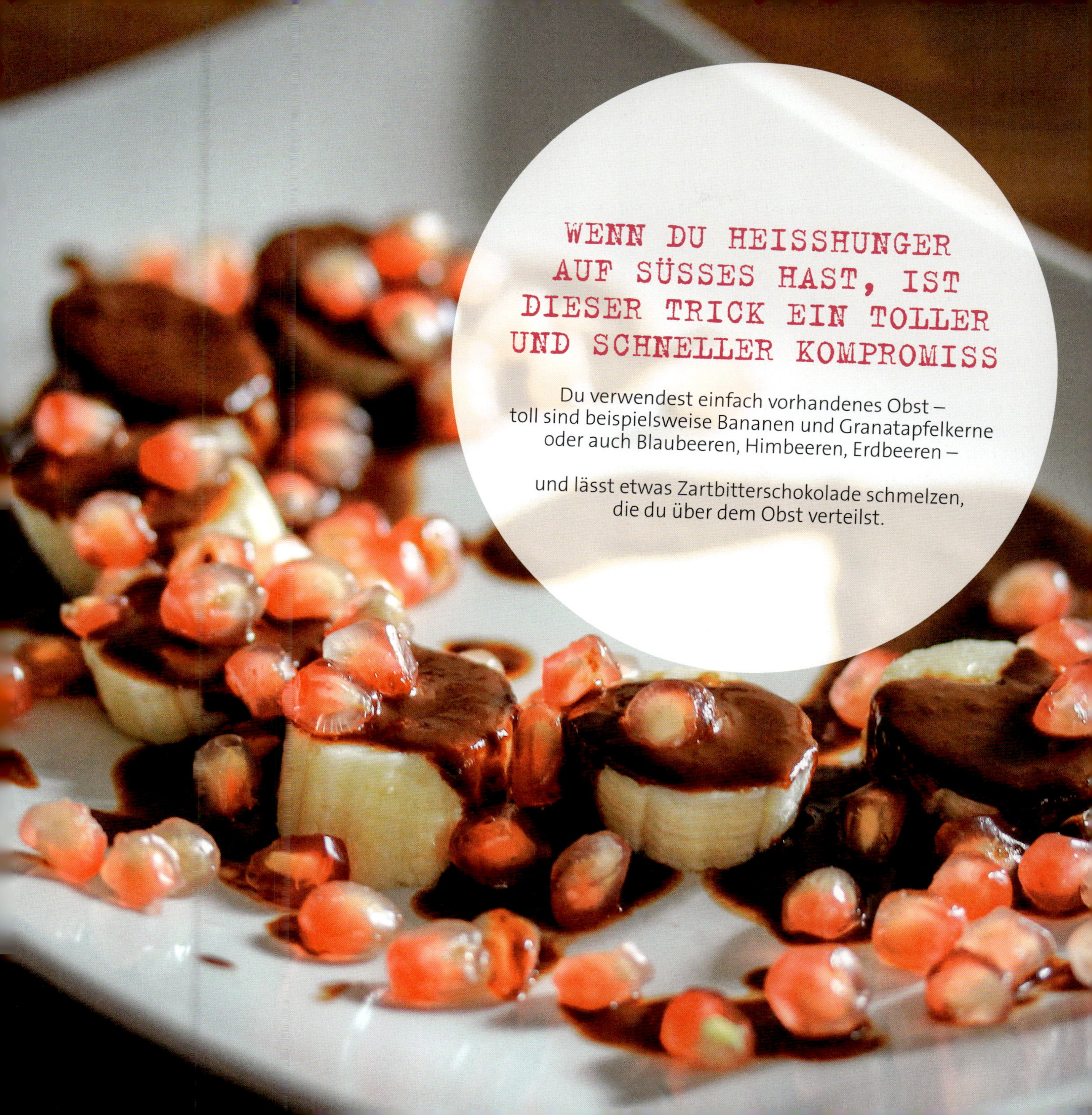

WENN DU HEISSHUNGER AUF SÜSSES HAST, IST DIESER TRICK EIN TOLLER UND SCHNELLER KOMPROMISS

Du verwendest einfach vorhandenes Obst – toll sind beispielsweise Bananen und Granatapfelkerne oder auch Blaubeeren, Himbeeren, Erdbeeren –

und lässt etwas Zartbitterschokolade schmelzen, die du über dem Obst verteilst.

Folgende natürliche Maßnahmen und Lebensmittel solltest du primär versuchen

- *Mandeln, Sonnenblumenkerne sorgfältig kauen (gut für unterwegs)*
- *Hafer kauen oder als Porridge*
- *Pellkartoffeln mit Cashewquark oder Margarine (Margarine)*
- *Heilerde*
- *Grüne Smoothies*
- *Generell basisch essen (aber keine Basenkur, diese löst Entgiftungserscheinungen aus)*
- *Rohe Karotte langsam und gut kauen*
- *Yoga (es gibt Übungen gegen Sodbrennen)*
- *1 TL Senf nach dem Essen*
- *Kleine Schlucke Gemüsebrühe*
- *Fettarm essen*
- *Gedämpftes Gemüse*
- *Kanne Brottrunk*
- *Homöopathie (Arzt/Hebamme fragen)*
- *Akupunktur/Akupressur*
- *Wasser mit Zitrone*
- *Grüner Tee (Achtung, nicht zu viel!)*
- *Kleinere Mahlzeiten*
- *Leicht verdauliches Essen*
- *Vor dem Essen: ein bis zwei Schlucke warmes Wasser*
- *Kopf beim Schlafen höher lagern*
- *Eventuell Orangensaft (kann jedoch auch verschlimmern)*
- *Kartoffelsaft*

Ein Gericht, das mir in dieser Zeit gut geholfen hat, war gedämpfter Brokkoli mit Mandelsauce und gerösteten gehackten Mandeln, dazu einige Pellkartoffeln und Feldsalat.

Tabu sind

- *Zu viele Gewürze/Schärfe (Cayennepfeffer, Chilischote, Curry, Knoblauch, Pfeffer, Piment)*
- *Mehl, Zucker (erst recht in Kombination)*
- *Zu viel Abendessen (Abstand zum Schlaf mindestens drei Stunden)*
- *Kohlensäure*
- *Tomaten in großen Mengen*
- *Kaffee*
- *Zitrusfrüchte oder manch andere Obstsorten*
- *Stress*

Verstopfung

Einhergehend mit der bereits erwähnten hormonell veränderten Umstellung und deren Auswirkung auf die unwillkürliche Muskulatur der Frau wird auch der Darm träger, was häufig zu Verstopfungen führen kann.

Verantwortlich ist hier abermals das Progesteron, dessen Auftrag die Vermeidung von frühzeitigen Kontraktionen der Gebärmutter und damit von Fehlgeburten ist. Dadurch ist auch die Darmwand schlaffer. Die Nahrung bleibt länger im Körper, was Verstopfung auslösen kann – insbesondere wenn dem erhöhten Flüssigkeitsbedarf nicht entsprochen wird.

Achte deshalb bitte unbedingt auf eine ausreichende Versorgung mit stillem Wasser!

Mit der veganen Ernährung nimmst du – vorausgesetzt, du setzt sie richtig um – ausreichend Ballaststoffe zu dir, sodass diese Problematik sehr viel häufiger bei Mischköstlerinnen auftaucht.

Solltest du dennoch unter Verstopfung leiden, können diese Hausmittel Abhilfe schaffen

- *Frische Trauben (auf Bioqualität achten)*
- *Frische Zwetschgen*
- *Trockenfrüchte wie Feigen oder Backpflaumen (Letztere in kleiner Menge aufgekocht und noch warm verzehrt)*
- *Gurken*
- *Äpfel*
- *Sauerkraut*
- *Körperliche Aktivität (Spaziergänge, Yoga, Gymnastik, Tanzen, Schwimmen)*

Stopfende Lebensmittel wie weißer Reis und Schokolade sollten in diesem Fall vermieden werden.

Außerdem dürfen Abführmittel in der Schwangerschaft nicht verwendet werden, da sie ebenso auf die Gebärmuttermuskulatur einwirken und damit Früh- oder Fehlgeburten verursachen können.

Krampfadern, Hämorrhoiden und Analvenenthrombosen

Hormonell bedingte Gefäßerweiterungen führen in der Schwangerschaft leider sehr häufig zu Krampfadern, Hämorrhoiden und Analvenenthrombosen.

Analvenenthrombosen werden durch den manuellen Druck des Kindes gegen Ende der Schwangerschaft weiter verstärkt. Die Blutgefäße sind etwas schlaffer und der Blutfluss zum Herzen zusätzlich etwas langsamer. Allium-Gewächse wie Zwiebeln, Lauch und Knoblauch stimulieren und stärken die Blutgefäße.

Außerdem sollten Verstopfungen unbedingt vermieden werden. Diese können bei Auftreten von Hämorrhoiden und Analvenenthrombosen sehr schmerzhaft werden.

Ein altes und natürliches Mittel gegen Hämorrhoiden und Krampfadern ist Buchweizen aufgrund des enthaltenen Rutins.

Und: Bitte bleibe unbedingt körperlich so aktiv wie möglich, um deinen Kreislauf in Schwung zu halten.

Wadenkrämpfe

Der Magnesiumbedarf steigt in der Schwangerschaft stark an. Häufig sind die Frauen zu einem gewissen Zeitpunkt unterversorgt und leiden unter – insbesondere nächtlichen – Wadenkrämpfen.

Mit einer vollwertigen veganen Ernährung ist der Magnesiumbedarf häufig sehr gut gedeckt.

Folgende Lebensmittel sind besonders magnesiumreich

- *Bananen*
- *Vollkornprodukte*
- *Hülsenfrüchte*
- *Aprikosen*
- *Mandelkerne*
- *Para- und Erdnusskerne*
- *Weizenkeime*
- *Brokkoli*
- *Kartoffeln*
- *Hirse*
- *Haferflocken*

VEGANE VORRÄTE FÜRS KRANKENHAUS UND WOCHENBETT

Die Verpflegung im Krankenhaus ist für Veganer ähnlich schwierig wie im Dschungelcamp. Nur in seltenen Fällen sind die Kliniken bereits darauf eingestellt. Allerdings gibt es durchaus positive Berichte. Deshalb lohnt es sich, bei der Wahl des Krankenhauses dieses Kriterium einzubeziehen.

Für alle Frauen, die eine Hausgeburt, eine Geburt im Geburtshaus oder auch ambulant im Krankenhaus anstreben, ist dieses Problem nicht vordergründig, sondern kommt nur im Fall von Komplikationen zum Tragen.

Folgende Planungen für die Geburt und das Wochenbett sind empfehlenswert

- *Energiebringer während und nach der Geburt*
- *Verpflegung im Krankenhaus*
- *Verpflegung im Frühwochenbett (Partner ist noch zu Hause) und Wochenbett (Mutter ist allein)*

Dabei ist wichtig zu bedenken, wer dir wie helfen kann. Ist der Partner oder die frischgebackene Oma zu Hause? Können sie vollwertig und vegan für dich kochen? Oder ist der Partner doch eher von der Sorte „unbegabter Koch" und einfache Lösungen müssen her?

Eine Geburt kann lange dauern und dabei kräftezehrender sein als ein Marathon. Dafür brauchst du ausreichend Energie und Flüssigkeit. Wenn die ersten – meistens noch sehr leichten – Geburtswehen beginnen, ist es sinnvoll, so lange wie möglich energiebringende und nährstoffreiche Nahrungsmittel zu essen.

Wenn die Wehen stärker werden und die Geburt in vollem Gang ist, entleert sich der Körper häufig in Form von leichten Durchfällen und teilweise auch Erbrechen. In dieser Situation hat frau dann automatisch eine Abneigung gegen das Essen. Und mit einem Energiebällchen im Mund veratmen sich die Wehen auch ziemlich schlecht.

Mir hat es sehr geholfen, schlückchenweise, aber immer wieder Wasser zu trinken. Für deinen Partner ist es übrigens eine tolle Aufgabe, dich daran zu erinnern und dir immer wieder Wasser zu reichen.

Dennoch sollte für die Geburt und die Stunden danach vorgesorgt werden

- *Energieriegel/Müsliriegel*
- *Obst*
- *Belegte Vollkornbrote*
- *Stilles Wasser*

Solltest du einige Tage ohne vegane Verpflegung im Krankenhaus bleiben, kannst du deinen Partner oder die Familie Essen mitbringen lassen. Vegane Aufstriche gibt es dort zwar häufig, doch leider oft nur in Kombination mit weißen Brötchen. Beim Mittagessen sind die Gerichte manchmal versehentlich vegan oder können mit einfachen Hilfsmitteln essbar und nährstoffreicher gestaltet werden.

Einige Tipps fürs Krankenhaus-Food-Tuning

- *Vollkornbrötchen mitbringen lassen*
- *Knabbergemüse/Rohkost*
- *Avocados zu Kartoffeln oder Reis*
- *Speiseplan geben lassen, organisieren und ergänzen*
- *Eigenes Salatdressing mitbringen*
- *Gutes Öl, zum Beispiel DHA-angereichertes Leinöl, mitnehmen, damit trockener Reis besser rutscht oder als Ergänzung fürs Müsli*
- *Margarine gibt es häufig, für ein Qualitätsupgrade beispielsweise Margarine mitnehmen*
- *Pflanzendrinks und Müslimischungen mitnehmen*
- *Komplette Gerichte vom Partner oder von Familie/Freunden mitbringen lassen*

Im Wochenbett wird der gewohnte Tagesablauf plötzlich völlig durcheinandergewirbelt. Das Baby will gestillt werden. Und wieder gestillt und noch mal gestillt werden. Das zwingt die Mütter häufig für Stunden aufs Sofa.

Jedes Baby ist jedoch anders. Manche kann man zwischendurch in den Stubenwagen legen – und sie sind zufrieden. Andere fühlen sich nur auf dem Arm von Mama oder Papa sicher und geborgen. Nichts muss, alles darf sein.

Es ist definitiv sinnvoll, für diese Zeit vorbereitet zu sein. Dafür kannst du bereits in den letzten Wochen der Schwangerschaft vorsorgen, indem du doppelte Portionen kochst und einfrierst. Dafür sind Eintopfgerichte und auch asiatische Gerichte perfekt geeignet.

Das Gleiche gilt für Wochenenden und die Wochenbettzeit, solange der Partner helfend zur Seite steht. Das ist auch der Grund, warum viele Gerichte in diesem Buch für drei bis vier Personen ausgelegt sind.

Folgende Tipps erleichtern dir die ausgewogene Ernährung im Wochenbett

- *Vorkochen und einfrieren*
- *Kochen für zwei Tage (schnell abkühlen und kurz vor dem Verzehr am nächsten Tag wieder erhitzen; das schont die Nährstoffe)*
- *Eine Hauptkomponente (zum Beispiel Reis, Kartoffeln, Hirse) für drei Tage vorbereiten und unterschiedlich kombinieren*
- *Selbst belegte Pizza auf gekauftem Vollkornpizzaboden oder eine gefüllte Vollkorn-Pitatasche sind schnell zubereitete, einfache und dennoch leckere, nährende Möglichkeiten für ein warmes Mittagessen*
- *Lieferservice nur im Notfall (nicht vollwertig, oft mit Geschmacksverstärkern)*
- *Einfache Rezepte bereitlegen, die Angehörige oder Freunde kochen können*
- *Besuch Essen mitbringen lassen*
- *Energieriegel, Wasser, Nüsse und Trockenobst am Stillplatz deponieren*
- *Fingerfood (Rohkost) für zwei Tage schneiden*
- *Dips und Salatdressings für drei bis vier Tage zubereiten*
- *Bevor dein Partner am Morgen das Haus verlässt, kann er dir noch Schnittchen, einen Shake oder einen Smoothie zaubern*

Übrigens: Ich habe meinen Kleinen einfach ins Tragetuch gewickelt. Als er etwas älter war, trug ich ihn ständig in einer Manduca auf meinem Rücken herum. Da fühlte er sich richtig wohl und ich konnte super den Haushalt schmeißen.

WICHTIG!

Wenn das Baby im Tragetuch an der Brust ist, bitte nicht mit kochendem Wasser hantieren! Das Risiko und die Verletzungsgefahr sind viel zu hoch.

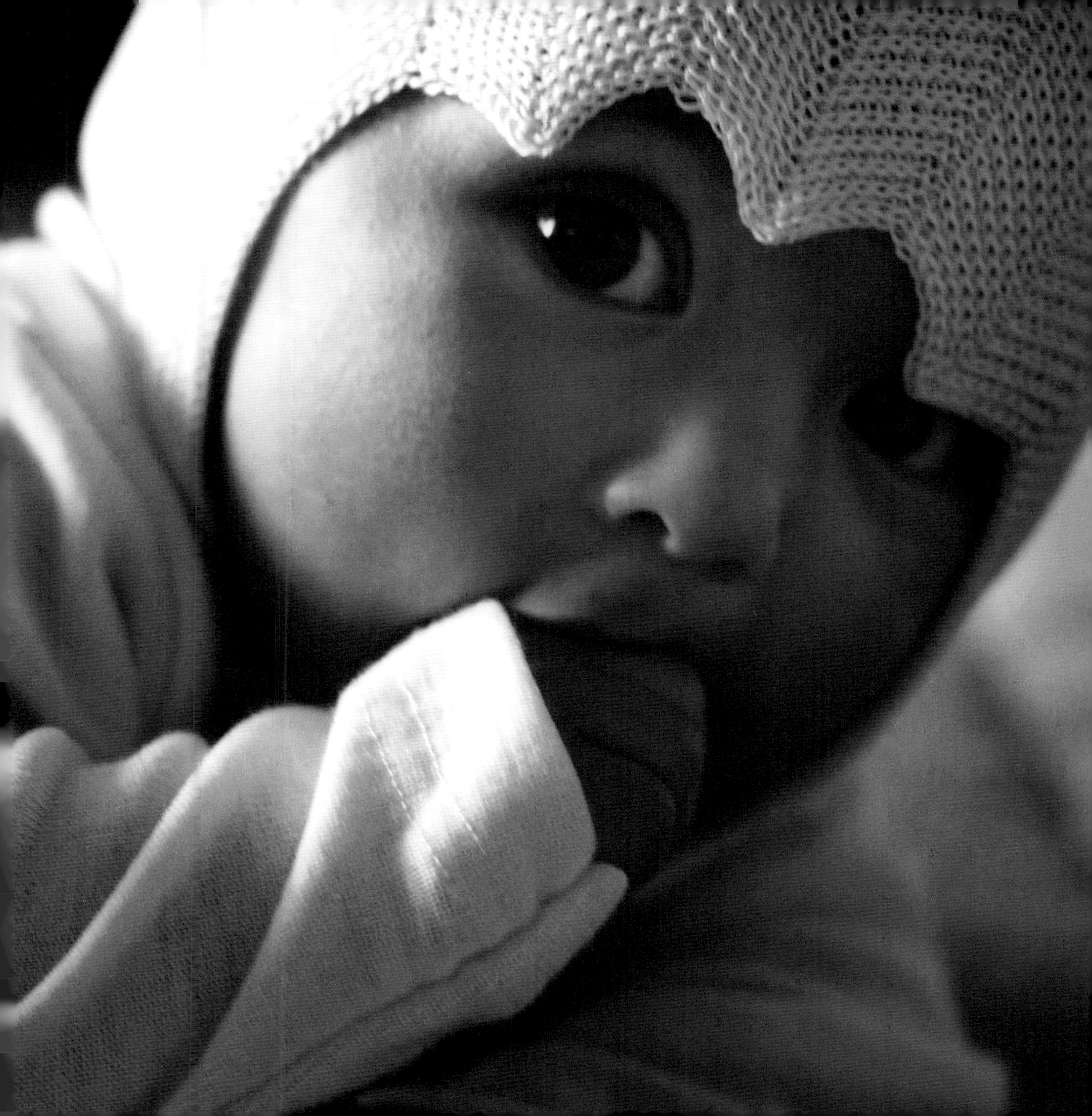

SPORT UND ENTSPANNUNG IN SCHWANGERSCHAFT, RÜCKBILDUNG UND STILLZEIT

Sport in der Schwangerschaft

Sportliche Frauen möchten sich in der Regel auch gern in der Schwangerschaft bewegen und fragen sich oft, welche Sportarten und wie viel davon nun in Ordnung sind. Natürlich musst du in der Schwangerschaft nicht auf Sport verzichten. Ganz im Gegenteil!

Extremsportlerinnen sollten hingegen unbedingt dem Nervenkitzel entsagen. Eisklettern, House-Running, Volcano-Boarding, Hai-Tauchen, Base-Jumping, Wingsuit-Flying und Train-Surfing sollten ein paar Jahre, am besten für immer, gestrichen und weniger gefährliche Sportarten angepeilt werden – denn dein Nachwuchs braucht dich!

Leistungssportlerinnen können ihre Sportart meistens problemlos fortführen, da sie ausreichend trainiert sind. Das Risiko bei Unfällen bleibt aber natürlich bestehen.

Couch-Potatos, die sich bisher wenig bis gar nicht bewegt haben, werden dagegen immer wieder von den Empfehlungen hören, sich in der Schwangerschaft moderat sportlich zu betätigen oder mit Sport zu beginnen, um für die Geburt fit zu sein.

Risiken beim Sport in der Schwangerschaft bestehen zum einen für die Mutter durch Verletzungen und Unfälle, da die Bänder aufgrund des veränderten Hormonhaushaltes lockerer geworden sind, und zum anderen natürlich für das Ungeborene durch Unfälle der Mutter. Das verantwortliche Hormon dafür ist übrigens Relaxin. Tabu sind also in der Regel alle Sportarten, die ein Verletzungs- und Unfallrisiko mit sich bringen.

Außerdem braucht frau noch genug Energie für die Schwangerschaft. Diese besondere Phase benötigt viel Kraft. Ausreichende Ruhepausen solltest du dir deshalb unbedingt gönnen. Häufig bestehen die Ängste, zu schnell oder zu viel zuzunehmen, das Gewicht nicht mehr zu verlieren oder für immer schwabbelig zu bleiben. Das führt dazu, dass sich viele Frauen überfordern und zu viel von sich erwarten. Erst recht, wenn es sich um sehr sportliche Frauen handelt, die plötzlich feststellen müssen, dass das Laufen doch nicht mehr so gut funktioniert wie früher und der Puls sehr schnell in die Höhe klettert. Hier gilt es, auf die natürlichen Grenzen zu hören, die unser wundervoller weiblicher Körper uns setzt und die sich innerhalb der Schwangerschaft verändern. Verausgabung ist weder Weg noch Ziel. Selbstverständlich gibt es auch Frauen, die die Schwangerschaft wie einen Spaziergang erleben und die sich weiterhin bewegen können wie bisher. Alles ist möglich.

Grundsätzlich möchte ich an dieser Stelle an den gesunden Menschenverstand und deine Intuition appellieren. Wenn du wirklich in dich hineinspürst und hörst, was dein Körper dir sagt, dann weißt du sehr schnell, was und wie viel du dir zumuten kannst.

Der Verstand ist in diesem Fall nicht immer der beste Freund, denn er könnte versuchen, dir Dinge wie „Ach, das geht schon, bin ja nur schwanger und nicht krank. Außerdem will ich noch gut aussehen.“ zuzuflüstern und dich damit über deine Grenzen katapultieren. Wahrhaftige Ehrlichkeit dir selbst gegenüber, ohne dass du dich dafür abwertest, wenn es eben nicht mehr geht wie früher, ist der Schlüssel zur richtigen Dosis Sport.

Optimale Sportarten in der Schwangerschaft sind zum Beispiel

- *Schwimmen/Aqua-Fit-Kurse*
- *Nordic Walking*
- *Spazieren*
- *Laufen (moderat)*
- *Yoga*
- *Tanzen*

WICHTIG!

In der Schwangerschaft gilt die Grundregel: Krafterhalt statt Kraftaufbau!

Durch den Muskelaufbau oder -erhalt und das regelmäßige Ausdauertraining wirst du optimal auf die Geburt vorbereitet, denn die kostet Kraft. Das Pensum sollte mit fortschreitender Schwangerschaft allerdings etwas reduziert werden.

Rückbildung

Melde dich bitte zuerst zu einem guten Rückbildungskurs an und kümmere dich ausgiebig um deinen Beckenboden, bevor du wieder in die sportliche Betätigung einsteigst. Auch wenn du einen Kaiserschnitt hattest, wurde der Beckenboden durch die Schwangerschaft und das Gewicht des Babys belastet. Zu früh wieder mit Sportarten wie Laufen oder dem Training mit Gewichten zu beginnen, belastet den Beckenboden sehr und führt im schlimmsten Fall zu Inkontinenz.

Aus eigener Erfahrung kann ich nur vor einem fahrlässigen Umgang damit warnen. Das Thema „Beckenboden" wurde jahrelang tabuisiert. Die Frauen mussten sofort wieder aufs Feld oder arbeiten. Die Folge ist ein stark geschwächter Beckenboden. Der Beckenbodenmuskel (drei Muskelschichten) ist einer der größten Muskeln unseres Körpers. Damit du ein Bild davon bekommst, wie groß er ist, halte deine geöffneten Handflächen nebeneinander. Das entspricht der Größe deines Beckenbodens. Er ist dafür verantwortlich, dass wir uns als Menschen aufrichten und gehen konnten. Dafür muss er aber jede Menge Arbeit leisten. Ist er geschwächt, kommt es zu Inkontinenz (Urin und auch Stuhl) und/oder Gebärmuttersenkungen (im schlimmsten Grad drückt sie von innen aus der Scheide). Ja, das hört sich hart an – aber es entspricht der Wahrheit. Und die muss endlich raus aus der Tabuzone.

Also noch mal: Nimm die Rückbildung ernst und überfordere dich nicht zu früh! Das bedeutet zum Beispiel auch, dass du nicht zu schwere Gegenstände nach der Geburt tragen sollst. Dein Baby reicht. Dieses Gewicht ist für dich gemacht und mit steigendem Gewicht des Babys ist auch dein Beckenboden dazu bereit.

Auch bei einer weniger drastischen Ausprägung einer Beckenbodenschwäche wird es unangenehm. Insbesondere beim Lachen oder Niesen, wenn tröpfchenweise unkontrolliert Urin abgeht. Oder wenn du mit deinen Kindern nicht Trampolin springen kannst. Wie gern würde ich mit meinem zwölfjährigen Sohn im Jump-House herumtoben! Aber leider habe ich mir durch die vermasselte Rückbildung nach seiner Geburt selbst ein Ei gelegt und stehe seitdem als wehmütige Zuschauerin daneben.

Beim Bauchtraining musst du unbedingt auf die richtigen Übungen achten. Die geraden Bauchmuskeln, beispielsweise durch Crunches, dürfen nicht trainiert werden, solange die Rückbildung nicht abgeschlossen ist (befrage hierzu deine Hebamme oder Rückbildungstrainerin). Ein zu exzessives Bauchmuskeltraining kann den Beckenboden schwächen oder eine Rektusdiastase (Auseinanderstehen der geraden Bauchmuskeln im Bereich der Linea alba) begünstigen. Glücklicherweise wurde die Wichtigkeit dieses Themas in der Zwischenzeit erkannt und es gibt immer mehr Kurse und Hilfestellungen. Was darfst du aber nun nach abgeschlossener Rückbildung tun und welche Einschränkungen gibt es noch?

Sport in der Stillzeit

In der Stillzeit schaltet sich bei den meisten Frauen schnell der Wunsch nach der alten Figur ein.

Folgende Punkte solltest du unbedingt beachten:

- *Sport in der Stillzeit erst nach abgeschlossener Rückbildung beginnen; Spaziergänge sind davon natürlich ausgenommen.*
- *Die Bänder sind für die Dauer der Stillzeit weiterhin noch etwas gelockert. Daher kann es zum Beispiel beim Laufen zu Gelenkbeschwerden oder Problemen wie Umknicken kommen. Auch hier gilt: Vorsichtig testen und Grenzen erkennen!*
- *Darüber hinaus darfst du nicht unterschätzen, dass du ausreichend Energie zum Stillen sowie für den Alltag (und besonders die Allnächte) mit Baby benötigst.*

Aus eigener Erfahrung:
Als absolute Sportskanone – ich bin Tänzerin, schwimme und laufe, fahre Rennrad, mache Krafttraining und Yoga – kann ich nur sagen, dass ich so viel Energie ins Stillen und in den Alltag als alleinerziehende und selbstständige Mama stecken muss, dass selbst zwei Jahre nach der Geburt bisher nur viele Spaziergänge und Yoga möglich sind. Mehrere Anläufe, wieder mit dem Laufen anzufangen, habe ich hinter mir. Jeder ist gescheitert, weil meine Bänder nicht mitgemacht haben.

Die meiste Zeit verschwende ich nicht einmal einen Gedanken daran, noch Sport zu machen. Dafür ist mein Tagesablauf völlig verändert. Ich mache alle Wege zu Fuß oder mit dem Fahrrad, war sehr viel spazieren, bis zu dem Zeitpunkt, als der Kleine mit 14 Monaten in die Kita kam. Dafür gehe ich jetzt sehr gern allein zum Yoga. Das ist meine Sportoase, meine heilige Zeit.

Das Risiko der Überforderung ist in der Stillzeit also noch größer als in der Schwangerschaft: Stress entsteht. Stress hemmt die Milchbildung. Zu wenig Milch erzeugt noch größeren Stress. Ein Teufelskreis.

Die besondere Rolle von Yoga in Schwangerschaft und Stillzeit

Yoga vereint KÖRPER, GEIST UND SEELE. Insbesondere in Schwangerschaft und Stillzeit, einer Zeit großer Veränderung und oft natürlicherweise entstehendem Stress durch Schlafmangel, Schreikinder, Mami-Battles (wessen Kind schläft am längsten, weint am wenigsten usw.) oder Besserwisser, wirkt Yoga nicht nur auf eine sehr sanfte, aber effektive Weise auf unseren Körper, sondern auch auf geistiger und seelischer Ebene.

Yoga rund um die Geburt wirkt ausgleichend, entspannend und gleichzeitig nervenstärkend. Yoga ist außerdem schonend für Bänder und Gelenke und trainiert den Beckenboden. Daher eignet es sich perfekt zur Rückbildung oder im Anschluss an die erste Rückbildung. Der Rücken und die Schultern, die sich in der Schwangerschaft und auch danach durch das Gewicht des Babys verändert haben (nach vorn eingesackt), werden gelockert und die ursprüngliche Haltung wird wieder eingenommen.

Yoga ist die perfekte Mami-Zeit. Es macht zufrieden durch eine auf den ganzen Körper wirkende sportliche Betätigung und bringt dich zu dir selbst. Es ist deine Zeit, für dich zu sorgen – auf allen Ebenen. Hierfür gibt es spezielle Yogakurse für Schwangerschaft und Rückbildung.

Wie werde ich die Pfunde wieder los?

„Ist da noch eins drin?", wurde ich von meiner Ex-Fast-Schwiegermutter zwei Stunden nach der Geburt gefragt, als sie meinen noch ziemlich voluminösen und schwabbeligen Bauch betrachtete.

Es war in der Tat der erste Kommentar, der aus ihrem Mund blubberte, noch bevor sie sich ihrem neugeborenen Enkel zuwendete. Sie wurde auch nicht müde, mir immer wieder zu erzählen, dass sie sofort nach der Geburt wieder in ihre alten Hosen passte. ACHTUNG, Ironie: Vielleicht war das auch der Grund, warum laut eigener Aussage aus ihren Brüsten nur Wasser kam und sie nicht stillen konnte.

Der Druck der Gesellschaft auf die Mütter ist in den vergangenen Jahrzehnten immer weiter gewachsen. In der Zeit von Emanzipation, Photoshop und Hochglanzmagazinen blieb die Frau in ihrer Urweiblichkeit auf der Strecke.

Spätestens, nachdem Hollywood eine Super-Mom nach der nächsten ausspuckte, war der Begriff „After-Baby-Body" geboren.
Dieser führt für mich die Entwicklung der Gesellschaft ad absurdum:

Eine Gesellschaft, in der Frauen nicht mehr Frauen und Männer nicht mehr Männer sein dürfen.

Die meisten Frauen nehmen in der Stillzeit etappenweise von ganz allein ab. Dabei stagniert das Gewicht zwischendurch oder es geht auch mal wieder kurz nach oben, um dann ganz unvermittelt zu purzeln.

Dann gibt es in der Tat noch die Frauen, die sofort nach der Geburt ihr Ausgangsgewicht wieder erreicht haben. Das liegt an ihrer Konstitution und es handelt sich in der Regel um Frauen, die ohnehin immer sehr schlank sind.

Solltest du auch zu diesen Frauen gehören, musst du in der Stillzeit ganz besonders auf eine ausreichende Kalorienzufuhr achten, um nicht weiter Gewicht zu verlieren.

Die dritte Gruppe der Frauen verliert während der Stillzeit gar kein Gewicht, sondern erst nach dem Abstillen – oder sie nehmen sogar zu. Der Körper reagiert nie zufällig, sondern aus Schutz für das Baby oder Kleinkind.

Was ist der Mechanismus hinter diesen unterschiedlichen Reaktionen des Körpers und warum muss frau verantwortungsvoll mit der Gewichtsabnahme umgehen?

Im alten Fettgewebe hat der Körper über Jahre bis Jahrzehnte Giftstoffe abgelagert. In der Schwangerschaft speichert er neues Fettgewebe, damit dieses für die Dauer der Stillzeit ausreicht und verwendet werden kann.

Unterschreitet man sein Ausgangsgewicht, wird das ältere Fettgewebe zur Energie- und Milchproduktion verwendet. Dadurch werden die alten Giftstoffe freigesetzt.

Grundsätzlich ist Entgiftung sehr wichtig. In der Stillzeit sollte dieser Effekt jedoch vermieden werden. Bei einer Unterschreitung von zwei Kilogramm des Ausgangsgewichts ist das noch unproblematisch. Bei fünf Kilogramm – also einer stärkeren Unterschreitung – wird es allerdings zum Thema.

Hier wird ersichtlich, warum die Gruppe der Frauen, die sofort wieder ihr Ausgangsgewicht erreicht hat, besonders aufpassen muss. Aber auch Frauen, die natürlicherweise abnehmen, kommen oft an diesen Punkt.

Die Rezepte in diesem Buch sind deshalb überwiegend mit einer hohen Energie- und Nährstoffdichte zusammengestellt, sodass du dein Gewicht leichter halten kannst oder nur langsam abnimmst.

WICHTIG!

Stehe zu deinen Schwangerschaftspfunden! Dein Körper hat während der Schwangerschaft Depots angelegt, damit die Versorgung deines Babys in der Stillzeit gewährleistet ist.

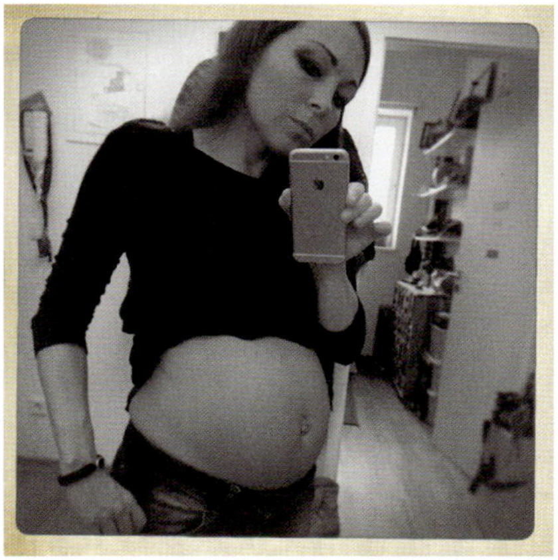

Selfie, sechs Tage nach der Geburt.

Wie wirken sich Diäten auf die Milchbildung aus?

Diäten erzeugen Stress. Eine zu geringe Energie- und Nährstoffzufuhr ebenfalls. Beide Faktoren reduzieren die Milchbildung – und damit auch die Milchmenge. Dein Baby wird nicht satt und schreit mehr, was zu noch mehr Stress führt. Der perfekte Teufelskreis, der nicht selten im Abstillen endet.

Darüber hinaus wird dein Körper dir unkontrollierte Hungersignale senden, wenn du deine Energie- und Nährstoffversorgung nicht erreichst, was zu Fressattacken führen kann. Jeder kennt diese Spirale.

In der Stillzeit ist dieser Mechanismus sogar stärker ausgeprägt. Und während der Fressattacken isst man nicht unbedingt nahrhafte Dinge, sondern eher stark zucker- und fetthaltige Speisen.

Ein weiterer Kreislauf ist erschaffen, denn der Körper verlangt zwar in erster Linie nach Energiebringern, wird dir aber weiterhin „Hunger" suggerieren, solange die Nährstoffversorgung nicht gedeckt ist.

Bianca schrieb mir dazu:

„Ich habe in der Schwangerschaft mit Colin neun Kilo zugenommen. Zwei Wochen nach der Entbindung hatte ich schon wieder mein Ausgangsgewicht. Leider habe ich dann relativ schnell wieder zugenommen.

Bis zum Schluss der Stillzeit hatte ich sieben Kilo mehr auf der Waage. Voll gestillt habe ich acht Monate. Am Anfang stündlich.

Da ich nur selten zum Kochen kam, habe ich nicht richtig gegessen. Also hatte ich immer einen kleinen Vorrat an Nüssen (Cashew-, Mandel- und Pekannusskerne) und irgendwelche veganen Müsliriegel und Fruchtschnitten in meiner Nähe. Schokolade war leider auch mal griffbereit. Oftmals war es auch so, dass ich spätabends mit meinem Mann Lieferservice-Pizza aß oder Unmengen von Brot. Ich hatte ständig das Gefühl, nicht satt zu werden.

Mit der Ernährung wurde es irgendwann besser, da der Kleine dann mehrere Stunden ohne Stillen aushalten konnte. Doch trotz des regelmäßigen frischen Essens nahm ich weiter zu.

Alles in allem war es etwas frustrierend, dass ich trotz Stillen so viel zugenommen hatte, wohingegen viele Frauen in der Stillzeit so viel Gewicht verlieren.

Abgenommen habe ich erst längere Zeit nach dem Abstillen und erst mal nur mit Sport gefolgt von einer Kalorienreduktion.

Da ich mich die ganze Zeit vegan und größtenteils gesund ernährt habe, muss es an den Mengen gelegen haben, die ich zu mir genommen habe. Das hatte ich wohl längere Zeit nicht mehr im Blick, weil ich anfangs in der Stillzeit zu gestresst war, um regelmäßig und langsam zu essen."

Biancas Beispiel – das Gefühl, nicht satt zu werden – kann man auf eine kalorienreiche Kost mit zu geringer Nährstoffdichte zurückführen. Der Körper muss weiterhin Hungergefühle aussenden, um schließlich doch den Nährstoffbedarf zu decken und um das Baby gut zu versorgen.

Überlasse deinem Körper die Führung, reagiere rechtzeitig auf Hungersignale, iss hochwertig und vollwertig, wie wir es dir in diesem Buch vorstellen, und merke dir: „Kommt neun Monate – geht neun Monate."

Fazit

Liebe dich, wie du bist, und lass deinem Körper Zeit! Ignoriere blöde Sprüche und setze klar deine Grenzen!

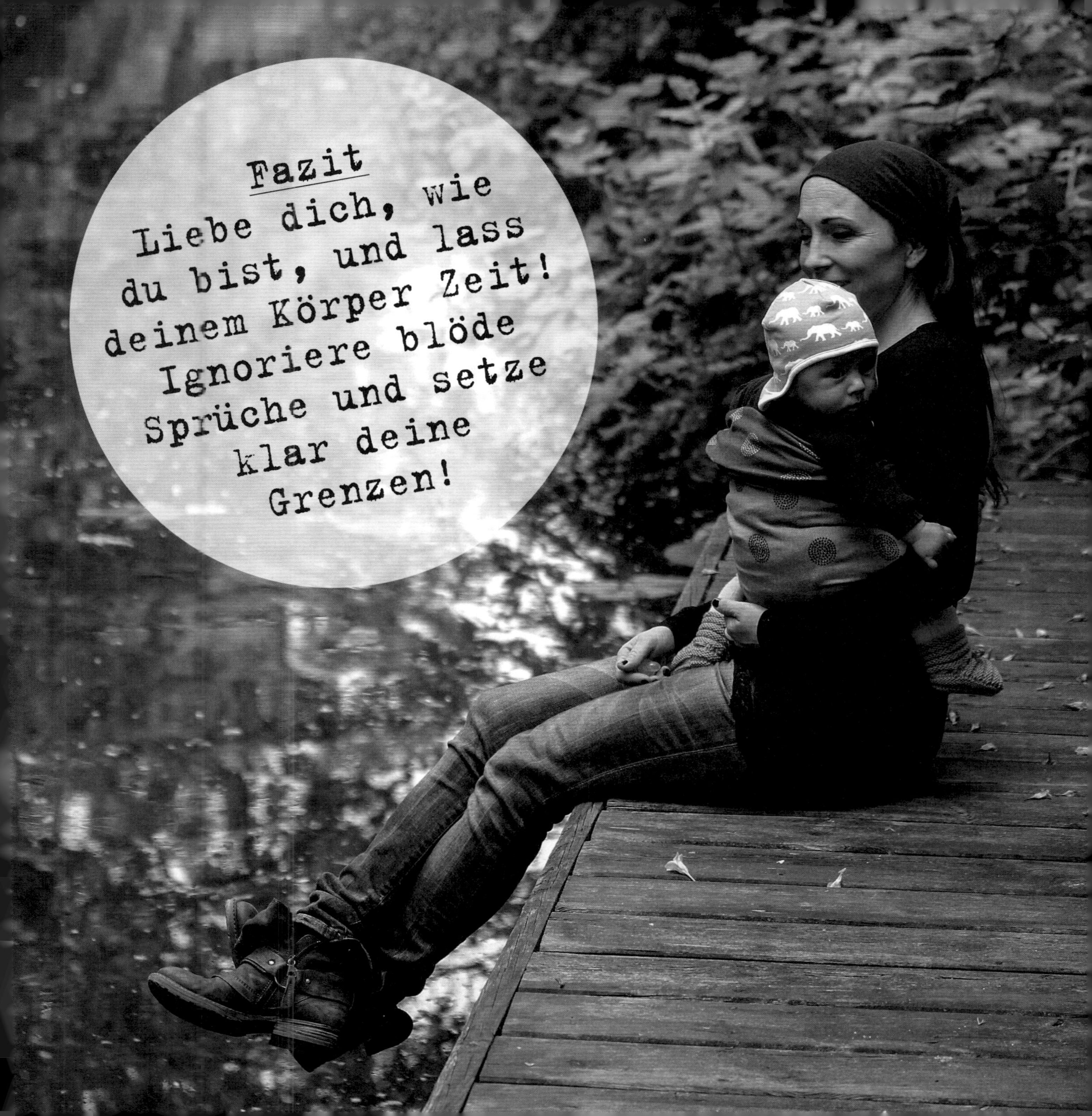

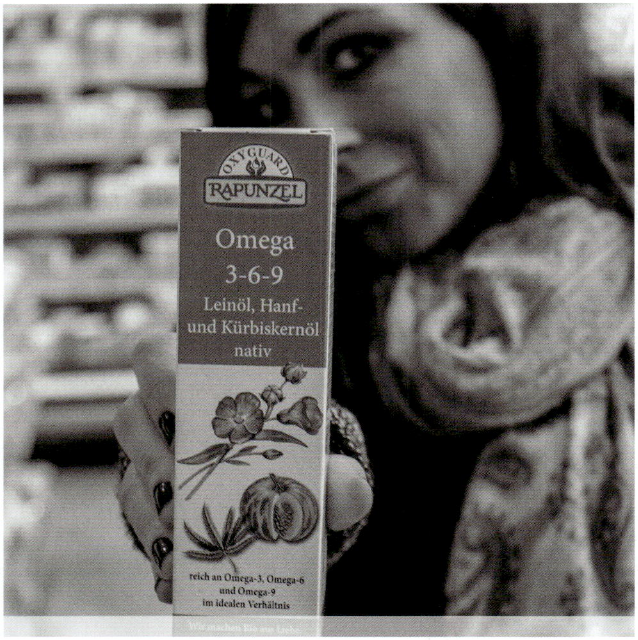

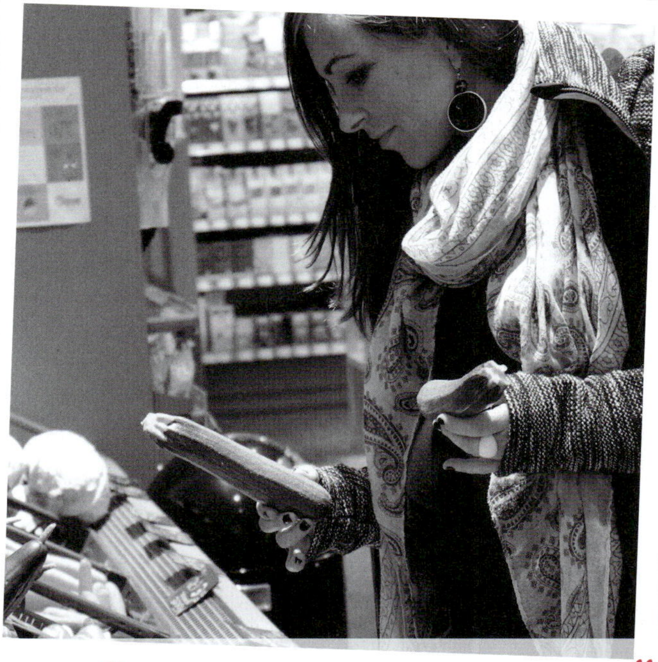

„KINDER BRAUCHEN VORBILDER NÖTIGER ALS KRITIKER“

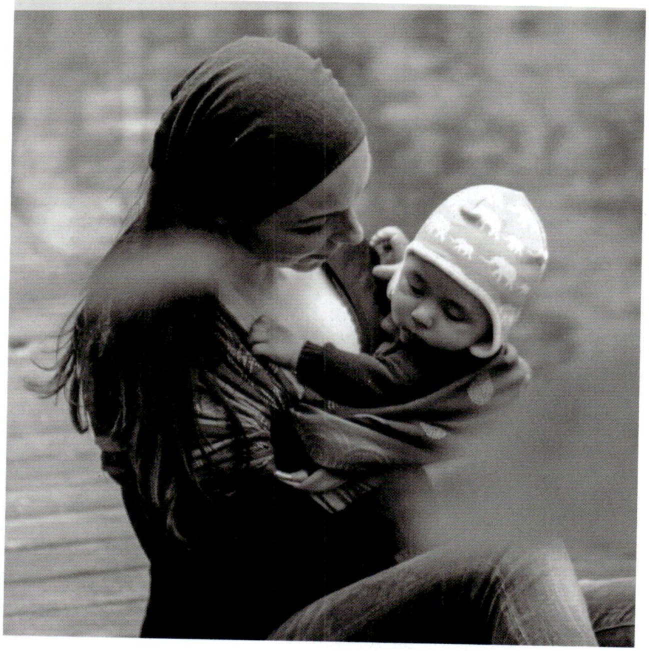

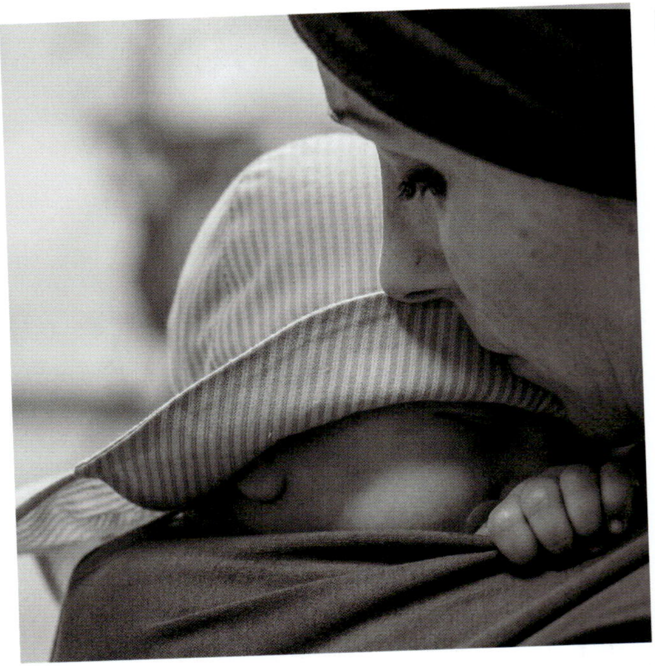

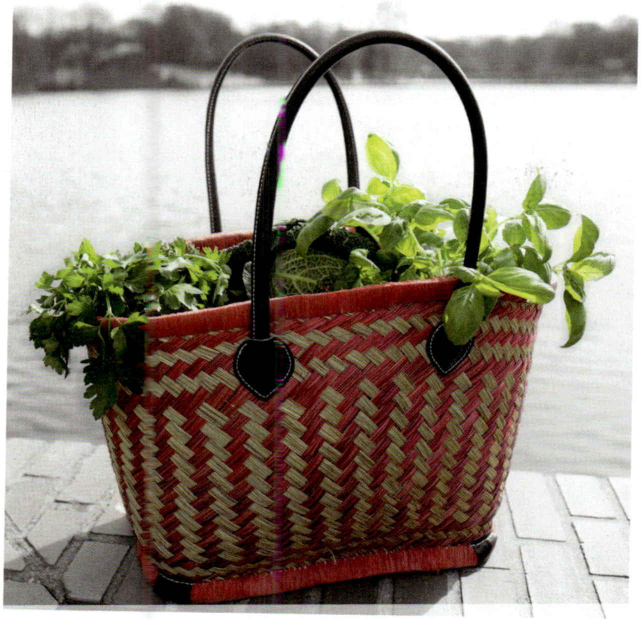

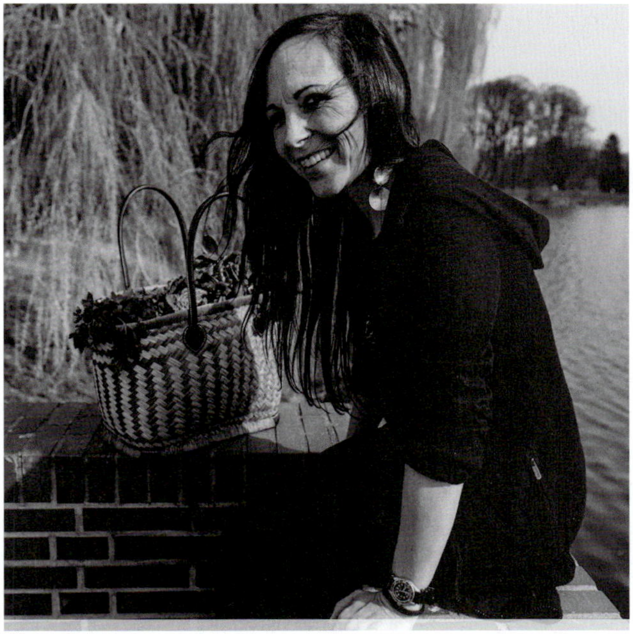

Joseph Joubert

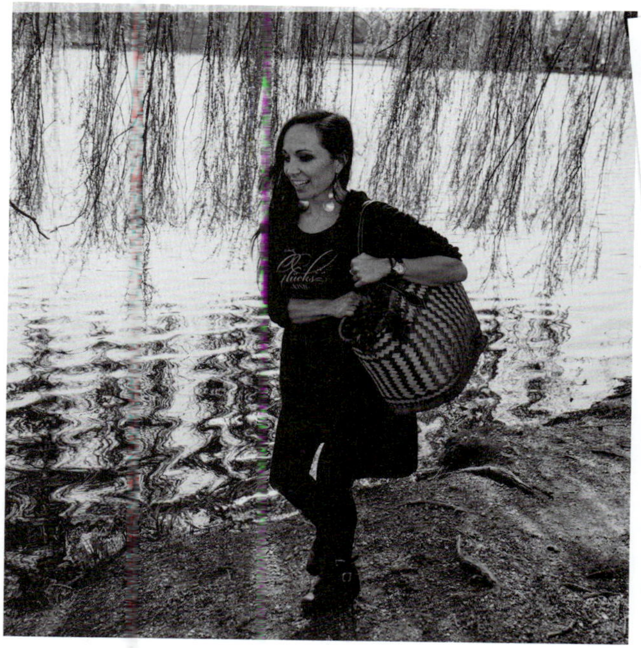

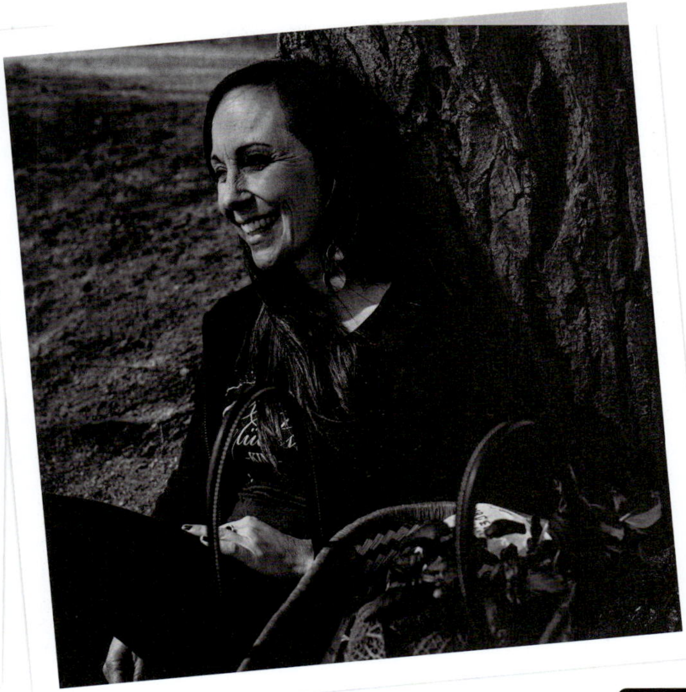

VEGANE STILLZEIT

„Stillen ist doch überhaupt nicht vegan." „Dein Baby wird nicht satt/ wird nicht wachsen, wenn du vegan isst." „Stillst du immer noch?" „Wann stillst du denn endlich ab?" „Hast du immer noch Milch?" „Ich finde es total abartig, dass du dein Kind mit zwei Jahren noch stillst!"

Wenn wir denken, wir haben die vegane Schwangerschaft und damit überflüssige Kommentare endlich hinter uns, da jeder Zweifler mit eigenen Augen unser gesundes Baby sehen kann, geht es nun erst richtig los beziehungsweise weiter.

Ich beschränke mich in diesem Kapitel auf die Kommentare zur Stillbeziehung, denn hier gibt es schon genügend Mythen aus den Angeln zu heben. Aber noch mehr als den Kommentaren möchte ich mich deinen grundlegenden Fragen zum Stillen widmen.

Kann ich überhaupt stillen?

Viele schwangere Frauen beschäftigen die Fragen: „Werde ich überhaupt stillen können? Und was soll ich tun, wenn das nicht geht?"

An dieser Stelle eine Botschaft der Beruhigung an dich: Du bist eine Frau, also kannst und wirst du stillen. Dafür bist du beziehungsweise ist dein Körper gemacht.

Es ist in der Tat äußerst selten, dass eine Frau nicht stillen kann. Ursachen dafür könnten beispielsweise Operationen an der Brust wie Brustverkleinerungen (Drüsengewebe wurde entfernt) oder eine starke Unterernährung der Mutter sein.

Brustvergrößerungen hindern in der Regel nicht an einer erfolgreichen Stillbeziehung. Und das kann ich aus eigener Erfahrung berichten, denn ich stille bereits seit zwei Jahren mit Implantaten.

Selbst wenn die Milchmenge nicht ganz ausreicht, kann dennoch eine lange Stillbeziehung geschaffen werden, indem die fehlende Menge zugefüttert wird. Um dir mal eine Idee davon zu geben, wie oft das wirklich nötig ist: Ein Prozent der Mütter hat zu wenig Milch, 99 Prozent können völlig normal stillen.

Leider kommt es viel zu oft vor, dass Frauen zu wenig Rückendeckung und Unterstützung erhalten. Liebe (werdende) Mami, bitte suche dir im Fall von Problemen Hilfe bei deiner Hebamme, in AFS-Stillgruppen oder bei ehrenamtlichen Beraterinnen von AFS oder der La Leche Liga!

Außerdem gibt es auch medizinisch ausgebildete Stillberaterinnen, die IBCLC-Still- und Laktationsberaterinnen.

Widmen wir uns nun der Reihe nach den typisch auftauchenden Fragen.

Ist Stillen eigentlich vegan?

Wir gehen davon aus, dass der Mensch zoologisch zu den Säugetieren gehört. Den Namen haben Säugetiere natürlich vom Vorgang des Säugens der Jungtiere mit Milch. Bei Menschen nennen wir diese Tatsache jedoch nicht säugen, sondern stillen. Es ist ein sehr natürlicher Vorgang und es wird dabei auch nur die Milch der eigenen Spezies verzehrt. Unnatürlich ist hingegen der Verzehr von Muttermilch anderer Spezies.

Der Mensch ist also im weitesten Sinn ein Tier und die Weibchen geben ihrem Jungen Milch. Diese Milch ist ja nicht vegan, oder? Wie definiert sich der Begriff „vegan"? Wir beschreiben heute die vegane Ernährungsweise als pflanzliche Ernährungsweise. Die Definition des Begriffs lautet jedoch:

„... soweit wie möglich und praktisch durchführbar, alle Formen der Ausbeutung und Grausamkeiten an Tieren für Essen, Kleidung oder andere Zwecke zu vermeiden und darüber hinaus die Entwicklung tierfreier Alternativen zu fördern, was dem Nutzen der Tiere, Menschen und der Umwelt dienen soll." (Vegan Society)

Empfindest du als Mutter es als Ausbeutung und Grausamkeit, wenn du dein Baby stillst? Natürlich ist es manchmal grausam, wenn die Brustwarzen wund sind oder sich die Brüste entzünden, aber welche gesunde Mutter empfindet es als Grausamkeit zu stillen?

Stillen ist also absolut vegan, weil

- *die Definition von vegan nur mit tierischer Ausbeutung zu tun hat und die pflanzliche Kost lediglich die logische Konsequenz ist.*
- *es darüber hinaus das Natürlichste und Gesündeste der Welt ist, sein Baby zu stillen, genau wie Tiere, die ihre Babys säugen.*

Bedenke, dass die Muttermilch in jeder Lebensphase des Babys genau auf sein Alter abgestimmt ist und sich die jeweilige Zusammensetzung immer anpasst. Allein die Tatsache, dass sich die Milch innerhalb einer Mahlzeit von durstlöschend zu sättigend verändert, ist ein Wunder.

Außerdem bekommt das Baby mit der Muttermilch Immunglobuline, die sein Immunsystem stärken und besonders in den ersten Lebenswochen vor Infektionen und Krankheiten schützen.

Die Mutter profitiert von einer verbesserten und schnelleren Rückbildung und beugt außerdem Brustkrebs vor. Das wurde in diversen Studien erwiesen.

Wird mein Baby auch satt, wenn ich mich nur vegan ernähre?

Die Zusammensetzung der Muttermilch bezüglich der sättigenden Makronährstoffe (Eiweiß, Fett und Kohlenhydrate) ist überwiegend ernährungsunabhängig. Ausnahmen bestehen hier im Fettsäuremuster und bei stark unterernährten Frauen. Sogar wenn man ein bis zwei Tage krank ist und kaum oder wenig essen kann, wird das Kind satt.

Die Frage, ob eine vegane Ernährung der Mutter das Baby auch sättigt und damit wachsen und gedeihen lassen kann, ist hiermit geklärt.

Der Gehalt an wasserlöslichen Vitaminen B, C und E, Carotin und den Mineralstoffen Jod, Selen, Mangan und Fluorid in der Muttermilch ist hingegen direkt proportional zur Zufuhr dieser Substanzen über die Nahrung. Was bedeutet das? Wenn du diese Nährstoffe 24 Stunden nicht selbst mit der Nahrung zugeführt hast, sind sie nicht in der Muttermilch vorhanden.

Eine Keksdiät der stillenden Mutter ist daher ausgeschlossen und die vollwertige Ernährung in der Praxis auch während der Stillzeit mindestens genauso wichtig wie in der Schwangerschaft.

Die Bioverfügbarkeit der Nährstoffe in der Muttermilch ist natürlich optimal. Wie sollte es auch anders sein?!

Der erfolgreiche Start in die Stillbeziehung

Aller Anfang ist schwer – damit möchte ich dir keine Angst machen, sondern darauf hinweisen, dass noch kein Meister vom Himmel gefallen ist und auch das Stillen erst erlernt werden muss.

Es ist zwar die natürlichste Sache der Welt, aber das gilt auch für viele andere Dinge im Leben. Du kannst es beobachten, wenn dein Baby sich irgendwann aufrichtet und beginnt zu laufen. Dann wird dir bewusst, welch ein Wunder die Natur geschaffen hat und wie viele motorische Fähigkeiten dazu notwendig sind, um ein paar Schrittchen zu gehen.

Gleich nach der Geburt sucht das Baby instinktiv nach der Brust. Der Saugreflex hilft deinem Baby dabei, dass das Trinken an der Brust schnell funktioniert. Dieser Instinkt ist dem Baby angeboren – es erwartet sozusagen, gestillt zu werden, und kennt keine Flasche oder Hilfsmittel. Es ist eine naturgegebene Wahrscheinlichkeit, dass das Stillen daher automatisch funktioniert.

Dieser Moment ist sehr berührend für die frischgebackenen Eltern, insbesondere für die Mutter. Im Kolostrum, der sogenannten dünneren Vormilch, sind höhere Mengen von Mineralstoffen und Eiweiß enthalten. Die Hälfte des Eiweißes sind Immunglobuline (Antikörper), die das Baby in den ersten Lebenswochen außerhalb des Mutterleibs vor Infektionen und Viren schützen.

Darüber hinaus wird das Kindspech – der schwarze Stuhl in den ersten Tagen nach der Geburt – dadurch leichter ausgeschieden.

Zusammen mit deinem Baby wirst du bald ein eingespieltes Team sein. Hilfsmittel wie Stillkissen sind meistens gar nicht nötig – zum Schlafen während der Schwangerschaft ist es allerdings unbezahlbar. Ich würde es daher lieber in „Schwangerschaftsseitenlagerungsschlafkissen" umbenennen. Du brauchst jedenfalls nur dich, dein Baby und ein wenig Ruhe.

Frage am Anfang eine erfahrene Hebamme, wie du das Baby richtig anlegst, damit es die Brustwarze gut zu fassen bekommt. So können viele folgenschwere und schmerzhafte Fehler, die zu Stillkrisen führen, vermieden werden.

Außerdem ist es sinnvoll, das Baby während des Milcheinschusses oft und in verschiedenen Positionen anzulegen, damit alle Bereiche der Brust entleert werden und schmerzhafte Verhärtungen gar nicht erst entstehen. Nach einigen Tagen reguliert sich die Milchmenge und stellt sich auf die Nachfrage deines Babys ein.

Durch die Häufigkeit und Dauer des Anlegens wird die Milchmenge gesteigert oder gesenkt (verantwortliches Hormon ist Prolaktin). Dieser Vorgang findet ganz natürlich durch Stillen nach Bedarf statt. Das bedeutet, dass du dein Baby so oft und so lange anlegst, wie es möchte.

Es weiß von allein, wann und wie viel Hunger es hat.

Und dieser Hunger stellt sich nicht nach einem bestimmten Zeitabstand oder einer bestimmten Uhrzeit ein.

Um den Milchspendereflex auszulösen, wird das Hormon Oxytocin ausgeschüttet, sobald das Baby saugt. Allerdings verhindert beispielsweise Stress dessen Ausschüttung. Es kann also passieren, dass ausreichend Milch vorhanden ist, aber der Milchspendereflex nicht ausgelöst wird, weil die Mutter unter Stress steht. Solche Stressquellen könnten in der Umgebung (Menschen, Räume, Öffentlichkeit, Streit) liegen und lassen sich häufig durch eine Veränderung der Situation leicht beheben.

Auch wenn die Mutter bemerkt, dass die Milch nicht richtig fließt, weil sie sich eventuell zu viel Stress gemacht hatte – und das Baby dadurch unruhig wird –, gerät sie häufig aufgrund ihrer eigenen Verunsicherung in noch mehr Stress. Wenn man sich als Frau diesen Mechanismus klarmacht und durchschaut, löst man diese Situation häufig schon auf.

Selbst wenn du das Gefühl hast, dein Baby kommt immer zu den gleichen Uhrzeiten oder in regelmäßigen Abständen, können sich diese plötzlich in Phasen von Wachstums- und Entwicklungsschüben wieder verändern und sehr unregelmäßig werden.

Manchmal ist es notwendig, dass wir uns von der romantischen Vorstellung des Stillens verabschieden und uns bewusst machen, dass (überwindbare) Stillkrisen oft dazugehören. Das nimmt uns Müttern den Druck, immerzu perfekt funktionieren zu müssen. Welche Stillkrisen das sein können, beschreibe ich im nächsten Abschnitt.

Stillkrisen und Reaktion des Babys auf die Muttermilch

Milcheinschuss

Der Milcheinschuss überrascht uns in der Regel zwei bis drei Tage nach der Geburt. Unser Körper produziert auf einmal große Mengen Milch, bevor er sich auf die tatsächlich benötigte Menge einstellt.

Dieser Milcheinschuss kann sehr schmerzhaft sein (manche Frauen bemerken ihn auch kaum). In der Brust kann man manchmal Knötchen fühlen, sie wird warm oder sogar heiß und zusätzlich sind die Brustwarzen aufgrund der ungewohnten Belastung häufig wund.

Bitte mit Knötchen unbedingt sofort die Hebamme kontaktieren, da sich an diesen Stellen die Milch staut – siehe auch Milchstau!

Um diese ersten Tage gut zu meistern, hilft es, darauf gut vorbereitet zu sein. Wie bereits im letzten Abschnitt erwähnt, sollte das Baby in dieser Zeit häufig und in verschiedenen Stillpositionen angelegt werden um alle Bereiche der Brust zu entleeren und für Entlastung zu sorgen.

> **VIDEOTIPP**
>
> Videotipp „Richtiges Anlegen“
> >> www.stillkinder.de

Das ist etwas herausfordernd, weil das Baby noch so klein ist und man gerade halbwegs verstanden hat, wie man das Baby überhaupt richtig anlegt. Plötzlich soll man dann auch noch in verschiedenen Positionen stillen. Lass dir von deiner Hebamme oder Stillberaterin helfen! Sie sind in diesen Momenten einfach unersetzlich.

Darüber hinaus helfen in dieser Zeit warme Duschen und sanftes Ausstreichen der Milch. Manchmal läuft sie schon ohne Berührung und verschafft so Linderung.

Viele Tipps wie Quarkwickel oder Retterspitz sind nicht vegan. Was aber wirklich sehr gut hilft, ist gewalkter Weißkohl. Weißkohl hält sich recht lange und kann im Kühlschrank aufbewahrt werden.

Die Blätter werden bei Bedarf vom Strunk gelöst und mit einem Nudelholz weich gerollt. Die noch kalten Kohlblätter kannst du dir direkt in den Still-BH legen. Es ist kaum vorstellbar, welch eine Wohltat das ist!

Wachstumsschübe

In Zeiten von Wachstumsschüben hat man als Mutter oft den Eindruck, dass das Baby nicht satt wird. Es möchte dauernd an die Brust und am liebsten gar nicht aufhören zu trinken. Der Fachbegriff für dieses Verhalten ist „Clusterfeeding“.

Durch das Clustern regt das Baby die Milchbildung an, um den gesteigerten Bedarf wieder zu befriedigen. Diese Wachstumsschübe sind insbesondere um den siebten bis zehnten Tag, die vierte bis sechste Woche und um die zwölfte Woche.

Nach etwa vier Monaten verändert sich der Hormonspiegel und die Milchproduktion wird von einer Vorratshaltung auf eine Just-in-Time-Produktion umgestellt. Dadurch verringert sich das Volumen der Stillbrüste und sie werden wieder etwas weicher.

Die stillende Mutter bekommt schnell den Eindruck, dass sie nicht mehr genug Milch hat. Allerdings ist der Körper inzwischen schon so schlau, dass er die Milch bei Bedarf bildet. Eine wahnsinnige Entlastung für die Mutter, denn dadurch minimiert sich das Auslaufen der Brust und Stilleinlagen können nach und nach entsorgt werden.

Im gleichen Zug nimmt das Baby plötzlich sehr viel mehr wahr. Es blickt beim Stillen an die Decke, sieht eine Mücke und ist ganz abgelenkt, konzentriert sich nicht mehr aufs Stillen. Dadurch hat es nachts auf einmal mehr Hunger und möchte öfter trinken (nachts wird es auch nicht abgelenkt).

Darüber hinaus läuft die Milch hormonell bedingt in der Nacht auch leichter und das Trinken ist weniger anstrengend für das kleine Wesen. In Kombination mit der weicheren Brust wird die Mutter in solchen Momenten erst recht verunsichert. Dafür gibt es aber keinen Grund, denn es handelt sich um einen ganz normalen Vorgang.

Wunde Brustwarzen

Insbesondere zu Beginn der Stillzeit, aber auch in Zeiten von Wachstumsschüben treten bei der Mutter häufig wunde Brustwarzen durch die ungewohnte Belastung auf. Wichtig ist hier besonders das richtige Anlegen. Das Baby muss die Brustwarze weit genug in den Mund nehmen, sodass der Vorhof massiert wird. Die Kombination aus Saug- und Massagebewegung lässt die Milch fließen.

Um den wunden Brustwarzen entgegenzuwirken, solltest du diese nach dem Stillen an der Luft trocknen lassen. Muttermilch wirkt wahre Wunder. Daher kannst du auch einige Tropfen ausstreichen und sie auf der Brustwarze verteilen.

Weitere Tipps gegen wunde Brustwarzen:

- *Sonnenlicht/frische Luft schafft ebenfalls Abhilfe.*
- *Weiche Stilleinlagen aus Biobaumwolle und Fleece, die es im Internet in Stoffwindelshops gibt, schonen die gereizte Haut.*
- *Salbe (Lansinoh Lanolin Brustwarzensalbe, WALA Rosatum – beide nicht vegan – oder HIPP vegane Brustwarzensalbe) hilft gegen wunde, spröde Brustwarzen.*

- *Bitte die Brüste nur mit Wasser waschen, um den Säureschutzmantel der Haut nicht zu zerstören.*
- *Im Notfall (bitte nur bei älteren Kindern/oder mit der Hebamme/Stillberaterin besprechen) die Stillmahlzeiten etwas hinauszögern oder verkürzen (aber nur, um Entzündungen etc. zu vermeiden). Später gewöhnt sich die Brust an das häufige Anlegen.*
- *Multi-Mam-Kompressen*

Milchstau und Brustentzündung

Wenn die Milchgänge nicht ausreichend geleert werden, entstehen harte, schmerzende Stellen. Bei einer Brustentzündung kommt häufig noch Fieber hinzu.

Bitte frage im Fall eines Milchstaus oder einer Brustentzündung immer eine erfahrene Hebamme oder Stillberaterin um Rat! Sie wird dir schnell mit den richtigen Tipps weiterhelfen oder dir gegebenenfalls raten, Arzt oder Klinik aufzusuchen, da die Gefahr der Abszedierung besteht. Das sollte niemals allein behandelt werden.

Abhilfe verschaffen verschiedene Stillpositionen, um die Milchgänge zu entleeren. Nimm bei einem Milchstau am besten eine warme Dusche und streiche die Milch mit sanftem Druck der Handfläche in Richtung Brustwarze aus.

Vor dem Stillen legst du dir am besten einen warmen Waschlappen auf die harte Stelle. Dann wählst du eine Stillposition, bei der der Unterkiefer des Babys in Richtung der harten Stelle zeigt, damit diese ausgesaugt wird.

Außerdem kannst du wie beim Milcheinschuss den Weißkohl benutzen und in den Still-BH legen oder versuchen, etwas Milch abzupumpen. Der Weißkohl lindert nicht nur die Schmerzen, sondern sorgt auch dafür, dass die Milchgänge frei werden.

Ein Milchstau ist sehr oft stressbedingt. Gönne dir daher bitte viel Ruhe und Entspannung und befolge die Tipps deiner Hebamme/Stillberaterin!

Weiterführende Literatur über das Stillen ist sehr empfehlenswert, da dieses Thema so umfangreich ist.

Koliken, Blähungen und wunder Baby-Popo

Der Darm eines Neugeborenen muss zunächst in seine neue Aufgabe hineinwachsen. Während der Zeit im Mutterleib war dieser noch weitestgehend inaktiv und beginnt erst nach der Geburt damit, seine Arbeit aufzunehmen. Hierzu gehört auch, dass sich das gesunde Darmmilieu erst entwickeln muss. Auf dem Weg dorthin gibt es also für unser Neugeborenes einige ungewohnte neue Gefühle und Empfindungen.

Stillmythos blähende Lebensmittel
Schreit das Baby am Ende des Tages sehr viel oder hat es Blähungen, gilt häufig die weit verbreitete Meinung, dass ein Zusammenhang mit bestimmten Nahrungsmitteln der Mutter besteht. Die blähenden Substanzen (Raffinose oder Stachyose) lassen sich in der Muttermilch allerdings nicht nachweisen. Es handelt sich um unverdauliche Ballaststoffe, die vom gesunden Darm der Frau wieder ausgeschieden werden. Sie gelangen deshalb weder in den Blutkreislauf noch in die Muttermilch. Die Aussage, dass Bohnen beim Baby Blähungen verursachen, gehört also ins Reich der Stillmythen.

Als Mutter kannst du demnach alles essen, was du gut verträgst. Hast du selbst Probleme mit bestimmten Nahrungsmitteln und bekommst Blähungen, übertragen sich eher deine Gefühle, wie das Unwohlsein, auf das Baby. Vergiss bitte nicht: Du bist deinem Baby sehr nah. Insbesondere Babys und Kinder haben sehr feine Antennen und spüren sofort, wenn es dir nicht gut geht.

In den ersten Wochen sind die Eindrücke des Tages für das Neugeborene noch sehr intensiv. Es reagiert sich durch das Schreien am Abend ab und verarbeitet diese Eindrücke damit.
Ein kleiner Vergleich: Erinnere dich mal an einen Moment, in dem du unter sehr großer Anspannung gestanden hast, eine Anspannung, die so groß war und immer größer wurde, bis du nur noch weinen konntest.

Wie heilsam war dieses Weinen in diesem Moment? Und kannst du dich an das Gefühl erinnern, wie mit dem Weinen auch gleichzeitig der Druck in dir abnahm?

Genauso ergeht es dem Baby. Für das Kleine ist alles neu. Jedes Geräusch klingt auf einmal viel intensiver, die Bilder haben sich verändert und mit jedem kleinen Entwicklungssprung nimmt es mehr wahr. Das ist manchmal ganz schön beängstigend. In Mamas Bauch war alles gedämpft, die Temperatur war immer gleich. Hunger und Durst gab es nicht. Es war immer gut versorgt und wurde stets sanft geschaukelt. Und auf einmal ist alles anders – Seine Welt wankt.

Dem Neugeborenen hilft es daher sehr, wenn die Familie möglichst wenig Programm macht, viel zu Hause bleibt und sich Zeit nimmt. Und vor allem, wenn es viel getragen wird. Deshalb empfehle ich auf jeden Fall eine hochwertige Trage oder ein Tragetuch. In vielen anderen Ländern dürfen die frischgebackene Mutter und das Baby in den ersten drei Monaten die Wohnung nicht verlassen und werden von der ganzen Großfamilie versorgt. Wirft man einen Blick auf diese alten Traditionen, kann man sich dort in der Tat sehr viel abschauen und in der heutigen westlichen Welt umsetzen.

Häufig reagieren Babys auf Kuhmilchprodukte, die in der veganen Ernährung der Mutter glücklicherweise wegfallen. Das könnten erste Hinweise auf Allergien und Unverträglichkeiten sein. Auch Flaschenbabys leiden häufig unter Koliken – zum einen durch falsche Sauger und damit zu viel geschluckte Luft und zum anderen unter Umständen auch aufgrund der Kuhmilchbasis. Daher komme ich gegen Ende dieses Kapitels noch einmal zu den veganen Säuglingsmilchalternativen.

Abhilfe bei Blähungen und Koliken sind zum Beispiel:

- *Im Fliegergriff tragen*
- *Sanfte Bauchmassagen im Uhrzeigersinn mit Baby-Bäuchleinöl oder „Windsalbe"*
- *Warmes Kirschkernkissen (Achtung, nicht zu heiß machen!)*
- *Fenchel-Kümmel-Anis-Tee für die Mama*
- *Tragen im Tragetuch*
- *Kümmelzäpfchen von WALA*

Tritt bei dem Kleinen ein wunder Po auf, gilt folgende Regel: keine parfümierten Babycremes benutzen, sondern nur Wasser, Mandelöl, Calendula-Creme und Muttermilch. Eine unvegane, aber sehr wirksame Möglichkeit ist im Notfall Heilwolle.

Folgende Lebensmittel könnten – müssen aber nicht – in Bezug auf einen wunden Popo problematisch sein: säurehaltige Zitrusfrüchte wie Kiwis, Ananas, Sanddorn, Rhabarber und auch Erdbeeren und Tomaten. Auch Vitamin-C-Präparate (die wir mit der frischen veganen Ernährung ohnehin nicht brauchen), können Verursacher sein.

TIPP

Ich habe in den letzten Wochen der Schwangerschaft auf Anraten meines Heilpraktikers Probiotika eingenommen (Probiotika sind Mikroorganismen wie beispielsweise Milchsäurebakterien, die eine gesundheitsfördernde Wirkung auf den menschlichen Organismus, insbesondere den Darm, haben. Außerdem gab ich meinem Baby in den ersten zehn Tagen nach der Geburt täglich etwas Mutaflor Suspension – ebenfalls ein Probiotikum. So konnte sein Darm sehr rasch die normale Tätigkeit aufnehmen. Er hatte nie Probleme mit Koliken oder Blähungen und war in den ersten 14 Monaten (bis zur Kita-Eingewöhnung) nie erkältet oder Ähnliches – im Gegensatz zu seinem Bruder, der sehr stark unter Koliken litt und sehr infektanfällig war.

Auf kohlensäurehaltige Getränke solltest du lieber verzichten, denn auch sie können Auslöser von Blähungen sein.

Tritt bei diesen Lebensmitteln ein Wundsein auf, sollten sie vorübergehend aus dem Speiseplan gestrichen und zu einem späteren Zeitpunkt noch einmal ausprobiert werden. Je reifer der Darm der Babys wird, desto besser werden die Lebensmittel im Allgemeinen vertragen.

Viele Babys reagieren jedoch gar nicht oder nur sehr wenig auf die Nahrung der Mutter.

Milchbildende, milchhemmende und verbotene Lebensmittel

Milchbildend

Wirklich nachweislich milchbildend sind lediglich Bockshornkleesamen. Diese können in Form eines gemahlenen Gewürzes oder als Sprossen verwendet werden. (Zu Sprossen bitte die Einleitung zu den Rezepten lesen).

Außerdem sagt man folgenden Lebensmitteln eine milchbildende Wirkung nach, die sich wissenschaftlich jedoch nicht nachweisen lässt

- *Hafer- und Gerstenflocken*
- *Bier (Gerste), also alkoholfreies Bier*
- *Malzbier*
- *Starke Gewürze wie Anis und Zimt*

Milchhemmend

Milchhemmend könnten sich in der Stillzeit Salbei/Salbeitee und Pfefferminze/Pfefferminztee auswirken. Mehr dazu im Kapitel „Gewürze, Kräuter und Tees in Schwangerschaft und Stillzeit". Beim Abstillen können diese Tees jedoch hilfreich sein. Globulis helfen ebenfalls beim Abstillen. Bitte frage deine Stillberaterin oder Hebamme.

Vegane Säuglingsmilchalternativen

Immer wieder kommt die Frage nach veganen Säuglingsmilchalternativen auf, falls die Mutter nicht stillen kann. Verunsicherte Mütter möchten sich zur Sicherheit gern ein bis zwei Pakete zulegen, falls das Stillen doch nicht klappt.

Ich möchte noch einmal auf die zu Beginn dieses Kapitels erwähnte Quote eingehen und dir damit ans Herz legen, dich einfach – und ganz ohne veganes Milchpulver im Hintergrund – auf das Abenteuer „Stillen" einzulassen. Im schlimmsten, aber eher unwahrscheinlichen Fall, dass du wirklich nicht stillen kannst, kann immer noch ein Milchpulver besorgt werden.

Hier fragt sich die (werdende) Mama also, welches Pulver nun vegan ist oder nicht. Allerdings sind bei dieser Frage viel mehr Aspekte zu beachten, denn tatsächlich kann es beispielsweise keine vegane Pre-Nahrung geben, da diese per Definition Laktose enthält. Darüber hinaus sind einige Anfangsnahrungen, die vegan und z.B. auf Basis von Soja sind, Spezialnahrungen für bilanzierte Diäten – also eigentlich für kranke Babys gedacht. Die Zusammensetzung unterscheidet sich dann unter anderem bei den mehrfach ungesättigten Fettsäuren wie DHA und ist nicht ganz optimal. Darum habe ich für dich als vegane Mami ein umfangreiches Interview zu diesem Thema mit Lucia Cremer geführt, die Fachkräfte für Formula-Ernährte Säuglinge ausbildet. Du findest dieses Interview auf meinem YouTube Kanal.

>> YouTube-Kanal von Carmen Hercegfi: Säuglinge vegan ernähren ohne zu stillen? Säuglingsnahrung als Muttermilchersatz fürs vegane Baby!

Von der Selbstzubereitung der Säuglingsnahrung oder gar der Gabe von Sojadrink – oder auch einem anderen pflanzlichen Drink – wird dringend abgeraten. Mit derartigen Experimenten bringst du dein Baby in Lebensgefahr!

Schadstoffbelastung der Muttermilch bei veganer Ernährung

Schon Hannah Lothrop schrieb in ihrer ersten Auflage des „Stillbuchs" im Jahr 2000, dass die Schadstoffbelastung der Muttermilch mit der Aufnahme von tierischen Lebensmitteln – insbesondere von Fleisch – höher und damit während der Stillzeit eine vegetarische Ernährung sogar vorteilhaft ist.

Auf >> www.stillkinder.de schreibt Regine Gresens dazu:

„Ihre aktuellen Ernährungsgewohnheiten haben leider wenig Einfluss auf die Schadstoffbelastung Ihrer Muttermilch, allerdings sollten Sie in der Stillzeit möglichst wenig tierische Fette und belastete Meerestiere (besonders Schalentiere) verzehren.

Wenn Sie sich allerdings schon jahrelang vorwiegend pflanzlich und mit ökologisch unbedenklich angebauten Nahrungsmitteln ernährt haben, enthält Ihre Muttermilch tatsächlich weniger Schadstoffe.

Daher ist es allgemein empfehlenswert, sich nicht nur in der Schwangerschaft und Stillzeit, sondern möglichst lebenslang vorwiegend pflanzlich und mit biologisch angebauten Nahrungsmitteln zu ernähren und weitestgehend auf industriell hergestellte Produkte zu verzichten."

Daher bist du mit der veganen biologischen Ernährung auf der sichersten Seite in Bezug auf eine mögliche Schadstoffbelastung.

Empfohlene Stilldauer und Langzeitstillen

Die offizielle Empfehlung der Weltgesundheitsorganisation (WHO) lautet derzeit, sechs Monate voll zu stillen und nach entsprechender Beikosteinführung eine weitere Stillbeziehung bis zum zweiten Geburtstag oder darüber hinaus.

Die Nationale Stillkommission gibt keine ausdrückliche Empfehlung, wann endgültig abgestillt werden sollte, weil sich für Deutschland hierzu keine wissenschaftlich begründete Basis finden lässt.

Der endgültige Zeitpunkt zum Abstillen sollte nach Auffassung der Kommission eine individuelle Entscheidung sein, die gemeinsam von Mutter und Kind getroffen wird.

Der Empfehlung, zwei Jahre zu stillen, folgt in Deutschland nur etwa ein Prozent der Mütter. Und obwohl das eine offizielle Empfehlung der WHO ist, wird man nach dem ersten Geburtstag des Kindes als Mutter schon häufig beäugt, wenn man sein Kleinkind in der Öffentlichkeit anlegt.

Das natürliche Abstillalter der Kinder liegt zwischen zweieinhalb und sieben Jahren. Herausgefunden hat das übrigens die Wissenschaftlerin Dr. Katherine A. Dettwyler aus Texas.

Jede Mutter sollte für sich und gemeinsam mit dem Kind das Ende der Stillbeziehung bestimmen dürfen. Folge auch hier deiner Intuition und deinem Bauchgefühl!

Ich bitte alle Mütter, dem Trend des zu zeitigen Abstillens entgegenzutreten, und wünsche mir in Zukunft ganz viele langzeitstillende Mamis. In einigen Städten gibt es übrigens Langzeitstilltreffs für Stillende und Stillkinder über sechs Monate. Dort findest du Gleichgesinnte und Verbündete.

HINWEIS

VERBOTENE SUBSTANZEN UND UNGÜNSTIGE LEBENSMITTEL IN DER STILLZEIT

- *Alkohol*
- *Drogen*
- *Nikotin*
- *Zuckerhaltige Limonade/Cola*
- *Medikamente**

* nur in Absprache mit dem Arzt oder der Hebamme oder nachlesen zum Beispiel unter >> www.embryotox.de

SONSTIGE REGELN

- *Viel trinken, am besten zwei bis drei Liter gefiltertes Wasser ohne Kohlensäure sowie Kräutertees*
- *Gewöhne dir an, während des Stillens zu trinken. Insbesondere im Wochenbett überkommt die meisten Frauen ein unbändiger Durst.*
- *Koffein; offiziell gelten drei Tassen Kaffee/300 mg Koffein als unbedenklich. Aus ganzheitlicher Sicht gilt Kaffee jedoch als Zerstörer und Verbrenner der Energie (Qi/Prana)**
- *Auch Matcha, grüner und schwarzer Tee sowie Kakao/Schokolade enthalten Koffein.**

* Für koffeinhaltige Getränke und Lebensmittel gilt Folgendes: Beobachte, ob Unruhe/Nervosität beim Baby (und auch bei dir selbst!) damit in Zusammenhang stehen kann. Dann sollte der Konsum reduziert oder komplett gestrichen werden.

ÜBER DEN RICHTIGEN UMGANG MIT FAMILIE, FREUNDEN UND FACHLEUTEN

In den vergangenen Kapiteln wurde bereits deutlich, dass vegane Schwangere und vegane Eltern häufig Kommentaren und äußerst unschönen Reaktionen aus dem Umfeld ausgesetzt sind. Diese sind nicht nur nervig oder unangenehm, sondern können große Verärgerung und Sorgen auslösen. All das ist in der Schwangerschaft und Stillzeit absolut kontraproduktiv.

Daher soll dir dieses Kapitel helfen, gut mit diesen Situationen umzugehen, damit der Stressfaktor möglichst gering ist oder ganz ausbleibt.

Die rechtliche Lage

Immer wieder werden Veganer mit der Behauptung konfrontiert, dass eine vegane Ernährung in der Schwangerschaft und für Kinder verboten sei. Aber was ist wirklich dran?

Ralf Müller-Amenitsch schreibt in seinem Buch „Vegan im Recht" dazu:
„[...] Ein Sorgerechtsentzug kann nur bei Kindeswohlgefährdung erfolgen. Der BGH definiert Gefährdung wie folgt: »Eine gegenwärtige in einem solchen Maße vorhandene Gefahr, dass bei der weiteren Entwicklung eine erhebliche Schädigung mit ziemlicher Sicherheit zu erwarten ist.« (Näheres unter BGH FamRZ 1956, S. 350; NJW 1956, S. 1434). Mit diesem Hintergrundwissen können Eltern eine nahrungsbedingte Kindeswohlgefährdung ausschließen. [...]
[...] Eltern sind verpflichtet, den Kindern eine adäquate Therapie bei Gesundheitsgefährdungen und Mangelerscheinungen zur Verfügung zu stellen. Bei sämtlichen denkbaren Mangelerscheinungen kann durch vegane Medikamente und Supplemente Abhilfe geschaffen werden.
[...] Es stellt sich für den Streitfall die Frage, wer bestimmen darf, was das Kind essen soll. Die gesetzliche Regel bei verheirateten Eltern ist § 1627 BGB, wonach beide Eltern das gemeinsame Sorgerecht in eigener Verantwortung und gegenseitigem Einvernehmen ausüben. [...]
[...] Die Familiengerichte überlassen das Nahrungsbestimmungsrecht bei getrennt lebenden Eltern mit gemeinsamem Sorgerecht in der Regel dem Elternteil, bei dem das Kind wohnt. [...]
[...] Wenn ein Elternteil kein Sorgerecht hat, so kann er auch nicht mitbestimmen, was das Kind essen soll. [...]
[...] Eine Ausnahme ist allerdings immer dann gegeben, wenn die Gesundheit und damit das Kindeswohl durch die Ernährung gefährdet sind. Hierfür ist jedoch erforderlich, dass tatsächlich Mangelerscheinungen mit der Ernährung verbunden sind, was konkret anhand von medizinischen Werten überprüft werden kann. Eine abstrakte Gefährdung, also die bloße Gefahr, dass Mangelerscheinungen auftreten könnten, sollte für eine Kindeswohlgefährdung nicht ausreichen, da ansonsten große Teile der auf Junk-Food-Ernährung setzenden Elternschaft um ihr Nahrungsbestimmungsrecht und auch Sorgerecht fürchten müssten. [...]
[...] Der BGH definiert Gefährdung, wie bereits dargestellt, folgendermaßen: »Eine gegenwärtige in einem solchen Maße vorhandene Gefahr, dass bei der weiteren Entwicklung eine erhebliche Schädigung mit ziemlicher Sicherheit zu erwarten ist.« [...]"

Demnach ist die Entscheidung für eine vegane Ernährung erst einmal deine Privatsache – und zwar solange für das Kind keine Gefährdung vorliegt.

Ärzte, Hebammen, Klinikpersonal

Es ist absolut zu empfehlen, einen Gynäkologen zu finden, der dich nicht nur von unsachlichen und unhaltbaren Aussagen verschont, sondern der sich im Gegenteil auch mit veganer Ernährung auskennt und dich beraten kann. Lässt sich kein veganfreundlicher Gynäkologe finden, muss die werdende Mutter selbst die Entscheidung treffen, ob sie den Arzt über ihre Ernährung informiert oder nicht.

Ich persönlich bin ein Freund von offener und ehrlicher Kommunikation, denn so können Gegenbeweise geschaffen werden, um mittelfristig die Meinung des Fachpersonals zu ändern.

Die beängstigenden Aussagen, die werdende Eltern immer wieder von Oecotrophologen, Diätassistenten, Ärzten und Hebammen erhalten, möchte ich an dieser Stelle aufgrund der Inkorrektheit unerwähnt lassen.

Woher kommen diese Aussagen?

- *Hebammen finden im Hebammen-Handbuch nur den Hinweis, dass eine vegane Ernährung in der Schwangerschaft nicht zu empfehlen ist – ein Satz und keine weitere Erklärung.*
- *Ärzte bekommen während des Studiums nur ein sehr geringes Ernährungswissen vermittelt und in der Ärztezeitung wird immer noch vor veganer Ernährung gewarnt.*
- *Ernährungsberater hören in Ausbildung und Studium gebetsmühlenartig veraltete Aussagen, die überwiegend auf Informationen der DGE zurückgreifen. Die DGE hat zwar ihre Position im April 2016 von einem Abraten auf eine Nichtempfehlung in den Lebensphasen „Schwangerschaft" und „Kinder" geändert, aber auch Letztere impliziert eine Schwierigkeit.*

Bewaffne dich mit ein paar Quellen, zum Beispiel mit diesem Buch, wenn du mit Ärzten, Hebammen und dem Klinikpersonal sprichst. Damit zeigst du, dass du dich verantwortungsvoll mit dem Thema auseinandergesetzt hast.

Eine andere Möglichkeit wäre beispielsweise, dem Arzt ein DIN-A4-Handout mit aufgelisteten Quellen zu überreichen.

Erkläre freundlich, dass du dich informiert hast, gegebenenfalls einen Ernährungsberater konsultierst und auch zur Untersuchung von Blutwerten bereit bist, um mögliche Risiken auszuschließen.

Damit sollten die Zweifel ausgeräumt und etwaige Aussagen gestoppt sein. Falls das nicht geschieht, solltest du tatsächlich über den Wechsel zu einem anderen Arzt nachdenken.

Familie, Freunde

Wir Menschen verlassen uns in der heutigen Zeit leider viel lieber auf Studien und Statistiken als auf unser Bauchgefühl. Und genau die gewünschten „beruhigenden" Statistiken gibt es zu den Themen „vegane Schwangerschaft" und „vegane Kinder" bisher kaum.

Meine Gynäkologin war begeistert und sehr offen für meinen Veganismus. Auf meine „Ernährungsbeichte" hin reagierte sie nur grinsend mit dem ironischen Satz: „Ach, das ist doch die Ernährungsweise, bei der man ganz besonders viel rohes Fleisch isst." Daraufhin entgegnete ich ebenfalls ironisch: „Ja, genau! Und ganz viel Rohmilchkäse und Thunfischtatar."
(Kurze Anmerkung: Die genannten Lebensmittel sind für jede schwangere Mischköstlerin aufgrund einer potenziellen Listeriose und Toxoplasmose besonders gefährlich.)

Jede Stillkrise aufgrund eines Wachstumsschubs meines Sohnes gab sofort Anlass für Diskussionen: „Siehst Du: Deine Milch reicht nicht. Du musst mal ein vernünftiges Steak essen." Darüber hinaus nervten mich in wiederkäuender Art und Weise Sprüche des Kindesvaters, von dem ich inzwischen getrennt lebe, und seiner Mutter wie: „Warte mal, bis der Kleine mit vier Monaten seine erste Scheibe Lyoner zum Lutschen bekommt."

Diese gemeine Drohung, einen kleinen Säugling an einer viel zu stark gesalzenen und phosphatreichen Wurst lutschen zu lassen, obwohl die Nieren noch lange nicht ausgereift genug sind, um eine solche Mahlzeit überhaupt zu verarbeiten, grenzt für jede Veganerin an eine doppelte Körperverletzung.

Die andere Problematik, die ich durch meine Beratungstätigkeit erfahre, sind die Angriffe des Umfelds.

Eine starke Diskriminierung und eine daraus resultierende Ohnmacht der werdenden Eltern sind häufig die Folgen. Jede Mutter und auch die meisten Väter kennen die Einmischungen beim Thema „Schwangerschaft und Kinder". Sogar kinderlose Menschen haben auf einmal die besten Erziehungstipps. Kommt die vegane Ernährungsweise als weiterer Aspekt hinzu, potenziert sich die Einmischung und nimmt teilweise ein kaum erträgliches Ausmaß unter der Gürtellinie an.

Bewährte Tipps

1. Innere Haltung

Bereits die eigene innere Haltung ist stark ausschlaggebend für die Häufigkeit und Intensität der Angriffe. Ob man daran glaubt oder nicht: Dinge, die man nicht haben will, kommen umso häufiger auf einen zu. Es beruht auf dem Gesetz der Anziehung, denn das Wörtchen „nicht“ existiert im Universum nicht. Der Schlüssel liegt in der Akzeptanz und der Bereitschaft, solche Situationen zu konfrontieren.

2. Wissen

Vegane Eltern sollten ausreichend informiert sein, dann ist jegliche Frage spielend leicht und locker zu beantworten. Ist man selbst unsicher, strahlt man diese Unsicherheit auch aus und wird entsprechend vom Umfeld auf diesen Punkt aufmerksam gemacht. Dafür können wir dankbar sein, denn es veranlasst uns, die Wissenslücken zu schließen und unsere Familie richtig zu versorgen.

3. Gelassen und interessiert zuhören

Manchmal steckt hinter den Kommentaren echte Besorgnis, die wir verstehen dürfen. Wenn selbst Fachpersonal bezüglich veganer Ernährung in diesen besonderen Lebensphasen viel zu uninformiert ist, sie für gefährlich hält, und derartige Informationen unsere Medien überschwemmen, wie sollten es unsere Eltern, Freunde oder gar Großeltern besser wissen?
Wir haben die Möglichkeit, sie später mit unserem Wissen zu beruhigen. Dafür müssen wir ihnen aber zuerst zuhören und zeigen, dass wir ihre Besorgnis wirklich verstehen. Menschen, die uns lediglich provozieren wollen, wie sie mir begegnet sind, sollten wir diese Genugtuung nicht verschaffen und uns in Gelassenheit üben. Yoga hilft.

4. Ruhig und bestimmt antworten

Der ersten Gruppe – den Besorgten – können wir in Form von fundierten Antworten begegnen und damit jeglichen Wind aus den Segeln nehmen.
Die Provokateure stoppen wir am schnellsten mit:
„Vielen Dank, dass du dich so um uns sorgst.
Aber ich habe mich bereits eingehend beraten lassen und weiß, worauf ich achten muss.“

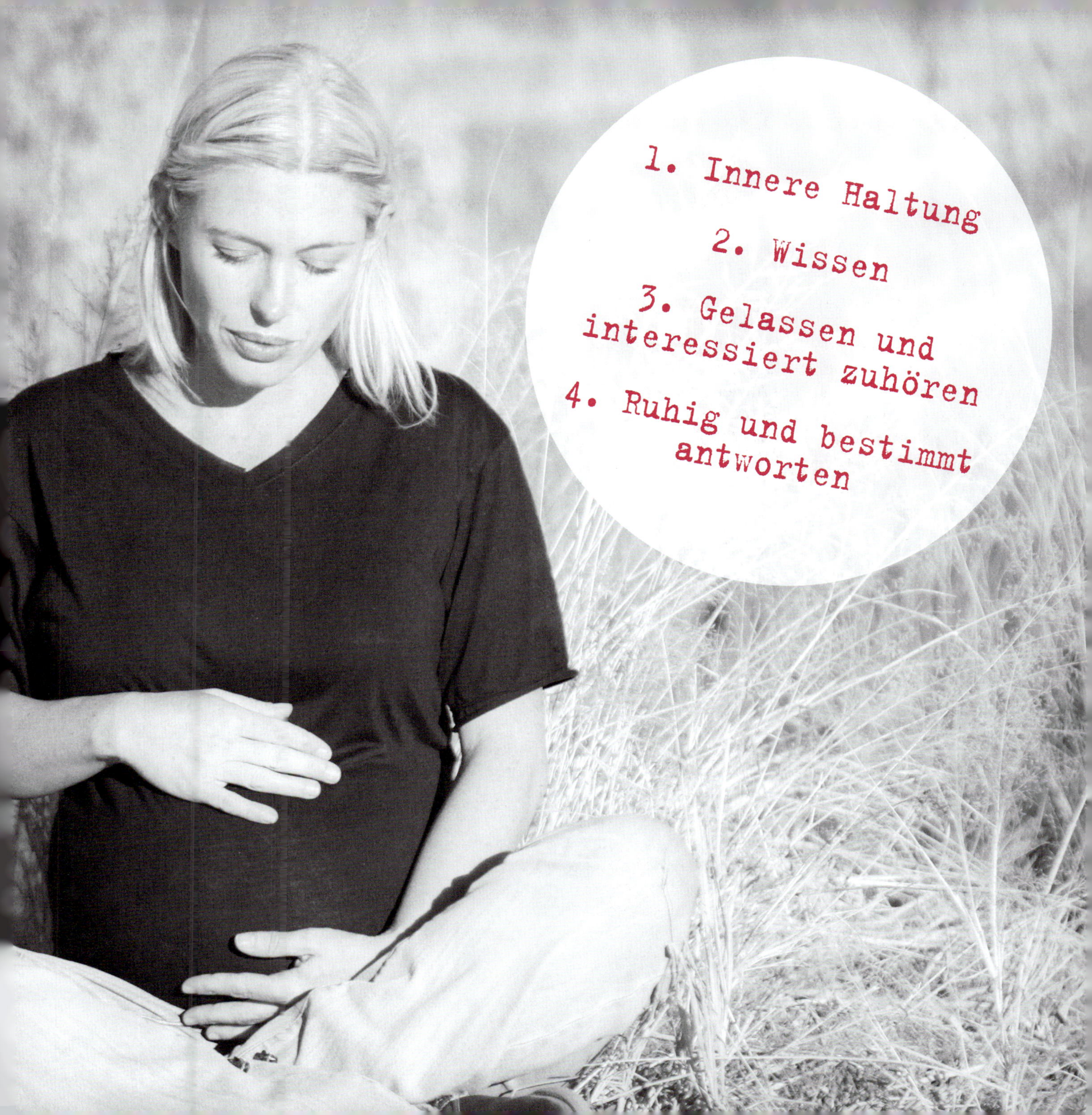
1. Innere Haltung
2. Wissen
3. Gelassen und interessiert zuhören
4. Ruhig und bestimmt antworten

Erfahrungsberichte

Statement!

Anne mit ihrem Sohn

Mit 34 Jahren wurde ich auf Wunsch und Anhieb erstmals schwanger. Zu diesem Zeitpunkt ernährte ich mich schon seit zwei Jahren vegan.

In meinem näheren Umfeld kannte ich Frauen, die bereits vegane Schwangerschaften erlebt und gesunde Kinder zur Welt gebracht hatten.

Für mich stand außer Frage, dass auch meine Schwangerschaft vegan sein sollte. Warum auch nicht? Ich habe mich bereits vor meiner Umstellung auf vegane Ernährung sehr gut belesen und mich seither immer wieder im Selbststudium und Austausch mit anderen informiert.

Die vegane Ernährung ist aus meiner Sicht, wenn man es vollwertig angeht und ein paar Kleinigkeiten beachtet, am gesündesten.

Da ich mich in der Schwangerschaft zur Vorsorge ausschließlich von einer Hebamme betreuen ließ, gab es zu meiner besonderen – in der Öffentlichkeit oft kritisch gesehenen – Ernährungsform in dieser Zeit auch keine eventuellen Diskussionen mit dem Frauenarzt.

Da mein Partner ebenso wie ich vor zwei Jahren vegan wurde, stand er diesbezüglich hinter mir und hatte keine Zweifel oder Ängste. Lediglich meine Mutter äußerte ab und an Bedenken, aber wohl auch eher wegen der fehlenden ärztlichen Kontrolle.

Ich habe mich schon immer vollwertig und bewusst ernährt, also erst recht in der Schwangerschaft. Bei uns kommen beispielsweise möglichst kaum Weizen und Zucker auf den Tisch, dafür umso mehr reichhaltige Lebensmittel wie Quinoa, Avocado, Hülsenfrüchte, Hirse, Dinkelvollkornprodukte und sehr viel frisches Obst und Gemüse – natürlich alles bio.

Zusätzlich integriere ich regelmäßig – und in der Schwangerschaft noch bewusster – besonders vitalstoffreiche Nahrungsmittel wie Mandelmus, Chia- und Hanfsamen und Leinöl in den Speiseplan. Außerdem habe ich auch sehr genau auf die Gelüste meines Köpers geachtet und bin diesen nachgegangen.

Es gab wechselweise Phasen von wenigen Tagen bis mehreren Wochen mit verstärktem Verlangen nach Tomaten, Kürbissuppe und Karotten, Äpfeln, Orangen, Granatäpfeln. Ich gehe davon aus, dass mein Körper dann immer ganz bestimmte Stoffe in größerer Menge gebraucht hat.

Zu Beginn der Schwangerschaft hatte ich mir überlegt, dass ich eventuell Ausnahmen machen würde, wenn mein Körper eindeutig nach Milch oder Käse verlangt. Es gab aber keinerlei Gelüste in diese Richtung.

Supplementiert habe ich in der Schwangerschaft – wie auch schon davor – lediglich Vitamin B12 und im Winter ab und an Vitamin D. Gelegentlich kam auch ein DHA-angereichertes hochwertiges Öl auf den Tisch. Oder ich nahm nach Gefühl für noch mehr Calcium und Magnesium etwas Sango-Meereskoralle zu mir. Das sind aber alles Dinge, die ich auch unabhängig von der Schwangerschaft tue. Nur in dieser Zeit eben noch bewusster und regelmäßiger.

Meine Hebamme nahm entsprechend den Vorgaben im Mutterpass immer mal wieder Blut ab. Der Eisenwert war stets im Rahmen, zwar im unteren Bereich, aber das ist in der Schwangerschaft absolut normal und okay.

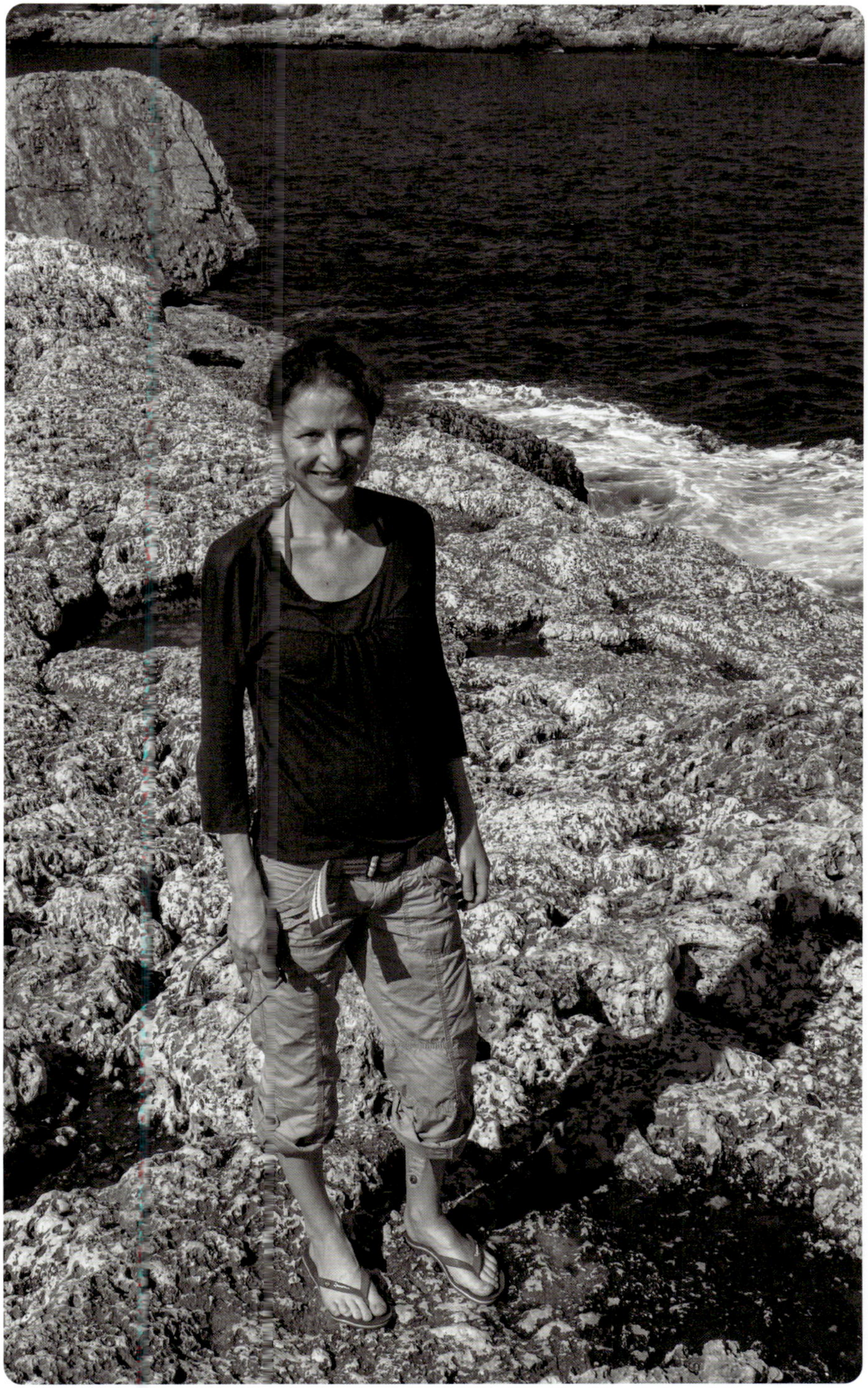

Auf meinen Wunsch hin hat sie bei einem Test in der Mitte der Schwangerschaft zusätzlich B12 messen lassen. Der Wert war leicht zu niedrig.

Allerdings weiß ich nicht, mit welchem Wert ich in die Schwangerschaft gestartet bin.

Jedenfalls hab ich meine Supplementierung, die ich nur ab und an nahm, erhöht und täglich Methylcobalamin-Tropfen eingenommen. Einige Wochen später habe ich B12 nochmals bei einem Hausarzt testen lassen.

Der Wert war nun in Ordnung. Spannend war, dass dieser Arzt selbst vegan lebt, hinsichtlich meiner veganen Schwangerschaft total entspannt war und meinte, wenn man an B12 denkt, sei es absolut unbedenklich und die gesündeste Ernährungsform. Er fände es schade, dass in der Öffentlichkeit diesbezüglich immer so viel Angst und Fehlinformationen verbreitet würden.

Während meiner Schwangerschaft ging es mir meistens sehr gut. Ich hatte nur ganz wenige und selten Wehwehchen, aber keine größeren Probleme. Am Anfang war mir nur wenige Male kurz schlecht, meistens bei einem Geruch als Auslöser am frühen Morgen. Aber nicht vergleichbar mit starker, alltäglicher Schwangerschaftsübelkeit – davon wurde ich verschont.

››

Mein Blutdruck war bis auf etwas Schwindel in der Anfangsphase immer top. Es gab keine Wassereinlagerungen – die viele prophezeit hatten – und auch keine Schwangerschaftsstreifen. Und ich hatte keinerlei Probleme mit Verstopfung, die angeblich sehr häufig unter Schwangeren vorkommt. Ob das nun alles auf meine Ernährung oder auf meinen generell gesunden Lebenswandel zurückzuführen oder gar Veranlagung ist, kann ich nicht sagen.

Ich bin von Natur aus sehr schlank (unschwanger unter 50 kg – auch schon vor meiner veganen Ernährung), deshalb war es spannend, wie mein Körper sich in der Schwangerschaft verändern würde. Insgesamt habe ich letztlich gute sieben Kilo zugenommen – laut meiner Hebamme absolut ausreichend, auch wenn man oft von größeren Gewichtszunahmen bei schlanken Frauen hört.

Sehr erstaunlich war, dass mein kerngesunder Sohn, der ziemlich pünktlich zwei Tage vor dem errechneten Termin das Licht der Welt erblickte, mit stolzen 3.670 Gramm und 56 Zentimetern geboren wurde.

Wie dieses recht große und nicht allzu leichte Baby in meinen zierlichen Körper gepasst hat, bleibt ein Rätsel. Ich finde es wirklich beeindruckend, dass mein Körper, der selbst kaum Fett ansetzt, so einen Wonneproppen in der Schwangerschaft zustande gebracht hat – trotz oder gerade wegen meiner veganen Ernährung?!

Zum Abschluss noch kurz ein paar Worte zu unserer bisherigen Stillzeit und wie mein Sohn sich in den ersten Wochen entwickelt hat. Obwohl die Geburt ein Kaiserschnitt war (leider – wegen Beckenendlage), hatte ich bereits am zweiten Tag den Milcheinschuss.

Das Stillen klappte vom ersten Moment an super. Ich ernähre mich im Grunde so wie in der Schwangerschaft, außer dass ich im Schnitt noch etwas mehr esse und Powerfoods wie selbst gemachte Energiekugeln immer griffbereit habe.

Ich habe sehr viel Milch und bisher keinerlei entzündete Brustwarzen oder andere Probleme. Mein eigenes Gewicht ist bisher seit der Geburt konstant geblieben und nicht weniger geworden, was ich sehr begrüße, da ich quasi direkt nach der Geburt wieder bei meinem Startgewicht war.

Mein Körper hat keine weiteren Reserven in der Schwangerschaft aufgebaut, aber offenbar braucht er die auch nicht, da ich meinen Sohn nun schon neun Wochen ohne Gewichtsverlust voll stille.

Meine vollwertige vegane Ernährung versorgt sowohl mich als auch mein Baby wie schon in der Schwangerschaft mit allem, was nötig ist. Und das, obwohl mein Sohn sehr gut und viel trinkt und bereits deutlich und schnell an Gewicht zugelegt hat.

Mit drei Wochen wog er bereits 4.300 Gramm, mit sechs Wochen schon über fünf Kilogramm. Es wird spannend, wie es weitergeht. Er ist nun neun Wochen alt und macht sich weiterhin super. Sein aktuelles Gewicht kenne ich zwar nicht, aber vom Gefühl her kam wieder einiges hinzu – mein veganer Wonneproppen eben.

Und wie ging es weiter? – Update nach der U4: Die Wochen nach meinen letzten Zeilen klappte das Stillen ebenfalls hervorragend. Mein Sohn ist weiterhin ein fleißiger Trinker und mein Körper produziert mühelos die benötigten Milchmengen.

Bei der U4 war mein Sohn ziemlich genau vier Monate alt. Er wurde vom Kinderarzt wie erwartet für kerngesund und altersgemäß entwickelt befunden. Mit seinen nun 66,5 Zentimetern Körperlänge und 6.550 Gramm Gewicht liegt er genau im Schnitt. Mein Umfeld ist teilweise immer noch überrascht, dass gerade ich als so schlanke Veganerin einen solch propperen Sohn habe.

Mich wundert es nicht unbedingt, wenn ich meine vollwertige vegane Ernährung mit dem vergleiche, was die meisten so den ganzen Tag essen. Übrigens habe auch ich weiterhin mein Gewicht gehalten und nicht durch das intensive Stillen abgenommen.

Statement!

Vanessa mit Adriana

Meine vegane Schwangerschaft

Bei vielen Menschen schlackern vor Sorge die Ohren, wenn sie mitbekommen, dass eine vegan lebende Frau schwanger ist. Dann heißt es oft:

„Aber du isst doch nun jetzt alles, oder? Du willst doch keinen Mangel erleiden. Denk da auch an dein Kind.“

Man darf es diesen Menschen nicht übel nehmen. Sie haben sich nicht informiert und haben nur den Kenntnisstand der längst veralteten Empfehlungen der DGE, wenn überhaupt. Auch ich musste mir diesen Satz einmal anhören. Aber natürlich ernähre ich mich auch weiterhin vegan, das habe ich schließlich schon die drei Jahre vor der Schwangerschaft erfolgreich gemacht. Viele meiner Wehwehchen konnte ich dadurch ausradieren.

Einen Eisenmangel hatte ich nie. Auch nicht die neun Jahre, die ich zuvor vegetarisch gelebt habe, wobei ich in diesen Jahren auch nie bewusst auf meine Ernährung geachtet habe.

Diese Entwicklung vollzog sich erst mit meiner Umstellung auf die vegane Ernährung und Lebensweise. Erst im Zuge dessen habe ich mich mit der Vollwertkost auseinandergesetzt und diese in veganer Form für mich durchgesetzt. Es war ein langer Lernprozess, aber es hat sich gelohnt. Abgesehen von den ethischen und ökologischen Gründen, die damals die Hauptgründe für meine Umstellung waren, hat sich erfreulicherweise eben ein weiterer Grund dazugesellt – der gesundheitliche.

Natürlich bedeutet vegan nicht gleich gesund, auch wenn meine Familie das immer wieder glaubt, da sie meine Ernährung als Repräsentation einer veganen Ernährung vor Augen hat. Allerdings bin ich davon überzeugt, dass die vegane Ernährung die beste Grundlage für eine gesunde Ernährung darstellt. Fragt man Menschen, was sie unter gesunder Ernährung verstehen, wird es oft heißen: „Viel Obst und Gemüse.“

Genau das ist auch die Grundlage einer gesunden veganen Ernährung. Im Kern besteht sie bei mir aus Obst, Gemüse, Vollkornprodukten, Pseudogetreide, Hülsenfrüchten, Nüssen und Samen. Sie ist damit basisch, was ich als überaus wichtig erachte, da eine Übersäuerung des Körpers zu einer vermehrten Ausscheidung von wichtigen Mineralien und Nährstoffen führt.

Da ich für mich in dieser Ernährungsform die gesündeste gefunden habe, war es nur logisch, diese weiterhin, also auch in der Schwangerschaft und Stillzeit, fortzusetzen.

Vorbereitung auf die Schwangerschaft

Da meine Schwangerschaft geplant war, hatte ich Zeit, mich darauf vorzubereiten. Ein Teil der Vorbereitung fing jedoch schon vor dem bewussten Plan an, schwanger werden zu wollen: Ich setzte die Pille ab.

Das tat ich, da ich irgendwann verstand, dass auch diese harmlos wirkende kleine rosa Pille ein Medikament ist, das mittels Hormonen in meinen natürlichen Hormonhaushalt eingreift und ihn durcheinanderbringt, was – wie bei jedem Medikament – unter Umständen zu unangenehmen Nebenwirkungen führen kann.

Das Ausmaß der Auswirkungen der Pille nahm ich jedoch erst wahr, nachdem sich mein natürlicher Hormonhaushalt allmählich wieder hergestellt hatte. Ich fühlte mich beinahe wie ein neuer Mensch.

Mein Wesen hatte sich tatsächlich verändert. Ich hatte die leicht depressive Neigung verloren, die mich all die Jahre so gestört hatte, und auch die Stimmungsschwankungen verschwanden. Ich konnte endlich die ausgeglichene Person sein, die ich sein wollte.

»

Im Anschluss verhütete ich unter Anwendung der symptothermalen Methode nach NFP und einem Kondom in der fruchtbaren Zeit. Diese Methode kann man jedoch auch bei einem konkreten Kinderwunsch anwenden, da sie einem die Bestimmung der fruchtbaren und unfruchtbaren Tage ermöglicht. Nachdem ich also über ein Jahr erfolgreich mithilfe dieser Methode verhütet hatte, konnte ich sie nun nutzen, um bewusst unser Kind zu zeugen.

Das war ein wundervolles Gefühl. Bevor wir in die aktive Übungsphase gingen, machte ich eine Heilfastenkur über zehn Tage und achtete danach penibler als je zuvor darauf, auf Weißmehlprodukte und Zucker zu verzichten und besonders folsäurereiche Nahrungsmittel zu mir zu nehmen, was sich als vegan lebende Frau glücklicherweise überaus einfach gestaltet.

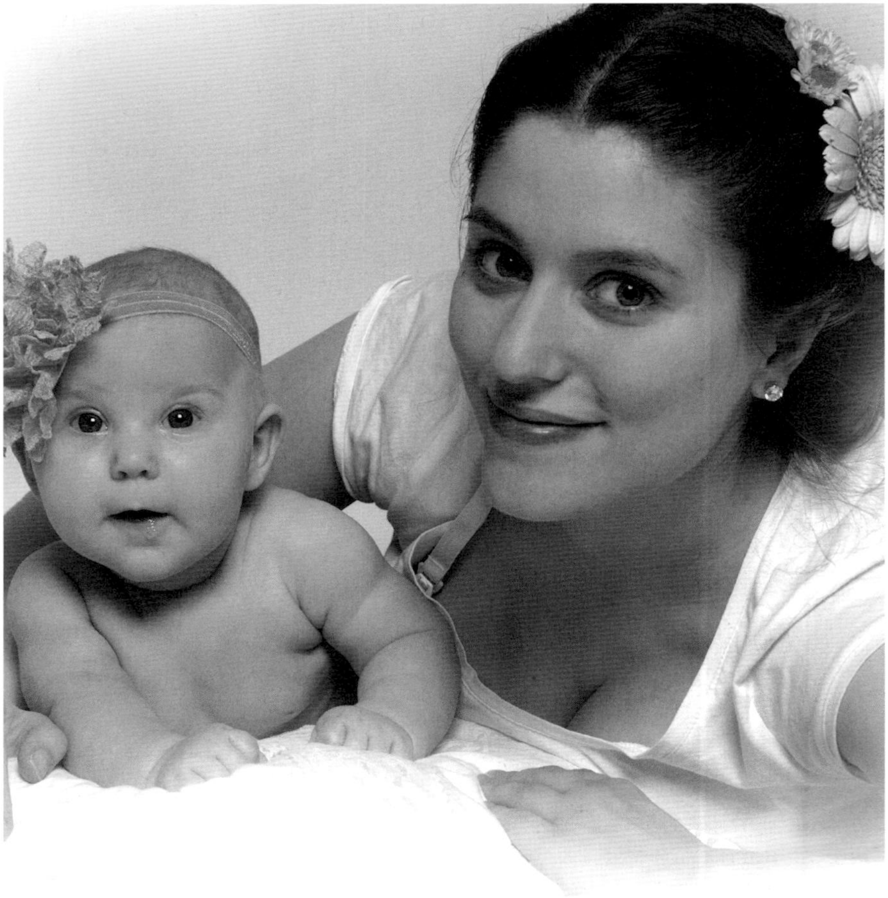

Alkohol und Nikotin waren bei mir ohnehin nie ein Thema gewesen, daher hatte ich diesbezüglich auf nichts zu verzichten. Und schwupps: Beim ersten Übungszyklus hatte es geklappt. Ich war schwanger.

Die Schwangerschaft und Geburt

Leider gestaltete es sich schwieriger, als ich dachte, meine gewohnte Ernährungsweise beizubehalten. Beispielsweise liebte ich grüne Smoothies als Frühstück, die bekam ich jedoch ab dem zweiten Schwangerschaftsmonat nicht mehr hinunter. Das blieb bis zum Ende des vierten Schwangerschaftsmonats auch so.

In dieser Zeit konnte ich fast nur Obst essen. Besonders liebte ich Orangen, Kiwis und Bananen. Zudem aß ich zum Frühstück gern Chiasamen in Sojajoghurt. Nudeln und Kartoffeln konnte ich in dieser Zeit nicht essen, gekochtes Gemüse auch nicht.

Also bestanden meine Hauptmahlzeiten oft aus einem frischen Salat mit viel dunklem Blattgrün und Pseudogetreide wie Amaranth und Quinoa. Auch Buchweizen konnte ich zu dieser Zeit essen.

Übelkeit schlich sich nur in diesen Monaten ein und beschränkte sich auf Situationen, in denen ich zu fettig gegessen hatte oder etwas zu intensiv Gewürztes roch. Nach dieser kurzen Zeit nahm jedoch alles wieder seinen gewohnten Lauf.

Andere Schwangerschaftsleiden blieben komplett aus. Mein Blutdruck war stets super, meine Eisenwerte ebenso und von Wassereinlagerungen, Sodbrennen oder sonstigen Leiden blieb ich verschont. Die einzige Ausnahme bildete der vermehrte Harndrang, der dazu führte, dass ich nachts öfter die Toilette aufsuchen musste. Jedoch konnte ich danach problemlos wieder einschlafen.

Meine Bewegungsfreiheit empfand ich bis zum neunten Monat als gar nicht eingeschränkt und darüber hinaus nur leicht.

Yoga war bis zur 42. Schwangerschaftswoche, die auch meine letzte war, kein Problem. Ich kann somit behaupten, dass meine Schwangerschaft eine überaus positive und angenehme Erfahrung für mich war. Das nahm auch mein Umfeld wahr.

Meine zwei wunderbaren Hebammen, die meine Vorsorge und die gesamte Begleitung während der Schwangerschaft übernahmen, waren immer erstaunt darüber, wie fit, gut gelaunt und zuversichtlich ich während der kompletten Schwangerschaft war.

Zudem fragte man mich ständig, ob ich denn wirklich schwanger sei, und betonte, wie fit ich sei und wie gut ich doch aussehen würde, dafür, dass ich schon im dritten Trimester wäre. Zusatzinfo: Manche Personen in meinem nahen Umfeld hatten das überhaupt erst im siebten oder achten Monat bemerkt.

Das Baby entwickelte sich stets prima, sodass unserer Hausgeburt im Geburtspool nichts im Weg stand. Meine positive Einstellung, die schöne Schwangerschaft, meine tollen Hebammen, das Yoga und der Hypnobirthingkurs führten gemeinsam zu einer Geburt, die schöner nicht hätte sein können.

Ich gebar meine Tochter zu Hause im Geburtspool innerhalb von vier Stunden – und das schmerzfrei.

Sie überraschte uns sogar mit einem höheren Geburtsgewicht als vermutet. Da ich eine schlanke Frau mit kleinem Bauch war, erwarteten die Hebammen ein Kind mit knapp drei Kilogramm, jedoch wog sie dreieinhalb Kilogramm. Da haben die Hebammen gestaunt: „Wo hattest du die nur versteckt", hieß es noch oft.

Wochenbett und Babyzeit

Das Wochenbett verlief genauso problemlos wie die Schwangerschaft. Der Beckenboden, der sich nach der Geburt noch etwas schlapp angefühlt hatte, war bereits vor Beginn des Rückbildungskurses, zumindest vom Gefühl her, wieder fest. Selbst beim Trampolinspringen musste ich keine Angst vor Urin im Höschen haben.

Das Stillen klappte von Anfang an super und ich hatte vor allem in den ersten drei Monaten sehr viel Milch. Meine Tochter entwickelte sich dementsprechend tadellos.

Beim Gewicht und bei der Größe bleibt sie stets ganz oben mit dabei:

- *Bei der U3 wog sie bei einer Größe von 59 Zentimetern 5.060 Gramm.*
- *Bei der U4 war sie 67 Zentimeter lang und wog 7.830 Gramm.*
- *Bei der U5 wog sie 8.980 Gramm bei einer Körperlänge von 71 Zentimetern.*

Unterernährt sieht anders aus und dabei stille ich bislang (Adriana ist zurzeit acht Monate alt) noch voll. Von ihrer Kinderärztin erntet sie immer wieder Lob für ihre tolle Entwicklung und ihr auffallend fröhliches Naturell. Das freut das Mutterherz.

Ich selbst habe übrigens ohne Diätstress nach sieben Monaten wieder mein Ausgangsgewicht erreicht.

Statement!

Steffi mit Alex und Valentin

Mein Leben hat sich in den vergangenen vier Jahren komplett verändert. Nach einem Besuch bei meinen besten Freunden in der Pfalz wurde ich im September 2012 zur Veganerin und kann mir nicht mehr vorstellen, mich anders zu ernähren.

Vorher habe ich mir nicht so viele Gedanken darüber gemacht, was ich esse. Und schon gar nicht, wie Lebensmittel hergestellt werden. Für mich war es sehr schockierend zu erfahren, wie Tiere behandelt werden.

Hinzu kam die Erkenntnis, dass es nicht nur moralisch nicht vertretbar ist, Tiere zu essen, sondern auch gar nicht notwendig. Seitdem ich vegan bin, habe ich angefangen zu kochen und entdeckt, wie vielfältig die vegane Küche ist.

Meinen Traummann habe ich im gleichen Jahr kennengelernt. Für ihn ist und war meine Ernährung keine große Sache, da er seit seinem 15. Lebensjahr Vegetarier ist. Nach seinem Heiratsantrag entschieden wir uns, das Projekt „Kind“ anzugehen.

Mit dem Kinderwunsch kam auch zwischen uns das erste Mal das Thema „Ernährung“ zur Sprache. Alex ist zwar mit meiner Ernährung einverstanden, aber er hatte Bedenken, ob eine vegane Schwangerschaft wirklich gesund für das Baby ist.

Leider gibt es sehr viele falsche Aussagen dazu. Für mich gab es jedoch nie eine Alternative. Den Gedanken, wieder etwas Tierisches essen zu sollen, konnte ich nicht ertragen.

Nach kurzer Überlegung kam mir die Idee, im Internet nach professioneller Unterstützung zu suchen. Ich stieß auf Carmens Blog und war sofort begeistert. Genau das, was ich suchte: eine Ernährungsexpertin für vegane Familien und dazu auch noch Mutter. Alles perfekt, dachte ich mir – und nahm sofort Kontakt auf. Zu unserem ersten Treffen habe ich direkt Alex mitgenommen, denn mir war vor allem wichtig, ihn zu überzeugen.

Ich habe sofort gespürt: Carmen und ich sind auf einer Wellenlänge. Und auch mein Verlobter war nach dem ersten Treffen überzeugt. Mit Carmen hatten und haben wir einen Profi an unserer Seite.

Wir vereinbarten, dass sie mich während der gesamten Schwangerschaft begleitet. Es war wirklich erstaunlich, aber der erste Versuch beim Projekt „Kind“ hat funktioniert. So war ich schon im Januar 2016 in freudiger Erwartung.

Die Entscheidung, mit Carmen zusammenzuarbeiten, war für mich das Beste überhaupt. Denn in meinem Familien- und Freundeskreis bin ich die einzige Veganerin. Zwar haben alle akzeptiert, dass ich mich vegan ernähre, aber sobald sie erfuhren, dass ich schwanger bin, war die nächste Frage, ob ich mich weiterhin vegan ernähren möchte.

Sofort waren wieder die Bedenken auf dem Tisch, dass Veganismus eine Mangelernährung sei und gefährlich für das Baby sein kann. Es ist schon erstaunlich, mit welchen Überzeugungen jeder lebt. Mit der Unterstützung von Carmen konnte ich durch mein Wissen überzeugen.

Die erste Frage war immer: Bekommt das Kind auch alle wichtigen Nährstoffe? Darauf konterte ich: Welche wichtigen Nährstoffe sind das denn? Dank Carmen weiß ich, welche Nährstoffe ich woher bekomme. Meiner Familie und meinen Freunden wurde schnell klar, dass ich mehr über Ernährung weiß als sie.

Wie es der Zufall so will, waren zwei meiner Freundinnen gleichzeitig mit mir schwanger. Natürlich haben wir ständig über alle Phasen unserer Schwangerschaft gesprochen und vor allem auch darüber, welche Nährstoffe gerade besonders gebraucht werden. Dank meines Wissens konnte ich meinen Freundinnen viele Tipps geben – zum Beispiel, welche Lebensmittel besonders eisenhaltig sind.

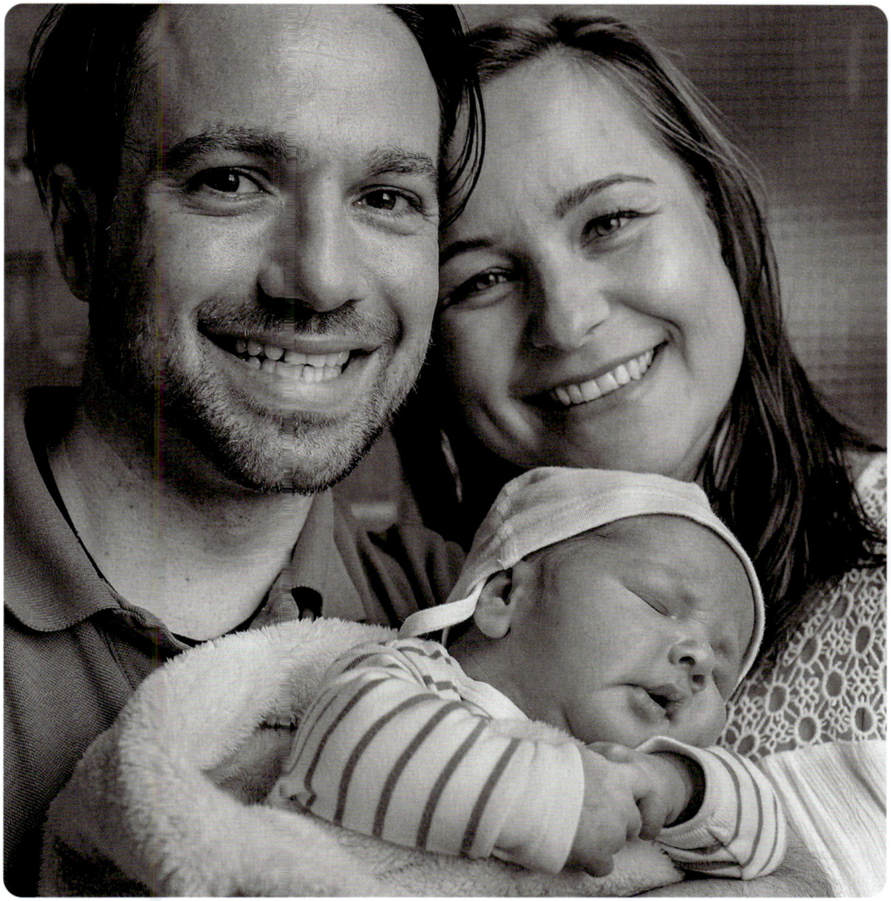

Um zu wissen, wie mein Nährstoffstatus ist, bat mich Carmen zu Beginn der Beratung, ein detailliertes Blutbild erstellen zu lassen und eine Woche ein Ernährungsprotokoll auszufüllen. Daraufhin hat sie meine Ernährung analysiert und mir ein ganz individuelles Paket erstellt.

Das gab mir von Anfang an ein sicheres Gefühl. Die Auswertung gab mir die Bestätigung, dass ich schon vieles – aber nicht alles – richtig mache.

Die Nährstoffe, die bei mir noch zu kurz kamen, haben wir in mehreren Terminen besprochen. Bei jedem Treffen haben wir einen Baustein thematisiert. Das war für mich genau richtig.

So war die Beratung keine Lernstunde, sondern informativ, und motivierte mich, das Wissen beim Kochen einfließen zu lassen. Innerhalb von vier bis sechs Wochen habe ich das Gelernte angewendet und verinnerlicht.

Mein neu gewonnenes Wissen hat mir immer mehr Sicherheit im Umgang mit skeptischen Menschen gegeben.
Zusätzlich zur Ernährung konnte mich Carmen auch zu weiteren wichtigen Fragen beraten:
Wie finde ich den richtigen Frauenarzt? Welcher Kinderarzt ist offen für vegane Ernährung?

Mein Frauenarzt war entsprechend gelassen. Er meinte nur, jeder solle sich so ernähren, wie er will. Ihm gehe es nur darum, dass meine Werte und die des Babys in Ordnung sind. Meine Werte waren natürlich sehr gut.

Der Verlauf meiner Schwangerschaft war wie in vielen Büchern beschrieben. In den ersten zwölf Wochen war mir oft schlecht, meine Brüste wuchsen und ich hatte Schmerzen im Unterleib. Und pünktlich ab der 13. Woche ging es mir wieder sehr gut.

Um ehrlich zu sein, hat mein Körper das Schwangersein sehr genossen. Valentin kam gesund und kräftig zur Welt. Das Stillen hat sofort funktioniert und nach drei Tagen hatte er schon wieder zugenommen. Nun ist er fast vier Monate alt und mein größtes Glück.

Danke, liebe Carmen, für deine Unterstützung! Bald möchte Valentin mehr als nur Muttermilch – danke schon jetzt für deine weitere Unterstützung zum Thema „Beikost“.

Statement!

Ingrid mit ihrer zweiten Tochter

Bereits vor meiner ersten Schwangerschaft lebte ich einige Jahre vegetarisch. Da man als Schwangere zum Beispiel Rohmilchkäse oder Tiramisu nicht essen soll, habe ich mich weiter über Ernährung informiert und war gegen Ende der Schwangerschaft schließlich vegan. Meine zweite Schwangerschaft war daher von Beginn an vegan und so kann ich beide Zeiten gut vergleichen.

Um es vorwegzunehmen: Beide Schwangerschaften verliefen problemlos und ich war gern schwanger. Allerdings bekam ich von meinem Umfeld als vegane Schwangere noch mehr Gegenwind, als ich ihn bereits als vegetarische Schwangere bekommen hatte. Oft hieß es, ich müsse Fleisch essen oder doch wenigstens Milchprodukte, um das Ungeborene nicht zu gefährden. Da ich bereits das „kritische" Alter von 35 überschritten hatte und ich damit als Risikoschwangerschaft eingestuft war, konnte ich die Kritiker auf die regelmäßigen und durchweg positiven Kontrollen meiner Frauenärztin und Hebamme hinweisen.

Supplementiert habe ich nur B12 und Jod über Folio, das übrigens allen Schwangeren empfohlen wird. Mein Hb-Wert (Eisen, mit Fingerblut gemessen) war in der ersten Schwangerschaft besser, aber auch in der veganen Schwangerschaft gut (im unteren Bereich, aber okay). Außerdem wurden auch Ferritin und B12 überprüft. Beides war reichlich vorhanden, sodass mir der Arzt von einer Eisensupplementierung abriet. Allerdings achtete ich nun mehr auf eine gesunde, ausgewogene Ernährung. Meinen Gelüsten auf Süßes gab ich weiterhin nach, stillte dieses Bedürfnis aber nun vermehrt mit Obst und weniger mit Schokolade, Kuchen oder Eis. Gefühlt aß ich tonnenweise Erdbeeren und Melone.

Abgesehen von dieser Krankheitsepisode fühlte ich mich während der Schwangerschaft fit und wohl in meinem Körper. Ich hatte so viel Energie, dass ich knapp zwei Wochen vor dem Entbindungstermin noch einen Windelfrei-Kurs gab. Ich bin Windelfrei-Coach und habe daher viel Kontakt zu Schwangeren und frischgebackenen Müttern. Dabei habe ich den Eindruck gewonnen, dass die vegane Ernährung mir persönlich viel Leichtigkeit gebracht hat. Ich litt weder unter Wassereinlagerungen oder Kurzatmigkeit noch unter Sodbrennen oder Verstopfung. Erst ab Mitte des zweiten Trimesters musste ich häufiger auf die Toilette, auch nachts ab und zu. Zur Geburtsvorbereitung machte ich einen klassischen Geburtsvorbereitungskurs und Schwangerenyoga.

Außerdem genoss ich die Zeit mit meiner großen Tochter und wir fuhren bei schönem Wetter oft an einen Badesee.

Die Geburt verlief schnell und sehr unkompliziert. Zwei Tage nach dem ET erwachte ich morgens um 4 Uhr mit Wehen, um 5 Uhr weckte ich meinen Mann. 5.45 Uhr hatte ich einen Blasensprung, um 6.15 Uhr war ich im Krankenhaus und um 6.30 Uhr habe ich meine zweite Tochter geboren. Sie war normalgewichtig und normal groß (3.485 Gramm, 52 Zentimeter). Geburtsverletzungen hatte ich keine. Stillen funktionierte auf Anhieb und ich hatte anfangs sogar so viel Milch, dass mir die Hebamme empfahl, täglich eine Tasse Pfefferminztee zu trinken.

Ich habe das Gefühl, dass ich durch die vegane Ernährung ein besseres Körperbewusstsein erlangt habe. Für mich ist eine Schwangerschaft keineswegs ein Grund, von der veganen Ernährung abzurücken, sondern vielmehr ein guter Grund, sich gesund vegan zu ernähren. Inzwischen gibt es so viele Studien, die die negativen Seiten einer Ernährung mit tierischen Produkten beweisen, dass es eigentlich allen Schwangeren leicht gemacht werden sollte, sich bestmöglich rein pflanzlich zu ernähren. Für sich und ihr Baby.

>> www.windelfrei-hamburg.de

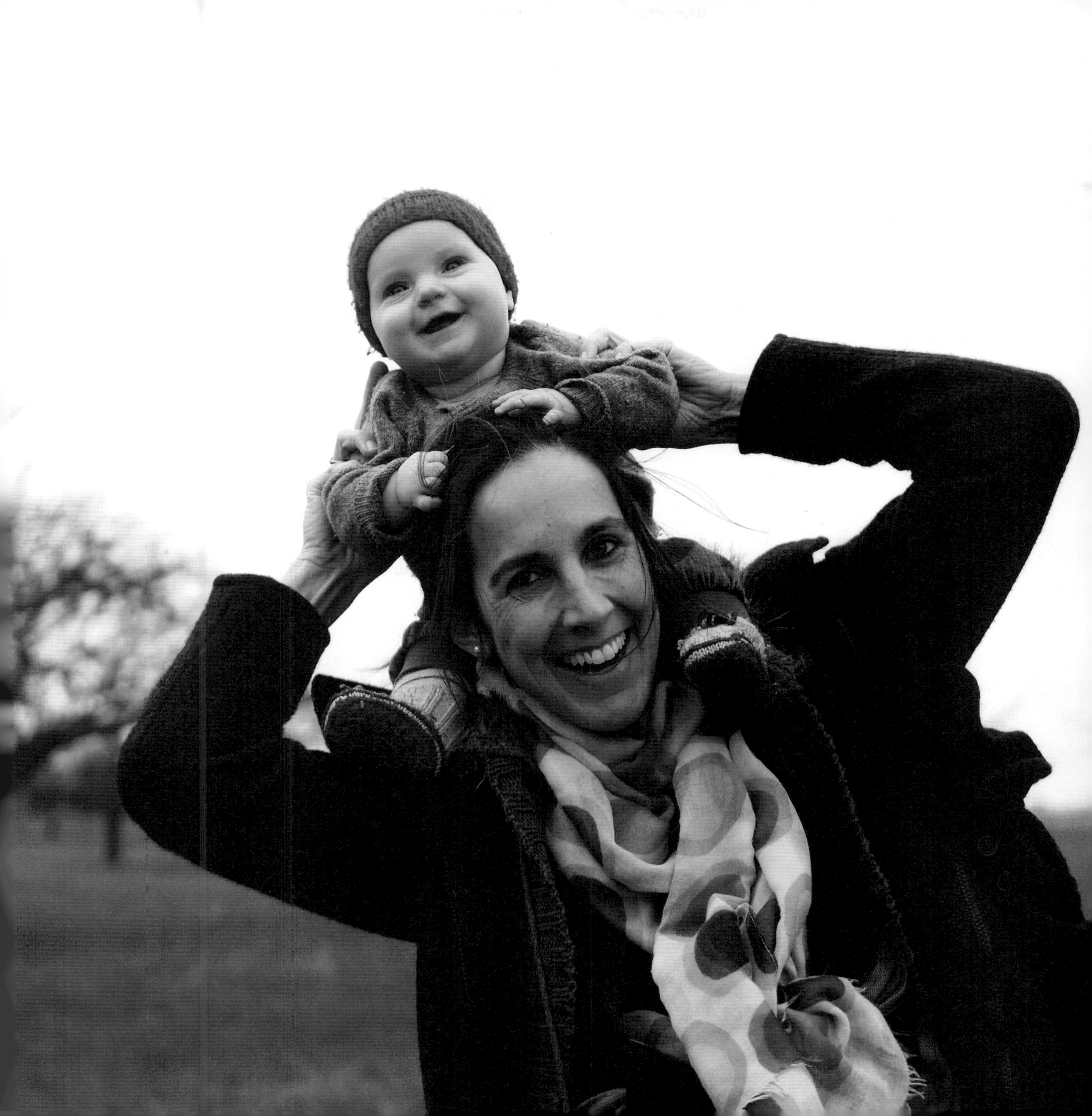

Statement!

Katrin mit ihrer dritten Tochter Juno

Meine vegane Schwangerschaft gehört zu meinen bisher wunderbarsten Erfahrungen. Ich hatte bereits über zwei Jahre vegan gelebt, als sich mein kleines Nesthäkchen ankündigte – völlig überraschend, da ich eigentlich mit der Kupferspirale verhütet hatte. Die war aber plötzlich nicht mehr vorhanden, dafür war da etwas anderes Kleines auf dem Ultraschallbild zu sehen ...

Für mich war von Anfang an klar, dass ich meine rein pflanzliche Ernährung auch in der Schwangerschaft beibehalten würde. Denn was gibt es Gesünderes als viel frisches Obst und Gemüse?

Ich war topfit, übte jeden Tag Yoga und hatte bereits zwei komplikationslose Schwangerschaften hinter mir, aus denen zwei kerngesunde vegane Kinder hervorgegangen sind.

Auch von meiner Gynäkologin ließ ich mich nicht beunruhigen. Sie war zwar schon bei meiner früheren ovolactovegetarischen Ernährung skeptisch gewesen, kapitulierte aber angesichts meiner stets einwandfreien Blutwerte. Irgendwann im Verlauf der Schwangerschaft habe ich ein wenig Eisen und Folsäure „zugefüttert" – wie die meisten Frauen. Meine Werte waren sogar tendenziell besser als die von Frauen, die Fleisch, Ei- und Milchprodukte gegessen hatten. B12 ergänze ich sowieso.

Mit einem Geburtsgewicht von 3.500 Gramm bei 50 Zentimetern Größe war mein Baby schwerer als der Durchschnitt. Ich habe ambulant entbunden, nur mit meinem Mann und einer Hebamme. Wenige Stunden nach der Geburt konnten wir mit unserem Baby nach Hause gehen.

Alles lief wie im Bilderbuch ab und ich bin sehr dankbar, dass ich so wunderbare Menschen um mich hatte, die mein Vertrauen in mich und mein Kind gestärkt haben.

Vertrauen ist für mich der Schlüsselbegriff, der meine gesamte Schwangerschaft prägte. Bis zum Tag vor der Entbindung habe ich Yoga praktiziert, meine älteren Kinder mit dem Fahrrad in den Kindergarten gebracht und in meinem Job als freie Journalistin Interviews geführt.

>> www.kasper-kommunikation.de

Die Kraft dazu habe ich aus meiner veganen Lebensweise gezogen: mit mir im Reinen, weil ich weiß, dass ich das Richtige tue – und zwar nicht auf Kosten anderer, sondern soweit wie möglich Leiden vermeidend.

Immer wieder habe ich beim Meditieren in mich hineingehorcht, habe beim Yoga meine weibliche Kraft gespürt und mich mit ihr verbunden. So haben mich selbst Widrigkeiten in meinem Umfeld – von einem ängstlichen Ehemann über nervende Nachbarn bis zu kritischen Kindergärtnerinnen – nicht aus der Ruhe bringen können.

Mir hat es große Freude gemacht, mich in der Schwangerschaft besonders gesund zu ernähren. Schließlich kam es ja nicht nur mir zugute, sondern auch dem Baby. Also möglichst wenig Zucker und Weißmehl, dafür hinein mit den herrlichen Früchten und kiloweise Rohkost. Und da mein Mann bei uns kocht, gab es auch oft Suppe, Linsengerichte, Reis- und Kartoffelpfannen mit Gemüse.

Ich hatte nie den geringsten Zweifel, dass mein Baby so alles bekommt, was es braucht. Ich habe viele Länder bereist, in denen die Menschen sich mehr oder weniger ausschließlich pflanzlich ernähren – und auch ihre Kinder kommen gesund zur Welt.

Beim Schwangerenyoga klagten viele Mütter ihr Leid: Wasser in den Beinen, Rückenschmerzen, Schlafprobleme – die Liste schien unendlich. Ich konnte allenfalls bei Sodbrennen mitreden, das ich trotz tütenweise gefutterter Mandeln nicht wirklich eindämmen konnte. Irgendwann habe ich es einfach akzeptiert, wohl wissend, dass es nach der Schwangerschaft wieder damit vorbei ist.

Auch die Rückbildung war bei mir kein Problem. Wenn die Kleine schlief, machte ich vor dem Bett die ersten Übungen.

Mein Ursprungsgewicht habe ich nach rund zwei Jahren wieder erreicht, nachdem ich abgestillt hatte. Die zwei, drei Extrakilos, die ich bis dahin noch auf den Rippen hatte, hatten mich allerdings auch nicht wirklich gestört. Irgendwie passten sie zu mir als stillender Mama.

Eine vegane Schwangerschaft kann ich all denjenigen sehr empfehlen, die auf der Suche nach Wahrheit und Bewusstheit sind. Sie werden eine ganz neue Qualität an Beziehung erleben – zu sich und ihrem Körper, aber auch zu ihrem ungeborenen Kind. Es gibt kein größeres Glück.

□

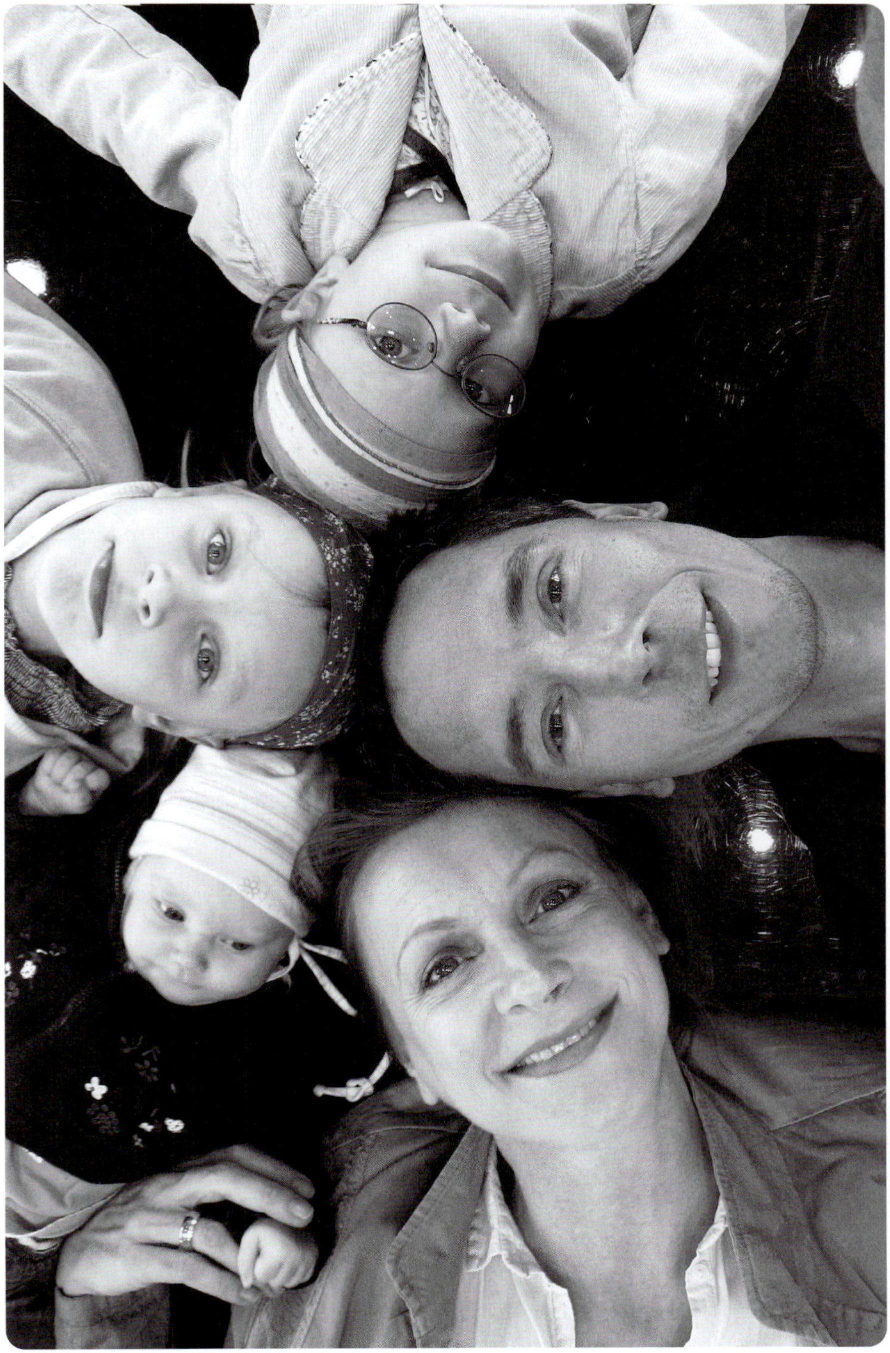

Papa Udo Taubitz ist der Autor der Veggie-Kinderbücher „Schweinchen Schlau“ und „Karl Klops, der coole Kuhheld“.

Fachmeinungen

Solveig Carstens

Vegane Hebamme und Mutter eines Sohnes aus Hamburg

Den ersten bewussten Kontakt zu einer veganen Schwangeren hatte ich kurz nach dem Hebammen-Examen. Mich ereilte dieses Schicksal, als sich mein geballtes Wissen über diese Kostform auf den einzigen im Lehrbuch befindlichen Abschnitt belief: *„Eine vegane Ernährung in der Schwangerschaft ist nicht zu empfehlen."*

Das war es – nicht mehr und nicht weniger. Vegetarisch sei gesund, wenn ausgewogen, vegan verhieß mangelernährte Mütter und mickrige Neugeborene. Damals war ich selbst seit Jahren Vegetarierin. Immerhin war der Abschnitt im Lehrbuch über meine Ernährung drei Sätze länger. Aber was nun? Wie sollte die arme Frau die Schwangerschaft überstehen und wie sollte das Baby nur wachsen? Was sollte dabei herauskommen? Es kam ein Junge dabei heraus. Groß, kräftig und vital. Wie konnte es also dazu kommen?

Als Veganerin und Hebamme werde ich immer wieder auf Mangelerscheinungen angesprochen.
Ein Mangel ist immer möglich, egal, welche Kostform bevorzugt wird.

Wer sich einseitig ernährt, wird es über kurz oder lang zu spüren bekommen. Alle werdenden Mütter haben einen erhöhten Nährstoffbedarf. Eine umsichtige Schwangerschaftsvorsorge mit gewissenhafter Anamnese (medizinisch relevante Vorgeschichte) und Blutuntersuchungen sind obligat.

Die von mir betreuten veganen Schwangeren waren sehr bewusst im Umgang mit Nahrungsmitteln, Nährstoffversorgung und Laborwerten. Das klingt viel aufwendiger, als es ist. Eine gute Ernährungsberatung und eine professionelle Schwangerschaftsbegleitung (Nein, Internetsuchmaschinen ersetzen keine Hebammen und Ärzte!) ermöglichen eine unbeschwerte Zeit der guten Hoffnung.

Die Babys werden durch die Plazenta mit allen notwendigen Nährstoffen versorgt, wodurch eher die Mutter einen Mangel erleiden kann als das ungeborene Kind. Somit ist gewährleistet, dass Babys zu Welt kommen, die sich innerhalb der Norm befinden, was Größe und Gewicht angeht.

Kurios wird es erst, wenn das Umfeld spitz bekommt, dass die Mutter und das Kind „nicht normal essen". Nicht, dass Mütter sich ohnehin erstaunlichem Fachwissen von Passanten, Kinderlosen und anderen Experten ausgeliefert wissen, wenn es um Erziehung, den heiligen Gral des Durchschlafens oder des Beikostfahrplans geht. Nun treffen sie auf Pseudoökotrophologen und Möchtegernmediziner.

Wie kannst du als Mutter reagieren? Beispielsweise mit Auf-Durchzug-Schalten, mit Humor oder mit Fachwissen. Gewiss aber, indem du deine Energiereserven nicht für diese Leute vergeudest! Du brauchst alle Kräfte in erster Linie für dich und dann für dein Kind.

Ich würde immer dazu raten, sich professionell begleiten zu lassen – durch FrauenärztInnen, Hebammen und ErnährungsberaterInnen. Es ist viel leichter, der 100. Diskussion den Garaus zu machen, wenn man es auf eine der genannten Berufsgruppen abwälzen kann. „Meine Ärztin hat gesagt" kann vieles erleichtern.

Wenn du nun aber eine Betreuung hast, die deine Entscheidung nicht mitträgt?
Hast du mal über einen Wechsel nachgedacht? Gibt es in deiner Umgebung noch Alternativen? Gibt es weitere Personen, die dich speziell hierbei unterstützen können? Dann kannst du dieses Thema getrost abwiegeln und es denen überlassen, die dich selbstbestimmt und informiert entscheiden lassen. Du bist zu nichts verpflichtet!

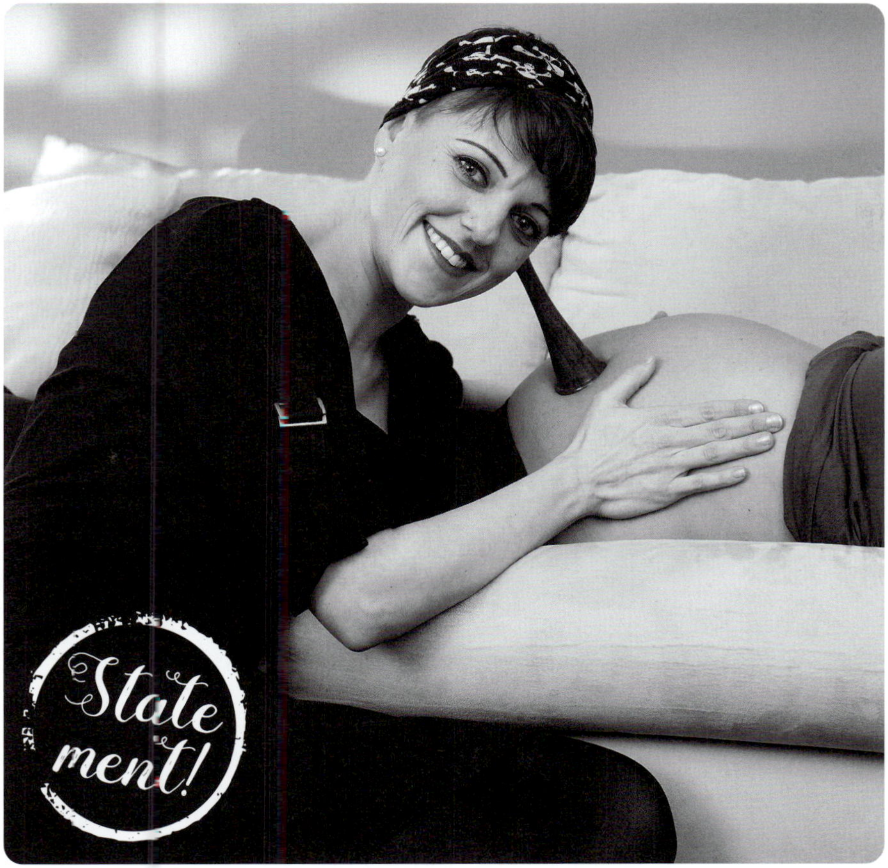

Ein klares Nein zu anderen ist auch immer ein klares Ja zu dir und deinem Kind.

Veganes Stillen
Stillen ist immer die natürliche Ernährung des Kindes. Deine Milch ist mit allen Inhaltsstoffen perfekt auf das Kind abgestimmt und versorgt das Baby, bis es in der Lage ist, andere Nahrung zu sich zu nehmen, und begleitend darüber hinaus.
Wer sein Kind vegan ernähren möchte, hat mit dem Stillen die einfachste und beste Nahrung immer dabei. Stillen ist nicht immer einfach, aber immer möglich. Manchmal dauert es eine Weile, manchmal brauchen wir dazu Hilfe und manchmal ist es richtig harte Arbeit. Arbeit, die sich auszahlt. Zeit, die sich lohnt. Hilfe, die sich rentiert.

„Aber schon meine Mutter hatte nicht genügend Milch."
Ich kann nicht sagen, wie oft ich diesen Satz schon gehört habe. Die Milchproduktion ist nicht vererbbar. Zudem wurde ein Großteil der heutigen Mütter in den 1970er- und 1980er-Jahren geboren – eine stillfeindliche Zeit.

Nimm bei beginnenden Problemen UMGEHEND professionelle Hilfe in Anspruch, zum Beispiel Stillberaterinnen nach IBCLC, AFS oder LLL, um nur einige zu nennen. Keine Frau muss „die Zähne zusammenbeißen" und kein Kind soll weinen müssen vor Hunger. Das ist unnötig und oft schon mit einem persönlichen Beratungsgespräch aus der Welt. Trau dich, für dich und dein Kind Hilfe einzufordern!

Stillen und essen
Am Anfang ist Stillen oft eine Tagesaufgabe. Da heißt es clever essen! Stelle dir zum Beispiel Knabberkram an deinen Stillplatz. Nüsse, Trockenfrüchte und Energiebällchen sind gesund und sättigend. Wenn Besuch kommt, soll er Essen mitbringen. Sicher ist der 30. Strampler auch niedlich, wird dich aber leider nicht sättigen. Frischgebackene Mütter wissen, wovon ich rede.

Wochenbettzeit ist Zeit der Pflege
In erster Linie geht es um die Mutter. Wenn du als Mama gut versorgt bist, wenn du dich gut um dich kümmerst, wenn du liebevoll umsorgt wirst, kannst du dich auch umwerfend um dein Kind kümmern. Dein Kind profitiert von dir. Dann klappt vieles fast wie von selbst. Trau dich ruhig zu sagen, was du brauchst, wenn dich jemand nach einem Geburtsgeschenk fragt.

Auch eine Putzkraft, eine Trageberatung, selbst gekochtes Essen oder eine Massage zu Hause können tolle Geschenke sein.

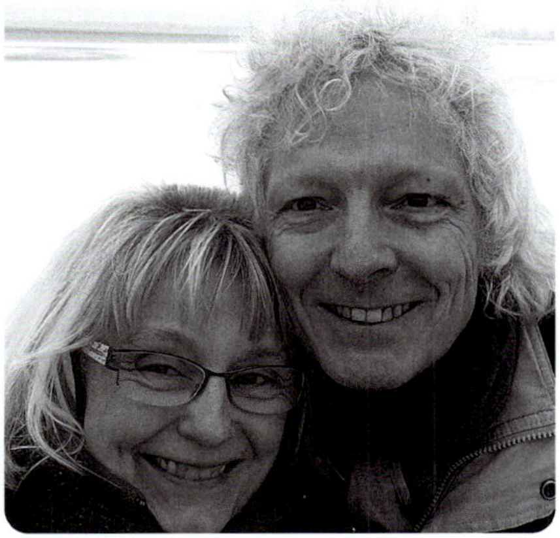

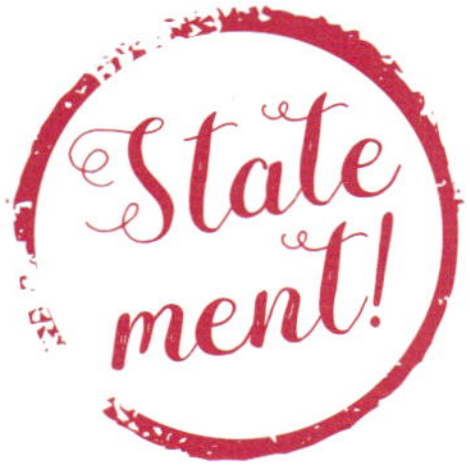

Michael
Meyer-Jenin
Diplom-Biologe, Heilpraktiker

Eva Schabel
Heilpraktikerin, Rohköstlerin, vegane Trainerin

ZWEI GRUNDLEGENDE FRAGEN STELLEN SICH:

1. Ist vegane Ernährung für uns artgerecht?

2. Wie entwickelte sich unsere Ernährung aus stammesgeschichtlicher Sicht?

Selbst die WHO (Weltgesundheitsorganisation) stuft rotes Fleisch, also solches von Säugetieren, als wahrscheinlich krebserregend ein.

Campbells bekannte China-Study belegt das in einer groß angelegten epidemiologischen Untersuchung.

Weniger schädlich wären Geflügel und Fisch ethisch vertretbarer und gesünderer Herkunft und nicht aus jämmerlich kaputt gezüchteten „Hochleistungsnutztieren", wie sie die Mitgeschöpfe verachtende Mastindustrie billigst anbietet. So gilt auch hier: Das Bessere ist der Feind des Guten!

Könnte vegane Ernährung als ursprünglicher und somit noch besser als die Steinzeiternährung gelten? Oder sollte doch ein Medizyniker recht haben, der in Fachvorträgen gar von einer „neuen Krankheit" berichtet: dem Veganismus?

Der augenblickliche Gesundheitstrend der Paleo- oder Steinzeiternährung entstammt den Kulturen der Jäger und Sammler. Diese waren Nomaden, die den wilden Tierherden hinterherzogen. Ackerbau und Viehzucht gab es noch nicht und die Kochkunst war kaum entwickelt.

Heute geht es für uns nicht mehr ums Überleben in einer widrigen Umwelt. Wir können uns Ethik und Mitgefühl leisten. Waidgerecht erlegtes Wild wäre so die Alternative für bewusste Fleischesser. Doch ist das wirklich gesund?

Hierzu müssen wir unseren Stoffwechsel auf molekularer Ebene betrachten, zum Beispiel unsere Stoffwechselkatalysatoren, die Enzymsysteme. Diese sind sehr viel älter als die vor etwa zwei Millionen Jahren begonnene Steinzeit.
Die Vorläufer der Frühmenschen, mit deren biochemischem Besteck wir heute noch verdauen, lebten vor mehr als zehn Millionen Jahren.

Auch waren sie keine Raubtiere, sondern Früchte- und Nüsse-Esser. Strenge Veganer werden sie nicht gewesen sein, aber als Beutegreifer waren unsere Urahnen körperlich gar nicht ausgestattet. Sie werden vielleicht Insektenlarven, Vogeleier und dergleichen als willkommene Beigabe gegessen haben, wie es Naturvölker noch heute tun.

In späteren Klimawandelzeiten wurde der Mensch zum Aas-Esser und das sind die meisten von uns bis heute. Raubtiere fressen Frischfleisch, Aasfresser hingegen Fallwild.

Verdauungstechnisch betrachtet ist der Mensch aber keinem dieser beiden Ernährungstypen zuzuordnen.

Die energiereiche Fleischnahrung allerdings vergrößerte unser Gehirn und brachte Freizeit, die zur Entwicklung der technischen und kulturellen Entwicklung nötig war.

Unsere Höherentwicklung verdanken wir also dem Fleischkonsum, wobei das parallele Aufkommen der Kochkunst diese Wirkung noch verstärkte.

Nur war der Preis dafür hoch: Er bescherte uns viel mehr Krankheiten im Vergleich zu den anderen Säugetieren. Wahre Klugheit haben wir offensichtlich auch nicht erlangt.

Heute steht die Menschheit an einer schicksalhaften Zeitenwende: Unsere zivilisatorischen Errungenschaften machen uns inzwischen eher krank als glücklich. Bald erkrankt jeder zweite an Krebs.

Die Errungenschaften, die uns einst zum Fortschritt verhalfen, schädigen uns heute. Das tun wir nicht nur uns selbst, sondern auch allen Mitgeschöpfen, den Böden und – noch schlimmer – den „Nutztieren“ an. Was in grauer Vorzeit zum Vorteil gereichte, ist heute zu dekadenter Genusssucht verkommen.

Essen wir, um zu leben, oder leben wir, um zu essen? Die Entwicklung des Verhaltens im Miteinander, das in den Zeiten der Jäger und Sammler einen großen Entwicklungssprung erfahren hat, erweist sich mittlerweile aufgrund der erreichten Komplexität als nachteilig, ja bedroht sogar unsere eigene Existenz.

Wir sind Zeitzeugen einer großen Wende der Menschheit. Es ist unsere Verantwortung, diese zum Wohl aller zu gestalten, denn alles fällt auf uns zurück. Das Gefühl für Ethik und Humanismus ist uns arteigen angeboren und heute können wir das auf allen Seins-Ebenen leben.

Die Ehrfurcht vor der Kreatur und das Wissen um ökologische Zusammenhänge führt uns zurück zum direktesten Weg, das lebensspendende Sonnenlicht biologisch aufzunehmen: zur pflanzlichen Ernährungsweise.

Welcher Lebensabschnitt, das zu erfahren und zugleich zu erlernen, könnte besser sein als unsere persönliche Menschwerdung – im doppelten Sinn – im Leib unserer Mutter?

Vegane Ernährung, gerade auch in der Schwangerschaft, wird somit zum Grundstein der Chance auf ein reineres Leben in Ethik, Frieden und Gesundheit. Kurzum in einem höheren Bewusstsein, das zur Rettung des Planeten dringend entstehen muss.

Somit gleicht dieses Buch einem nützlichen weiteren Pflasterstein auf dem Weg unseres künftigen Seins oder Nichtseins auf diesem Planeten.

Vollwert-Vegan aus ökologischem Anbau in der Schwangerschaft stellt eine sehr wertvolle Mitgift als eine erste zukunftsträchtige, nachhaltige und friedfertige Lektion für die neuen kleinen Erdenbürger dar.

Statement!

Anja Constance Gaca
Hebamme , Still- und Laktationsberaterin IBCLC
>> www.anja-hebamme.de
>> www.vonguteneltern.de

Meine beruflichen Erfahrungen mit vegan essenden Müttern in der Stillzeit waren vor allem dadurch gekennzeichnet, dass diese über ein wirklich gutes Ernährungswissen verfügten. Sie wussten über den erhöhten Nährstoffbedarf in Schwangerschaft und Stillzeit Bescheid und auch darüber, wie sie diesen aus pflanzlicher Nahrung etwa auch durch das sinnvolle Kombinieren bestimmter Nahrungsmittel zu sich nehmen konnten. Kritische Nährstoffe wie Vitamin B12 wurden immer supplementiert.

Auch die Kinder gediehen gut und haben sich völlig in der Norm entwickelt. Leider sind zu diesem Thema noch viele Vorurteile unterwegs, aber es tut sich doch einiges – auch dank solcher Bücher wie dem hier vorliegenden. Immer häufiger sind auch Kolleginnen oder Kinderärzte über eine pflanzliche Ernährung insofern informiert, dass Frauen nicht durch falsche Aussagen unnötig verunsichert und nur gegebenenfalls auf eine Ernährungsberatung hingewiesen werden. Auch da gibt es nach und nach mehr Berater, die sich mit einer veganen Lebensweise gut auskennen.

Eine Ernährungsberatung während Schwangerschaft und Stillzeit wäre sicherlich für viele Frauen sinnvoll. Bei den Veganerinnen ist aktuell in den meisten Fällen ohnehin ein sehr gutes Wissen in Bezug auf ihre Ernährung vorhanden. Wichtig ist hier in aller Regel, mit in der Stillzeit gängigen Ammenmärchen aufzuräumen.

Zum Beispiel wird immer noch häufig erzählt, dass Stillende auf bestimmte Obst- und Gemüsesorten oder Hülsenfrüchte verzichten sollen, weil das Baby davon Blähungen oder einen wunden Po bekommen könnte. Dafür gibt es aber gar keine wissenschaftlichen Belege und die meisten Kinder zeigen keinerlei Reaktionen. Einfach so auf wichtige Nährstoffquellen, wie es bei Veganern die Hülsenfrüchte sind, zu verzichten, wäre schlicht kontraproduktiv.

Es gibt keine Lebensmittel, die in der Stillzeit verboten sind – und alle Frauen sollten sich unabhängig von ihrer gewählten Ernährungsform abwechslungsreich und ausgewogen ernähren. Unter anderem auch deshalb, weil schon in der Schwangerschaft und Stillzeit das Kind wahrscheinlich geschmacklich auf die spätere Kost am Familientisch geprägt wird.

Es gibt Untersuchungen, die darauf hinweisen, dass Kinder später Geschmacksrichtungen bevorzugen, die von Lebensmitteln stammen, die die Mutter in der Schwangerschaft beziehungsweise in der Stillzeit zu sich genommen hat.

Außerdem sind die Stillzeit sowie die erste Babyzeit generell anstrengende Zeiten, in denen die Mutter auch für ihr eigenes Wohlbefinden eine gesunde und nährstoffreiche, aber auch wohlschmeckende Ernährung benötigt.

Deshalb muss und sollte bis auf ganz wenige Ausnahmen wie Alkohol im Vorhinein auf nichts verzichtet werden. Auch als Hebamme oder Stillberaterin sollte man mit den Grundlagen einer rein pflanzlichen Ernährung vertraut sein und optimalerweise Beratungsangebote kennen, an die man Schwangere oder stillende Mütter bei Bedarf verweisen kann.

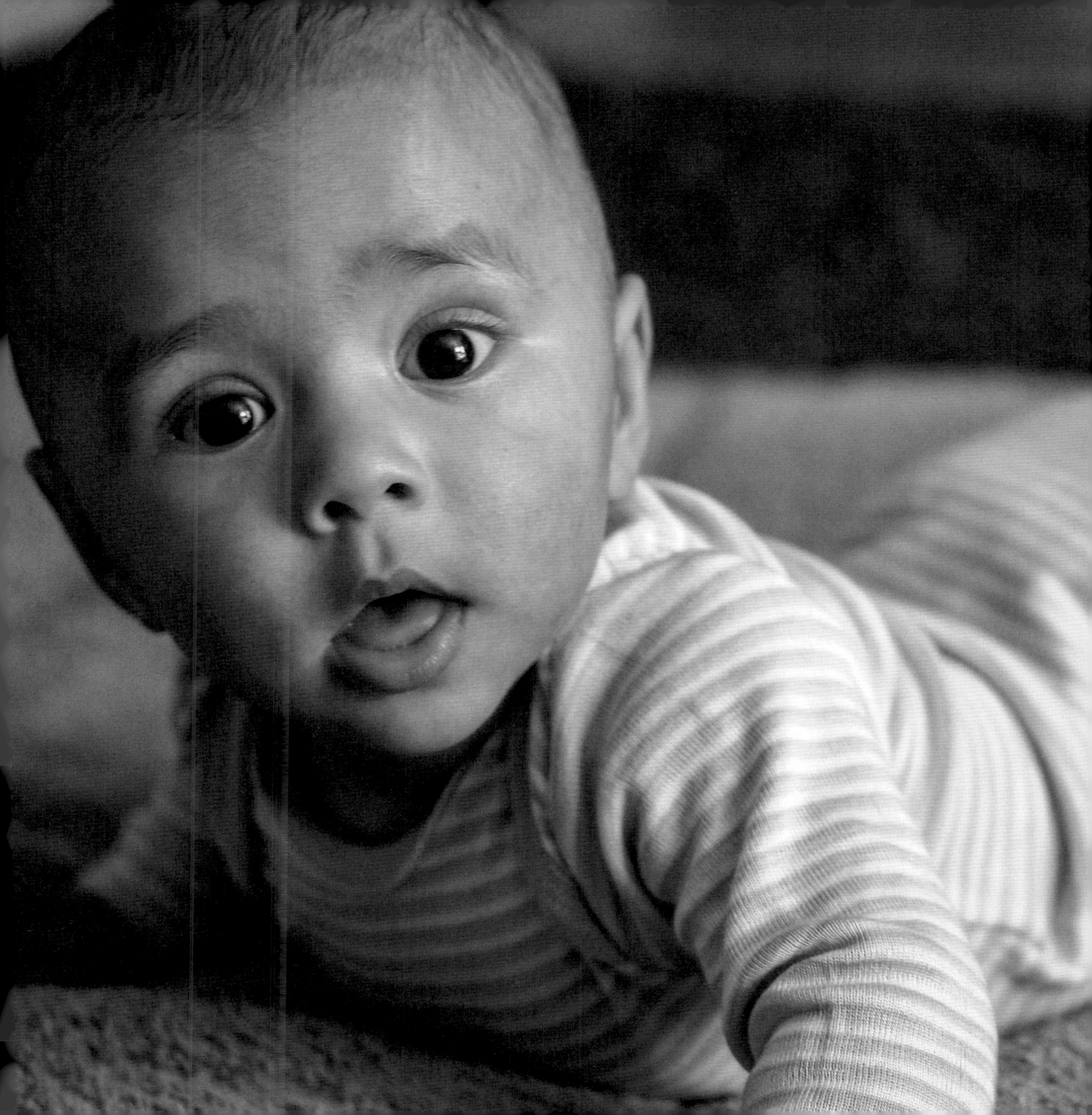

Statement!

Angela Schneider
Diplom-Designerin und zertifizierte Kundalini Yoga Lehrerin in Schwangerschaft/Rückbildung und für Kinder
>> www.moonsunyoga.de

Vegan in der Schwangerschaft

Als bewusste und aufgeklärte Veganerin schwanger zu werden, finde ich persönlich unproblematisch. Der Körper ist an diese Ernährungsweise gewöhnt und die Schwangere weiß in der Regel, auf was sie achten muss.

Zudem sollte sie sich einem verständnisvollen und kompetenten Arzt anvertrauen, der sie während der Schwangerschaft unterstützt und berät. Das muss nicht zwingend eine Gynäkologin oder Hebamme sein.

Der Druck seitens der Gesellschaft, in der Schwangerschaft Fleisch essen zu müssen, ist immens. Vergleichsweise häufig wird einem ein „Gläschen in Ehren" aufgedrängt (das hätte angeblich noch keinem Kind geschadet). Nach der übrigen Ernährung fragt nur selten jemand, leider auch der Gynäkologe. Es wird davon ausgegangen, dass man alles richtig macht, solange man tierische Produkte zu sich nimmt – egal, was man sonst (nicht) isst.

Als Veganer ist man sofort Projektionsfläche und als schwangere Veganerin erst recht. Auf diese Information folgt immer eine Reaktion und es melden sich selbsternannte Experten zu Wort, nicht selten auch mit Beleidigungen unterhalb der Gürtellinie, zum Beispiel „Körperverletzung Schutzbefohlener" und „Kind als Versuchsperson" (unter anderem gelesen in den Kommentaren bei Spiegel online zum Thema „Vegan in der Schwangerschaft").

Ganz davon abgesehen, dass die Veganer, die ich persönlich kenne, sich wesentlich detaillierter mit der Ernährung befassen als jeder Nichtveganer, bin ich davon überzeugt, dass die Entscheidung, vegan schwanger zu sein/werden, sehr bewusst getroffen wird und dass jede Mutter, ob nun vegan oder nicht, sich fragen sollte: „Ernähre ich mich gesund genug?"

Grundsätzlich sind mir in den Jahren meiner Yogalehrertätigkeit zwei Veränderungen aufgefallen: erstens ein signifikanter Anstieg an Teilnehmerinnen mit diagnostiziertem Schwangerschaftsdiabetes. Zweitens sehr viele Frauen, denen gesagt wird, dass ihre Kinder zu groß würden, um sie auf natürlichem Weg zu gebären. Allerdings war keine der betroffenen Frauen vegetarisch/vegan.

Auch wenn ich bisher verhältnismäßig sehr viel weniger vegetarische/vegane als omnivore Teilnehmerinnen in meinen Kursen hatte, gab es unter den vegetarischen/veganen Teilnehmerinnen stets unkomplizierte Schwangerschaften und Geburten. Alle Untersuchungen und auch die Apgar-Werte der Kinder nach der Geburt waren durchweg unauffällig.

In Gesprächen mit vegetarischen/veganen Teilnehmerinnen fällt mir immer wieder auf, wie intensiv sich diese mit Ernährung beschäftigen. Sie leben in der Regel sehr im Einklang mit sich und ihrem Körper. Jede dieser Frauen strebt eine selbstbestimmte Geburt an, nicht selten in einem Geburtshaus oder sogar zu Hause. Auch in diesem Zusammenhang fällt häufig das Vorurteil „verantwortungslos".

Fakt ist, dass beispielsweise in den Niederlanden, um im europäischen Raum zu bleiben, jede dritte Geburt eine Hausgeburt ist. Eine niederländische Studie belegt für Hausgeburten die gleiche Sicherheit bei unkomplizierten Schwangerschaften.

Mir fällt bei Babys omnivorer Mütter auf, dass sie häufig größer und „speckiger" sind als die vegetarischer/veganer Mütter. Tatsächlich geben die Schwangeren auf Nachfragen häufig zu, regelmäßig beziehungsweise viel Fleisch zu verzehren.

Diese Koinzidenz trifft auch auf Schwangere mit der Diagnose Schwangerschaftsdiabetes zu.

Das belegen die Ergebnisse der „Nurses' Health Study II", eine der weltweit bedeutendsten Gesundheitslängsschnittstudien, die unter anderem besagt, dass das Risiko eines Schwangerschaftsdiabetes mit der Aufnahme tierischer Proteine, insbesondere aus roten Fleischsorten, steigt.

Tatsächlich empfehlen viele Schwangerschaftsratgeber eine vollwertige Ernährung mit Vollkornprodukten, Obst, Gemüse und Nüssen zur Vorbeugung von Schwangerschaftsdiabetes.

Auch ein „ungewöhnlich starkes Wachstum des Babys" gehört zu den Symptomen eines Schwangerschaftsdiabetes. Weitere Symptome: starkes Durstgefühl, häufiger Harndrang, häufige Harnwegs- und Nierenentzündungen, Zucker im Urin, übermäßige Gewichtsveränderung, ungewöhnliche Müdigkeit, erhöhter Blutdruck, juckende Hautveränderungen, besonders viel Fruchtwasser.

Viele Frauen mit Schwangerschaftsdiabetes kommen auf Anraten ihres behandelnden Arztes zum Yoga. Der ausgleichende und entspannende Effekt von Yoga kann einen positiven Einfluss auf den gesamten Organismus nehmen sowie die Selbstwahrnehmung der Frauen verbessern.

Schwangerenyoga, Balance zwischen Stress und Entspannung

Beim Schwangerenyoga geht es nicht um Kraftaufbau, sondern um Krafterhalt und um die Balance zwischen An- und Entspannung im gesamten Körpersystem.

Demnach setzt sich eine Kundalini-Yogastunde für Schwangere zusammen aus:

- *Aufwärmübungen*
- *Übungen für Kraft, Balance und Koordination*
- *Übungen für das Nerven-, Drüsen- und Herz-Kreislauf-System*
- *Übungen für Dehnung, Entspannung, Loslassen*
- *geburtsvorbereitenden Übungen mit Atemtechniken und Tönen*
- *einer langen tiefen Entspannung*
- *einer abschließenden Mantra- oder Atemmeditation*

Hier geht es nicht darum, die Gewohnheiten radikal zu verändern. Wer vorher viel Sport gemacht und einen durchtrainierten Körper hat, kann konditionell sicherlich auch mehr Sport in der Schwangerschaft und Rückbildungszeit machen, sollte aber den Fokus auf mehr Entspannung richten.

Fallbeispiel: *Eine schwangere Teilnehmerin aus Lateinamerika liebte es, Salsa zu tanzen. An ihrem Muskeltonus und ihrer Körperhaltung und auch am kleinen Babybauch konnte man gut erkennen, dass sie ein reines Muskelpaket war. Ich empfahl ihr mehrfach, einen etwas weicheren, fließenderen Stil zu tanzen und insgesamt mehr zu entspannen und zu dehnen, doch sie wollte nur Salsa tanzen, die ganze Schwangerschaft hindurch bis zu Geburt. Im Krankenhaus wurde festgestellt, dass ihre Beckenbodenmuskulatur zu fest war und das Baby musste per Kaiserschnitt geholt werden.*

Insgesamt ist es die richtige Mischung aus gesunder, ausgewogener Ernährung, ausreichend Bewegung an der frischen Luft, aber auch immer wieder Entspannung, die ich allen Frauen in der Schwangerschaft empfehle. Stress und Anspannung haben wir in der Regel schon genug in unserem Alltag: durch das Immer-erreichbar-Sein, die digitalen Medien, die nahezu ungefilterten Nachrichten, Bilder, Informationen etc.

Stress und Trauma werden im Becken gespeichert – in Muskulatur, Faszien, Organen und Drüsen. Für Schwangerschaft und Geburt ist es notwendig, diese Körperbereiche bewusst zu entspannen und ein Körpergefühl dafür zu entwickeln, ob das Becken angespannt oder entspannt ist. Es geht darum, diese vitalen Bereiche aus dem Unbewussten ins Bewusstsein zu holen.

Da ich die meisten Yoga-Teilnehmerinnen rund um die Geburt begleite, bleibe ich im Austausch und bekomme in einigen Fällen bereits ein Feedback aus dem Wochenbett.
››

Unter den regelmäßigen Teilnehmerinnen verzeichne ich fast ausschließlich gute Geburtserlebnisse, die dem Yoga unter anderem durch Fokussierung, Atmung und Meditation zugeschrieben werden

Allerdings erlebte ich einmal ein gegenteiliges Phänomen: Es gab vor Jahren eine Gruppe Schwangerer, die außergewöhnlich symbiotisch zusammengewachsen ist (und auch heute noch eng befreundet ist). Die Frauen gingen nacheinander gut vorbereitet und durchaus optimistisch in die Geburt.

Allerdings gab es bei der ersten Frau Komplikationen, die zu einem Notkaiserschnitt führten. Das muss eine Art unbewusstes Gruppentrauma ausgelöst haben, denn von etwa zehn Frauen haben nur zwei auf natürlichem Weg entbunden.

Tatsächlich kann ich beobachten, dass Worte eine unglaubliche Macht besitzen, sowohl in die eine als auch in die andere Richtung. Unbedachte Kommentare eines Arztes, zum Beispiel „Oha, das Kind wird aber groß." und/oder „Haben Sie schon mal über einen Kaiserschnitt nachgedacht?", verankern sich sofort im Unterbewusstsein.

Mithilfe eines Mantras (Man = Geist, tra = trainieren) und einer guten Affirmation können wir beim Yoga das Unterbewusste reinigen.

Die Stimme der werdenden Mutter wirkt unmittelbar auf das ungeborene Kind. Das ist während des Chantens (Singen von Mantras) für die Mütter absolut spürbar – das Kind reagiert oder wird ganz still und lauscht.

Im Rückbildungsyoga kann ich ganz klar verzeichnen, dass die „Yogababys" (deren Mütter regelmäßig beim Schwangerenyoga waren) wesentlich entspannter sind als die Babys, die mit ihren Müttern erstmals zur Rückbildung kommen. Scheinbar erkennen die Yogababys sogar meine Stimme wieder, was ich sehr faszinierend finde.

Um herauszufinden, wie Stimmen und Geräusche auf das Ungeborene wirken und ob es tatsächlich schon im Mutterleib etwas lernt oder wie diese vorgeburtlichen Erlebnisse die Hirnentwicklung prägen, verglichen Forscher der Universität Helsinki die Daten von 33 werdenden Müttern.

Gewichtzunahme/-abnahme, Stillen und Gesellschaft

Aufgrund der Medien gibt es einen auffälligen Trend zur „Supermom", die alles auf die Reihe kriegt – Kind, Karriere, Küche, Körper – und am besten gleich nach der Geburt wieder Size Zero trägt. Mir ist es ganz wichtig, den Frauen mitzugeben, dass alles seine Zeit braucht. Hier ist es wichtig zu beachten, dass das Kind in neun Monaten kommt und in neun Monaten geht; wenn man stillt, dauert es länger.

Was die pränatale Gewichtszunahme betrifft, so darf die Frau die Schwangerschaft weder als Freibrief zum hemmungslosen Schlemmen für zwei ausnutzen, noch sollte sie sich selbst kasteien. Statt doppelt so viel zu essen, ist es verantwortungsvoll, ausgewogen und vollwertig zu essen.

Wer dann in der Stillzeit bereits übermäßig abnimmt, schadet seinem Kind, denn mit dem Diäten werden Schlacken freigesetzt, die natürlich auch in der Muttermilch landen. Hier wird die Diskussion um die „rücksichtslose vegane Mutter" ad absurdum geführt, da das schnelle Schlankwerden nach der Entbindung gesellschaftlich akzeptiert oder sogar vorausgesetzt wird, während die Tatsache, dass das Kind hierbei zum Fettabsaugen benutzt wird, einfach ignoriert wird.

Ich habe meinen Sohn drei Jahre gestillt und meine Schwiegermutter ließ es sich nicht nehmen, mich bei jedem Treffen auf meinen Restbauch hinzuweisen. Ich kann nicht behaupten, dass mich diese Spitzen nicht verletzten, aber mir war klar, dass mein Bauch mein Tribut ist und dass nichts und niemand auf dieser Welt mir diese Nähe zu meinem Kind nehmen konnte.

Viele Menschen reagieren auf langes Stillen mit Argwohn, behaupten, man wäre als Mutter egoistisch und/oder würde sogar das Kind missbrauchen. Die Milchzähne heißen aber Milchzähne, unter anderem, weil sie in der ursprünglichen

Laktationszeit bestehen – und diese kann bis zu sieben Jahre dauern. Mit der Schulreife fallen die Milchzähne aus und das Kind ist bereit, seinen Fokus weg vom geschützten Rahmen von Eltern/Großeltern oder bei uns auch Krippe/Kindergarten hin zur Gesellschaft auszuweiten. Das ist in anderen Ländern immer noch ein ganz natürlicher Prozess.

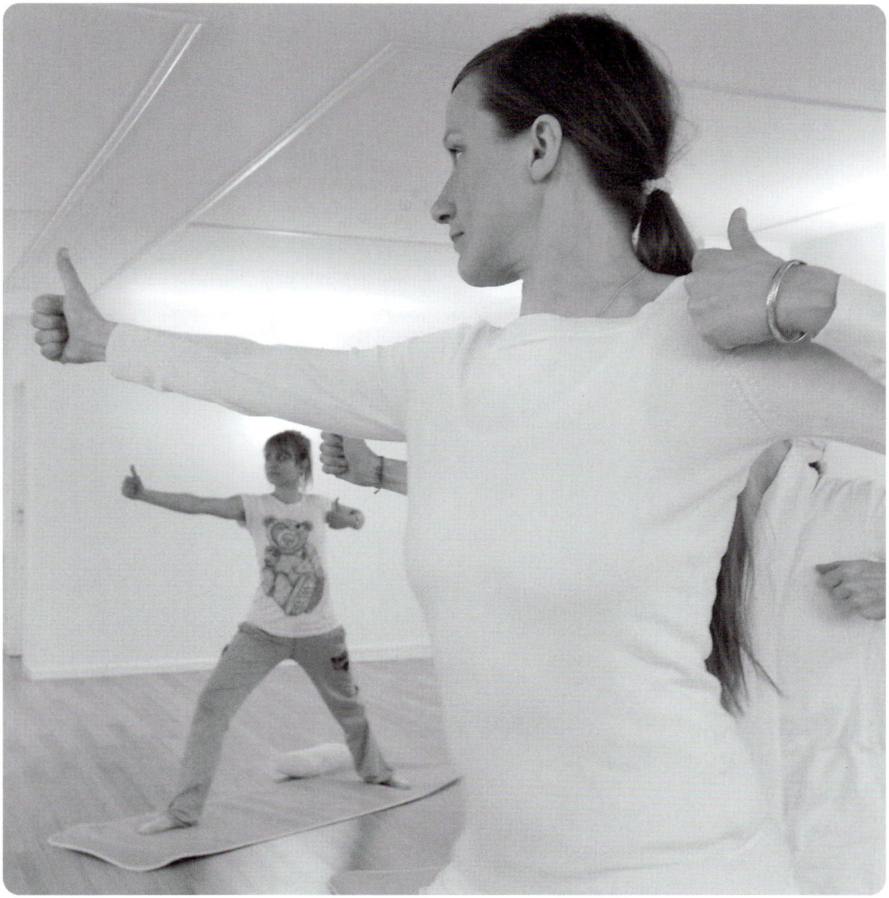

Aus meiner Erfahrung kann ich sagen, dass mein zweiter vegetarischer, langzeitgestillter Sohn zwar kein Riese ist, aber clever, geistreich, sehr sehnig, dynamisch sowie ausdauernd – und laut klassischem Kinderarzt (und fünffachem Vater) auch kerngesund!

Ferner verfügt mein Sohn über ein unerschütterliches Urvertrauen und eine gute Selbsteinschätzung, was ich dem langen Stillen zuschreibe. Er hat so lange bekommen, was er brauchte, dass er heute ein eigenes Gefühl dafür hat, was gut für ihn ist.

Nach dem Abstillen nimmt die körperliche Kraft (Beckenboden) spürbar zu und auch die Figur normalisiert sich weitestgehend. Das ist aber immer auch eine Frage der Veranlagung. Eine wesentliche Gefahr beim Stillen sind die Heißhungerattacken und das Verlangen nach schnell verfügbaren Kohlenhydraten.

Es kann hilfreich sein, mithilfe eines Still-Logbuches ein Gefühl für die Stillfrequenzen zu entwickeln und entsprechend vorzusorgen, zum Beispiel mit Obst- oder Gemüseschnitzen sowie Nüssen, die bereits während des Stillens oder danach gegessen werden können. Schlussendlich muss diese Entscheidung darüber, wie lange die Stillzeit dauert, immer individuell getroffen werden und zu den Bedürfnissen von Mutter und Kind passen.

Aus einem schlechten Gewissen heraus und/oder mit Ungeduld oder einem gegenteiligen Gefühl zu stillen, wäre nicht authentisch und somit auch nicht gut für das Kind.

Quellen

„Severe adverse maternal outcomes among low risk women with planned home versus hospital births in the Netherlands: nationwide cohort study“, unter anderem von Ank de Jonge, midwife senior researcher

„Nurses' Health Study II“, im Jahr 1989 von Dr. Walter Willett gegründet

„Learning-induced neural plasticity of speech processing before birth“ von Eino Partanen

Statement!

Dr. Florian Urlichs
Chefarzt Neonatologie

Ich war einigermaßen überrascht, dass ich als klassischer Schulmediziner gefragt wurde, ob ich eine Fachmeinung für ein Buch zur veganen Schwangerschaft schreiben will. Ja, warum nicht? Es ist richtig und wichtig, sich gesund und ausgewogen zu ernähren und sich damit wohlzufühlen.

Ernährung ist eine Herzenssache, die nicht nur unter ethischen und ökologischen, sondern vor allem unter gesundheitlichen Aspekten betrachtet werden muss. All das spricht für eine vegane Ernährung unter bestimmten Voraussetzungen. Es darf nur nicht zum Paradigma werden, das eigene Wohlfühlen in den Vordergrund zu stellen und das Vegansein mit einer Ideologie zu verwechseln.

Ein ungeborenes Kind kann nicht entscheiden, was es bekommt und ist darin von seiner Mutter abhängig. Dabei ist es nicht nur die Ernährungsart, sondern auch die Qualität der Nahrungsmittel, die einen entscheidenden Einfluss hat. Pflanzliche Eiweißquellen, vor allem auf Basis von Soja und Algen, sind ein guter Bestandteil einer ausgewogenen Ernährung. Ebenso hochwertige Quellen mehrfach ungesättigter Fettsäuren. Beides ist für eine gute Hirnentwicklung des Ungeborenen beste Voraussetzung.

Eine der spannendsten wissenschaftlichen Arbeiten, die ich gelesen habe, beschäftigt sich mit dem Einfluss der Ernährung auf die Entwicklung auf die Surfactant-Zusammensetzung der menschlichen Lunge. Surfactant ist eine Substanz, die essenziell für unsere Lungenentwicklung ist und ohne die unsere Lungenfunktion gar nicht denkbar ist, da es die Oberflächenspannung unserer Lungenbläschen herabsetzt und die Lunge vor dem Zusammenfallen schützt. Die Zusammensetzung wird unmittelbar durch die Qualität der Ernährung, den Gehalt an mehrfach ungesättigten Fettsäuren und Phospholipiden wie Phosphatidylserin (wie es in weißen Bohnen enthalten ist) beeinflusst.

Es ist wichtig, dass sich die Schwangere mit ihrer Art der Ernährung wohlfühlt, da sich dieses Gefühl ebenso wie die Nahrungsbausteine auf das ungeborene Kind überträgt. Eine ärztliche Begleitung der Schwangerschaft ist nicht nur empfohlen und wird überall angenommen, sondern gibt Sicherheit für ein gutes und gesundes Gedeihen der Einheit Mutter/Kind. Daher sollte die Ernährungsweise ebenso wie die Schwangerschaft ärztlich begleitet und überwacht werden.

Nahezu alle wichtigen Bestandteile für ein gutes Gedeihen können auf veganer Basis gezielt substituiert werden. Diese Substitution sollte auf medizinischer Empfehlung basieren und begleitet werden. Besonderer Fokus in dieser Ernährungsweise sollten unter anderem auf Omega-3-Fettsäuren aus Algen, Eisen und Vitamine wie B1 und B12 gelegt werden. Bei einer hochwertigen veganen Ernährung sind viele der essenziellen Nähstoffe enthalten oder sollten gezielt unter ärztlicher Überwachung als Nahrungsergänzungsmittel substituiert werden.

Eine ausgewogene vegane Diät ist auch in der Schwangerschaft für Mutter und Kind als sehr gesund zu erachten, wenn sie fachgerecht überwacht und mit bedarfsgerechter Ergänzung von essenziellen Vitaminen und Spurenelementen begleitet wird.

Ich habe noch kein neugeborenes Kind erlebt, das aufgrund einer ausgewogenen Ernährung behandelt werden musste. Im Gegenteil, eine ausgewogene gesunde Ernährung half vielen Neugeborenen und vor allem Frühgeborenen, wie ich es im Beispiel mit der Zusammensetzung des sogenannten Surfactants geschildert habe.

Ich wünsche allen Schwangeren und ihrer Familie viel Freude und einen guten Verlauf ihrer Schwangerschaft! □

Statement!

Dr. Micha Bitschnau

Fachärztin für Gynäkologie und Geburtshilfe aus Wien

„Lasst Nahrung die Medizin sein und Medizin die Nahrung“, lehrte der berühmteste Arzt der Antike, Hippokrates. Heute bestreitet niemand mehr den Zusammenhang von Ernährung und Gesundheit. Galt es in früheren Zeiten, dafür zu sorgen, dass Schwangere ausreichend Nahrung von möglichst großem Brennwert erhalten, so müssen wir heute – in der westlichen Welt – den Schutz der Schwangeren vor Überernährung, die krank macht, postulieren. Vegane Schwangere, wie ich sie in meiner gynäkologischen Ordination erlebe, haben einen höheren Bildungsgrad, ein überdurchschnittliches Einkommen, sie sind Nichtraucherinnen, treiben regelmäßig Sport und haben ein hohes Gesundheitsbewusstsein.

Dennoch findet eine ausgeprägte Kontroverse zum Thema „Vegane Ernährung während der Schwangerschaft und in der Stillzeit“ statt. Die einen sind strikt dagegen und argumentieren mit möglicher Gesundheitsgefährdung durch Eisenmangelanämie, Vitamin-B-Mangel, Mangel an essenziellen Omega-3-Fettsäuren bis hin zu den Folgen von Vitamin-D- und Calciummangel bei Baby und Mutter. Die anderen sind gläubige Verfechter einer Ernährung frei von jedem tierischen Produkt. Es ist vielerorts ein Grabenkampf entstanden, der oft mehr an einen Religionskrieg als an einen sachlichen, auf wissenschaftlichen Erkenntnissen basierenden Diskurs erinnert. Grund für das Misstrauen vieler Ärzte gegen vegane Ernährung bei Schwangeren ist neben Uninformiertheit die Überforderung, in überfüllten Kassenpraxen ausführliche Aufklärungsgespräche mit den Patientinnen zu führen, um herauszufinden, ob sie umsichtig und wissend mit veganer Ernährung umgehen.

Die American Diabetes Association unterstützt ausdrücklich eine vegane/vegetarische Ernährung in der Schwangerschaft und Stillzeit. Allerdings nur, wenn die werdende Mutter für eine ausgewogene Ernährung sorgt, in der auf den erhöhten Bedarf an essenziellen Omega-3-Fettsäuren, Eisen, Vitamin B12 und Calcium geachtet wird. Ich begegne vor allem gesundheitsbewussten, aufgeklärten Frauen, die sich mit der Thematik der veganen Ernährung seit Jahren befasst haben. Ich empfehle meinen Patientinnen, nicht wie im Mutterpass vorgesehen nur zwei Laboruntersuchungen in der Schwangerschaft durchführen zu lassen, sondern drei bis vier, um rechtzeitig erkennen zu können, wenn die vegane Nahrungsaufnahme nicht mit dem stark erhöhten Bedarf an Spurenelementen mithalten kann. Etwaige Mangelerscheinungen können mit Infusionstherapie rasch ausgeglichen werden. Vegane Ernährung in der Schwangerschaft bedarf einer gut informierten werdenden Mutter, die nicht dogmatisch an einer veganen Ernährung festhält, sondern mit viel Augenmaß und Offenheit hinschaut und mehr Untersuchungen durchführen lässt. Je länger sich eine Frau vor der Schwangerschaft vegan ernährt, umso sicherer kann sie den erhöhten Vitamin- und Spurenelementebedarf in der Schwangerschaft alimentär ausgleichen. Supplements sind aber dennoch immer nötig. Mediterrane, vegetarische und vegane Diäten schützen nachweislich vor dem metabolischen Syndrom, vor Herz-Kreislauf-Erkrankungen und Krebs. Die Feten werden durch vegetarisch-vegane Ernährung vor Übergewicht mit den Folgekomplikationen einer erhöhten Sectiorate, Schulterdystokie und späterem erhöhten kindlichen Diabetesrisiko bewahrt. Gynäkologinnen sollten aufmerksam, wahrnehmend, informiert und beratend mit dem Wunsch einer Patientin nach veganer Ernährung in der Schwangerschaft umgehen. Hippokrates dient uns Ärztinnen als Vorbild. Die Krankheitsprävention hat viel mit Ernährung zu tun, also müssen Ärzte über unterschiedliche Ernährungsformen Bescheid wissen und individuell beraten können.

Genießen Sie Ihre Schwangerschaft!

* Gekürzte Fassung – vollständiger Text unter:
>> www.veganinanderenumstaenden.de

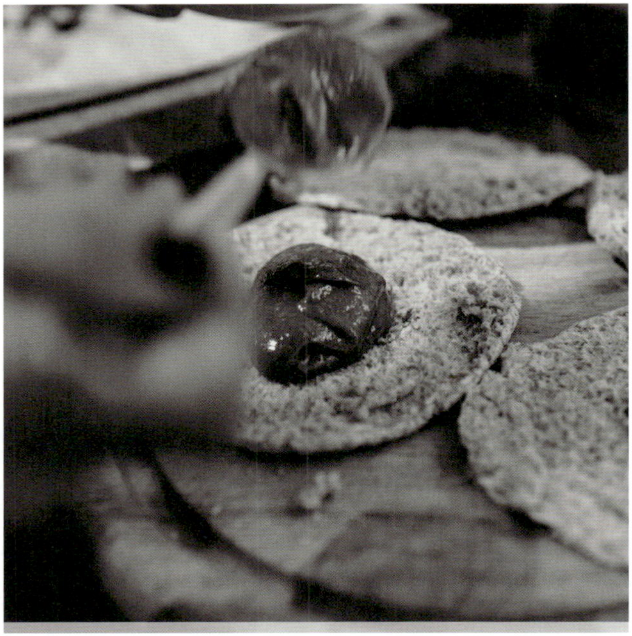

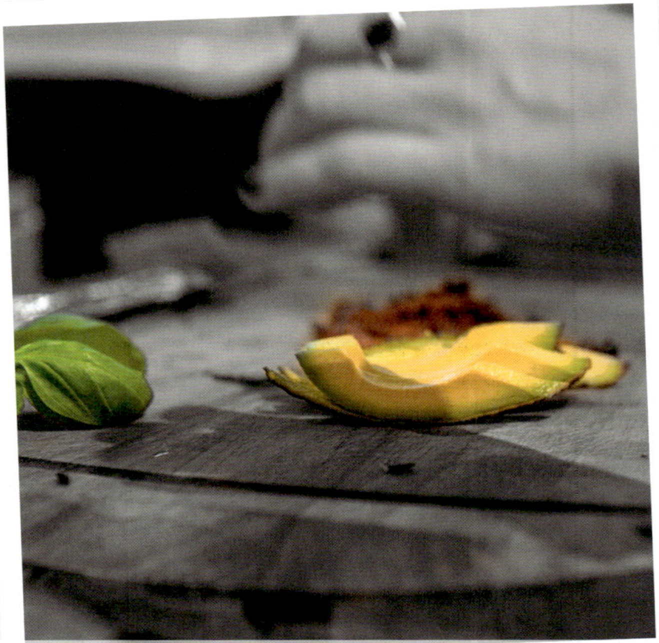

„DIE KÖNIGIN DER KOCHREZEPTE IST DIE FANTASIE“

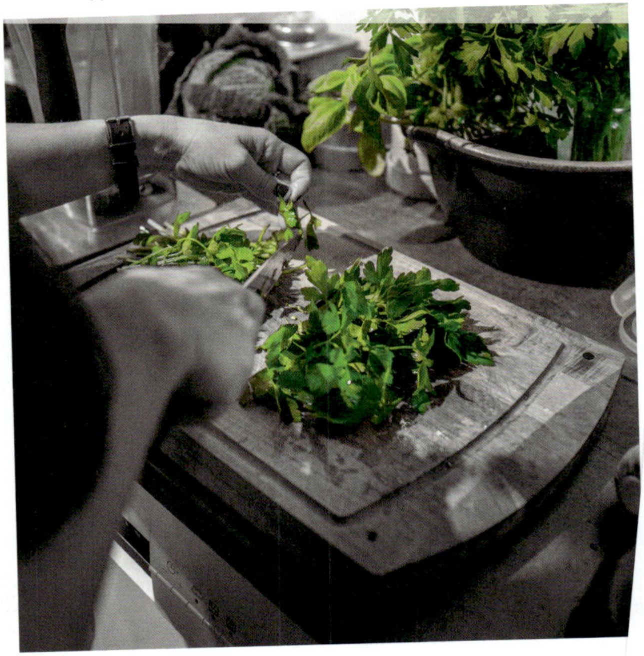

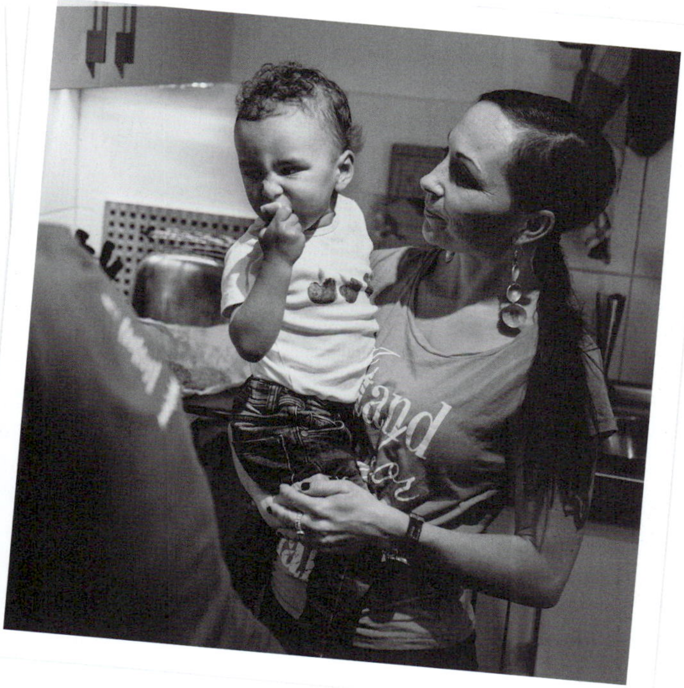

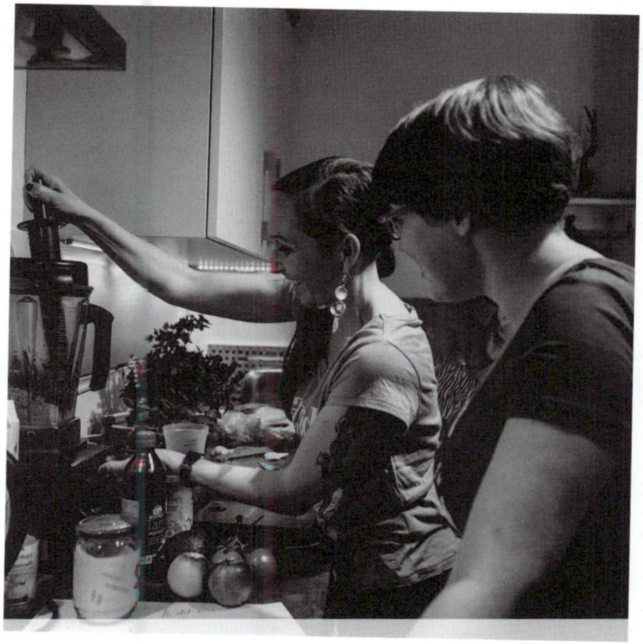

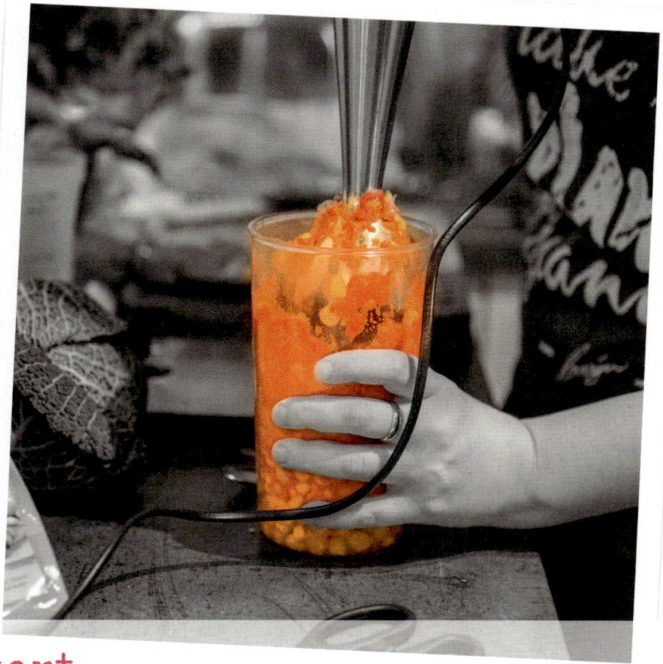

Sprichwort

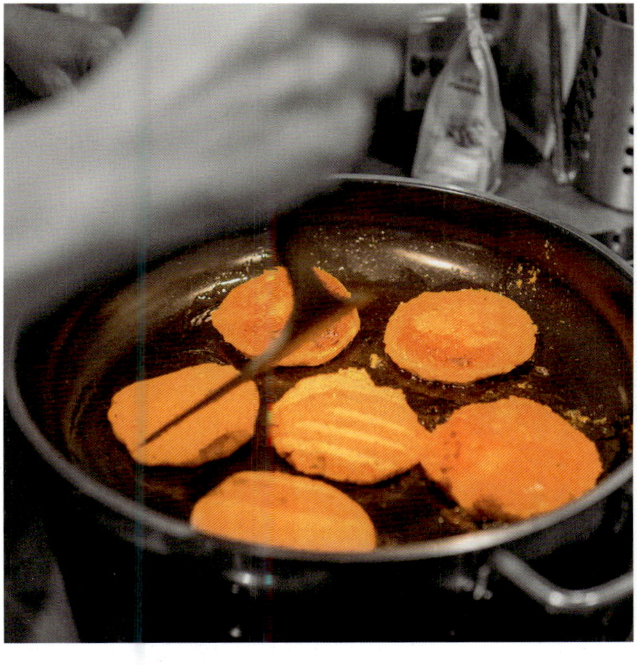

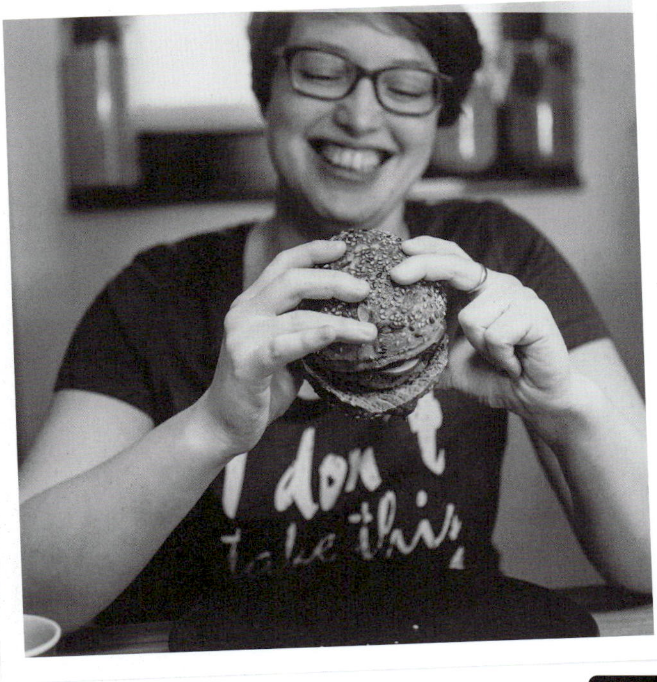

Rezepte

FRÜHSTÜCK
SHAKES & SMOOTHIES
VORSPEISEN, SUPPEN & SALATE
DRESSINGS, PESTOS & DIPS
HAUPTGERICHTE
SNACKS & TO GO
GETRÄNKE & SÄFTE
DESSERTS & GEBÄCK

EINLEITUNG

Um die richtigen Rezepte auszuwählen, hatte ich zu Beginn der Arbeit an diesem Buch eine Umfrage über Facebook und meine Website gestartet. Vollwertige, aber schnelle Gerichte wurden gewünscht. Leider ist es oft ein Widerspruch in sich, da **vollwertige Gerichte** häufig etwas mehr Zeit in Anspruch nehmen. Stichworte sind **Einweichzeiten, Garzeiten und Trockenzeiten** bei Rohkostgerichten.

Aber ich habe mich bemüht, diesem und anderen Wünschen nachzukommen. Deshalb findet sich bei manchen Rezepten zum Beispiel ein fertiger veganer Vollkornblätterteig – mit der Option, selbst einen Mürbeteig zuzubereiten (Miniquiches).

Oder auch einmal ein Yufkateig, den es leider nicht als Vollkornvariante gibt. In diesem Fall dient der Teig zum Beispiel mehr als Transportmittel und es geht primär um den Inhalt (Linsensuppe im Yufkaröllchen).

Nicht immer ist es möglich, alle Rezepte mit maximal einer halben Stunde Zubereitungszeit zu zaubern. Häufig ist die reine Arbeitszeit jedoch etwas kürzer und den Rest nehmen Koch- oder Backzeiten ein.

Eine große Frage war die **Portionszahl.** Oft isst die Schwangere oder Stillende ja allein, manchmal mit ihrem Partner und manchmal gibt es schon mehrere Kinder im Haus. Außerdem eignen sich einige Gerichte wunderbar zum Einfrieren oder gleich für zwei Tage.

Aus diesem Grund habe ich auf **sinnvolle Mengen** geachtet. Smoothies, Shakes und Salate sind jeweils für ein bis zwei Personen, Gerichte zum Vorkochen und Einfrieren fürs Wochenbett für drei bis vier oder mehr Personen konzipiert.

Thema **„Gewürze“:** Ich weiß nicht, wie es dir in deiner Schwangerschaft geht – aber manchmal ist der Geschmackssinn sehr verdreht. Ich persönlich habe von heute auf morgen weder Chili noch Pfeffer vertragen, liebte dafür Salz, mit dem ich bis dato immer sparsam umgegangen war.

Daher solltest du die **Gewürze immer individuell auf deinen besonderen Zustand anpassen** und das Gericht für dich und deine Gelüste oder Abneigungen abschmecken.

Ich nutze immer Meersalz mit jodhaltigen Algen oder schwarzen Pfeffer aus der Mühle.

Zudem wollte ich aus jeder Kategorie Rezepte haben und so viel wie möglich unterschiedliche, dennoch gut auffindbare Zutaten unterbringen, die für eine vegane Vollwertküche relevant sind.

Natürlich gibt es auch Rezepte mit Soja und Seitan – aber genauso gut auch soja- und glutenfreie.

Ich konnte fast alle Zutaten in meinem lokalen Biomarkt mit recht gutem Sortiment einkaufen.

Du findest Rezepte für besondere Anlässe (Pink Sushi), Rezepte zum Mitnehmen (Kürbisdal) und Rezepte, die sich für den Familientisch eignen (Kartoffelsuppe).

Die **Nährstoffangaben** spiegeln nur die wichtigsten Nährstoffe wider und konzentrieren sich dabei überwiegend – jedoch nicht ausschließlich – auf die potenziell kritischen Nährstoffe bei Veganern. Sie sollen dir nur einen kleinen Anhaltspunkt geben und zeigen, dass alle relevanten Nährstoffe auch mit veganer Ernährung aufgenommen werden (Ausnahme B12). Alle weiteren Nährstoffe, die ohnehin bei veganer Ernährung viel vorhanden sind, werden meistens nicht erwähnt.

Sprossen/Keimlinge habe ich für diese Rezepte nur selten verwendet. Jedoch empfehle ich sie unter bestimmten Bedingungen, da sie viele der potenziell kritischen Nährstoffe in höherem Anteil enthalten und eine sehr gute Bioverfügbarkeit aufweisen. Unter Beachtung bestimmter Punkte kannst und solltest du damit die Rezepte nach Lust und Laune einfach tunen.
>> siehe Kapitel „Küchenhygiene“

Die verwendeten Superfood-Pulver sind nicht unbedingt notwendig, sondern optional.

Viel Spaß beim Kochen!
Carmen

FRÜHSTÜCK

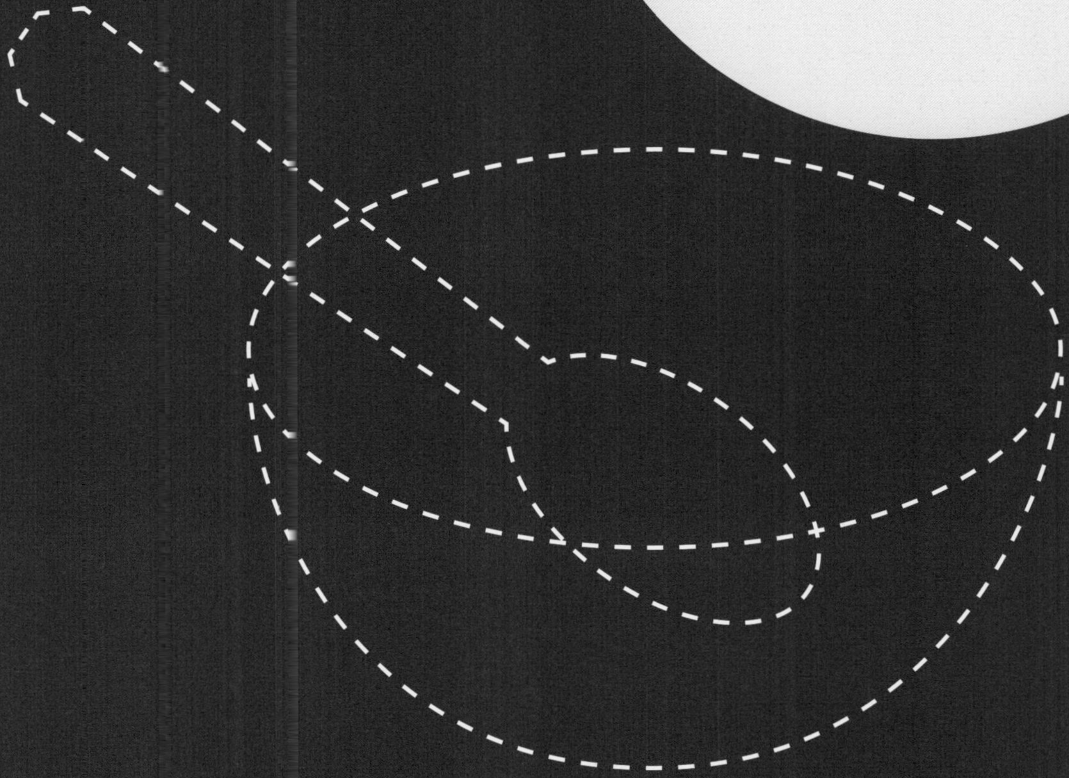

2 PORTIONEN

150 g Polenta (Maisgrieß)
1 Apfel
1 Pflaume
1 Banane
4 Datteln, entsteint
1 Orange
25 g Walnusskerne
2 EL Ahornsirup
1 EL Zitronensaft
1 Msp. Bourbonvanille
2 TL DHA-angereichertes Leinöl

SWEET-LOVE-POLENTA

Protein, Magnesium, Omega-3-Fettsäuren, DHA

Polenta im Topf mit 450 ml Wasser mischen, aufkochen, 5 Minuten köcheln und anschließend 5 Minuten aufquellen lassen.

Währenddessen Apfel und Pflaume waschen und würfeln. Die Banane ebenfalls würfeln, Datteln in Scheiben schneiden, die Orange mit einem Messer von der Schale befreien und Filets herausschneiden. Die Walnusskerne hacken und in einer beschichteten Pfanne ohne Fettzugabe anrösten.

Ahornsirup, Zitronensaft und Vanille unter die Polenta mischen. Polenta in zwei Schalen verteilen. Obst, Datteln und geröstete Walnüsse darauf verteilen. Das Leinöl darüberträufeln.

Für alle, die beim Frühstück Abwechslung lieben, gibt es dieses leckere Polenta-Rezept. Insgesamt liefert diese Kombination an Zutaten nicht nur sättigende Kohlenhydrate, Protein und gesundes Fett, sondern auch noch Kalium, Magnesium und viele Vitamine.

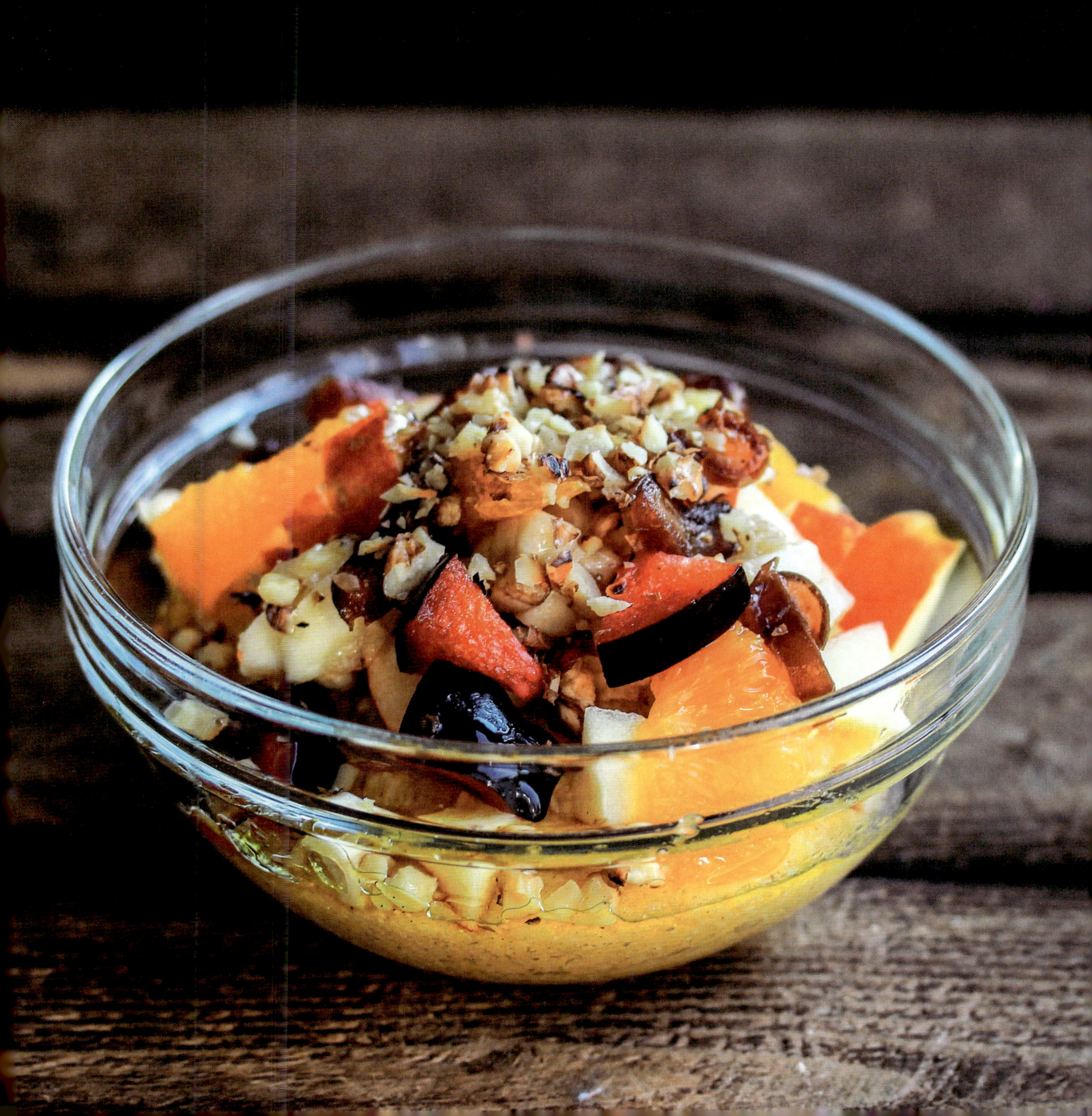

12 MINIPANCAKES

<u>Für die Pancakes</u>
1 reife Banane
100 g Dinkelvollkornmehl
1 EL Reissirup
1 TL Weinsteinbackpulver
½ TL Bourbonvanille
1 geh. EL Baobab-Pulver
140 ml Reisdrink
Kokosöl zum Ausbacken

<u>Für die Sauce</u>
80 g Himbeeren
20 g weißes Mandelmus
1 TL Zitronensaft
1 EL Reissirup
1 TL Baobab-Pulver

<u>Außerdem</u>
100 g Erdbeeren
50 g Heidelbeeren
1 EL Kakaonibs/Zartbitterschoki
1 EL Gerstenflocken*
* gekeimt und getrocknet (Reformhaus)

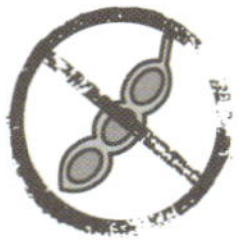

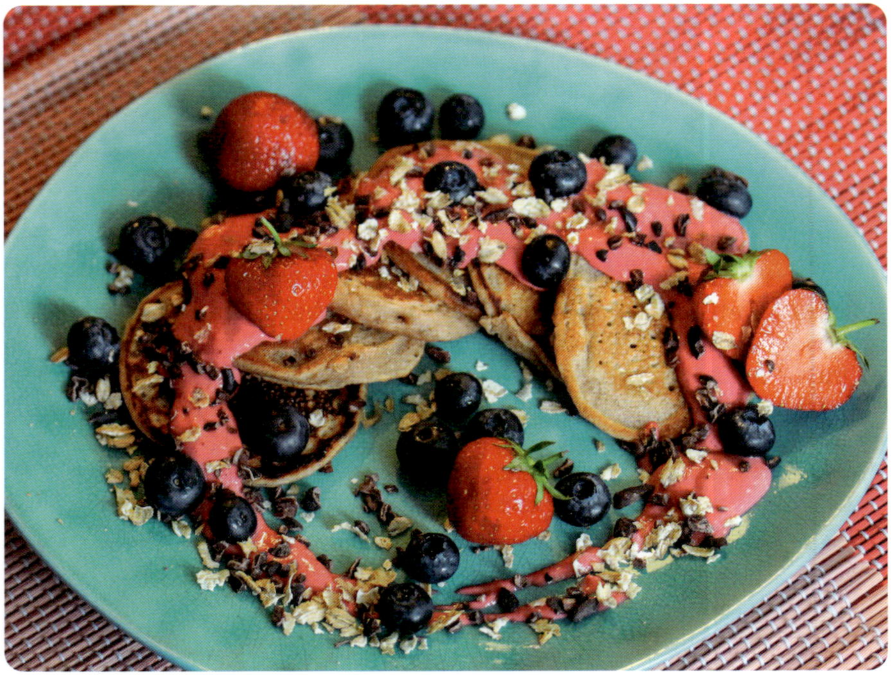

PANCAKES MIT BEEREN

Protein, Eisen, Folat, Vitamin C

Die Banane zerdrücken und mit Mehl, Reissirup, Weinsteinbackpulver, Vanille und Baobab-Pulver sowie Reisdrink mischen. Cremig rühren. Die Zutaten für die Sauce mit einem Hochleistungsmixer oder Pürierstab cremig mixen. Die Beeren waschen und trocken tupfen.

Kokosöl in einer Pfanne erhitzen. Mit einem Löffel den Teig portionsweise in die heiße Pfanne geben und die Pancakes von beiden Seiten etwa 2 Minuten braten.

Pancakes mit Sauce, Heidel- und Erdbeeren sowie Kakaonibs oder gehackter Schoki und Gerstenflocken servieren.

Ich liebe dieses tolle Sonntags-Sommerfrühstück, wenn die Beerenzeit in vollem Gange ist. Diese Beeren haben so viele Nährstoffe und sekundäre Pflanzenstoffe, dass du sie mindestens in deren Saison ganz regelmäßig in Bioqualität essen solltest. Sie sind unsere besten heimischen Superfoods. Wenn dir Kakaonibs zu bitter sind, kannst du einfach Zartbitterschokotropfen verwenden.

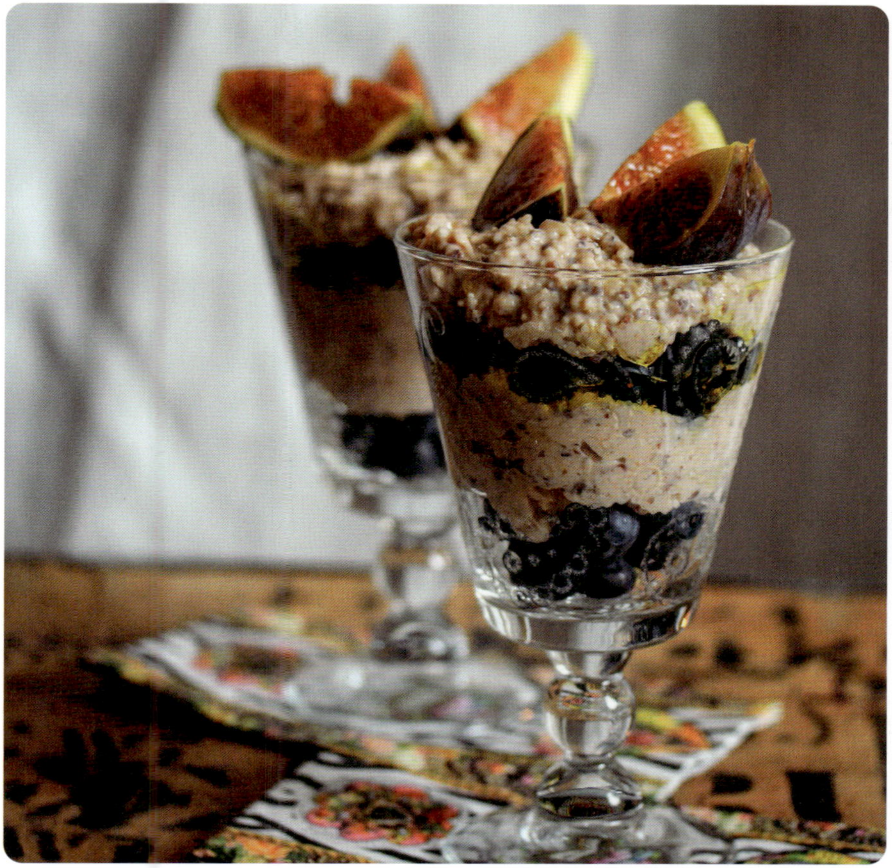

2 PORTIONEN

25 g gepuffter Amaranth
20 g geschrotete Leinsamen
200 g Sojajoghurt Natur
1 reife Banane
1 Msp. Bourbonvanille
1 EL Dattelsirup
1 EL Baobab-Pulver
150 g Blaubeeren
2 Feigen
2 EL DHA-angereichertes Leinöl

BLAUBEER-AMARANTH-FRÜHSTÜCK

Eisen, Omega-3-Fettsäuren, DHA, Vitamin C

Amaranth und Leinsamen mit dem Sojajoghurt verrühren. Die Banane zerdrücken und mit Vanille, Dattelsirup und Baobab-Pulver unterrühren.

Blaubeeren und Feigen gut abwaschen und trocken tupfen, die Feigen vierteln. Abwechselnd Blaubeeren und Joghurtmischung in zwei Schalen oder hohe Gläser schichten. Zuletzt das Leinöl darüberträufeln und geviertelte Feigen darauf verteilen.

Ein superleckeres und einfaches Gericht, das blitzschnell zubereitet ist und gleichzeitig über sehr viele Nährstoffe verfügt. Du kannst es auch toll für Gäste zaubern.

2 PORTIONEN

1 Mango
1 reife Banane
100 g Himbeeren
100 g Sojajoghurt Natur
1 EL Reissirup
1 EL Kakaonibs
1 EL Gerstenflocken*
* gekeimt und getrocknet (Reformhaus)

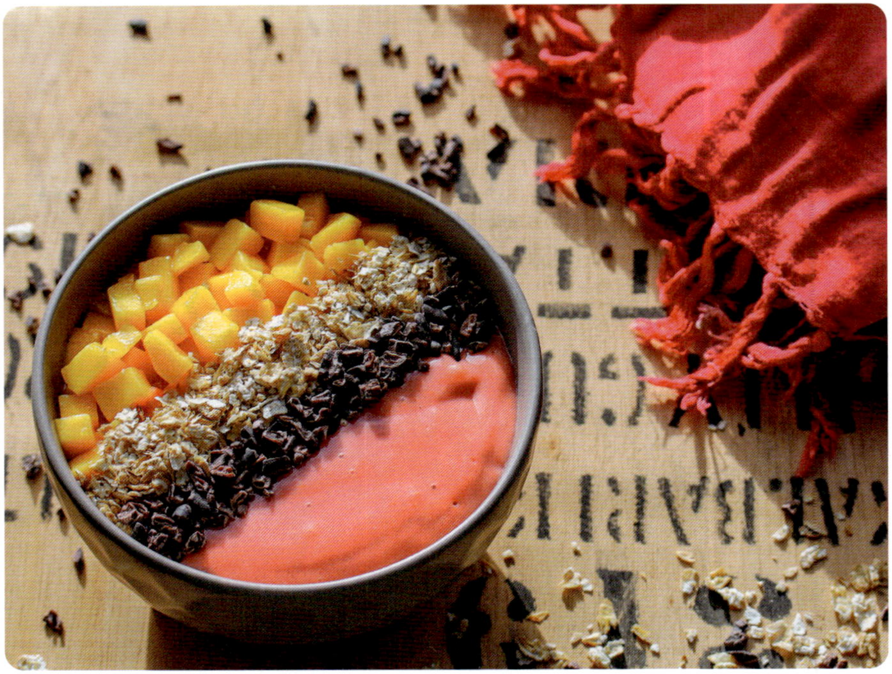

SMOOTHIE BOWL

Magnesium, Eisen, Zink, Vitamine C, B2, B6, Folat

Die Mango schälen, das Fruchtfleisch vom Kern lösen und in kleine Würfel schneiden; etwas für das Topping beiseitestellen.

Restliche Mango mit der reifen Banane, den gewaschenen Himbeeren, Sojajoghurt und Reissirup in einem Mixer pürieren.

Püree in Frühstücksschalen füllen und das Topping – Mangowürfel, Kakaonibs und Gerstenflocken – darauf verteilen.

Gekeimte und getrocknete Gerstenflocken bekommst du im Reformhaus. Die Suche lohnt sich, denn du kannst sehr viele Frühstücksrezepte damit verfeinern. Im Keimvorgang erhöhen sich der Nährstoffgehalt und die Bioverfügbarkeit. Gerstenflocken sind also ideal für alle Lebensphasen, in denen eine hohe Nährstoffdichte wichtig ist – wie Schwangerschaft und Stillzeit.

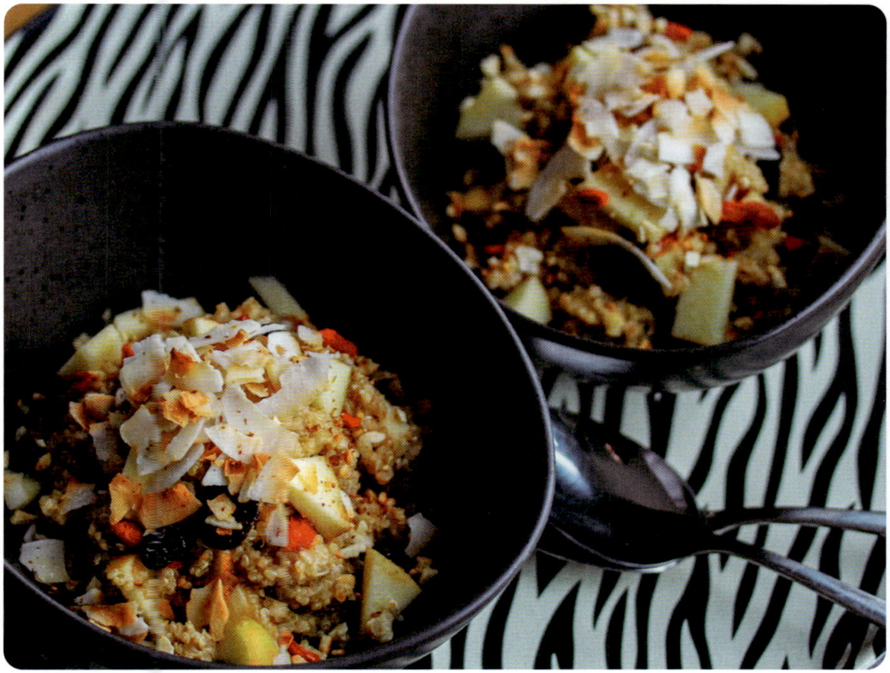

2 PORTIONEN

150 g Quinoa
1 Apfel
2 EL Cashewkerne
2 EL Kokoschips
1 EL Erdnussmus crunchy
1 TL Kokosöl
2 EL Ahornsirup
½ TL gemahlener Zimt
2 EL getrocknete Gojibeeren
2 EL getrocknete Cranberrys

LANGER-TAG-FRÜHSTÜCK

Protein, Eisen, B-Vitamine

Quinoa mit 350 ml Wasser aufkochen und etwa 20 Minuten köcheln lassen. Den Apfel waschen und würfeln, die Cashewkerne hacken. Kokoschips und Cashewkerne ohne Fettzugabe in einer beschichteten Pfanne kurz anrösten.

Erdnussmus, Kokosöl, Ahornsirup und Zimt mit der Quinoa vermischen. Äpfel unterrühren und alles auf zwei Schalen verteilen. Zuletzt Gojibeeren, Cranberrys, geröstete Cashewkerne und Kokoschips darüber verteilen.

Dieses Gericht schmeckt auch kalt und lässt sich wunderbar mitnehmen. So kannst du beispielsweise eine Portion zum Frühstück und eine Portion unterwegs genießen.

2 PORTIONEN

- 50 g Quinoa
- 50 g feine Hirse
- 2 Tomaten
- 1 Avocado
- 3 EL schwarze Bohnen (Dose)
- ¼ TL getrockneter Oregano
- ¼ TL getrocknetes Basilikum
- ¼ TL getrockneter Thymian
- ¼ TL getrockneter Rosmarin
- Salz
- Pfeffer
- 1 EL frischer Zitronensaft
- 2 EL DHA-angereichertes Leinöl

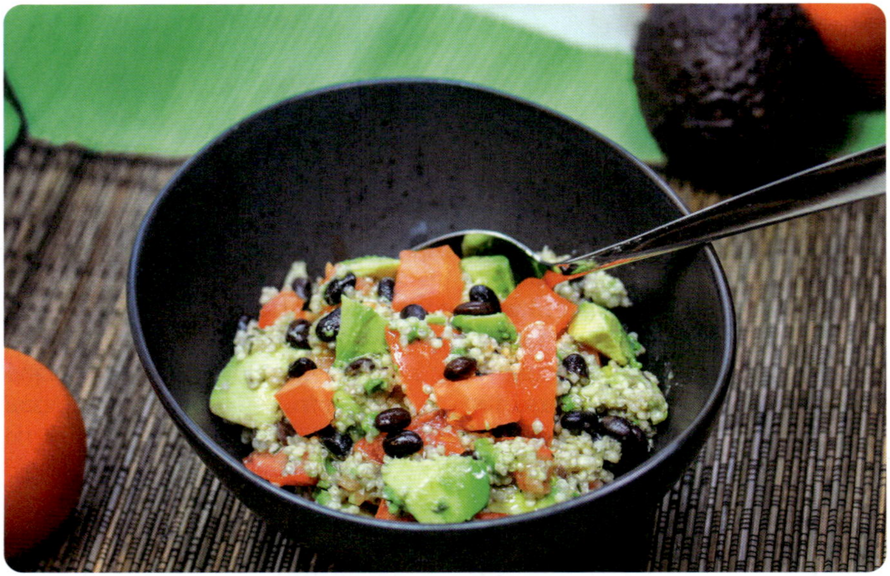

MAMAS HERZHAFTES FRÜHSTÜCK

Protein, Eisen, Omega-3-Fettsäuren, DHA

Hirse waschen, bis das Wasser klar ist. Mit der Quinoa und 250 ml Wasser zum Kochen bringen. (Unterschiedliche Kochzeiten ignorieren, idealerweise beim Kauf auf ähnliche Kochzeiten achten, da diese von Sorte zu Sorte sehr variieren können.) Etwa 15 Minuten ohne Deckel köcheln lassen, bis beide Sorten gar sind.

Währenddessen Tomaten waschen, Avocado schälen und jeweils in Würfel schneiden. 5 Minuten vor Garzeitende die schwarzen Bohnen dazugeben und die getrockneten Gewürze unterrühren.

Mit Salz, Pfeffer und Zitronensaft würzen. Alles in Schalen geben, Tomaten und Avocado dazugeben und je Portion 1 EL Leinöl darüber verteilen.

Dieses herzhafte Frühstück ist eine schöne Alternative zu den süßen Frühstücksgerichten und schmeckt auch prima als Mittag- oder Abendessen.
Es enthält sehr viel Protein und viele weitere wertvolle Nährstoffe.
Übrigens: Das Gericht ist auch sehr gut zum Mitnehmen geeignet.
Die Gewürze lassen sich schnell und einfach durch das geniale Laune-gut-Gewürz von Sonnentor ersetzen. Auch wenn ich kein Fan von Gewürzmischungen bin: Diese hat es mir schon seit fast einem Jahrzehnt sehr angetan.

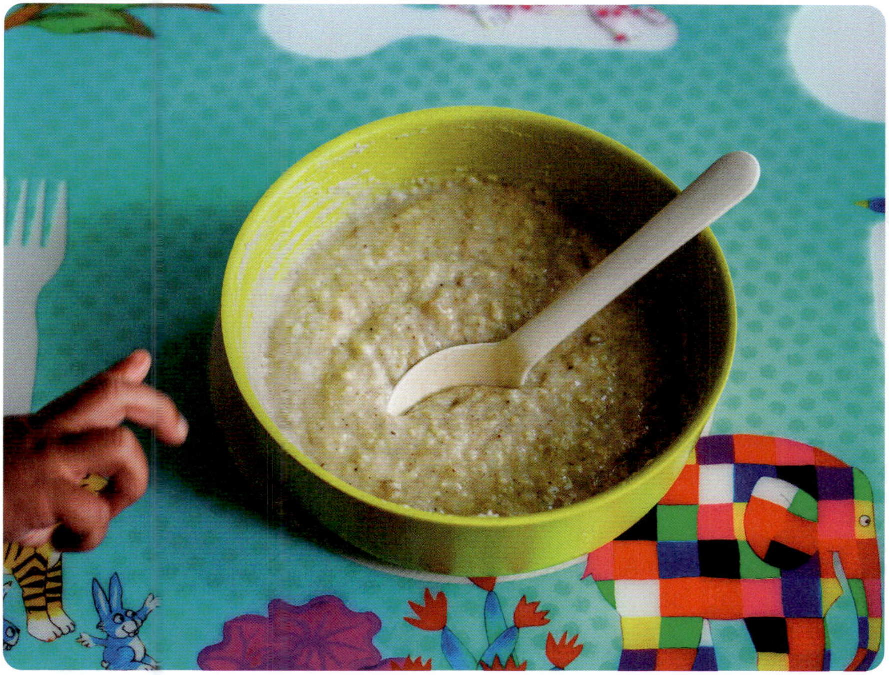

1 PORTION

70 g Hirseflocken
1 EL Cashewmus
1 Prise gemahlene Vanille oder gemahlener Zimt
1 reife Banane
1 EL DHA-angereichertes Leinöl

<10

EISENREICHER FRÜHSTÜCKSBREI

Eisen, Omega-3-Fettsäuren

200 ml kochendes Wasser über die Hirseflocken geben. Das Cashewmus unterrühren, alles aufquellen und leicht abkühlen lassen. Dann mit einer Prise Vanille oder Zimt würzen.

Die Banane mit einer Gabel zerdrücken und ebenfalls unterrühren.

Zuletzt das Leinöl über dem Brei verteilen.

Alternativ verwende ich ab und zu auch mit Calcium angereicherten Pflanzendrink. Allerdings liegt dann der Schwerpunkt nicht auf der Eisenaufnahme, sondern auf Calcium, da Calcium die Eisenaufnahme behindert.
Dieser Brei ist übrigens perfekt für die Beikostzeit, insbesondere in Kombination mit Baby Led Weaning, da die Versorgung mit Eisen und Omega-3-Fettsäuren sichergestellt wird.

1 PORTION

200 g Sojajoghurt Natur
30 g gepufftes Amaranth
1 EL geschrotete Leinsamen
1 EL DHA-angereichertes Leinöl
1 EL Ahornsirup
1 TL Açaí-Pulver
1 TL Baobab-Pulver
4 Pekannusskerne
1 Banane
3 EL Heidelbeeren
1 EL Kokosflocken

MAMAS EISENPOWER-FRÜHSTÜCK

Eisen, Vitamin C, Omega-3-Fettsäuren, DHA

Sojajoghurt gut mit Amaranth, Leinsamen, Leinöl, Ahornsirup, Açaí- und Baobab-Pulver vermischen.

Pekannusskerne mit einem Messer grob hacken und ebenfalls unterrühren. Die Banane in Scheiben schneiden und die Heidelbeeren waschen.

In einem Glas abwechselnd die Joghurtmischung mit der Banane und den Heidelbeeren schichten.

Kokosflocken in einer Pfanne ohne Fettzugabe anrösten und darübergeben.

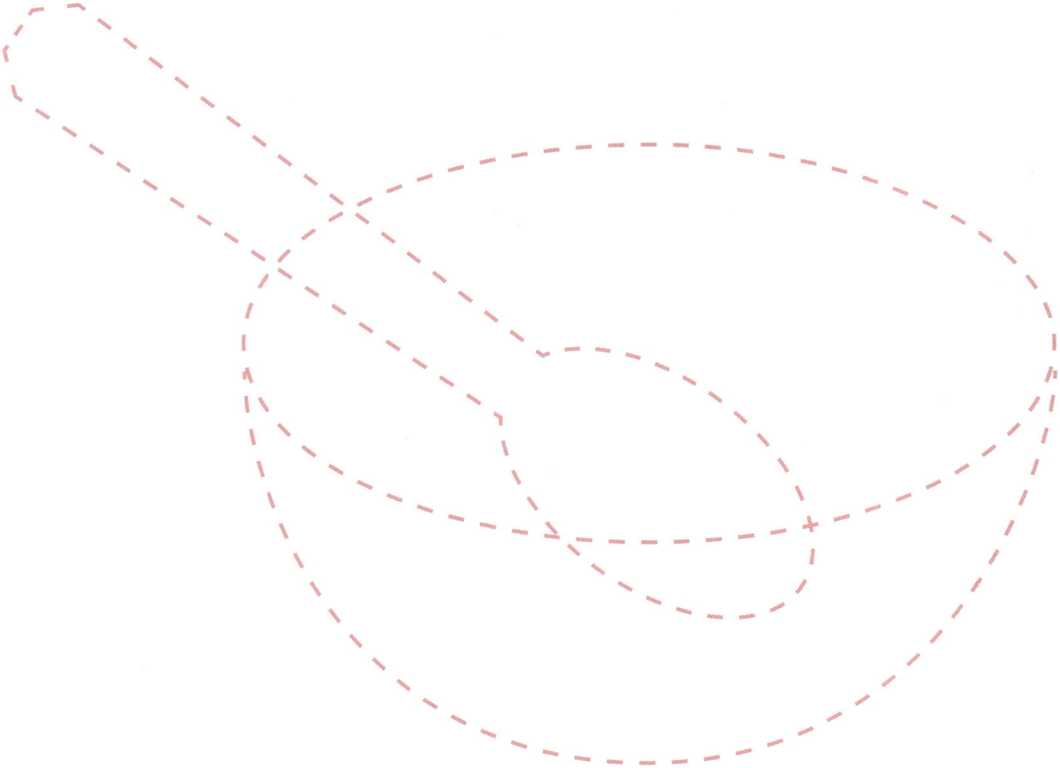

Amaranth und Baobab liefern das notwendige Eisen, dessen Aufnahme durch das Vitamin C im Açaí-Pulver, im Baobab-Pulver und natürlich im Obst gefördert wird. Nebenbei liefert das Leinöl Omega-3-Fettsäuren und DHA.

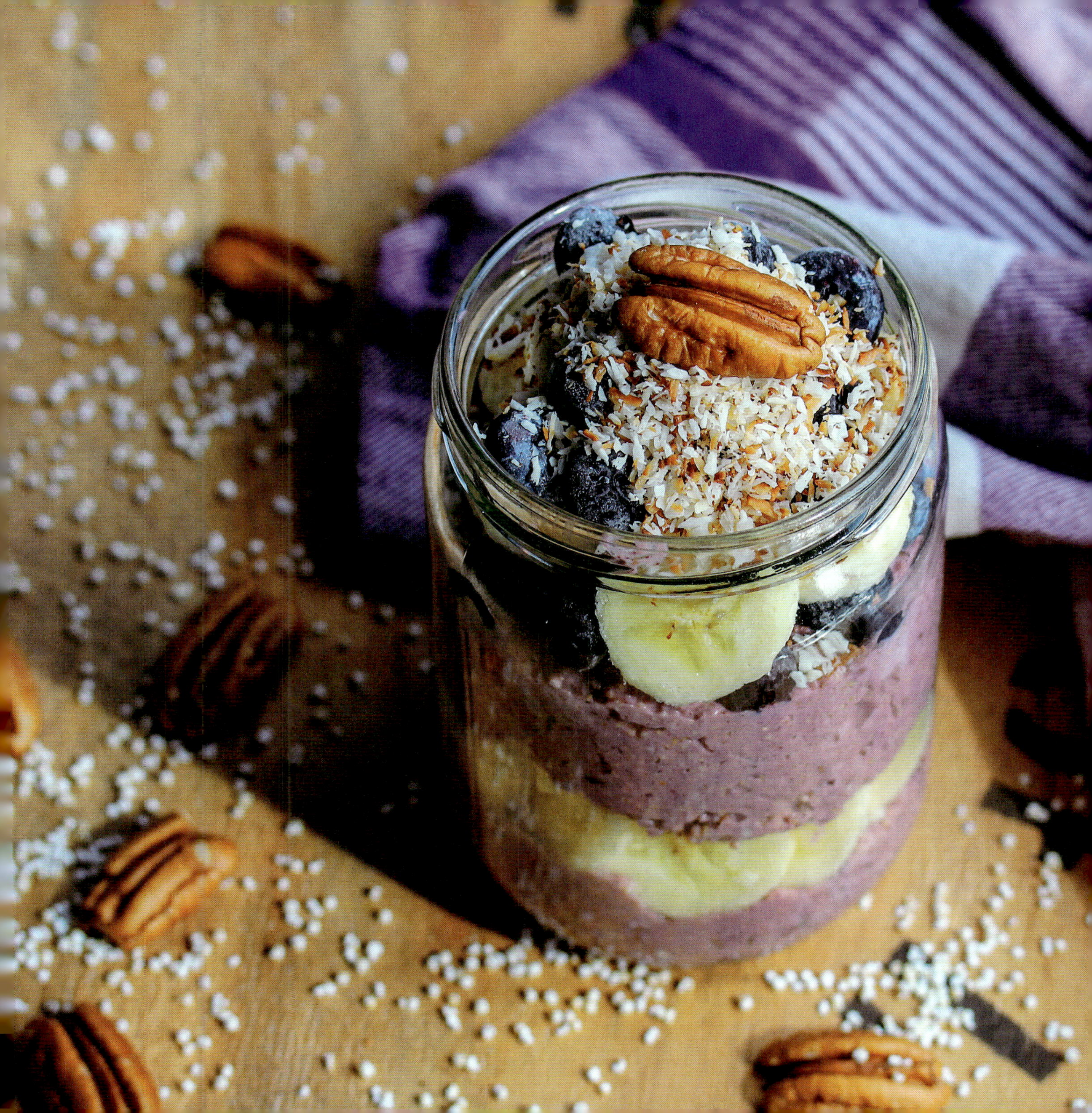

VORRAT

Muss eingeweicht werden
75 g Hirseflocken
20 g Leinsamen
60 g Haferflocken
40 g Chiasamen
30 g Haferkleie
80 g Nussmischung (Mandeln, Kürbiskerne, Paranusskerne)

Muss nicht eingeweicht werden
15 g gefriergetrocknete Erdbeeren
20 g ungesüßte Cornflakes
4 EL Baobab-Pulver
25 g gepuffte Quinoa
20 g Kakaonibs

Außerdem
Getreidedrink nach Wahl
Obst der Saison
zerdrückte Banane
oder Dattelsirup zum Süßen
DHA-angereichertes Leinöl
etwas frischer Zitronensaft

MÜSLIMISCHUNG

Eisen, Magnesium, Omega-3-Fettsäuren, DHA

Müslimischungen in zwei Behältern separat vermischen und aufbewahren.

Teil eins muss am Vorabend eingeweicht und kann auch erhitzt werden. Teil zwei kommt vor dem Essen dazu.

Außerdem noch etwas Obst der Saison hinzufügen. Gesüßt wird am besten mit zerdrückter Banane oder Dattelsirup. Alternativ können ganze Datteln in Scheiben mit eingeweicht werden.

Die Mischung hält für einige Portionen – je nach Appetit und Obstmenge.

Eine tolle Mischung – im Sommer kalt und im Winter warm zu genießen –, die dich als Schwangere mit Eisen und vielen anderen wertvollen Nährstoffen versorgt.

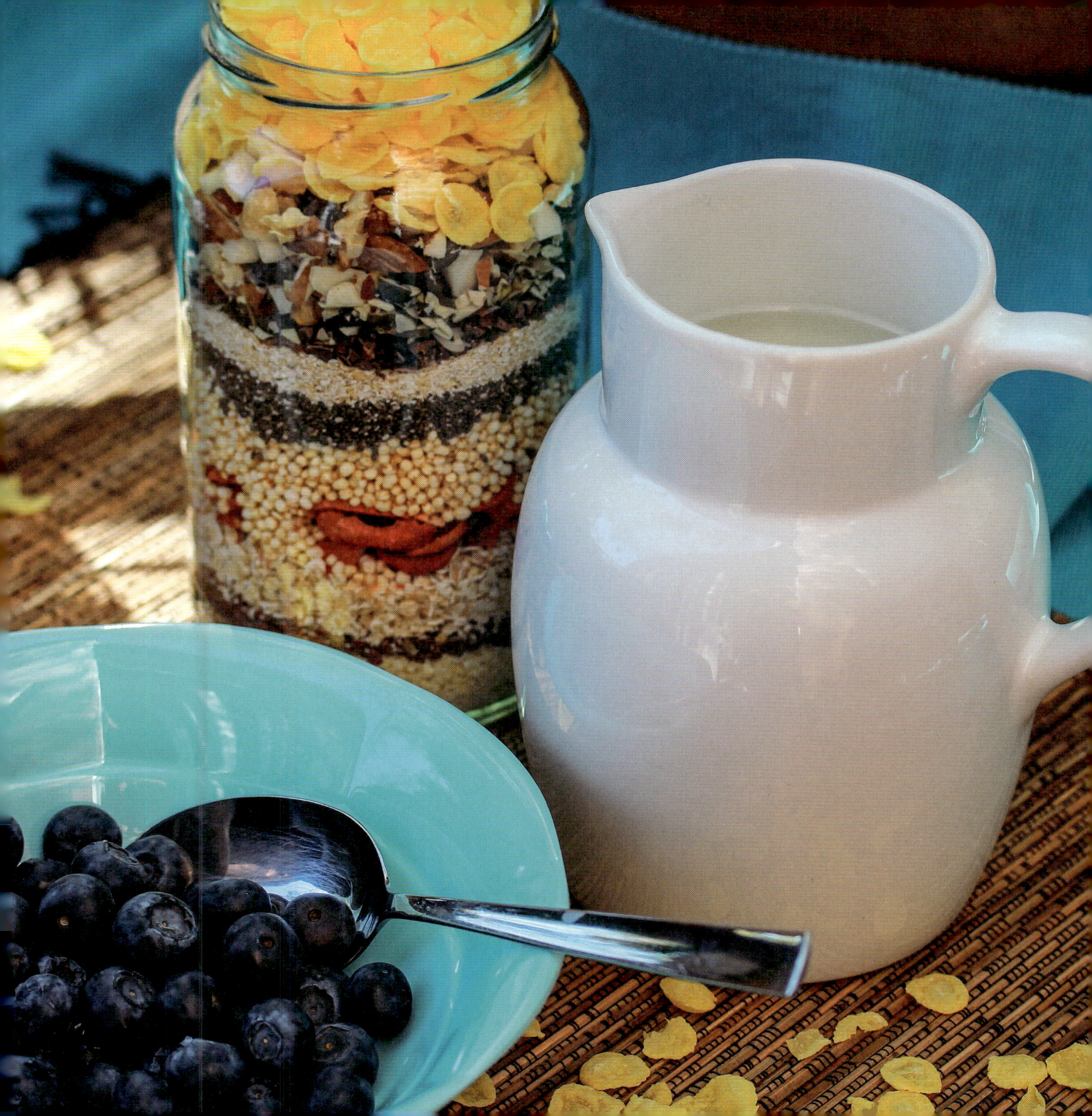

2 BROTE

1 kg Dinkelvollkornmehl plus
Mehl für die Arbeitsfläche
1 Würfel Hefe (42 g)
2 EL Ahornsirup
2 EL Salz
120 g Walnusskerne, gehackt
2 EL gemischte Sesamsaat

Variation
180 g Hokkaido-Kürbis

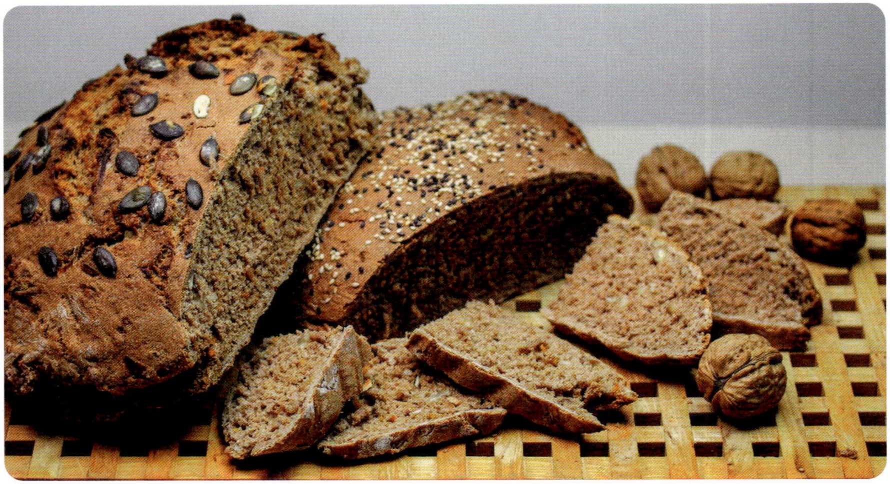

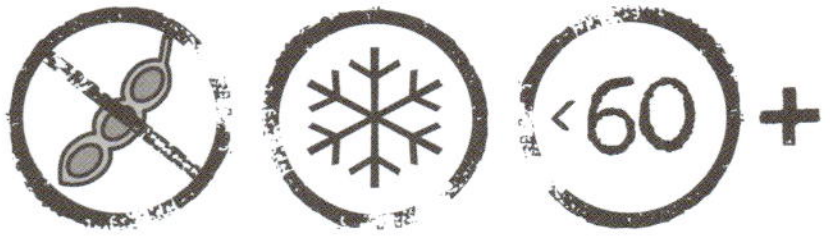

DINKELVOLLKORN-WALNUSSBROT UND KÜRBISBROT-VARIATION

Mineralstoffe und Spurenelemente, Protein

Mehl in eine Schüssel sieben und eine Mulde formen. 620 ml lauwarmes Wasser und zerbröselte Hefe in die Mulde geben. Hefe und Wasser mischen. Ahornsirup ins Wasser, das Salz und die Walnusskerne auf den Mehlrand geben.
Variation: geriebenen Hokkaido dazugeben.

Anschließend alles gründlich verkneten und den Teig 50 Minuten gehen lassen – abgedeckt mit einem warmen, feuchten Geschirrtuch.

Den Backofen auf 200 °C vorheizen. Mehl auf die Arbeitsfläche geben und den Teig nochmals gründlich durchkneten, halbieren und Brote aus den Teiglingen formen. Auf ein mit Backpapier ausgelegtes Backblech legen, mit Wasser bepinseln und mit Sesam bestreuen.

Auf der mittleren Schiene etwa 45–50 Minuten backen. Eine Schale mit Wasser in den Backofen stellen, damit die Kruste nicht zu früh hart wird.

Eines von den Broten nach dem Abkühlen sofort einfrieren – das andere hält sich einige Tage frisch. So hast du bei Bedarf ein frisches, leckeres Brot parat. Du kannst auch eines mit Kürbis und das andere klassisch zubereiten. Dafür die halbe Menge Kürbis nehmen.

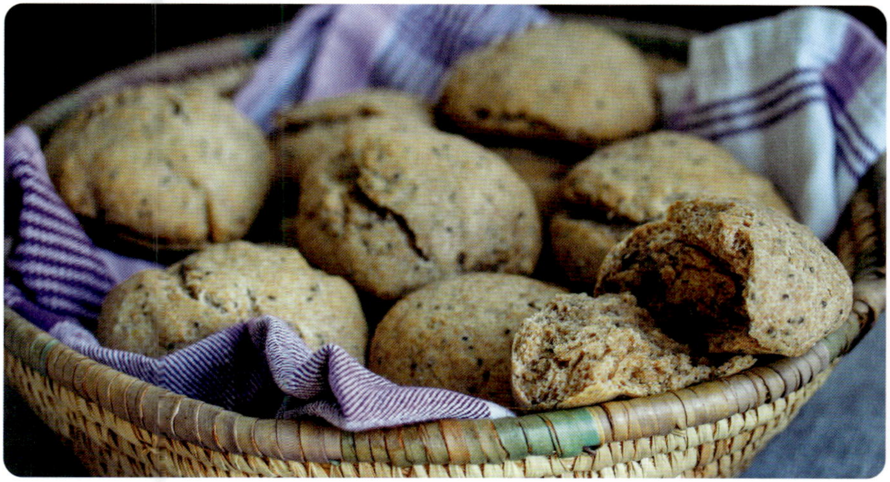

CHIA-BLITZBRÖTCHEN

Protein, Calcium, Magnesium, Zink, Omega-3-Fettsäuren

Chiasamen mit ausreichend Wasser (etwa 1:4) etwa 10 Minuten quellen lassen, bis ein Chiagel entsteht.

Das Mehl mit Backpulver und Salz in einer Schüssel mischen. Nun das Chiagel sowie 150 ml Wasser und 150 ml Olivenöl unterrühren, bis ein gut knetbarer, nicht klebriger Teig entsteht. Zu viel Wasser erwischt? So lange Mehl hinzugeben, bis die gewünschte Konsistenz erreicht ist.

Den Backofen auf 180 °C vorheizen. Etwa zwölf Brötchen aus dem Teig formen, auf ein mit Backpapier ausgelegtes Backblech legen und mit Wasser bepinseln. Eine Schale mit Wasser in den Backofen stellen.

Die Brötchen im vorgeheizten Ofen etwa 20–25 Minuten backen, bis es sich hohl anhört, wenn man auf die Brötchen klopft. Falls sie sich nicht hohl anhören, einmal umdrehen und kurz weiterbacken.

Diese Brötchen sind schnell gemacht und können noch warm gut gegessen werden, da keine Hefe verwendet wurde. Sie lassen sich natürlich auch perfekt einfrieren. Als Variationen kannst du Leinsamen, Sonnenblumenkerne, Sesam, Oregano und getrocknete Tomaten verwenden. Für mehr Nährstoffpower pürierte Sprossen untermischen.

12 STÜCK

2 EL Chiasamen
500 g Dinkelvollkornmehl
1 Päckchen Weinsteinbackpulver
1,5 TL Salz
150 ml Olivenöl

Variationen
pürierte Sprossen
Leinsamen
Sonnenblumenkerne
Sesamsaat
getrockneter Oregano
getrocknete Tomaten*

* Bei gesalzenen getrockneten Tomaten weniger Salz verwenden.

<20 +

~250 GRAMM

200 g Cashewbruch
80 ml Brottrunk
¾ TL Salz
15 g frischer Schnittlauch
6 g frische Petersilie

CASHEW-VRISCHKÄSE

Protein, Magnesium, Eisen, Zink, Vitamine B2 und B6

Cashewbruch mindestens 2 Stunden oder über Nacht einweichen.

Das Einweichwasser wegschütten. Den eingeweichten Cashewbruch mit Brottrunk und Salz in einem Hochleistungsmixer sehr cremig mixen. Am besten benutzt du einen Stampfer, damit der Vrischkäse richtig schön cremig wird.

Schnittlauch und Petersilie waschen, trocken schütteln und klein hacken.

Unter die Creme rühren und entweder sofort verzehren oder 1 Stunde im Kühlschrank ziehen lassen.

4–5 Tage im Kühlschrank haltbar.

Die köstlichen Cashewkerne kommen ursprünglich aus Brasilien und sind heute auf der ganzen Welt beliebt. Sie stammen vom Kaschubaum, der eine Höhe von sieben bis 15 Metern erreicht, und wachsen am herabhängenden Ende des Kaschuapfels.
Da immer nur ein Kern pro Apfel ausgebildet wird, sind Cashewkerne relativ teuer. Ernährungsphysiologisch sind sie sehr wertvoll, da sie besonders reich an Mineralstoffen sind.

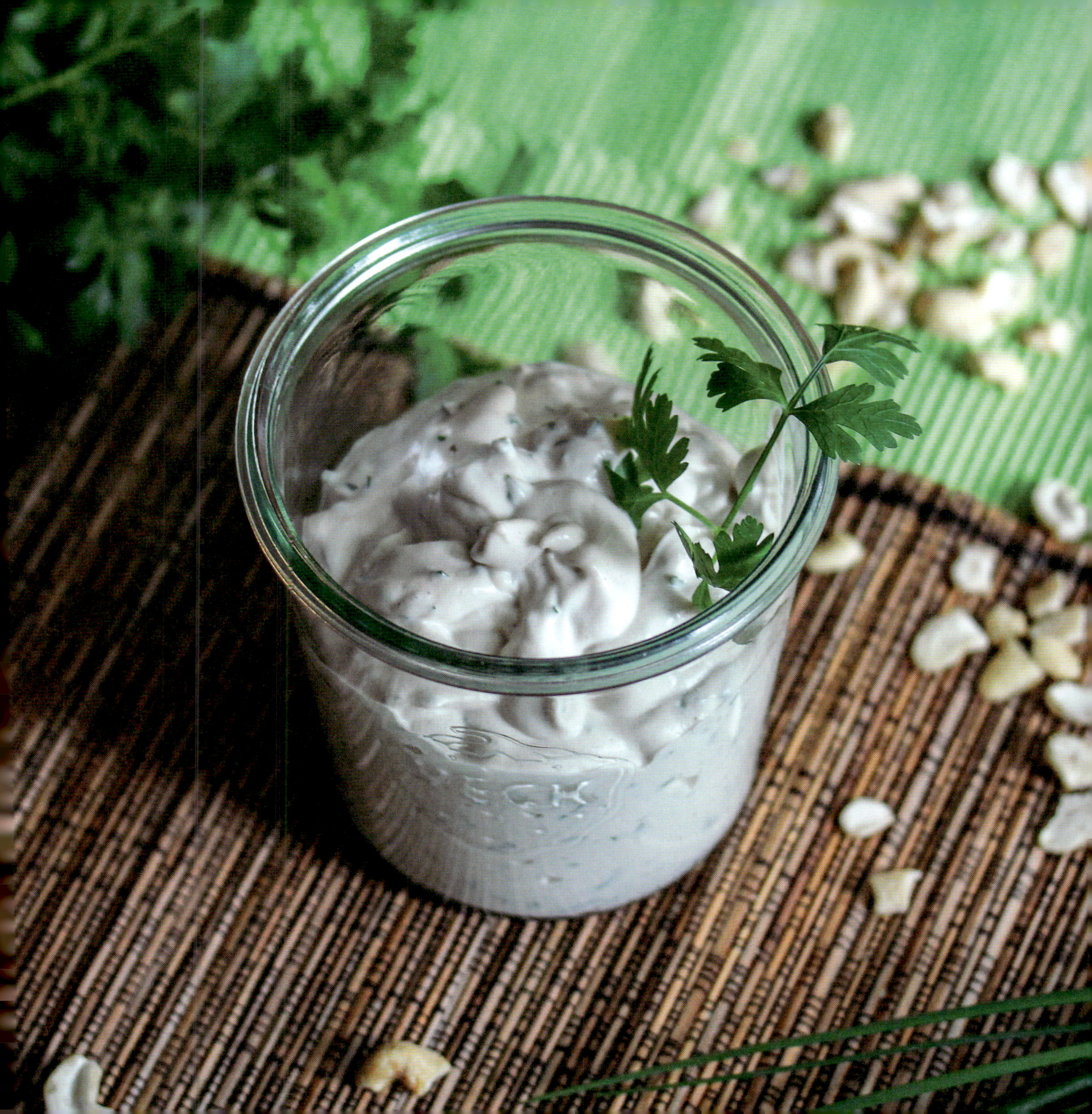

~500 GRAMM

Variante mit Soja
½ rote Zwiebel
6 EL Rapsöl
2 TL getrockneter Majoran
240 g Kidneybohnen
200 g Räuchertofu
1 TL Senf
Salz, Pfeffer, Thymian, Oregano
1 Msp. gemahlener Bockshornklee

Sojafreie Variante
4 EL Rapsöl
1 kleine rote Zwiebel
2 TL getrockneter Majoran
240 g Kidneybohnen
240 g weiße Bohnen
1 TL Rauchsalz
2 TL Senf
1 TL getrockneter Thymian
½ TL getrockneter Oregano
Pfeffer
1 Msp. gemahlener Bockshornklee

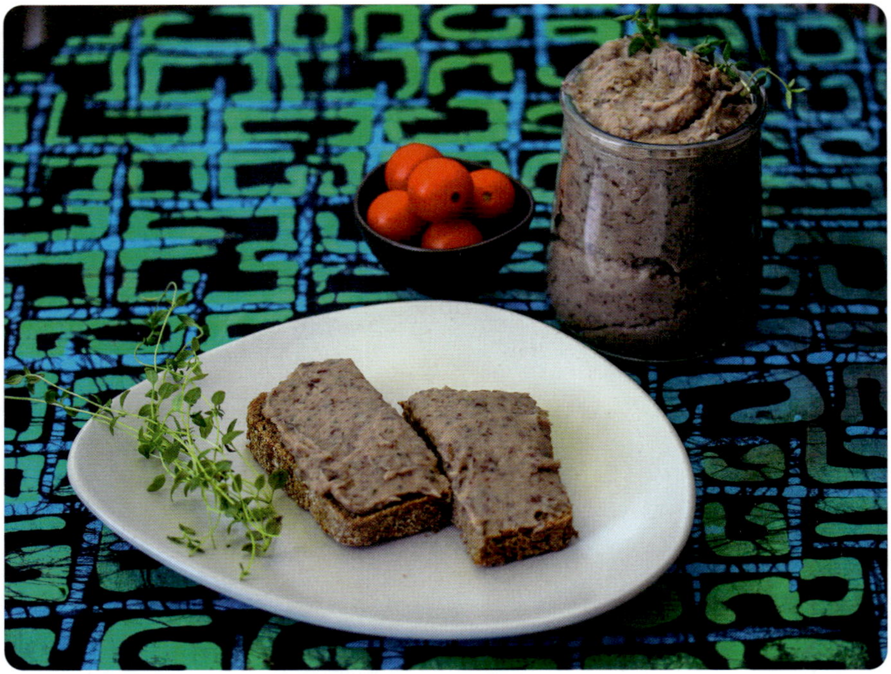

LEBERVURST

Protein

Variante mit Soja
Die Zwiebel klein schneiden und in einer Pfanne in 1 EL Rapsöl dünsten. Gegen Ende die Hälfte des Majorans dazugeben und mitdünsten. Währenddessen die Kidneybohnen mit gewürfeltem Räuchertofu, dem restlichen Öl und Majoran sowie Senf mit einem leistungsfähigen Pürierstab oder Hochleistungsmixer pürieren. Mit den restlichen Gewürzen abschmecken.

Sojafreie Variante
2 EL Rapsöl in einer Pfanne erhitzen. Die rote Zwiebel klein schneiden und mit der Hälfte des Majorans dünsten. Kidneybohnen und weiße Bohnen abtropfen lassen und mit dem Rauchsalz zu den Zwiebeln in die Pfanne geben. Etwa weitere 5 Minuten dünsten. Die Masse mit dem Senf pürieren. Anschließend mit der anderen Hälfte des Majorans und den restlichen Gewürzen abschmecken und 2 EL Rapsöl unterziehen.

Da in der Schwangerschaft häufig die Lust auf die Schlemmereien der Kindheit groß ist, darf die vegane Lebervurst nicht fehlen. Sie ist ein toller Lieferant für hochwertiges Protein.

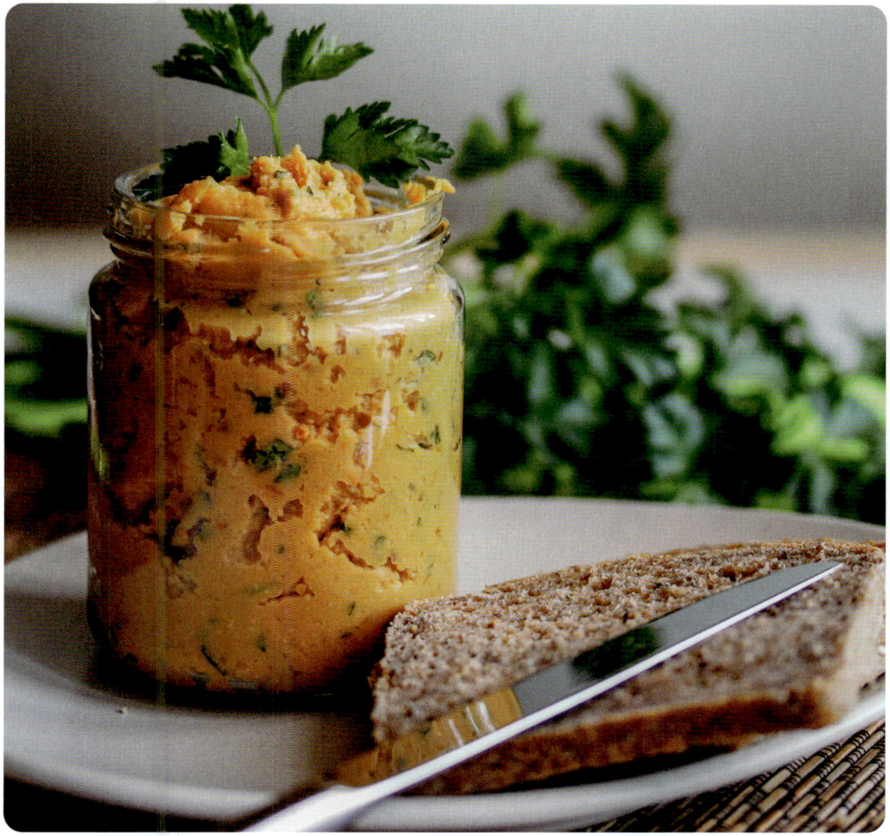

~300 GRAMM

- 100 g rote Linsen
- 1 EL Kokosöl
- 20 g getrocknete Tomaten
- ½ TL Salz
- ½ TL gemahlener Bockshornklee
- 1 EL frisch gehackte Petersilie
- 1 TL frisch gehackter Koriander
- 1 EL DHA-angereichertes Leinöl
- 1 EL Rapsöl

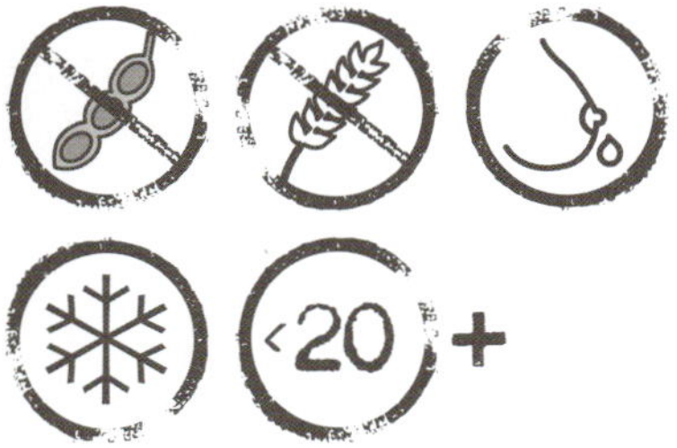

ROTE-LINSENLIEBE-AUFSTRICH

Protein, Magnesium, Eisen, Zink, Omega-3-Fettsäuren, DHA

Linsen über Nacht mit ausreichend Wasser einweichen. Am nächsten Tag das Einweichwasser wegschütten und die Linsen mit etwa 120 ml frischem Wasser 15 Minuten köcheln lassen.

Mit Kokosöl, getrockneten Tomaten, Salz und Bockshornklee fein pürieren. Die Masse abkühlen lassen. Petersilie und Koriander waschen, trocken schütteln, fein hacken und mit Lein- und Rapsöl unter die Linsenmasse rühren. 4–5 Tage im Kühlschrank haltbar.

Linsen fehlen zwei essenzielle Aminosäuren. Daher ist es ratsam, sie immer mit anderen proteinhaltigen Lebensmitteln zu kombinieren – mit Reis, Vollkornnudeln oder für den Aufstrich zum Beispiel mit einem Roggenvollkornsauerteigbrot. Schmeckt auch als Pastasauce zu Vollkornnudeln fantastisch!

~250 GRAMM

70 g Grünkernschrot
60 g Margarine
½ kleine rote Zwiebel
1 TL Olivenöl
½ Knoblauchzehe
15 g Hefeflocken
1 EL Zitronensaft
1 TL Senf
Salz
Pfeffer
1 TL getrockneter Majoran
1 EL TK-Gartenkräuter
1 EL DHA-angereichertes Leinöl

GRÜNKERNAUFSTRICH

Magnesium, Eisen, B-Vitamine, Omega-3-Fettsäuren, DHA

Grünkernschrot mit 70 ml Wasser über Nacht einweichen. Margarine rechtzeitig aus dem Kühlschrank nehmen, damit sie für die Verarbeitung weicher wird.

Die Zwiebel abziehen, fein würfeln und in der Pfanne in etwas heißem Olivenöl glasig dünsten.

Grünkernschrot mit dem Einweichwasser aufkochen und köcheln lassen, bis er komplett aufgequollen ist. Bei Bedarf noch weiteres Wasser dazugeben.

Den gekochten Grünkern mit Margarine verrühren. Anschließend Zwiebeln, die halbe durchgepresste Knoblauchzehe, Hefeflocken, Zitronensaft, Senf, die Gewürze und Kräuter sowie das Leinöl unterrühren.

Grünkern nennt man unreif geernteten Dinkel, der geröstet und getrocknet wird. Das gibt ihm nicht nur einen besonders intensiven Geschmack, sondern macht ihn außerdem besonders bekömmlich.
Bis der moderne Weizen zu Beginn des vergangenen Jahrhunderts seinen Urahnen Dinkel von den Feldern verdrängte, war dieser eines der wichtigsten Getreide überhaupt.
Inzwischen weiß man ihn wieder mehr zu schätzen, weil diese Getreidesorte weitgehend ohne Pflanzenschutzmittel auskommt. Dazu kommt, dass Grünkern einen noch höheren Nährwert hat als andere Getreidesorten.
Grünkern als Nervennahrung zu bezeichnen, ist nicht übertrieben: Das Getreide zeichnet sich durch einen hohen Gehalt an Vitaminen der B-Gruppe aus, die wichtig für Gehirn und Nerven sind.
Ebenfalls reichlich enthalten: die Mineralstoffe Magnesium und Phosphor, die ebenfalls Balsam fürs Nervenkostüm bedeuten.
Besonders interessant für Vegetarier und Veganer ist nicht nur der hohe Eiweißanteil, sondern außerdem der mit rund 4 mg für ein pflanzliches Lebensmittel hohe Eisengehalt in ganzem Grünkern.
Quelle >> www.eatsmarter.de

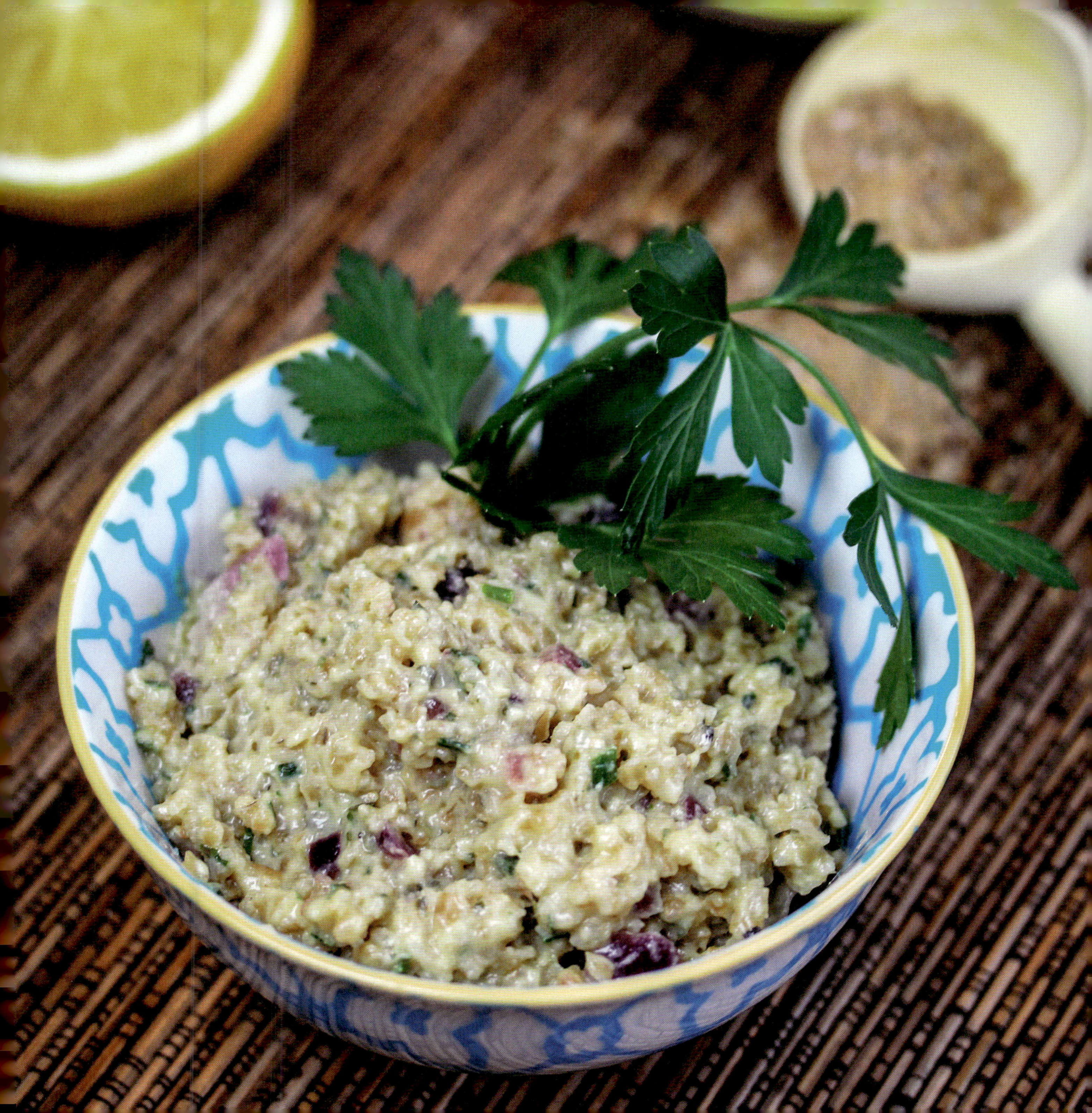

~150 GRAMM

- 50 g Haselnussmus
- 50 g dunkles Mandelmus
- 1 EL Kakaopulver
- 1 TL Baobab-Pulver
- 1 EL DHA-angereichertes Leinöl
- 1 geh. EL Reissirup
- 1 EL Dattelsirup
- 2 Msp. Bourbonvanille
- ggf. Mandelöl

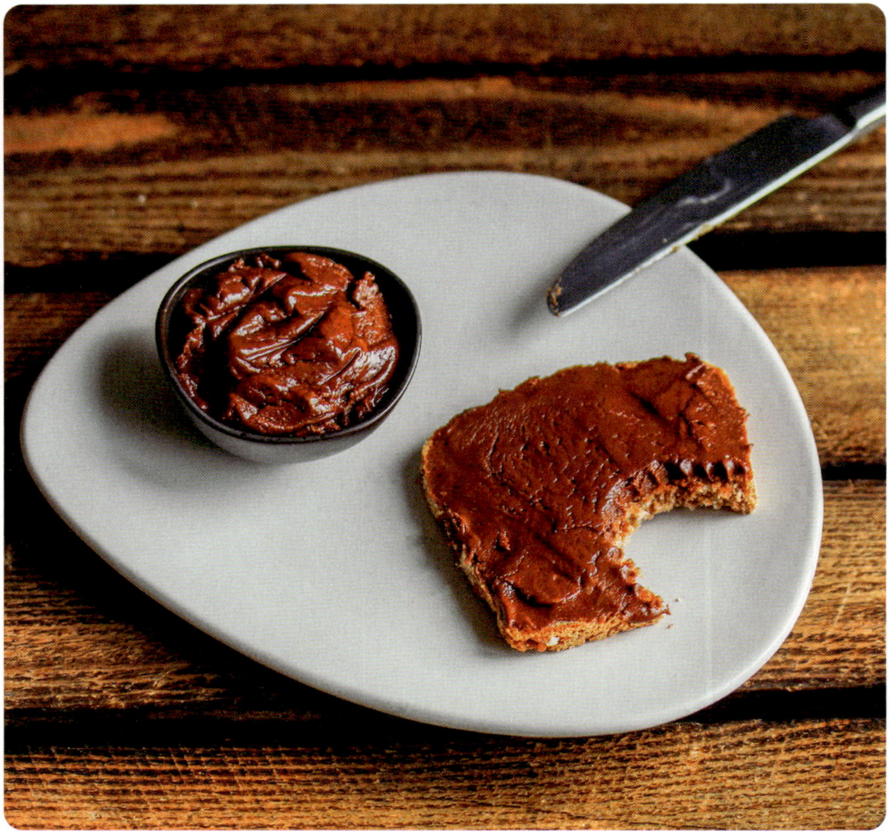

ELLAS NUTS TEMPTATION

Calcium, Magnesium, Folat, B-Vitamine, Protein, DHA

Alle Zutaten miteinander verrühren. Eventuell wird zusätzlich Mandelöl benötigt. Das ist davon abhängig, wie flüssig die Nussmuse sind. Häufig sind diese zum Ende des Glases oft schon sehr hart und lassen sich nicht mehr gut vermischen.

Gesund schlemmen – denn wer sagt, dass Naschereien automatisch ungesund sein müssen? Auch das Gegenteil kann der Fall sein!
Mit Schlemmereien nähren wir unsere Seele. Wenn wir gleichzeitig in diese Nascherei viele wichtige Nährstoffe für den Körper einbauen, verzeiht er auch locker den Zucker.

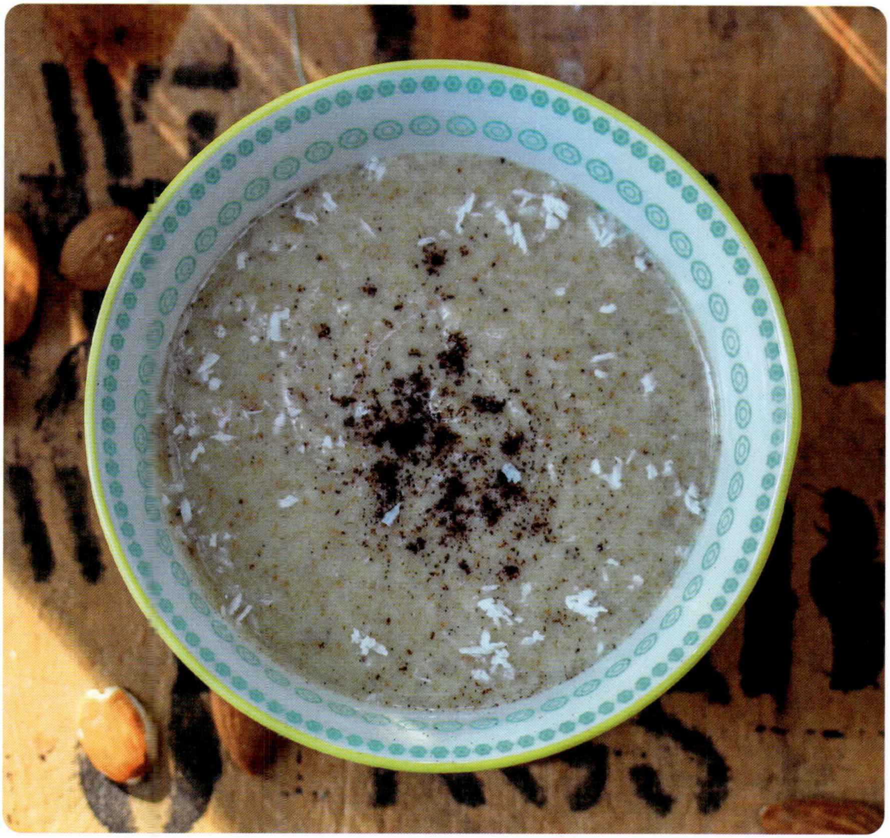

~150 GRAMM

- 50 g Kokosmus
- 50 g weißes Mandelmus
- 10 g Kokosblütenzucker
- 10 g Ahornsirup
- 1 EL DHA-angereichertes Leinöl
- 1 Msp. Bourbonvanille

KOKOS-MANDEL-AUFSTRICH

Calcium, Magnesium, B-Vitamine, Protein

Einfach alle Zutaten miteinander verrühren.

Dieses Rezept ist ebenfalls aus der Kategorie „gesund schlemmen“. Gerade in Schwangerschaft und Stillzeit hat man oft Gelüste nach süßen Naschereien. Dieser Aufstrich schmeckt einfach nur himmlisch und alle Kokosfans werden ihn lieben.

SHAKES & SMOOTHIES

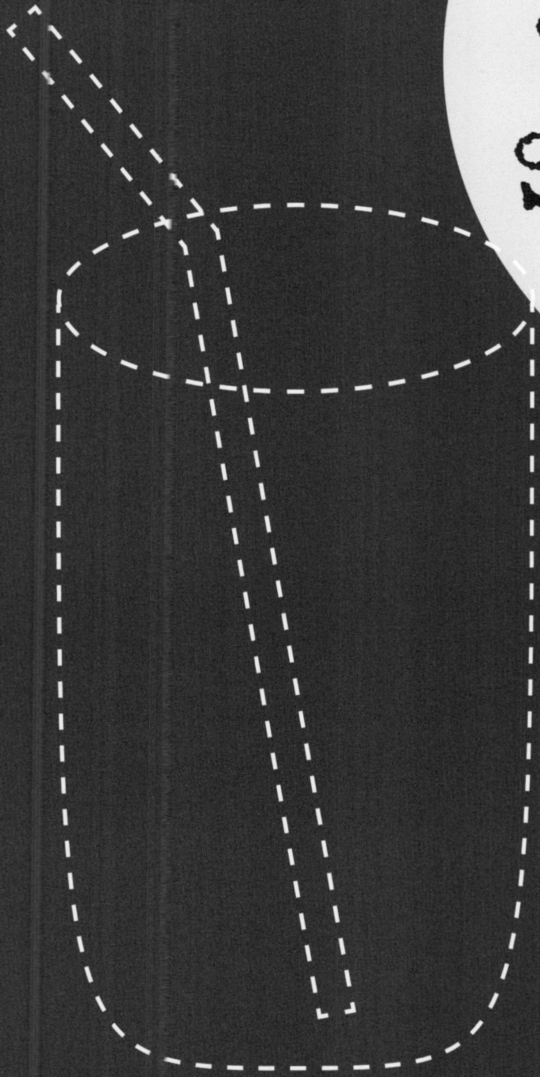

1 PORTION

1 EL Cashewmus
1 Banane
2 Datteln, entsteint
2 TL Baobab-Pulver
2 Eiswürfel

‹10

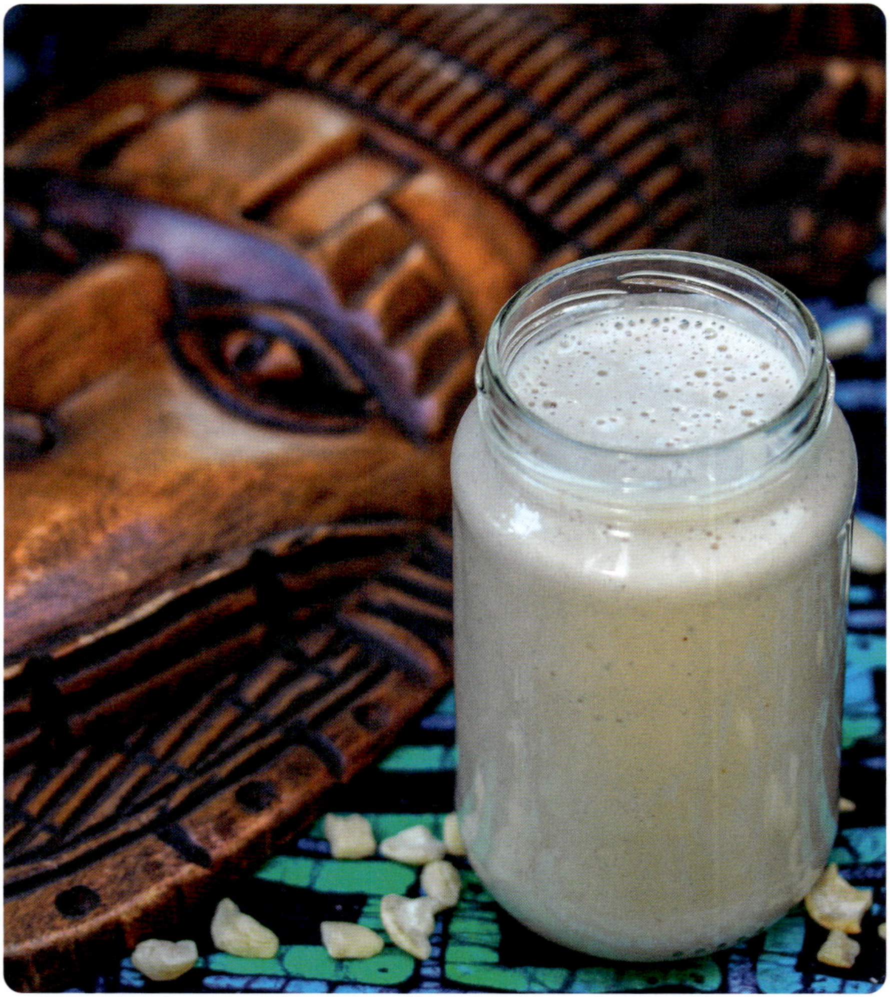

AFRICAN BAOBAB-SHAKE

Eisen, Vitamin C, Calcium

Alle Zutaten im Blender gründlich mit 200 ml Wasser mixen.

Macht satt und steckt voller Nährstoffe. Der Baobab-Baum ist ein wahrer Wunderbaum aus Afrika. Das Pulver enthält mehr Eisen als rotes Fleisch, mehr Vitamin C als Orangen und erhöht somit die Eisenaufnahme. Außerdem enthält es mehr Calcium als Milch, verfügt über ein ideales Ballaststoffverhältnis und wirkt präbiotisch und antioxidantisch. Dieses „Wunderpulver" ist für eine vegane Schwangerschaft und Stillzeit wirklich toll.

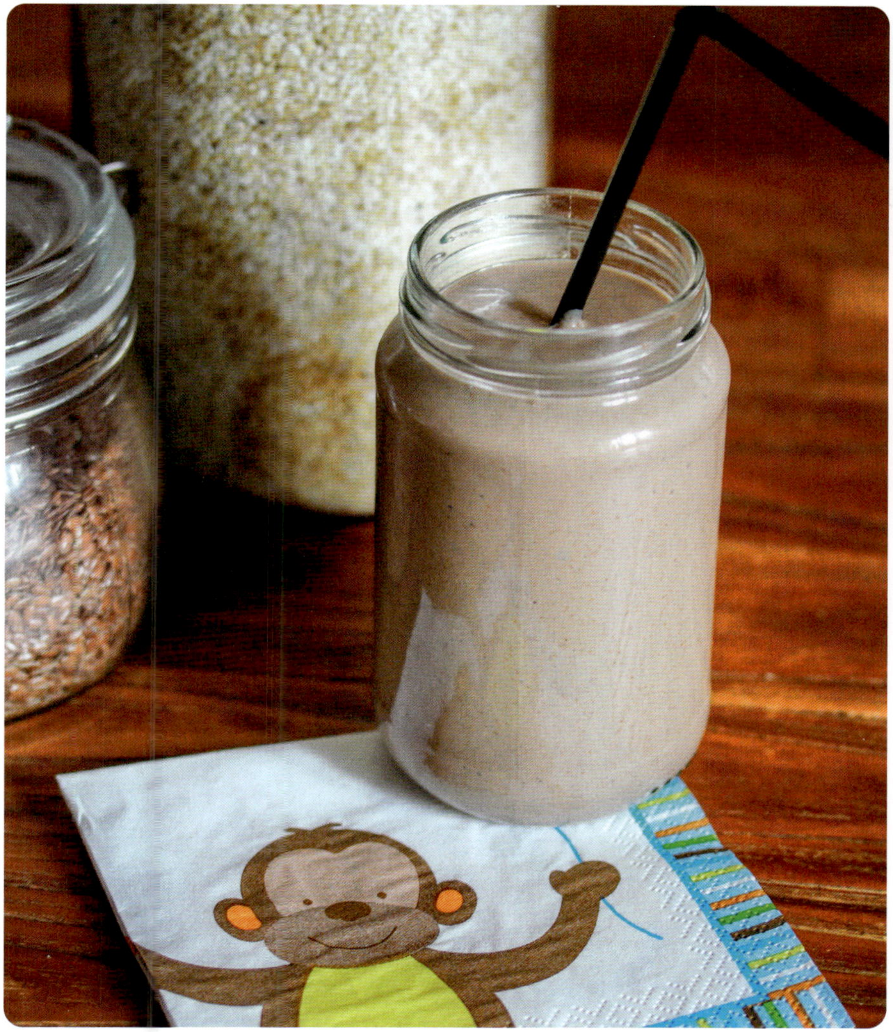

1 PORTION

1 reife Banane
100 g Sojajoghurt Natur
1 TL Kokosmus
2 Pekannusskerne
½ TL Kakaopulver*
½ TL Carob-Pulver*
½ TL Maca-Pulver*
1 TL Lucuma-Pulver*
2 EL Leinsamen
20 g gepuffter Amaranth
2 Datteln, entsteint

* oder Makao-Mischung von Pure Raw

MAMAS SCHOKO-SHAKE

Magnesium, Eisen, Protein

Alle Zutaten im Blender gründlich mit 200 ml Wasser mixen.

Mit der halben Menge Wasser wird dieser Shake übrigens zu einem leckeren Dessert. Es gibt auch verschiedene Superfoodmischungen, die die genannten Zutaten (Kakao, Carob, Maca und Lucuma) enthalten. Wer es süßer mag, nimmt zusätzlich Dattelsirup oder etwas Ähnliches.

1-2 PORTIONEN

150 g TK-Himbeeren
1 reife Banane
300 ml Haferdrink Calcium
1 Msp. Bourbonvanille

<10

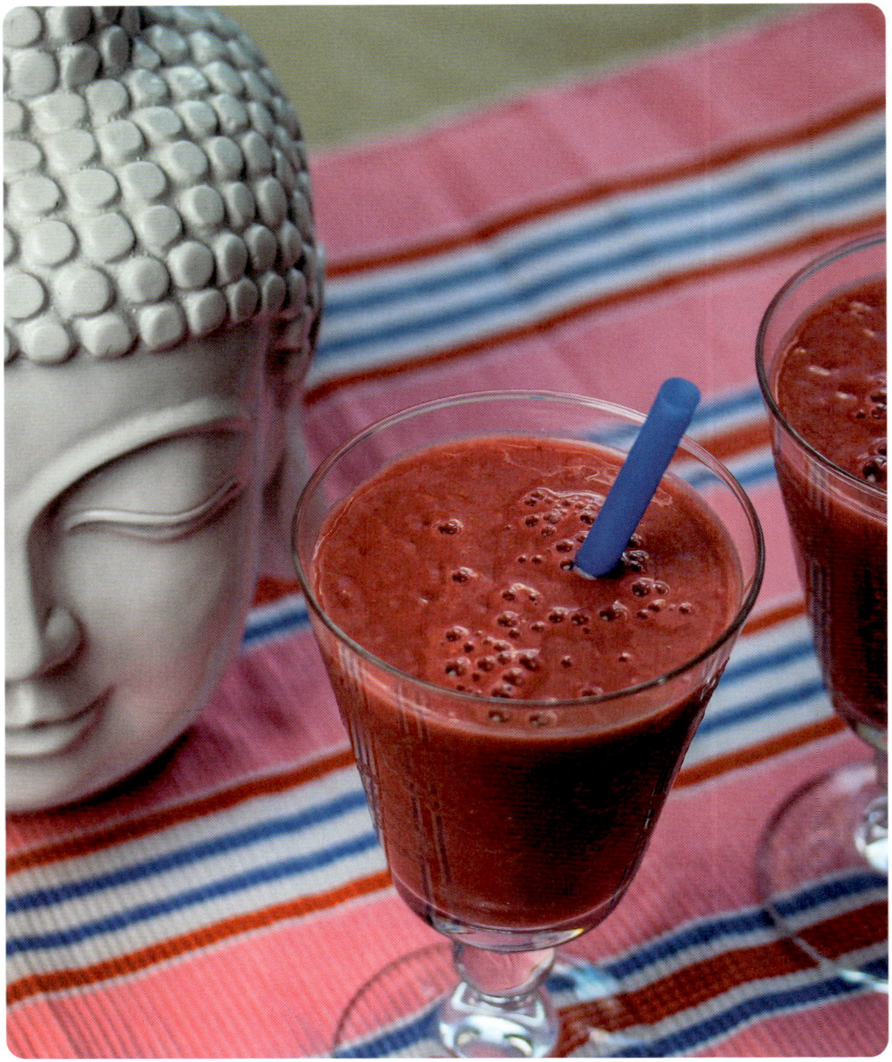

HIMBEER-BANANEN-DRINK

Calcium, Magnesium, Folat

Alle Zutaten im Blender gründlich mixen.

Wenn dich süße Gelüste überkommen, hilft vielleicht dieser leckere Drink. Im Sommer natürlich gern mit frischen Himbeeren und zwei Eiswürfeln.

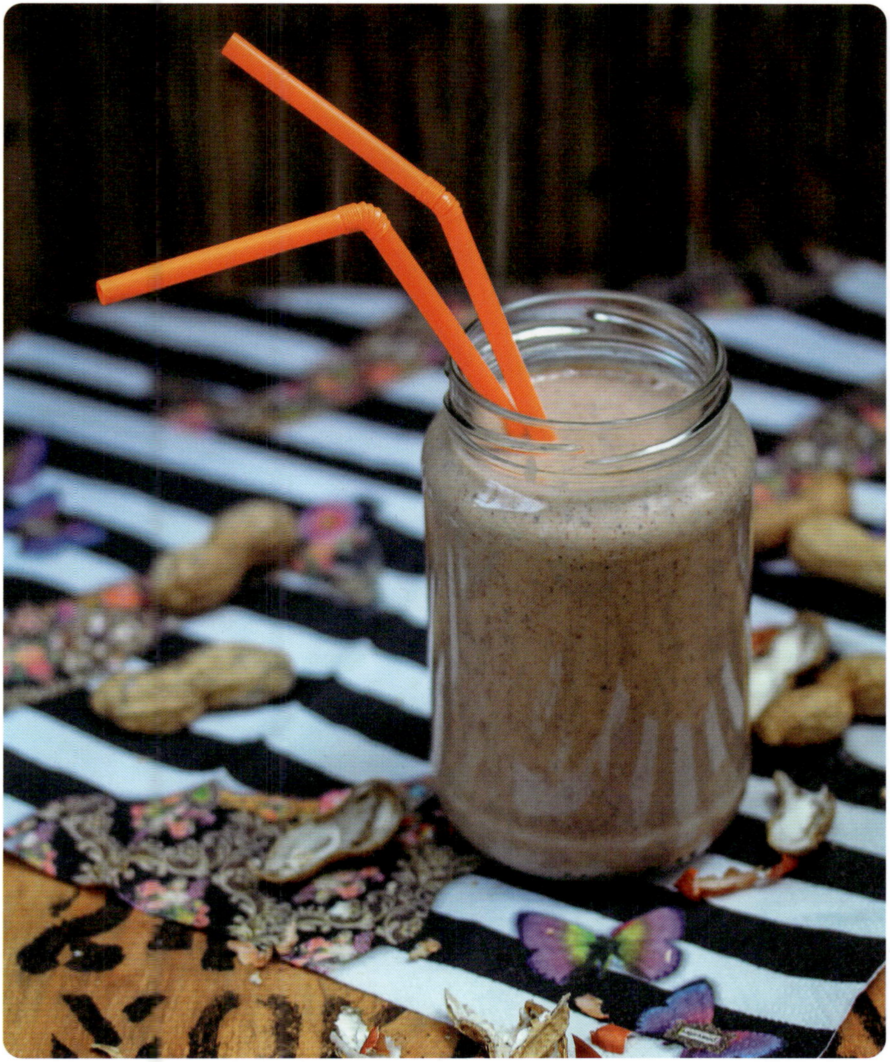

1 PORTION

200 ml Reisdrink
1 reife Banane
1 EL Erdnussmus
2 TL Kakaonibs
1 Msp. Cayennepfeffer
1 Msp. gemahlene Vanille
1 Msp. gemahlener Zimt

FEURIGER ERDNUSS-SCHOKO-SHAKE

Protein, Zink

Alle Zutaten im Blender gründlich mixen.

Wenn du es in Schwangerschaft und Stillzeit etwas feuriger magst!

STRAWBELLY SHAKE

Calcium, Folat
1–2 Portionen
Sojafrei

250 ml Haferdrink Calcium
1 reife Banane
6 Erdbeeren
1 Msp. gemahlener Ceylon-Zimt
1 TL Kokosmus

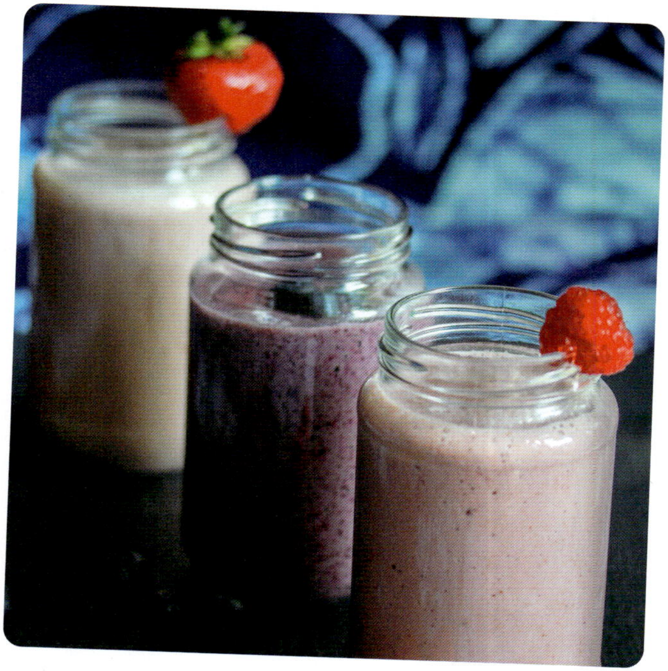

BLUEBELLY SHAKE

Eisen, Magnesium, Vitamin C, Vitamin B6
1–2 Portionen
Sojafrei

1 reife Banane
200 g Blaubeeren
20 g Haferflocken
3 Datteln, entsteint
1 EL DHA-angereichertes Leinöl

RASPBELLY SHAKE

Calcium, Magnesium, Folat
1–2 Portionen
Sojafrei, glutenfrei

250 ml Reisdrink Calcium
1 reife Banane
110 g Himbeeren
20 g Mandelmus
1 TL Lucuma-Pulver

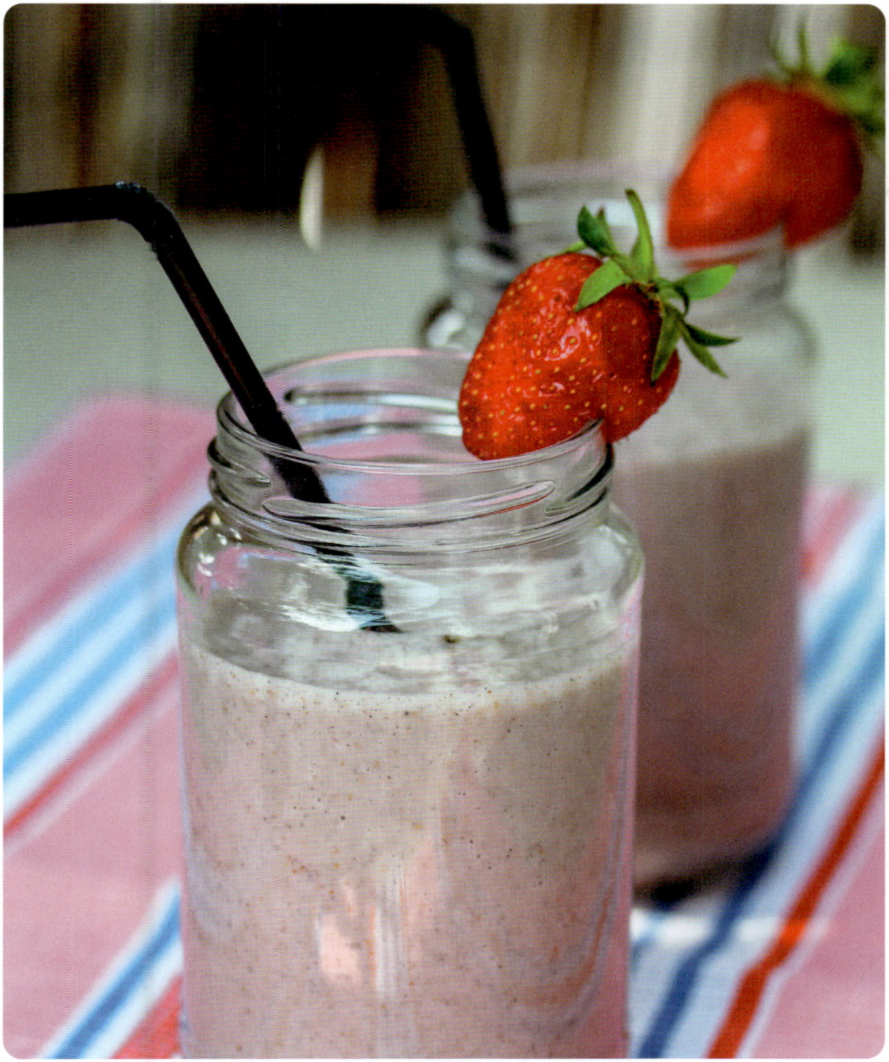

1 PORTION

300 ml Reisdrink Calcium
30 g Mandelkerne, geröstet
10 g Sesamsaat, geröstet
1 Dattel, entsteint
200 g Erdbeeren
1 geh. TL Baobab-Pulver
1 Msp. gemahlene Vanille

STRAWBELLY RELOADED

Calcium, Eisen, Folat

Alle Zutaten im Blender gründlich mixen.

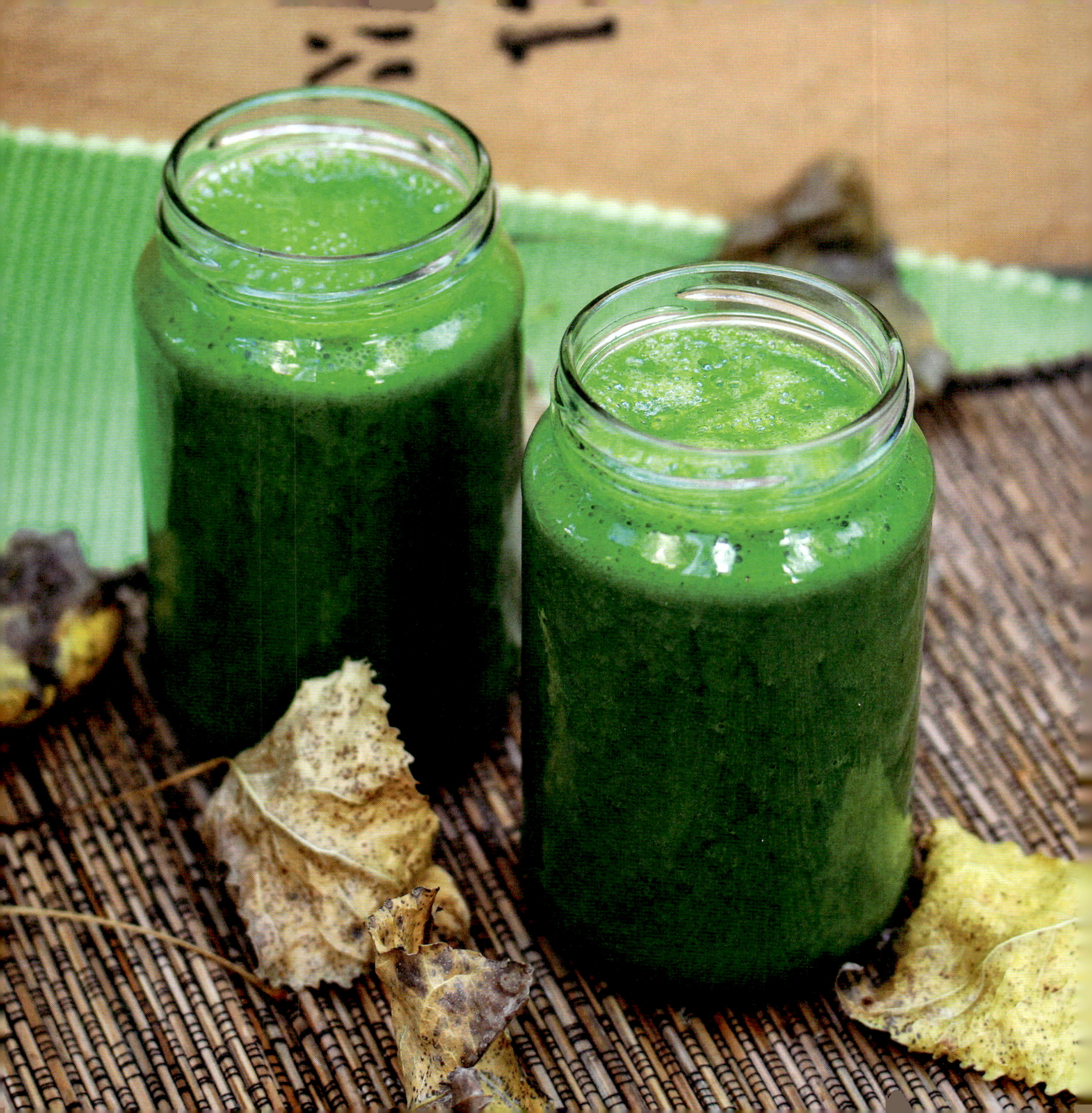

FAVORITE GREEN

Eisen, Magnesium
1–2 Portionen

50 g Feldsalat
2 reife Bananen
4 Datteln, entsteint
300 ml Wasser
1 Msp. Bourbonvanille
1 TL Abrieb von 1 Biozitrone

Dieser Smoothie ist mein absoluter Favorit. Auch mein Jüngster ist total verrückt nach ihm und reißt mir immer das Glas aus der Hand.

GREEN SMOOTHIE

Eisen, Folat, Vitamin C
2 Portionen

125 g Feldsalat
1 reife Banane
1 Kiwi
½ Avocado
½ Avocadokern (nur mit Hochleistungsmixer)
3 Datteln, entsteint
200 ml Wasser

Feldsalat gehört zu den gesündesten und wertvollsten grünen Blattsalaten und eignet sich deshalb für den sehr regelmäßigen Verzehr. Der Avocadokern zählt zu den gesündesten Obstkernen überhaupt, denn ganze 70 % der Nährstoffe der Avocado stecken in ihm.

EISENPOWER

Eisen, Magnesium
2 Portionen

125 g Spinat
1 reife Banane
½ Mango
1 geh. TL Baobab-Pulver
2 Datteln, entsteint
250 ml Kombucha

Spinat enthält zwar eine gute Portion Eisen, dennoch sollte ein Smoothie mit Spinat aufgrund der enthaltenen Oxalsäure nicht täglich genossen werden. Allerdings sorgt er für Abwechslung im Geschmack, da er besonders mild und zurückhaltend schmeckt. Das Baobab-Pulver unterstreicht die Eisenpower, während die Mango die Aufnahme unterstützt.

GRAS & UNKRAUT

Vitamine C und K, Eisen, Calcium
2 Portionen

30 g frisches Gerstengras
50 g Feldsalat
1 reife Banane
1 Apfel
1 Orange
200 ml Wasser

Das Gerstengras enthält 30-mal mehr B-Vitamine als Milch. Zudem punktet das Gras mit den Vitaminen A und C, Eisen und Calcium. Ein wahrhaftes Power Food für werdende Mütter!

STILLZEIT-BEGINNER

Eisen, Magnesium, Calcium
2 Portionen

170 g Postelein
2 reife Bananen
2 Datteln, entsteint
200 ml Wasser

Die Posteleinblätter enthalten Vitamin C, Magnesium, Calcium und Eisen, aber wenig von dem unerwünschten Nitrat, das bei anderen Salatpflanzen oft ein Problem ist.

AVOCADO-SMOOTHIE

Folat, Eisen, Vitamin E, Protein
2 Portionen

1 Avocado
1 reife Banane
3 Datteln, entsteint
1 Msp. Bourbonvanille
100 g Sojajoghurt Natur
300 ml Wasser
1 EL Zitronensaft
3 Eiswürfel

Avocados unterstützen den Zellaufbau und das Wachstum der Muskulatur und sorgen für eine gesunde Entwicklung von Gehirn und Nervensystem des Babys.

GRÜNER LÖWE

Kalium, Magnesium
2 Portionen

50 g Löwenzahn
1 reife Banane
2 Datteln, entsteint
200 ml Wasser
3 Eiswürfel

Löwenzahn ist ein traditionelles Heilkraut und voller Nährstoffe. Mit den enthaltenen Bitterstoffen unterstützt er unsere Verdauung und wirkt auf Niere, Galle und Leber und somit regulierend und entgiftend. In der Schwangerschaft sollte Löwenzahn deshalb nur gelegentlich genossen werden.

RED & BLUE SMOO

Calcium, Eisen, Vitamin K, Vitamin C
2–3 Portionen

100 g Rote-Bete-Blätter
2 reife Bananen
150 g Blaubeeren
½ TL Bourbonvanille
2 Datteln, entsteint
200 ml Wasser

Der Nährstoffreichtum in den Blättern der Roten Bete übertrifft den der Knolle um ein Vielfaches. Zum Wegwerfen sind sie deshalb viel zu schade – sie passen perfekt in einen grünen Smoothie.

MUNTERER MORGEN

Eisen, Folat, Vitamin C
2 Portionen

70 g Feldsalat
250 g Ananas
1 Kiwi
1 kleine reife Banane
1 TL Chiasamen
330 ml Kokoswasser

Dieser Smoothie weckt nach einer „interessanten" Nacht bei frischgebackenen Müttern die Lebensgeister, da er voller wertvoller Nährstoffe steckt.

GRÜNKOHL-SMOOTHIE

Calcium, Eisen, Vitamin C
2 Portionen

90 g Grünkohl
1 reife Banane
1 Apfel
1 Scheibe von 1 Biozitrone
2 Datteln, entsteint
1 Msp. gemahlene Vanille
250 ml Wasser (oder Kokosmilch)
50 g Eiswürfel

Der Grünkohl-Smoothie gehört zu meinen absoluten Favoriten und ist die erste Wahl, wenn die Grünkohlsaison beginnt.

GRÜNKOHL-ANANAS-SMOOTHIE

Calcium, Eisen, Vitamin C
2 Portionen

100 g Grünkohl
250 g Ananas
1 reife Banane
1 Msp. Bourbonvanille
250 ml Wasser

Grünkohl ist die Geheimwaffe der Veganer, denn er enthält große Mengen an biologisch gut verfügbarem Calcium. Als heimisches Superfood versorgt er uns mit vielen anderen Nährstoffen und sollte deshalb im Winterhalbjahr regelmäßig auf deinem Speiseplan stehen.

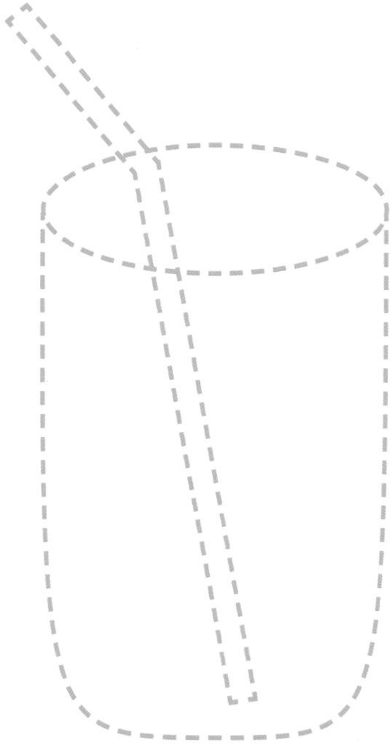

VORSPEISEN, SUPPEN & SALATE

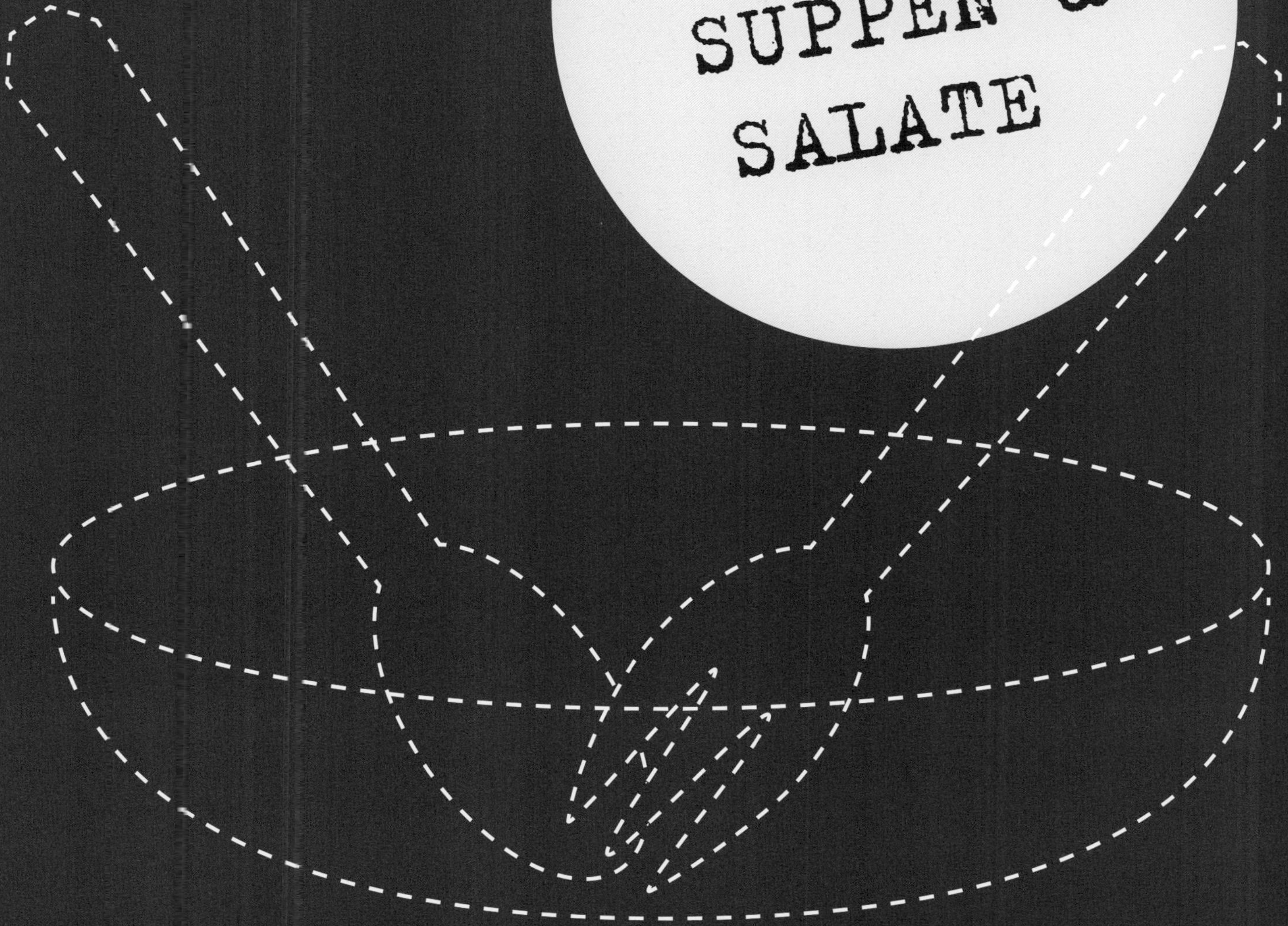

2 PORTIONEN

2 frische Rote Bete
2 EL Rapsöl
2 EL Balsamico-Essig
Meersalz mit Algen
Pfeffer
1 EL DHA-angereichertes Leinöl

ROTE-BETE-SALAT

Eisen, Jod, Kalium, Vitamine A, B

Den Backofen auf 180 °C vorheizen. Die Roten Beten im Ganzen in Backpapier wickeln und im vorgeheizten Ofen garen. Der Garvorgang dauert je nach Größe etwa 30–60 Minuten.

Mit einem Zahnstocher oder einem kleinen Messer testen, ob die Roten Beten gar sind. Zunächst das Backpapier entfernen und die Knollen etwas abkühlen lassen. Dann die Haut abschälen (geht jetzt ganz leicht) und die Knollen in Würfel schneiden.

Mit den anderen Zutaten – bis auf das Leinöl – mindestens 30 Minuten oder über Nacht im Kühlschrank marinieren.

Das Leinöl erst kurz vor dem Anrichten darübergeben.

Die Rote Bete ist zu unrecht ein verschmähtes Gemüse. Diese rote Rübe gehört zu den gesündesten Gemüsesorten und steckt voller Mineralstoffe und Vitamine.
Du kannst auch die Blätter super für einen Smoothie oder frisch gepressten Saft verwenden, falls du das Glück hast, sie zu finden, denn in den Blättern ist die Menge der Vitamine und Mineralstoffe noch viel höher als in der Wurzel selbst.

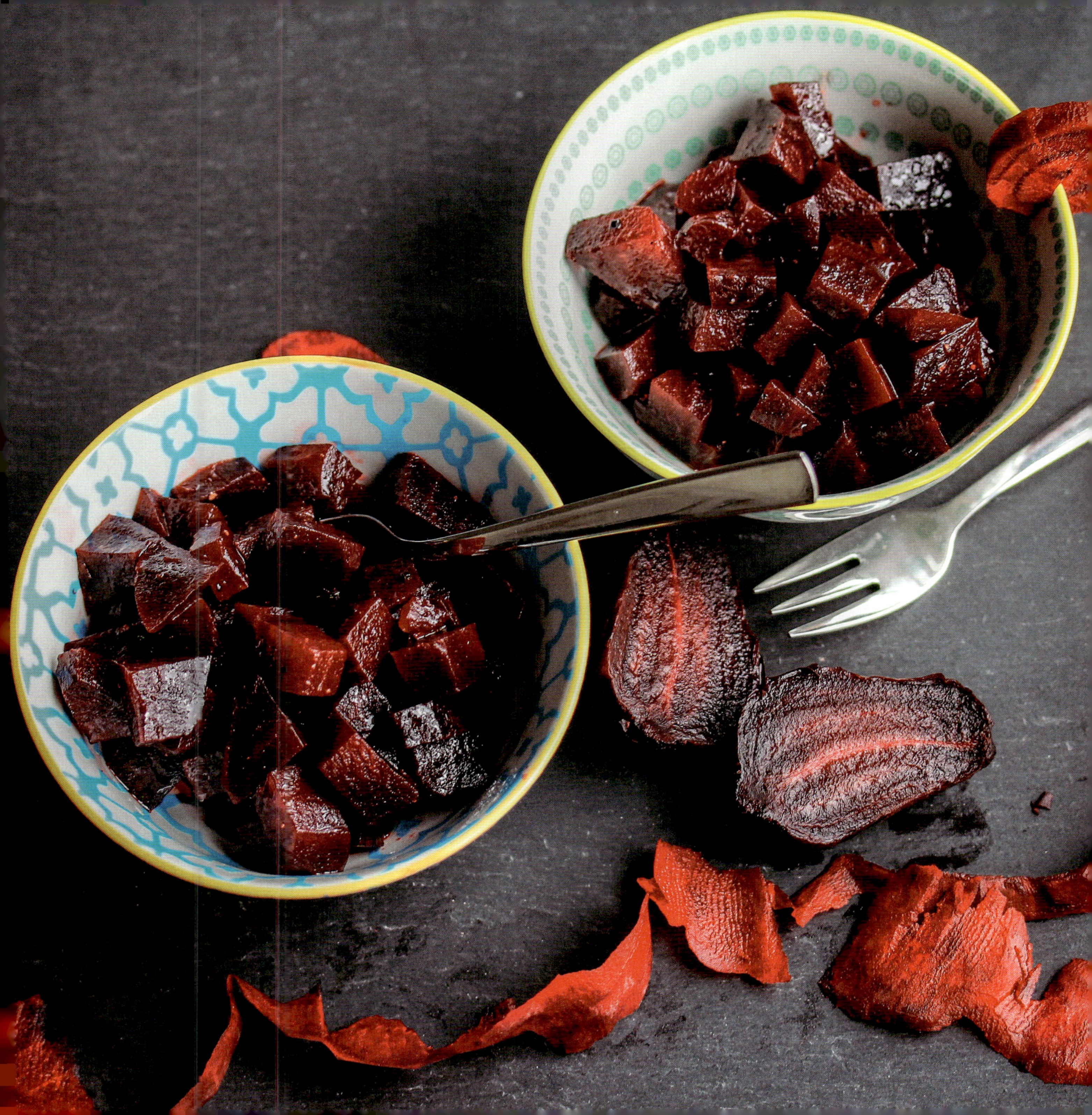

2 PORTIONEN

30 g Pinienkerne
250 g Tomaten
1 Avocado
2 EL DHA-angereichertes Leinöl
½ TL Salz
Pfeffer
8 frische Basilikumblätter
Vollkorndinkelbaguette

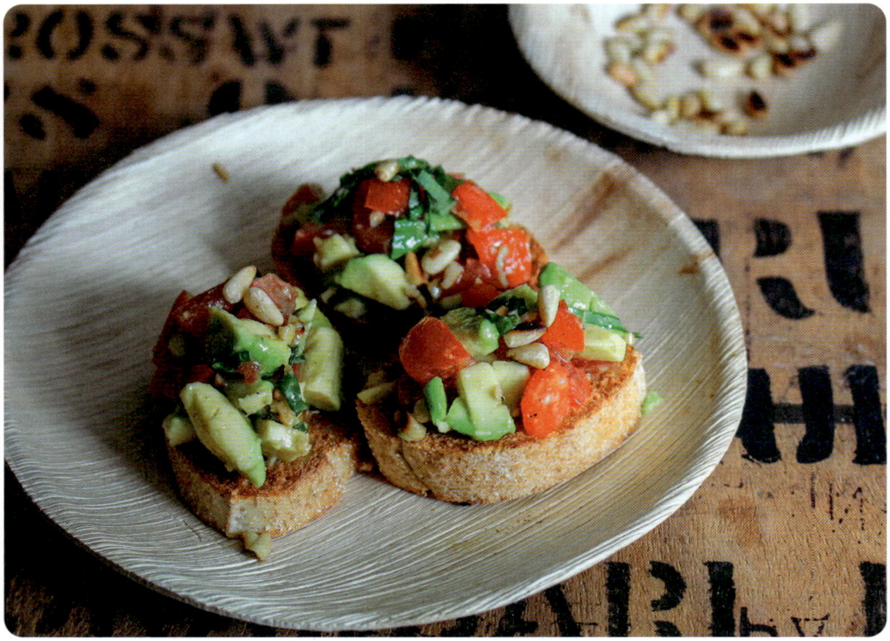

„BRUST" CHETTA

Omega-3-Fettsäuren, DHA, Folat, Selen

Pinienkerne in einer Pfanne ohne Fettzugabe anrösten. Tomaten waschen, halbieren, entkernen und das Fruchtfleisch in kleine Würfel schneiden.

Avocado halbieren, Kern entfernen, schälen und ebenfalls klein würfeln. Avocado- und Tomatenwürfel mischen. Öl, Salz und Pfeffer unterrühren.

Basilikum in feine Streifen schneiden und mit den Pinienkernen unter die Avocado-Tomaten-Mischung rühren.

Etwa zehn Scheiben Vollkorndinkelbaguette in einer Pfanne ohne Fettzugabe anrösten und die Mischung darauf verteilen.

Die Schwangeren- und Stillenden-Variante des italienischen Klassikers enthält durch die Avocado, die Pinienkerne und das DHA-angereicherte Leinöl eine Menge unverzichtbarer Nährstoffe.

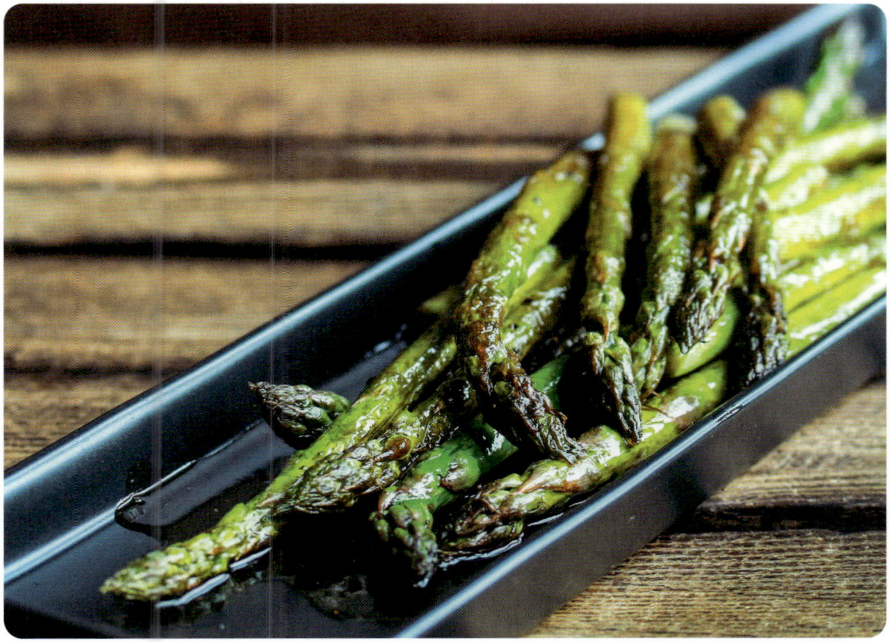

2 PORTIONEN

- 500 g grüner Spargel
- 1 EL Olivenöl
- 4 EL Balsamico-Essig
- 2 EL Dattelsirup
- Salz
- Pfeffer

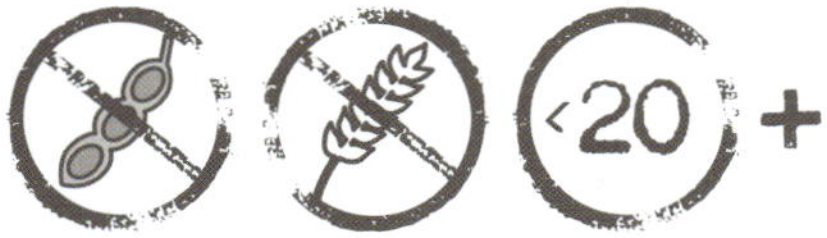

MARINIERTER GRÜNER SPARGEL

Vitamine B, C und E, Calcium, Magnesium, Eisen

Den Spargel waschen und die Spargelenden abbrechen, um die bereits holzigen Teile zu entfernen. Die richtige Stelle findet man durch vorsichtiges Biegen. Weiteres Schälen ist nicht notwendig.

Das Olivenöl in einer Pfanne erhitzen. Den Spargel darin etwa 5 Minuten – abhängig vom Durchmesser – anbraten. Anschließend mit Balsamico-Essig ablöschen und den Dattelsirup unterheben. Pfanne von der Platte nehmen. Mit Salz und Pfeffer würzen und 7–8 Minuten ziehen lassen.

Schwangere können vom Spargel aufgrund seines Folatreichtums sehr profitieren, denn dadurch werden Geburtsfehler wie der offene Rücken verhindert (nur bis zum 28. Tag der Konzeption). Dafür bitte auf Frische achten und die Garzeit möglichst kurz halten!
Grüner Spargel ist übrigens noch reicher an Nährstoffen als weißer.
In der Stillzeit könnte der veränderte Geschmack der Muttermilch – wie auch beim weißen Spargel – dein Baby irritieren. Allerdings reagieren tatsächlich nur wenige Babys darauf. Daher einfach ausprobieren! Meistens stellt der Genuss von Spargel kein Problem dar.

2 PORTIONEN

500 g Grünkohl
3–4 EL weißes Mandelmus*
3 EL Tamari-Sojasauce

* Rohes Mandelpüree schmeckt besser.

Tuning-Tipp 1
Orangenfilets
Avocado
Apfel
geröstete Pinienkerne*

* Geröstet nicht mehr Raw Food.

Tuning-Tipp 2
Granatapfelkerne
Avocado
Apfel

‹20

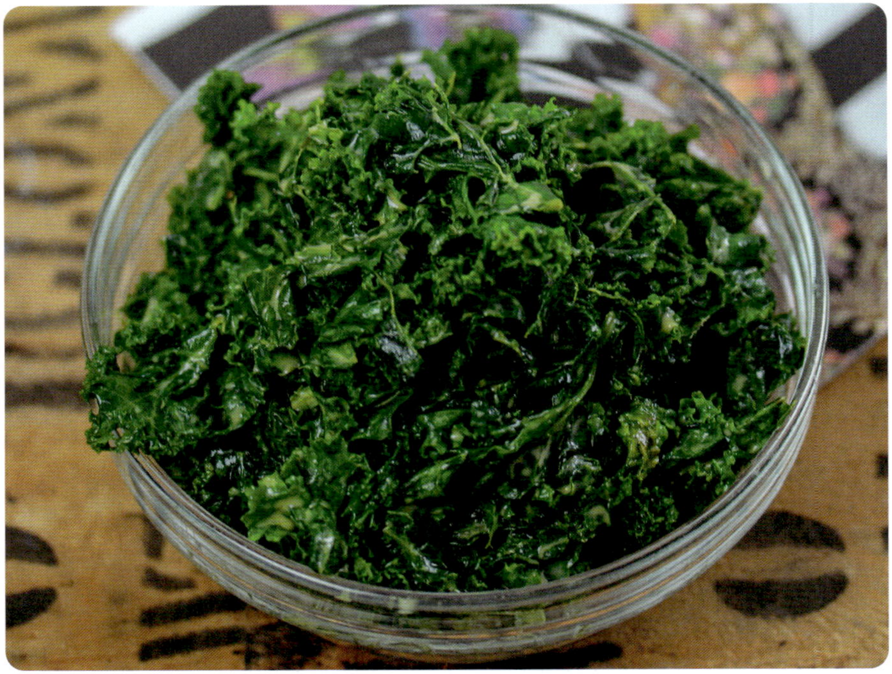

RAW KALE SALAD

Calcium, Protein, Ballaststoffe, viele Vitamine

Den Grünkohl gründlich waschen, trocken schleudern und die Blätter in kleine Stücke zupfen. Die harten Stiele entfernen. (Diese können sehr gut für einen Smoothie verwendet werden.)

In einer großen Schüssel das Mandelmus mit Sojasauce und 3 EL Wasser mischen. Den Grünkohl dazugeben. Grünkohl mit der Sauce etwa 10 Minuten kneten, bis er sehr weich geworden ist. Mit Sojasauce abschmecken.

Wenn der Salat noch 1 Stunde ruhen und das Dressing länger einziehen kann, schmeckt er noch besser.

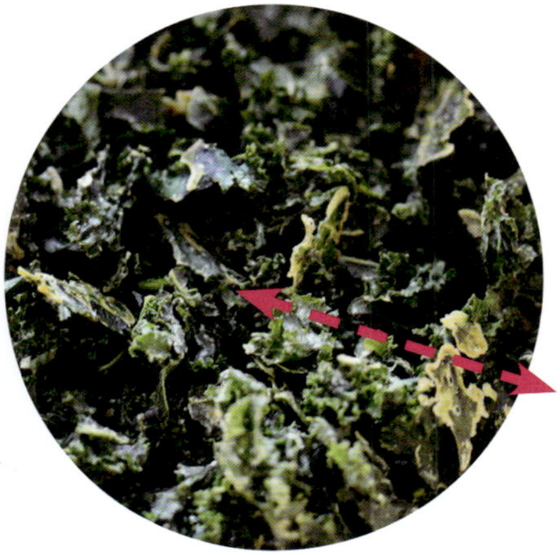

Grünkohlchips: Die Menge des Salats verdoppeln und den Rest 16 Stunden bei 42 °C ins Dörrgerät geben. Eventuell mehr Tamari untermischen.

Dieses Rezept habe ich von meiner Heilpraktikerin Eva, die sich überwiegend rohvegan ernährt. Grünkohl ist eine unschlagbare Kohlart und sollte im Winterhalbjahr regelmäßig auf dem Speiseplan stehen.

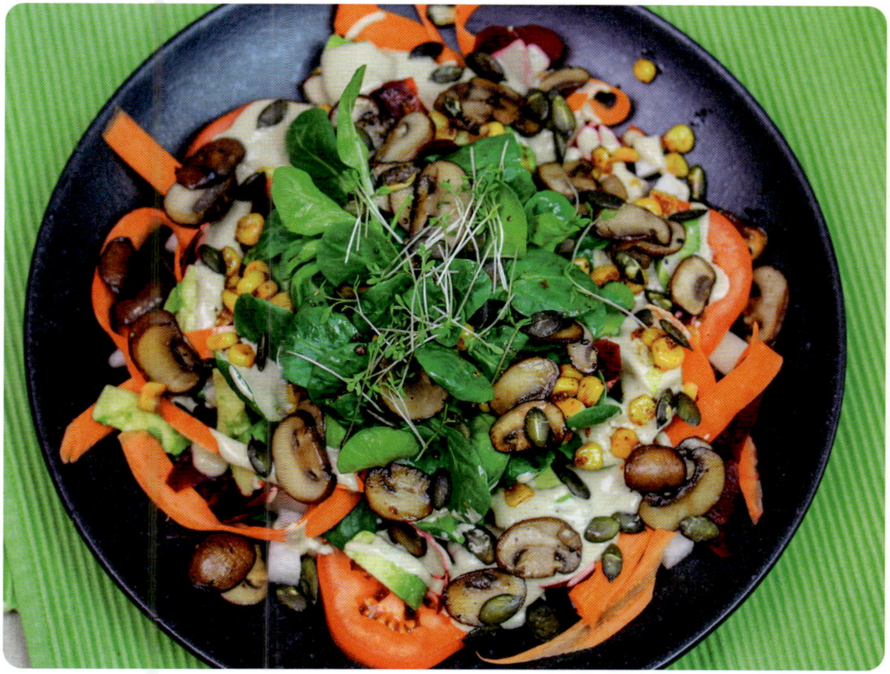

2 PORTIONEN

200 g Champignons
1 ½ EL Kokosöl
Salz
Pfeffer
80 g Feldsalat
1 Tomate
120 g frische Rote Bete
120 g Karotten
220 g Kohlrabi
1 Avocado
3 EL TK-Mais
1 TL Grill- und Pfannengewürz
Kresse
20 g Kürbiskerne

Cremiges „Sahne"-Dressing **(S. 174)**

WINTERSALAT

Eisen, Folat, Zink, Vitamin C

Champignons abbürsten, die Stielenden abschneiden und Pilze in feine Streifen schneiden. 1 EL Kokosöl in einer Pfanne erhitzen und die Champignons darin anbraten, bis sie kross sind. Mit Salz und Pfeffer würzen.

Den Feldsalat waschen und abtropfen lassen. Die Tomate waschen, trocken tupfen und in feine Schnitze schneiden.

Rote Bete, Karotte und Kohlrabi schälen und würfeln – oder mit einem Spar- oder Spiralschneider in Streifen oder Nudeln schneiden. Die Avocado halbieren und den Kern entfernen. Das Fruchtfleisch herauslösen und in kleine Würfel schneiden.

Restliches Kokosöl in einer kleinen Pfanne erhitzen. Den Mais mit dem Grill- und Pfannengewürz darin einige Minuten anbraten. Alle Zutaten mischen und mit Kürbiskernen, Kresse und Dressing garniert servieren.

Dieser Powersalat macht nicht nur satt, sondern enthält wahnsinnig viele Nährstoffe. Wer mittags gern Salat isst, hat hiermit vielleicht oder hoffentlich einen tollen Lieblingssalat gefunden.

2–3 PORTIONEN

125 g Babyspinat
120 g Salatgurke
80 g Karotte
60 g TK-Mais
½ EL Olivenöl
1 ½ TL edelsüßes Paprikapulver
40 g Kürbiskerne
½ TL gemahlener Koriander
2 EL Ahornsirup
2 TL DHA-angereichertes Leinöl
Minzpesto (S. 176)

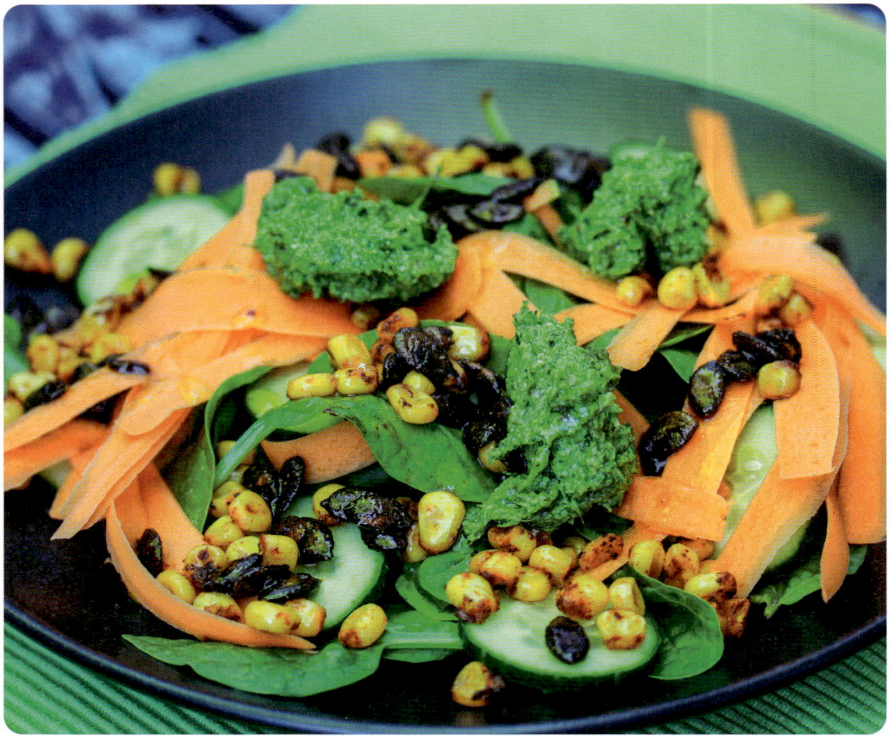

SPINATSALAT MIT MINZPESTO UND KARAMELLISIERTEN KÜRBISKERNEN

Eisen, Zink, Omega-3-Fettsäuren, DHA

Babyspinat waschen und gut abtropfen lassen. Die Gurke waschen und die Karotte schälen. Die Karotte mit dem Sparschäler in feine Streifen und die Gurke in feine Scheiben schneiden.

Den Mais mit Olivenöl und 1 TL Paprikapulver in der Pfanne erhitzen und kurz anbraten. Die Kürbiskerne in einer Pfanne ohne Fettzugabe rösten, anschließend restliches Paprikapulver und Koriander dazugeben und kurz mitrösten. Zuletzt mit dem Ahornsirup karamellisieren.

Das Pesto zubereiten. Alle Zutaten anrichten und mit dem Leinöl beträufeln.

Dieser Salat schmeckt nicht nur sehr lecker, sondern sättigt durch das Pesto und die Kürbiskerne auch gut. Wer noch etwas mehr dazu möchte, kann gern eine Scheibe gutes Vollkornbrot essen.

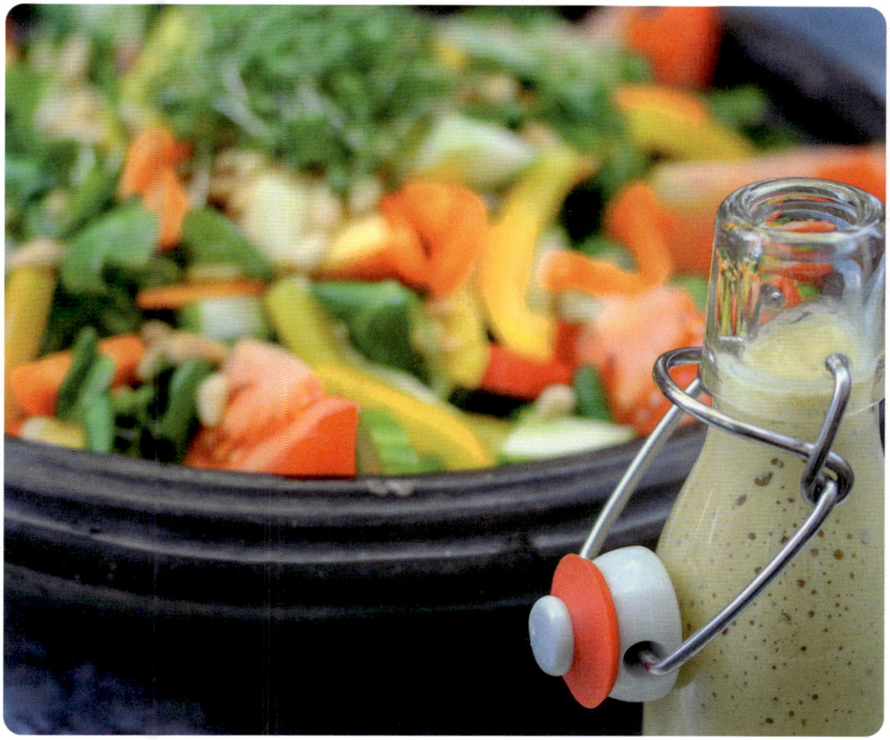

2 PORTIONEN

1 Handvoll Feldsalat
1 Apfel
1 Nektarine
1 Tomate
100 g Gurke
½ gelbe Paprikaschote
1 mittelgroße Karotte
30 g Pinienkerne
Kresse
Sprossen (nach Belieben)
Dattel-Senf-Dressing (S. 174)

BUNTER SALAT MIT DATTEL-SENF-DRESSING

Eisen, Magnesium, Calcium, Folat

Feldsalat waschen und abtropfen lassen. Apfel, Nektarine, Tomate, Gurke und Paprika waschen und würfeln. Karotte schälen und ebenfalls würfeln. Alle Zutaten vermischen. Pinienkerne in einer kleinen Pfanne ohne Fettzugabe anrösten und darüberstreuen.

Mit Kresse, frischen, selbst gezogenen Sprossen (Sprossen in der Schwangerschaft mit kochendem Wasser blanchieren) und Dressing garnieren.

Feldsalat enthält große Mengen Folat und Eisen. In Kombination mit Paprika, Apfel und Nektarine – also viel Vitamin C – wird das enthaltene Eisen besser aufgenommen. Folat und Eisen sind wasserlöslich. Deshalb den Salat nur möglichst kurz, aber gründlich unter fließendem Wasser waschen. Verwende den Salat so frisch wie möglich, da durch Lagerung ebenfalls Folat abgebaut wird.

2 PORTIONEN

80 g Rucola
20 g Kürbiskerne
200 g Tempeh
1 EL Kokosöl
6 Cocktailtomaten
2 frische Feigen
4 Erdbeeren
Pflaumendressing (S. 175)

Tempeh stammt aus Indonesien und ist ein fermentiertes Sojaprodukt. Durch das Fermentieren mithilfe von Schimmelpilzen wird der Tempeh leichter verdaulich. Oligosaccharide (Mehrfachzucker), die gern Blähungen verursachen, werden dadurch verringert. Die Proteine werden durch den Pilz aufgeschlossen. Ernährungsphysiologisch ist er also sehr wertvoll.

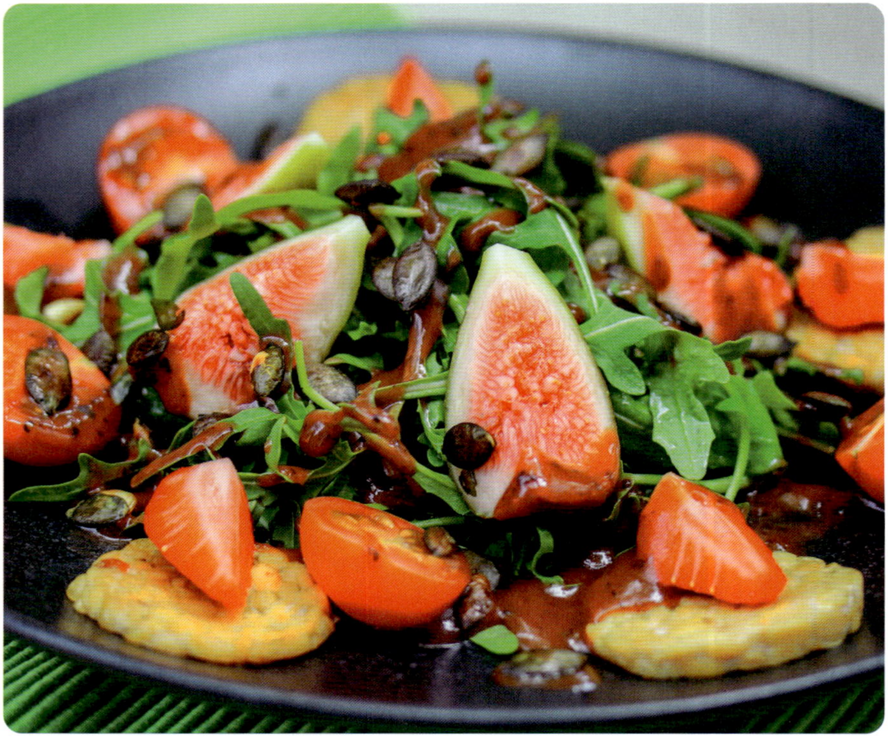

TEMPEH-FEIGEN-SALAT

Protein, Eisen

Den Rucola waschen und abtropfen lassen.

Die Kürbiskerne in einer Pfanne ohne Fettzugabe anrösten.

Den Tempeh in dünne Scheiben schneiden. In einer Pfanne das Kokosöl erhitzen und den Tempeh darin anbraten.

Cocktailtomaten, Feigen und Erdbeeren waschen und vierteln.
Das Pflaumendressing zubereiten.

Alle Zutaten auf Tellern anrichten.

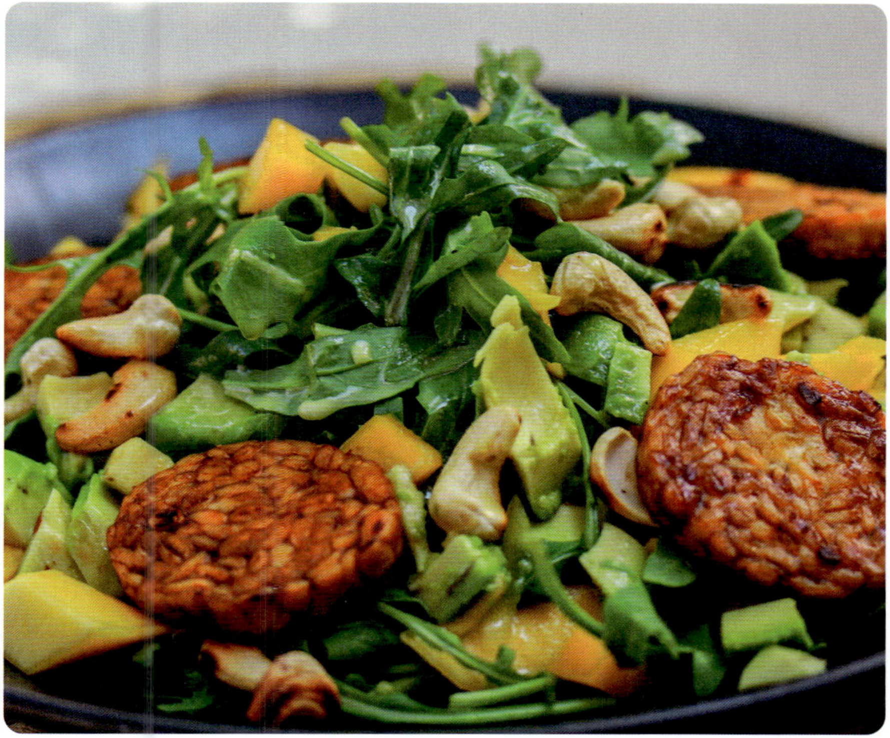

2–3 PORTIONEN

50 g Rucola
1 Avocado
½ Mango
50 g Tempeh
1 EL Kokosöl
5 EL Sojasauce
50 g Cashewkerne
Zitronen-Öl-Dressing (S. 175)

MANGO-AVOCADO-SALAT

Protein, Vitamin C und Omega-3-Fettsäuren im Dressing

Den Rucola waschen und abtropfen lassen. Avocado halbieren, Kern entfernen, das Fruchtfleisch in der Schale in Würfel schneiden und mit einem Löffel herauslösen. An beiden Längsseiten der Mango am Kern vorbei ein breites Stück abschneiden. Wie bei der Avocado mit dem Messer längs und quer einschneiden. Die Hälften umstülpen. Jetzt können die Mangowürfel leicht abgeschnitten werden.

Den Tempeh in dünne Scheiben schneiden. In einer Pfanne das Kokosöl erhitzen und den Tempeh darin anbraten. Mit der Sojasauce ablöschen. Die Cashewkerne in einer Pfanne ohne Fettzugabe anrösten. Das Dressing zubereiten. Alle Zutaten auf Tellern anrichten und das Dressing darüber verteilen.

Diese fruchtige und sättigende Mischung eignet sich optimal für einen heißen Sommertag und versorgt dich und dein Baby mit ausreichend Nährstoffen.

CARMENS KÜRBIS-KOKOS-SUPPE MIT KAROTTEN-INGWER-PÜREE

Protein, Zink, Magnesium, Kalium, Ballaststoffe

3–4 PORTIONEN

Für die Suppe
500 g Hokkaido-Kürbis
200 g Süßkartoffel
Ingwer
1 EL Kokosöl
Cayennepfeffer
1 EL hefefreies Gemüsebrühe-pulver
400 ml Kokosmilch
1 Glas Apfel-Mango-Mark
1 EL Ahornsirup
2 EL Zitronensaft
Salz, Pfeffer
1 Prise Muskat
1 Prise Bockshornkleesamen

Für das Püree
700 g Karotten
Ingwer
1 EL Kokosöl
Salz, Pfeffer

Außerdem
Roggenvollkornsauerteigbrot
Olivenöl, Salz, Pfeffer

Topping zur Wahl
geröstete Kürbiskerne
Kürbiskernöl
geschälte Hanfsamen

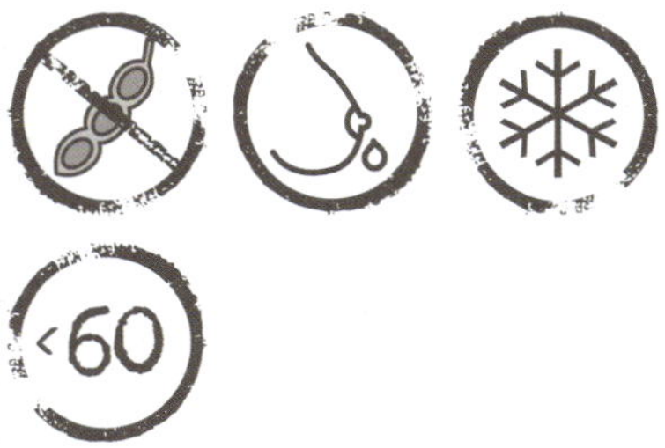

Zubereitung Suppe
Hokkaido abbürsten, halbieren, entkernen und in grobe Würfel schneiden. Süßkartoffel schälen und grob würfeln. Ein walnussgroßes Stück Ingwer ebenfalls schälen und grob zerkleinern. **(Lies dazu bitte das Kapitel „Gewürze, Kräuter und Tees"!)**
Kürbis, Süßkartoffeln und Ingwer mit Kokosöl und etwas Cayennepfeffer in einem großen Topf einige Minuten leicht anrösten. 200 ml Wasser dazugeben, bis das Gemüse gut bedeckt ist.
Das Gemüsebrühepulver hinzufügen und bei geringer Temperatur etwa 15 Minuten ziehen lassen, bis die Kürbiswürfel gar sind.
Nun Kokosmilch sowie Apfel-Mango-Mark hineingeben und nochmals 10–15 Minuten garen.
Suppe pürieren und mit Ahornsirup, Zitronensaft, etwa 1 TL Salz, etwas Pfeffer sowie Muskat und Bockshornkleesamen abschmecken.

Zubereitung Püree
Karotten schälen und würfeln. Mit einer haselnussgroßen Menge Ingwer in Kokosöl 15–20 Minuten dünsten, bis sie gar sind. Anschließend pürieren und mit Salz und Pfeffer abschmecken.

Brot würfeln, in Olivenöl anrösten, mit Salz und Pfeffer würzen.
Das Brot kann auch in ganzen Scheiben verwendet werden.
Erst etwas Püree auf die Teller geben. Suppe außen auffüllen, sodass das Püree noch herausschaut. Brotwürfel in die Mitte auf das Püree legen.
Mit Topping nach Wahl garnieren.

Beim Hokkaido-Kürbis ist der Name Programm. Diesen hat die zu den Riesenkürbissen zählende Sorte nämlich von der japanischen Insel Hokkaido. Dort wurde der Kürbis von den Amerikanern 1878 eingeführt. Die Japaner züchteten aus dem eher harten und geschmacksarmen Reisnusskürbis den Hokkaido-Kürbis. Heute wird er auch in Europa angebaut und im Herbst findet man das Gemüse inzwischen überall auf Wochen- und in Supermärkten. Durch sein festes Fleisch enthält der Hokkaido-Kürbis weniger Wasser und dafür mehr an wertvollen Inhaltsstoffen als viele andere Kürbissorten. Er ist reich an Magnesium, Kalium und den Vitaminen A und C. Außerdem enthält der mit circa 23 kcal/100 g kalorienarme Hokkaido-Kürbis Folat, Betakarotin, Kupfer und Pantothensäure. >> www.essen-und-trinken.de

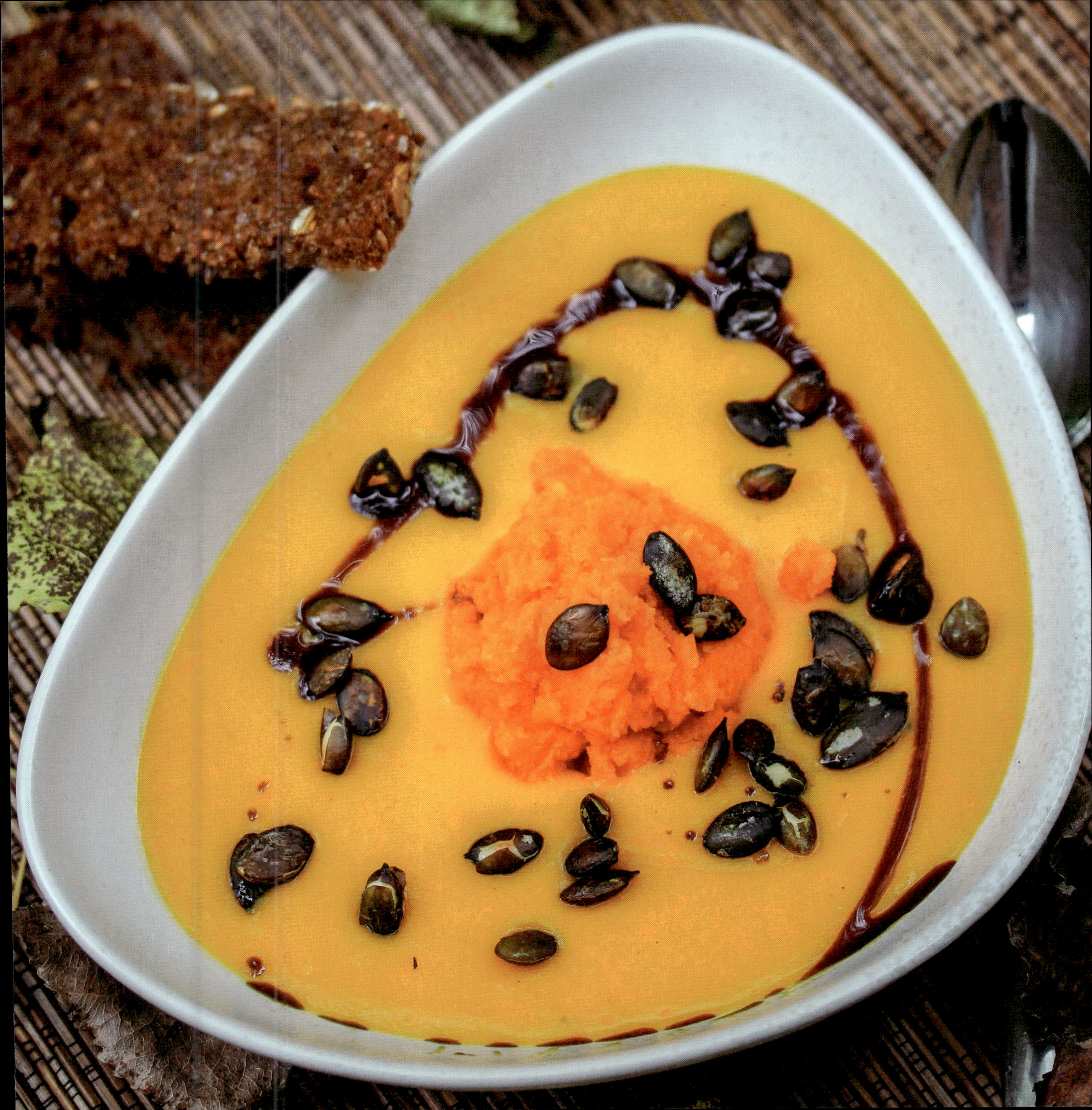

2 PORTIONEN

Für den Salat
1 kl. Tasse Vollkorn-Basmatireis
50 g Rucola
2 Tomaten
1 Avocado
100 g Feto (fermentierter Tofu)
2 Softtomaten

Dressing
3 EL Olivenöl
1 EL DHA-angereichertes Leinöl
1 EL Zitronensaft
1 TL Senf
1 TL Ahornsirup
Salz
Pfeffer
Laune-gut-Gewürz (Sonnentor)

Außerdem
2 EL Pinienkerne
frische Kresse

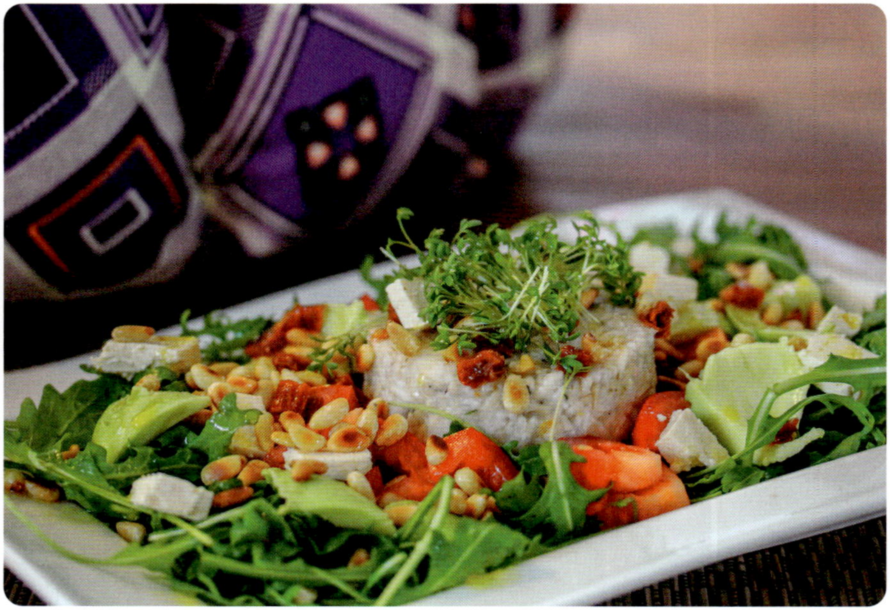

BUNTER SALAT MIT VOLLKORNREISTÜRMCHEN

Protein, Vitamin B2, Eisen, Magnesium, Zink, Selen, DHA

Den Basmatireis gründlich waschen und nach Packungsbeilage zubereiten. Er benötigt etwa 45 Minuten Koch- und Garzeit.
Rucola waschen und abtropfen lassen. Tomaten waschen, trocken tupfen und achteln. Avocado halbieren, Kern entfernen und mit einem Teelöffel das Fruchtfleisch in kleinen Stücken entnehmen. Feto würfeln und Softtomaten in feine Streifen schneiden.
Für das Dressing das Olivenöl mit Leinöl, Zitronensaft, Senf, Ahornsirup und 3 EL Wasser pürieren, bis es cremig wird. Mit Salz, Pfeffer und Laune-gut-Gewürz abschmecken.
Den Reis mithilfe eines Anrichterings oder einer Tasse in der Mitte der Teller als Türmchen aufbauen. Alle Salatzutaten um die Türmchen anrichten.
Die Pinienkerne ohne Fettzugabe anrösten. Salat mit Pinienkernen und Kresse garnieren, das Dressing darüber verteilen.

Auf dem Foto siehst du im Hintergrund eine südafrikanische Wonderbag. Sie dient zum langsamen Garen von Speisen und macht sich die Eigenwärme der einmal aufgekochten Zutaten zunutze. Reis, Eintöpfe etc. sind darin ganz unproblematisch zubereitet. >> www.kochen-mit-wonderbag.de

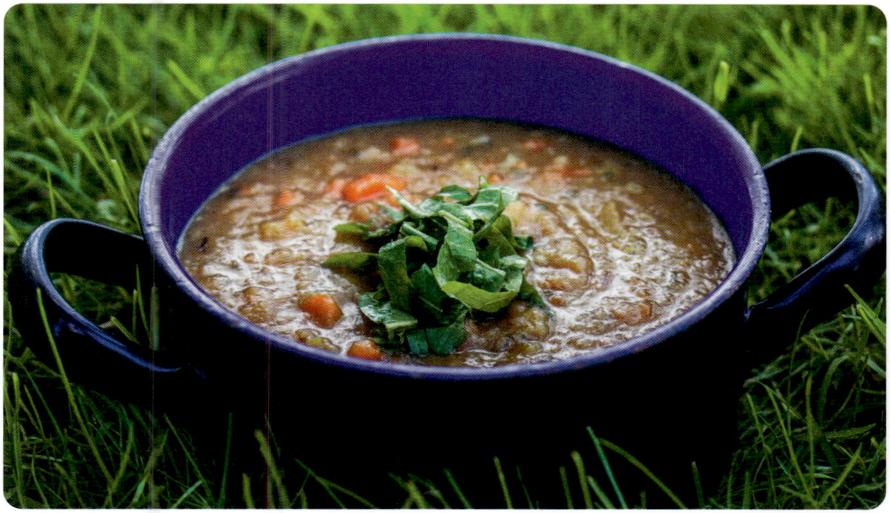

KARTOFFELSUPPE

Protein, Calcium, Magnesium, Eisen

Zwiebeln schälen, in feine Würfel schneiden und beiseitestellen. Kartoffeln, Sellerie, Pastinake, Karotten und Kohlrabi schälen und grob würfeln. Knoblauchzehe abziehen und fein hacken.
Olivenöl in einem großen Topf erhitzen. Zwiebeln darin glasig dünsten. Nun das restliche Gemüse dazugeben, ebenfalls dünsten und anbraten. 800 ml Wasser, Knoblauch und Salz hineingeben und aufkochen lassen. Anschließend bei mittlerer Hitze etwa 40–45 Minuten garen.
Mit einem Kartoffelstampfer die Suppe bis zur gewünschten Konsistenz zerdrücken. Margarine unterziehen und mit Salz und Pfeffer abschmecken. Eventuell mit Gemüsebrühepulver oder Hefeflocken würzen.
Petersilie waschen, fein hacken, unterrühren und sofort servieren. Portionen, die eingefroren oder für den nächsten Tag aufbewahrt werden, müssen sofort heruntergekühlt werden .

Die Konsistenz der Suppe ist sehr dickflüssig, erinnert also eher an einen Eintopf. Deshalb ist sie sehr sättigend und auch für Kinder gut zu essen. Wer es etwas dünner mag, kann mehr Wasser hinzufügen, sollte dann aber in jedem Fall noch etwas Gemüsebrühepulver oder Hefeflocken hinzugeben. Mamas Rezeptur aus meiner Kindheit – immer frei Schnauze gekocht – und hier mit meinen Mengenempfehlungen und Tuning-Tipps.

5–6 PORTIONEN

- 1–2 rote Zwiebeln
- 1 ½ kg Kartoffeln
- 450 g Knollensellerie
- 250 g Pastinake
- 250 g Karotten
- 200 g Kohlrabi
- ½ Knoblauchzehe
- 3 EL Olivenöl
- 3 gestr. TL Salz
- 25 g Margarine
- Pfeffer
- 40 g frische Petersilie

Optional
Gemüsebrühepulver
Hefeflocken

Tuning-Tipp
TK-Erbsen und angebratener, gewürfelter Räuchertofu*

* dann nicht mehr sojafrei

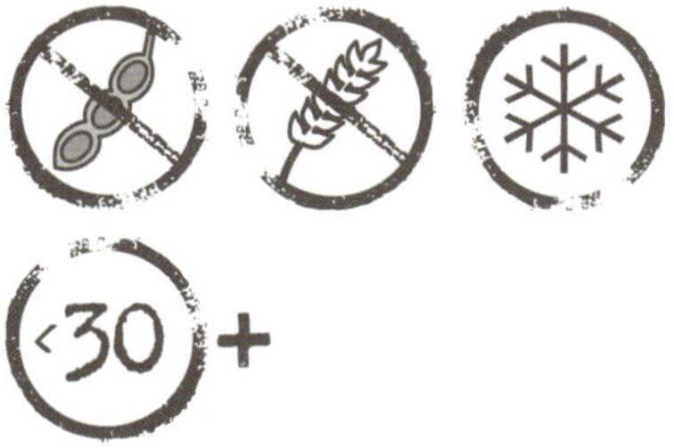

4 PORTIONEN

150 g Karotten
500 g Kartoffeln
4 EL Knollensellerie
1 Stange Lauch
120 g Schwarz- oder Grünkohl
125 g Räuchertofu
1 EL Rapsöl
200 g TK-Erbsen
2 EL Gemüsebrühepulver
30 g frische Petersilie
Salz
Pfeffer

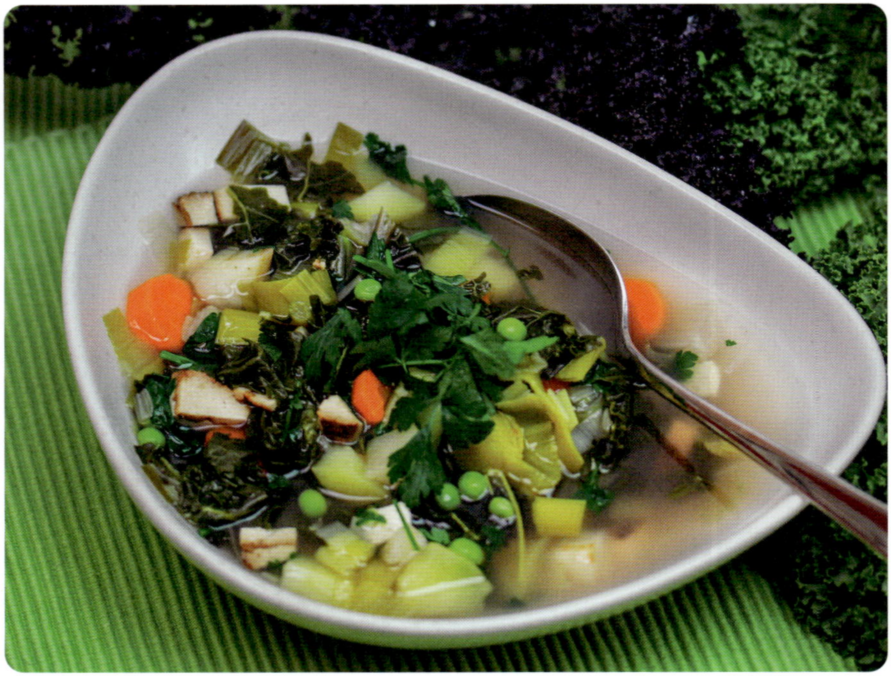

EINTOPF

Calcium, Kalium, Magnesium, Eisen, Protein

Karotten, Kartoffeln und Sellerie waschen, schälen und würfeln. Lauch und Kohl ebenfalls gründlich waschen und in feine Streifen schneiden. Räuchertofu würfeln.

Lauch und Räuchertofu mit etwas Rapsöl in einem Topf anbraten. Das restliche Gemüse mit den Erbsen dazugeben und kurz dünsten.

1,5 l Wasser mit Gemüsebrühepulver mischen und in den Topf geben. Die Petersilie waschen, fein hacken und hinzufügen.

Eintopf 5 Minuten aufkochen und dann bei mittlerer Hitze mindestens 60 Minuten köcheln lassen. Mit Salz und Pfeffer abschmecken.

Dieser kräftigende Eintopf ist ideal zum Vorkochen fürs Wochenbett, da er nach dem Aufwärmen erst seinen vollen Geschmack entfaltet. Er ist wärmend und nährend und kann nach Lust und Laune durch weitere Zutaten (Brokkoli, Linsen etc.) ergänzt werden.

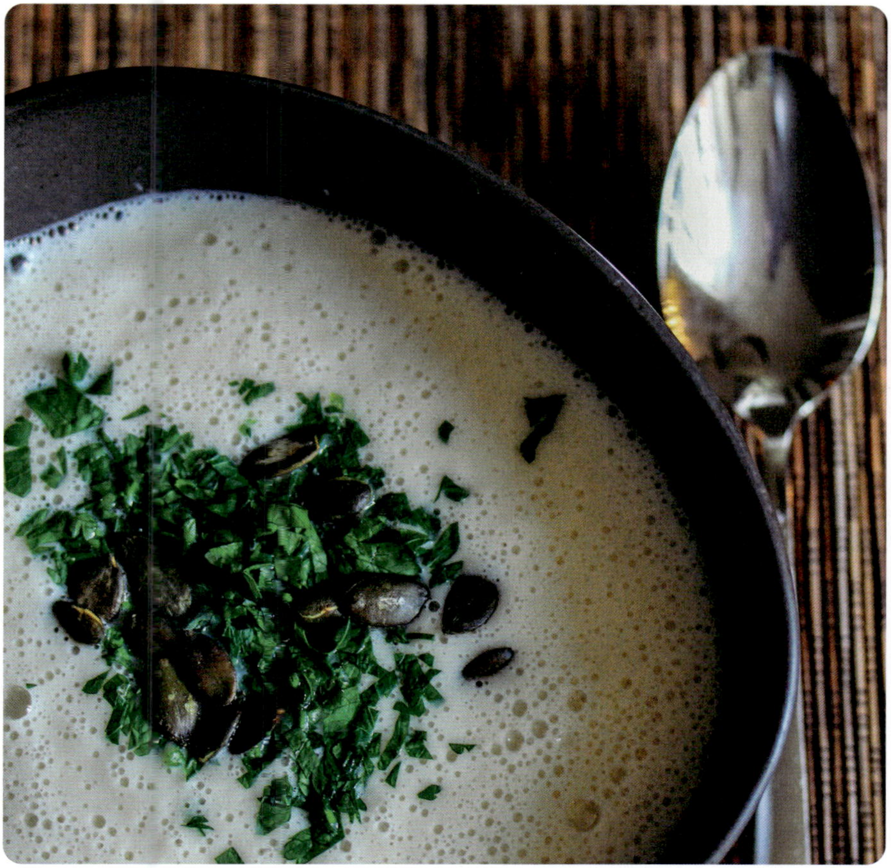

2–3 PORTIONEN

150 g Kartoffeln
4 Stangen weißer Spargel
500 ml Spargelsud*
2 EL Cashewmus
Salz
Pfeffer
1 EL frisch gehackte Petersilie
Kürbiskerne

* Rezept „Spargel mal anders“, S. 189

SPARGELCREMESÜPPCHEN

Kalium, Magnesium, Eisen

Kartoffeln schälen und klein würfeln. Den Spargel waschen, schälen, die Enden abschneiden und den Spargel in etwa 2 cm lange Stücke schneiden. Mit dem Spargelsud aufkochen und etwa 15–20 Minuten köcheln lassen.

Cashewmus hinzufügen, die Suppe cremig pürieren, mit Salz und Pfeffer abschmecken. Mit Petersilie und Kürbiskernen garniert servieren.

In der Stillzeit könnte der veränderte Geschmack der Muttermilch durch den weißen Spargel dein Baby irritieren. Allerdings reagieren tatsächlich nur wenige Babys darauf. Deshalb einfach ausprobieren. Meistens stellt der Genuss von Spargel kein Problem dar.

4 PORTIONEN

600 ml Kokosmilch
2 EL Gemüsebrühepulver
3 Stängel Zitronengras
6 Kaffir-Limettenblätter
1 TL gemahlener Galgant
150 g Shiitake-Pilze
200 g Zucchini
200 g Aubergine
1 rote Paprikaschote
12 Cocktailtomaten
1 rote Chilischote
200 g Tofu Natur
1 Limette
1 EL Tamari-Sojasauce
2 EL Reissirup
Salz
frisch gehackter Koriander
schwarze Sesamsaat

<30

TOM KHA SOY

Protein, Magnesium, Eisen, Selen

Die Kokosmilch mit 500 ml Wasser und Gemüsebrühepulver in einem Topf mischen. Mit einem schweren Gegenstand das Zitronengras andrücken und in mehrere Stücke schneiden. Mit getrockneten Kaffir-Limettenblättern und Galgant in den Topf geben und alles aufkochen.

Währenddessen die Pilze putzen und in feine Streifen schneiden. Zucchini, Aubergine und Paprika waschen und in kleine Würfel schneiden, Tomaten waschen und halbieren. Die Chilischote waschen, längs aufschneiden, entkernen und in kleine Stücke schneiden.

Den Tofu würfeln. Pilze, Auberginen, Zucchini, Paprika, Chili und Tofu zur Suppe geben und 10 Minuten köcheln lassen.

Limette auspressen. Den Saft mit Sojasauce, Reissirup und Tomaten zur Suppe geben. Mit Salz abschmecken und mit Koriander und Sesam garnieren. Vor dem Essen Zitronengras und Limettenblätter entfernen.

THAILÄNDISCHER KLASSIKER

„TOM“ = SUPPE
„KHA“ = GALGANT (WURZEL)
„SOY“ = SOJA (STATT „GAI“ = HUHN)

Dieser leichte, geschmacksintensive Klassiker aus Thailand ist schnell gemacht und überzeugt auch Gäste. In dieser Version für Schwangerschaft und Stillzeit mit vielen reichhaltigen Zutaten.
Die Kaffir-Limettenblätter gibt es getrocknet im Asia-Laden oder auch in gut sortierten Feinkostabteilungen. Zitronengras findet man bereits in vielen Supermärkten.

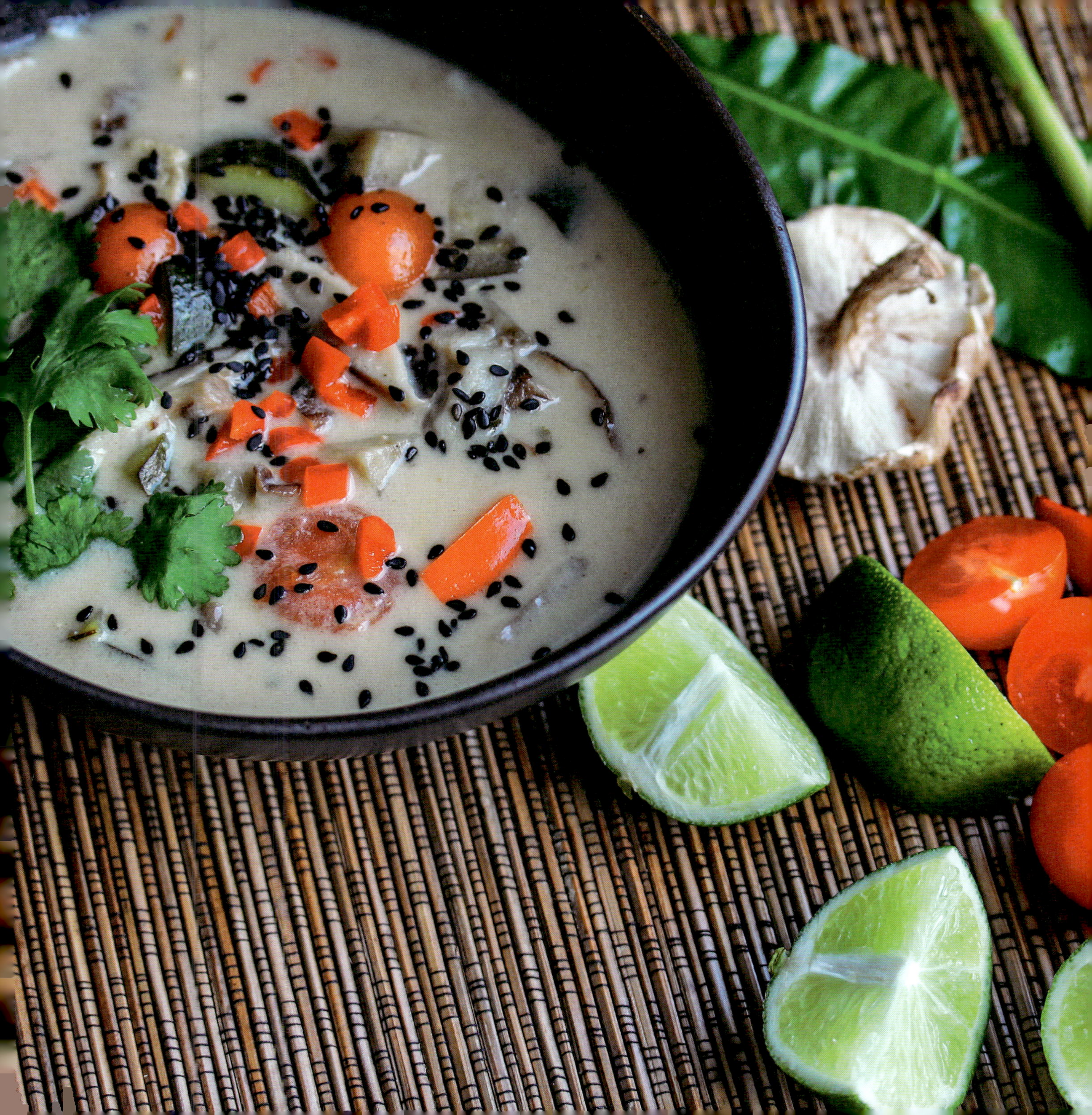

DRESSINGS, PESTOS & DIPS

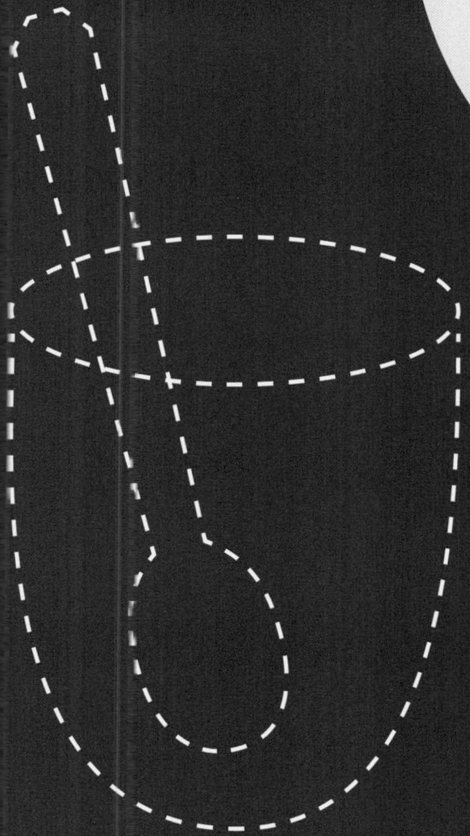

DRESSINGS

Zubereitung unter 5 Minuten

Zubereitung aller Dressings (außer Pflaumendressing): Im Blender einige Zeit mixen, bis das Dressing richtig cremig ist. DHA-angereichertes Leinöl immer zum Schluss unterziehen.

Diese leckeren Dressings sind einfach zubereitet und halten sich im Kühlschrank einige Tage frisch. Ein vorgewaschener Salat und ein fertiges Dressing im Kühlschrank verlocken viel schneller, weil Arbeitsschritte wegfallen.
Das alles kannst du super vorbereiten und fix zusammenwürfeln, wenn das Baby schläft, damit du auch in der Stillzeit mit ausreichend Nährstoffen versorgt bist.

CREMIGES „SAHNE"-DRESSING

Magnesium, Eisen, Zink, Vitamin B2, Omega-3-Fettsäuren, DHA

2 Portionen
4 EL Cashewkerne
2 EL Rapsöl
70 ml Wasser
2 EL Balsamico-Essig
2 Datteln (ohne Hochleistungsmixer: Dattelsirup)
Salz
Pfeffer
1 EL DHA-angereichertes Leinöl

AVOCADO-DRESSING

Magnesium, Eisen, Zink, Vitamine B2, B6, Folat

2–3 Portionen
½ Avocado
2 EL Cashewkerne
1 EL Olivenöl
100 ml Wasser
1 EL Zitronensaft
1 EL Reissirup
Salz

DATTEL-SENF-DRESSING

Omega-3-Fettsäuren

ca. 250 ml (für 4–6 große Salate)
4 Datteln
(ohne Hochleistungsmixer: Dattelsirup)
2 TL Senf
50 ml Olivenöl
50 ml Rapsöl
100 ml Wasser
2 EL Zitronensaft
½ TL Salz
1 TL Salatgewürz (z. B. Wilde Hilde)

PFLAUMENDRESSING

Omega-3-Fettsäuren, DHA

2 Portionen
60 g Pflaumensenf (z. B. von Zwergenwiese)
1 EL Balsamico-Essig
1 EL Dattelsirup
1 EL Ahornsirup
2 EL DHA-angereichertes Leinöl

1-Minute-Blitzdressing:
Zutaten verrühren. Fertig.

ZITRONEN-ÖL-DRESSING

Omega-3-Fettsäuren

3–4 Portionen
50 ml Wasser
50 ml Rapsöl
1 TL Senf
25 ml frisch gepresster Zitronensaft
45 g Reissirup
10 g Ahornsirup
¼ TL Salz
Pfeffer

SENFDRESSING

Omega-3-Fettsäuren, DHA

3–4 Portionen
3 TL Senf
30 ml Olivenöl
20 ml DHA-angereichertes Leinöl
50 ml Wasser
1 TL Balsamico-Essig
1 TL Zitronensaft
3 TL Ahornsirup
Salz
Pfeffer

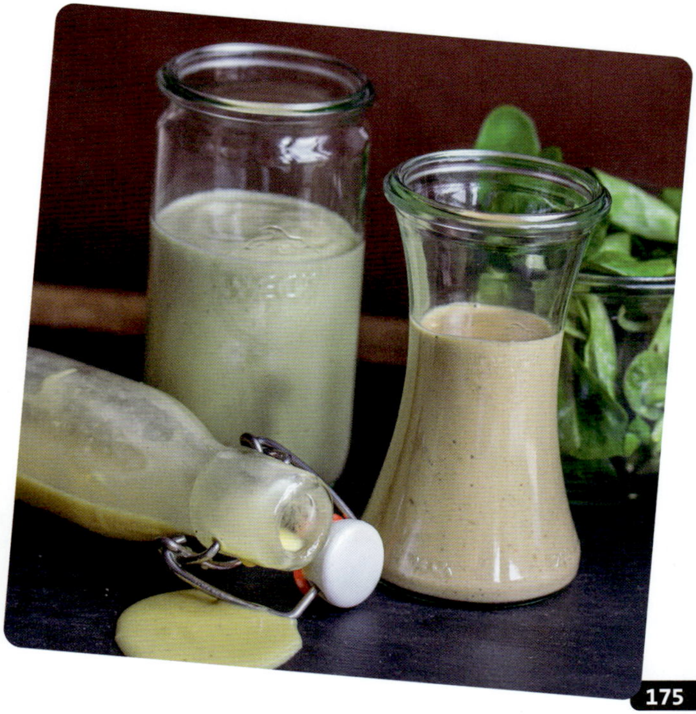

PESTOS

Zubereitung etwa 10 Minuten

Zubereitung aller Pestos

Alle Zutaten – außer das DHA-angereicherte Leinöl – mit dem Pürierstab oder Blender mixen.

In ein neues Gefäß füllen und das Leinöl unterrühren.

PETERSILIE-KÜRBISKERN-PESTO

Eisen, Zink, Omega-3-Fettsäuren, DHA

70 g Kürbiskerne
30 ml Rapsöl
40 ml Olivenöl
50 g frische Petersilie
1 EL Zitronensaft
1 Knoblauchzehe
Salz
1 EL DHA-angereichertes Leinöl

MINZPESTO

Eisen, Omega-3-Fettsäuren

30 g Sonnenblumenkerne
60 g Walnusskerne
30 ml Olivenöl
50 ml Walnussöl
10 g frische Minze (KEINE Pfefferminze)
40 g frische Petersilie
½ TL Salz
Pfeffer

SPINATPESTO

Omega-3-Fettsäuren, DHA

25 g Walnusskerne
25 g Cashewkerne
8–10 Stängel frisches Basilikum
30 g Spinat
20 ml Olivenöl
Salz
Pfeffer
2 Knoblauchzehen
10 ml DHA-angereichertes Leinöl

WALNUSSPESTO

Eisen, Omega-3-Fettsäuren, DHA

40 g frisches Basilikum
50 g frische Petersilie
90 g Walnusskerne
80 ml Rapsöl
1 Knoblauchzehe
1 TL Salz
1 EL Zitronensaft
1 EL DHA-angereichertes Leinöl

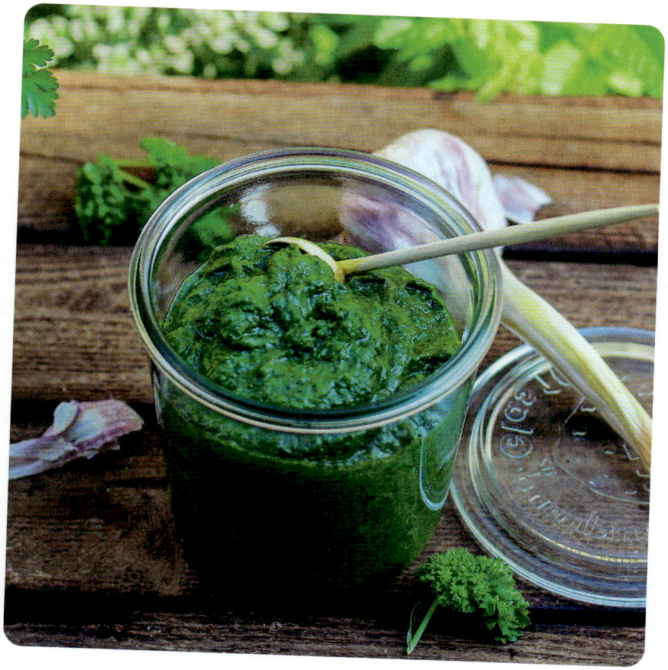

BÄRLAUCHPESTO

Eisen, Calcium, Magnesium, Omega-3-Fettsäuren, DHA

80 g frischer Bärlauch
150 ml Olivenöl
80 ml Rapsöl
1 EL Zitronensaft
80 g Cashewkerne
85 g Walnusskerne
½–1 TL Salz
20 ml DHA-angereichertes Leinöl

In der Schwangerschaft bei dem Bärlauchpesto bitte beachten, dass Bärlauch in sehr großen Mengen Einfluss auf die Gebärmutter haben kann.

Höre also bitte auf dein Bauchgefühl und beachte die Gesamtmenge!

Pestos sind wahre Alleskönner. Sie versorgen dich mit viel Energie und Nährstoffen und sind vielseitig einsetzbar.

Du kannst sie zu deftigen Suppen, als Brotaufstrich und Dip, für ein Buffet und natürlich als Nudelsauce verwenden.

Superschnell zubereitet und im Kühlschrank einige Tage haltbar!

~300 GRAMM

1 Glas Kichererbsen
2 geh. EL Tahin
2 EL Rapsöl
1 EL Zitronensaft
½ Knoblauchzehe
½ TL gemahlener Kreuzkümmel
Salz
Olivenöl
edelsüßes Paprikapulver
schwarze Sesamsaat

HUMMUS

Protein, Calcium, Eisen, Omega-3-Fettsäuren

Kichererbsen abgießen und gründlich durchspülen.

Kichererbsen mit Tahin, 100 ml Wasser, Rapsöl, Zitronensaft, Knoblauch und Kreuzkümmel pürieren und mit Salz abschmecken.

In einer Schale anrichten, Olivenöl, Paprikapulver und Sesam darauf verteilen.

Dieser Klassiker darf meiner Meinung nach in der veganen Familienküche nicht fehlen. Er schmeckt zu Kartoffeln, auf oder zu Brot, macht sich super auf Buffets und schmeckt den meisten. Zudem enthält er viele wichtige Nährstoffe. Übrigens perfekt mit einem Vollkornbrot, was den Proteingehalt betrifft.

~200 GRAMM

100 g Cashewkerne
2 geh. EL Tahin
2 EL Zitronensaft
1 EL DHA-angereichertes Leinöl
Salz
Pfeffer
schwarze Sesamsaat

TAHIN-CASHEW-CREME

Magnesium, Eisen, Zink, Protein, Folat, Omega-3-Fettsäuren, DHA

Cashewkerne 1 Stunde in 120 ml Wasser einweichen, das Einweichwasser abgießen und mit Tahin, Zitronensaft und Leinöl im Mixer zu einem cremigen Dip verarbeiten.

Mit Salz und Pfeffer abschmecken. In einer Schale anrichten und mit dem Sesam bestreuen.

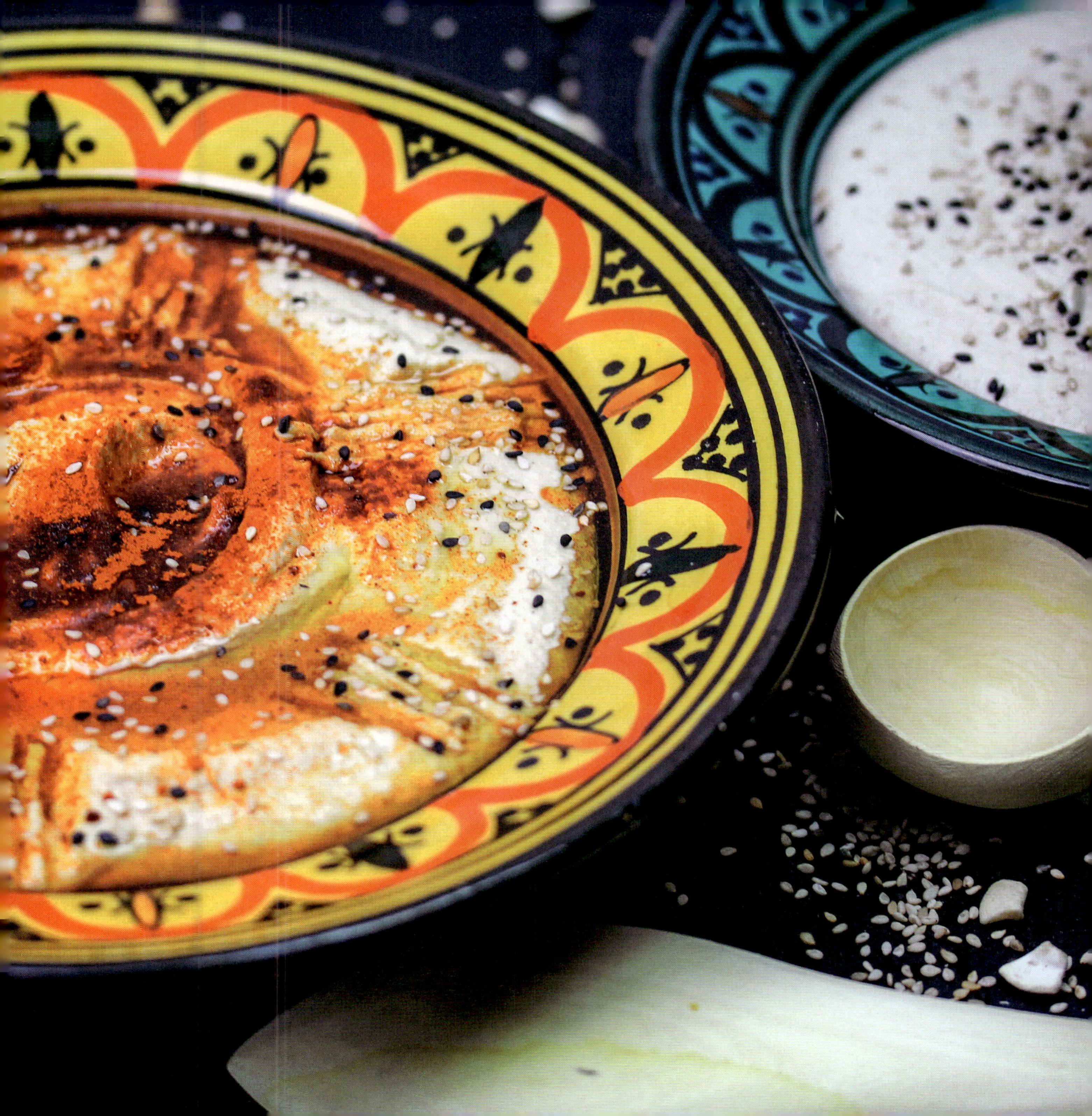

~450 GRAMM

400 g Seidentofu
3 geh. EL Tahin
1 EL Zitronensaft
1 EL DHA-angereichertes Leinöl
Salz

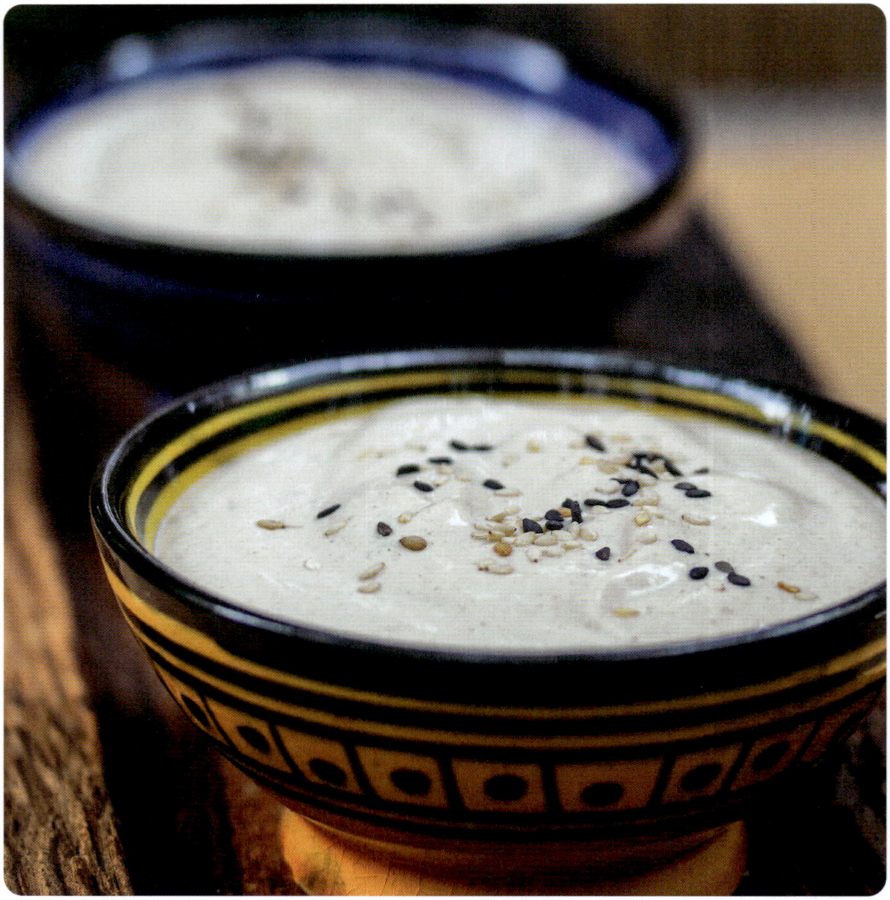

TAHIN-TOFU-DIP

Protein, Eisen, Omega-3-Fettsäuren, DHA

Alle Zutaten mit einem Pürierstab oder im Blender cremig rühren.

Dieser Dip schmeckt extrem lecker zu Kartoffeln, Falafel oder Gemüse. Er ist sehr schnell und einfach zubereitet, versorgt dich mit Eisen und Protein sowie Omega-3-Fettsäuren und DHA. Dieser Dip begleitet mich schon seit 10 Jahren und ist sozusagen mein persönlicher Evergreen.

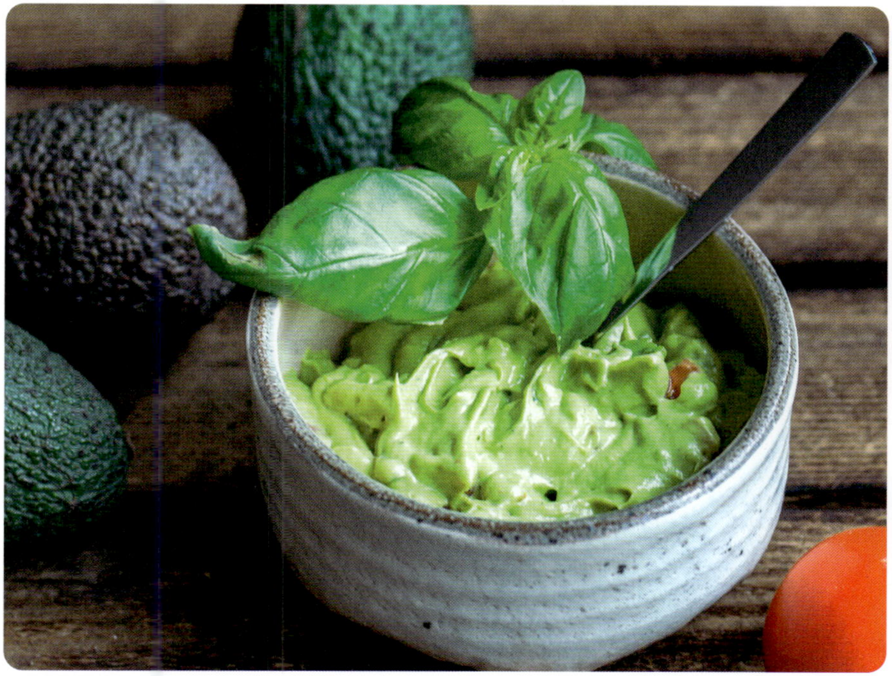

~300 GRAMM

- 2 Avocados
- 1 EL frisch gepresster Zitronensaft
- 1 EL DHA-angereichertes Leinöl
- 1 EL weißes Mandelmus
- Salz
- Pfeffer
- Cayennepfeffer
- 1 Tomate
- 4 Blätter frisches Basilikum

GUACAMOLE

Folat, Vitamine B6, C, E und K

Avocados halbieren, entkernen, mit einem Löffel das Fruchtfleisch herauslösen, in einen tiefen Teller geben und mit einer Gabel zerdrücken.

Zitronensaft, Leinöl und Mandelmus hinzufügen und gut vermengen. Mit Salz, Pfeffer und Cayennepfeffer abschmecken.

Die Tomate waschen und in Würfel schneiden. Die Basilikumblätter waschen und in feine Streifen schneiden. Basilikum und Tomaten mit der Creme vermischen.

Diese Variante der klassischen Guacamole ist durch die Zugabe von Mandelmus und DHA-angereichertem Leinöl besonders nährstoffreich und eignet sich deshalb besonders für Schwangerschaft und Stillzeit – und auch für die vegane Kinderernährung.

2–3 PORTIONEN

2 Auberginen
1 Zitrone
1–2 Knoblauchzehen
3 EL Tahin
Salz
Pfeffer
frische Petersilie
Rapsöl
weiße und schwarze Sesamsaat

DAZU: Vollkornfladenbrot (Achtung, Gluten!) und Kalamata-Oliven

ODER: gebackene Süßkartoffelwürfel und grüner Salat

BABA GHANOUSH

Protein, Calcium, Magnesium, Ballaststoffe

Den Backofen auf 225 °C vorheizen. Die Auberginen mit einem scharfen Messer an mehreren Stellen einstechen und im Ofen etwa 30 Minuten backen, bis die Haut schwarz ist und die Auberginen weich sind.

Auberginen halbieren und das Fruchtfleisch herauslösen.

Die Zitrone auspressen. Die Knoblauchzehen abziehen und pressen.

Auberginen mit Tahin, Zitronensaft und Knoblauch pürieren und mit Salz und Pfeffer abschmecken. Die Petersilie waschen, trocken schütteln und in feine Streifen schneiden.

Das Baba Ghanoush mit Rapsöl, Sesam und Petersilie garnieren.

Baba Ghanoush heißt übersetzt „der beleidigte Papa“.
Ich finde das Gericht nicht nur oberlecker, sondern auch sehr passend zum Thema „Schwangerschaft und Stillzeit“, denn die lieben Väter fühlen sich berechtigterweise das eine oder andere Mal etwas vernachlässigt.
Sie erleben weder das Gestrample im Bauch noch werden sie jemals die Erfahrung des Stillens machen. Also, liebe Mama, vergiss nicht deinen Mann: Er ist auch noch da und braucht weiterhin deine Liebe und Aufmerksamkeit.
Sesamsaat und Tahin enthalten übrigens alle essenziellen Aminosäuren, was sie zu besonders hochwertigen Eiweißquellen macht.

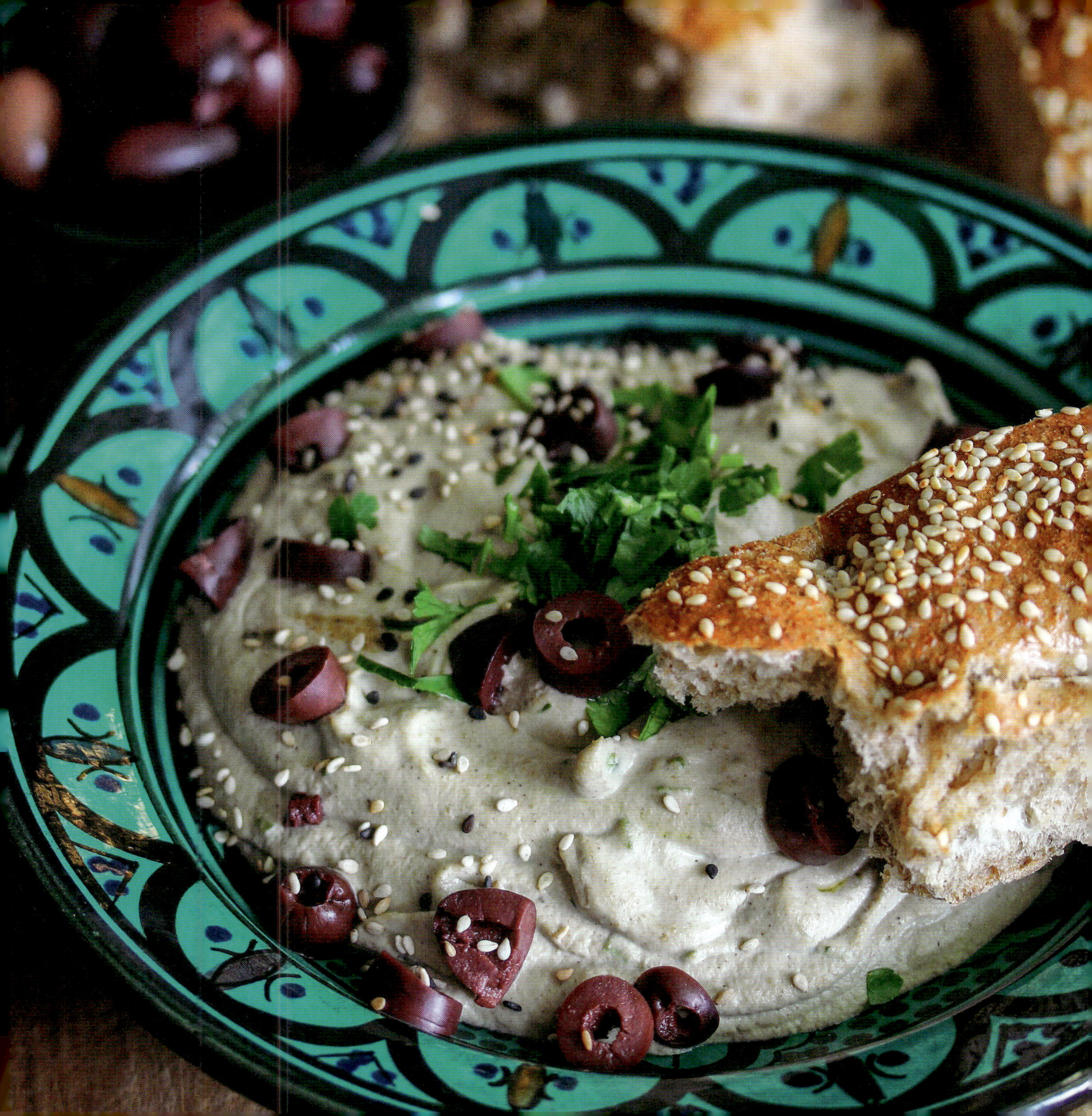

HAUPT-
GERICHTE

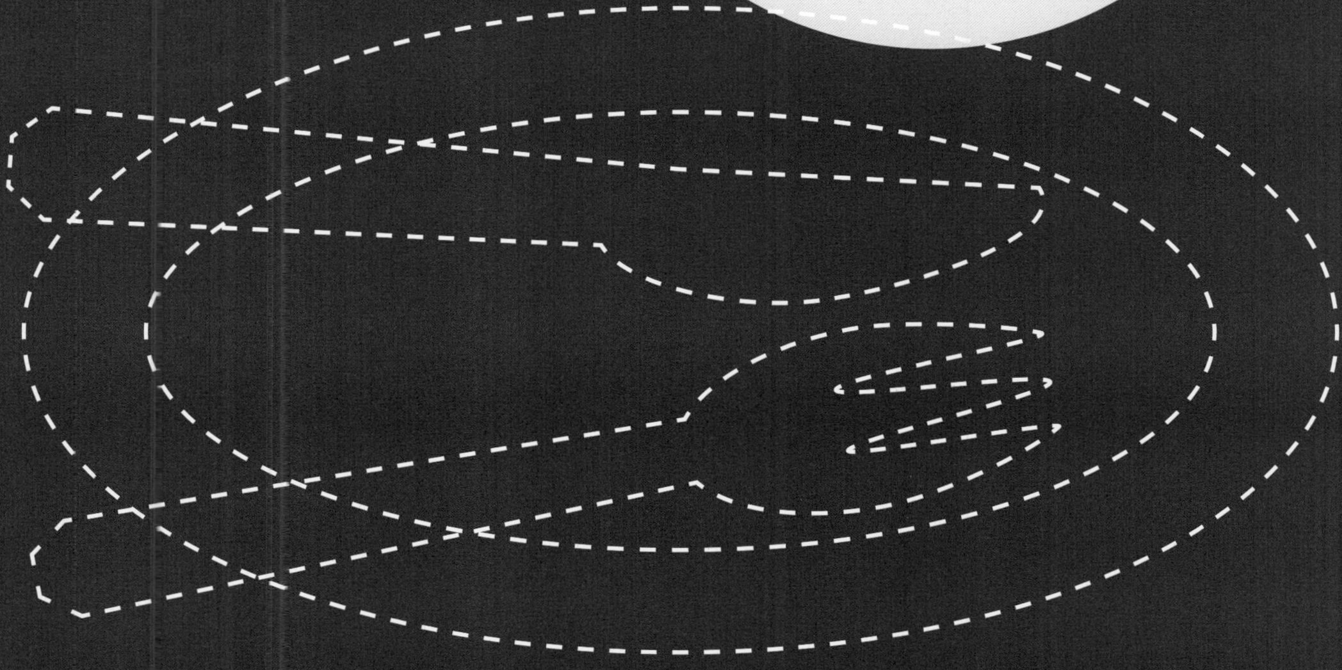

6 BURGER

<u>Für die Burger</u>
1 Avocado
2 Tomaten
2 Äpfel
6 Wirsingblätter
Walnusspesto (S. 177)
6 Vollkornbrötchen

<u>Für die Patties</u>
1 Dose Kichererbsen
250 g TK Mais
4 EL Tomatenmark
1 TL Grill- und Pfannengewürz
1 TL getrockneter Majoran
1 EL Tamari-Sojasauce
Salz
4 EL Kichererbsenmehl
1 TL Kokosöl zum Anbraten

MC BELLY

Eisen, Protein, Omega-3-Fettsäuren

Avocado halbieren, Kern entfernen, Avocado dünne Scheiben schneiden und anschließend die Schale abziehen.

Tomaten und Äpfel waschen und ebenfalls in dünne Scheiben schneiden. Die Wirsingblätter vom Strunk befreien, waschen und auf Küchenpapier abtropfen lassen.

Für die Patties Kichererbsen und Mais in ein Sieb abgießen, abbrausen und abtropfen lassen. Kichererbsen und Mais mit dem Tomatenmark pürieren. Gewürze, Sojasauce, Salz und Kichererbsenmehl untermischen und kneten, bis eine formbare Masse entstanden ist. Bei Bedarf mehr Kichererbsenmehl hinzugeben bis die Konsistenz stimmt.

Kokosöl in der Pfanne erhitzen. Die Masse in sechs gleich große Stücke teilen und Patties formen. Diese einige Minuten von beiden Seiten im Kokosöl goldbraun braten. Anschließend auf Küchenpapier legen.

Brötchen kurz im Backofen aufbacken und halbieren. Die unteren Hälften mit jeweils etwa 1 EL Pesto bestreichen, je ein Wirsingblatt und einen Pattie auflegen. Schließlich Avocados, Tomaten und Äpfel darauf verteilen und erneut Pesto darübergeben. Zuklappen. Fertig.

Ein megaleckerer Burger, der viele Omega-3-Fettsäuren und Protein sowie jede Menge Vitamine und Mineralstoffe liefert.
Der Pattie ist natürlich einfrierbar, sodass du auch in der Stillzeit einarmig schnell was zaubern kannst.

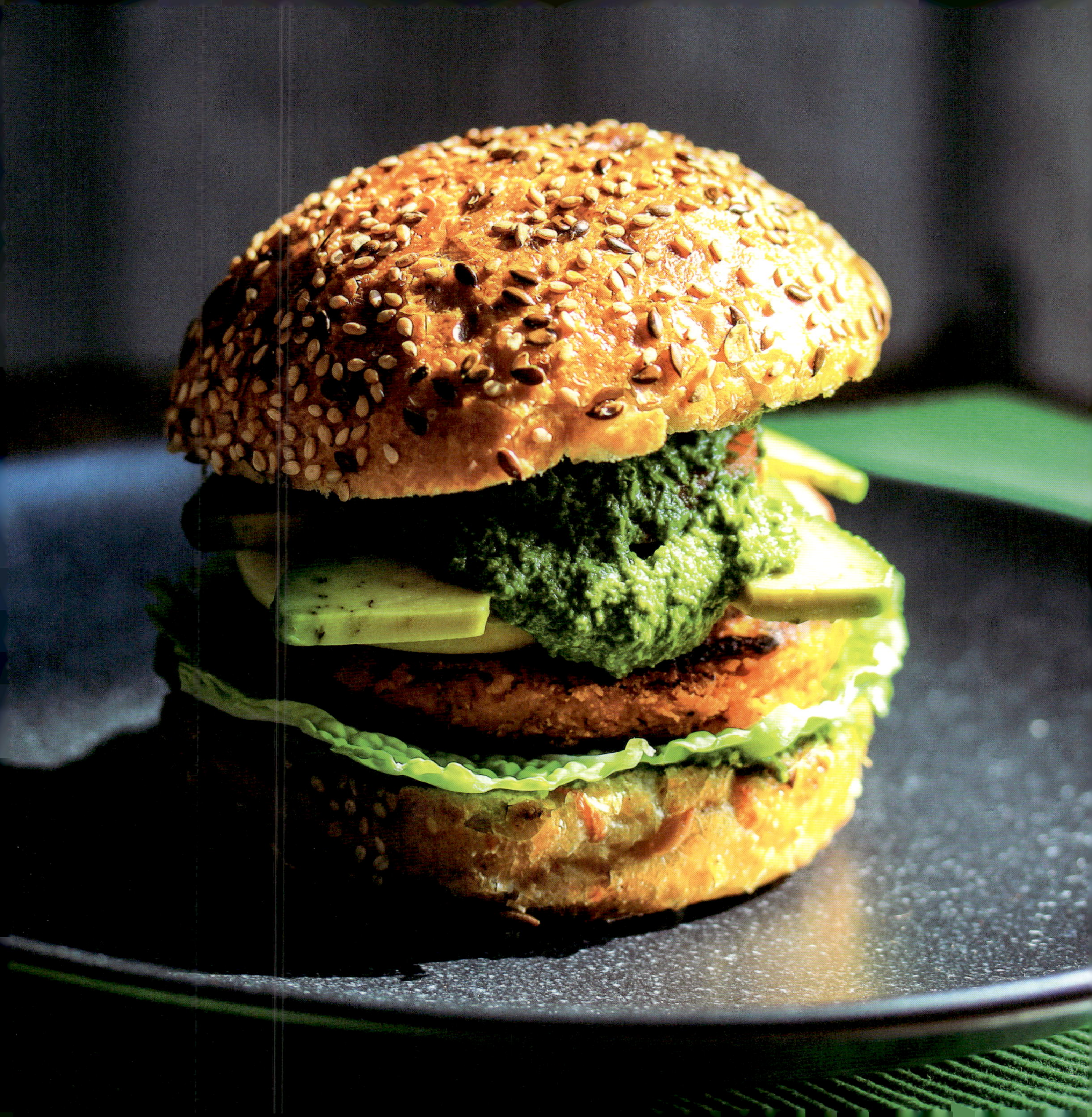

6 BURGER

4 Portobellopilze
1 rote Zwiebel
200 g Aubergine
1 Tomate
50 g Gurke
Olivenöl
Salz
Pfeffer
2 TL getrockneter Thymian
1 Knoblauchzehe

Außerdem
Rucola oder Wildsalat
4 Vollkornbrötchen
Guacamole (S. 181)

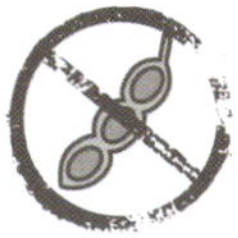

Der Portobellopilz ist mit seinem Durchmesser von rund 12 cm nichts anderes als ein etwas groß geratener brauner Champignon. Pilze enthalten außer Vitamin D noch einige andere Vitamine und Mineralstoffe sowie Kohlenhydrate und Protein. Sie sind außerdem reich an Ballaststoffen. ACHTUNG: Der Pilz zieht sehr viel Öl, benötigt dieses Öl und ausreichend Gewürze jedoch, um wirklich zur Geschmacksexplosion zu werden. Bitte beachte, dass er komplett durchgegart sein muss!

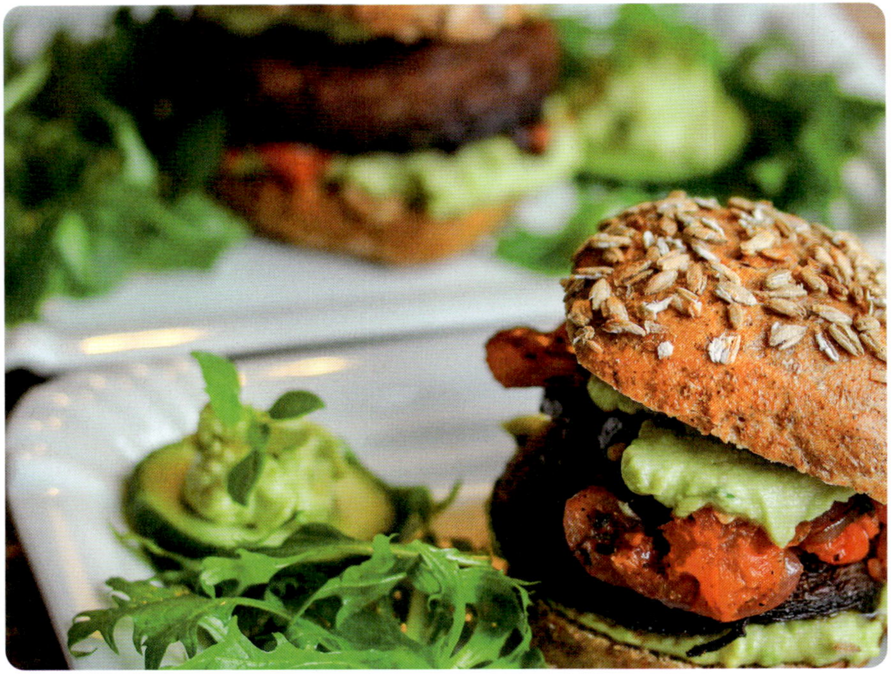

MR. PORTOBELLO BURGER

Protein, Ballaststoffe, B-Vitamine

Portobellopilze grob abbürsten und den unteren Rest des Stiels kürzen. Das Gemüse vorbereiten: Zwiebel, Aubergine, Tomate und Gurke waschen und in dünne Scheiben schneiden.

Den Backofen auf 250 °C vorheizen. Die Auberginen mit etwas Olivenöl bestreichen, mit Salz und Pfeffer würzen und im vorgeheizten Ofen etwa 15–20 Minuten auf einem mit Backpapier ausgelegten Backbleck backen.

Ausreichend Olivenöl in einer Pfanne erhitzen. Pilze darin von beiden Seiten scharf anbraten. Thymian, die gepresste Knoblauchzehe und Zwiebeln dazugeben und mit anrösten. Portobellos öfter wenden, von beiden Seiten salzen und pfeffern. Die Tomatenscheiben dazugeben und schließlich 10 Minuten im Backofen in einer Auflaufform fertig backen.

Salat waschen. Die Brötchen 2–3 Minuten im Ofen erhitzen und halbieren. Zuerst eine Schicht Guacamole, dann das Pfannengemüse, den Portobellopilz, noch einmal etwas Guacamole und schließlich Gurkenscheiben und Salat daraufgeben und servieren.

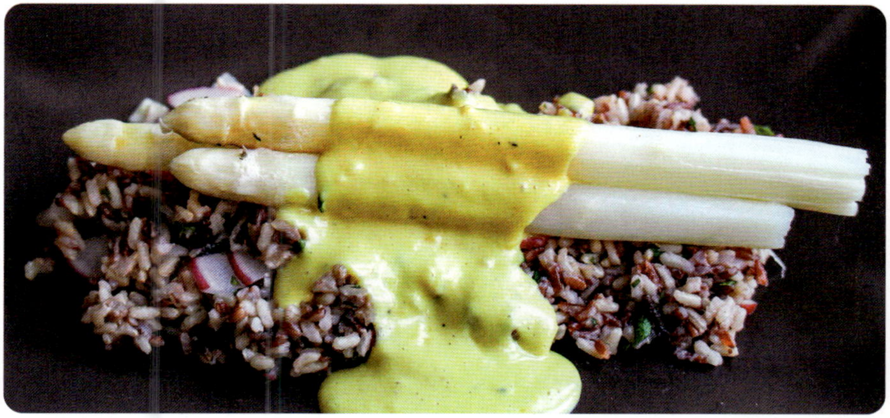

SPARGEL MAL ANDERS

Protein, Magnesium, Calcium, Eisen, Vitamine B2 und B6, Folat

Reis gründlich waschen und schließlich mit der zweieinhalbfachen Wassermenge und etwas Salz aufkochen. Die Temperatur etwas reduzieren und etwa 45 Minuten köcheln lassen.
Spargel waschen, holzige Enden abschneiden und die Stangen schälen. Spargelschalen mit 2 l Wasser, Ahornsirup, Salz und Pfeffer in einem großen Topf oder Spargeltopf aufkochen. Temperatur etwas reduzieren, den Spargel dazugeben und maximal 15 Minuten köcheln lassen. Die genaue Kochzeit ist abhängig von der Spargeldicke.
Währenddessen die Sauce zubereiten: Die Orange auspressen. 100 ml Saft mit 100 ml Wasser, Cashewmus, Kurkuma und Salz gründlich verrühren und aufkochen. So lange köcheln lassen, bis eine cremige, homogene Sauce entsteht.
Radieschen und Petersilie waschen und in feine Streifen schneiden. Vor dem Servieren unter den Reis mischen.
Spargel aus dem Garwasser holen, auf die Teller verteilen und mit dem Reis und der Sauce servieren. Das Garwasser abgießen und auffangen:
Das ist die Grundlage für die Spargelcremesuppe auf S. 169.

*Dieses leckere Gericht ist eine tolle Alternative zu den klassischen Spargelgerichten, schmeckt aber natürlich auch mit Kartoffeln absolut köstlich.
Da Spargel entwässernd wirkt, ist er lindernd bei Wassereinlagerungen und Taubheitsgefühl in den Händen. Er enthält viele Ballaststoffe, die Verstopfungen regulieren. Deshalb ist Spargel für Schwangere empfehlenswert.
In der Stillzeit könnte der veränderte Geschmack der Muttermilch dein Baby irritieren. Allerdings reagieren tatsächlich nur wenige Babys darauf. Daher einfach ausprobieren. Meistens stellt der Genuss von Spargel kein Problem dar.*

2 PORTIONEN

Für den Reis
125 g Reismischung mit Wildreis
Salz
4 Radieschen
10 g frische Petersilie

Für den Spargel
600 g weißer Spargel
1 EL Ahornsirup
1 ½ TL Salz
Pfeffer

Für die Sauce
1 Orange
60 g Cashewmus
1 Msp. gemahlene Kurkuma
½ TL Salz

2–3 PORTIONEN

Für die Hirse
- 200 g Hirse
- Salz
- 2 Orangen
- 85 g Babyspinat
- 300 ml Orangensaft
- 50 ml Tamari-Sojasauce
- Cayennepfeffer
- Pfeffer

Für die Sauce
- 250 ml Reis-Cuisine
- 1 EL Erdnussmus
- 1 EL Tamari-Sojasauce
- Salz
- Pfeffer

Außerdem
- 5 große Wirsingblätter

GRÜNGELBE ÜBERRASCHUNGSRÖLLCHEN

Zink, Eisen, B-Vitamine, Folat

Hirse gut waschen und mit 300 ml Wasser und etwas Salz aufkochen. Bei mittlerer Hitze köcheln lassen, bis die Hirse gar ist. Die Garzeit ist von der jeweiligen Sorte abhängig und variiert zwischen 10 und 25 Minuten. Manchmal wird auch mehr Wasser benötigt (Packungsbeilage beachten).

Reis-Cuisine aufkochen, Erdnussmus und Sojasauce unterrühren. Mit Salz und Pfeffer abschmecken.

Wirsingblätter waschen. Orangen schälen und die Filets herausschneiden. Spinat waschen und abtropfen lassen.

In einer Pfanne Orangensaft und Sojasauce erhitzen und etwa 10–15 Minuten leicht einreduzieren lassen. Mit Cayennepfeffer würzen. Hirse, Spinat und Orangenfilets unterrühren. Danach mit Salz, Pfeffer und Cayennepfeffer würzig abschmecken und noch einmal kurz aufkochen.

In einem großen Topf etwas Wasser aufkochen. Die Wirsingblätter darin bei geschlossenem Deckel etwa 3 Minuten blanchieren.

Wirsingblätter kurz mit eiskaltem Wasser abschrecken, damit sie die Farbe behalten. Mit Küchenpapier trocken tupfen. Die Füllung gleichmäßig auf den Wirsingblättern verteilen, zu Rollen formen und halbieren.

Sofort mit der heißen Sauce servieren.

Ein perfektes Team für Schwangerschaft und Stillzeit bilden Hirse und Wirsing, da beide sehr eisenreich sind und der Wirsing zusätzlich Vitamin C liefert, um die Eisenaufnahme zu fördern.
Lecker ist das Gericht außerdem; es kann auch kalt gegessen werden.

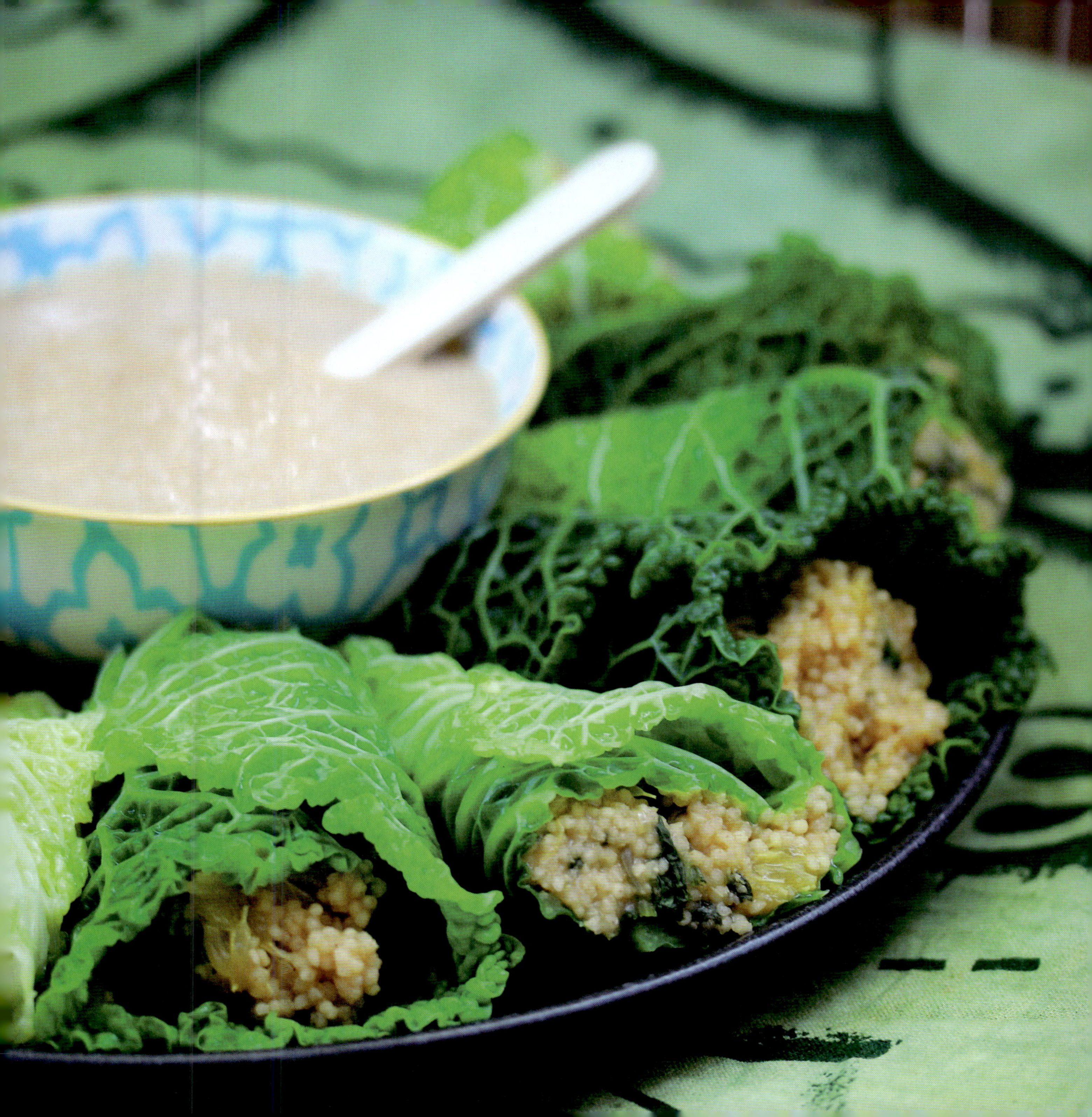

2–3 PORTIONEN

Für die Sauce

- 140 g Rote Bete
- ½ rote Zwiebel
- 450 g Tomaten
- 2 EL Olivenöl
- Salz, Pfeffer
- 1 TL getrockneter Oregano
- 5 getrocknete Lorbeerblätter
- ½ TL gemahlene Bockshornkleesamen
- ¼ TL getrockneter Rosmarin
- ½ TL getrockneter Thymian

Für Walnuss-Cashew-Parmesan

- 20 g Walnussbruch
- 20 g Cashewbruch
- 2 EL Hefeflocken
- Salz

Außerdem

- 300 g Emmervollkorn-Fusilli
- 15–20 frische Basilikumblätter

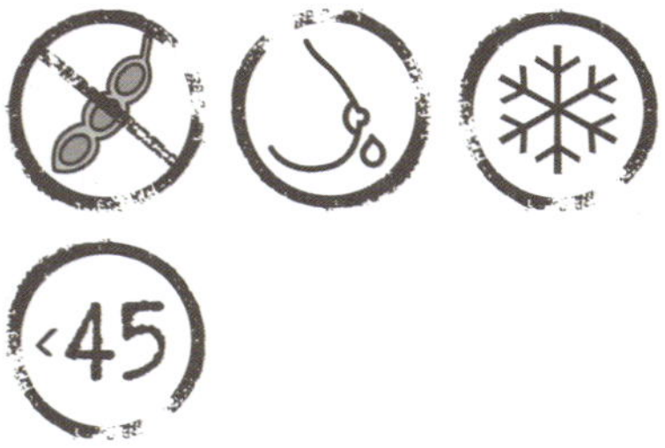

FUSILLI MAMALI MIT WALNUSS-CASHEW-PARMESAN

Protein, Eisen, Zink, Magnesium, Folat

Den Backofen auf 180 °C vorheizen. Rote Bete und Zwiebel schälen, Tomaten waschen. Anschließend alles grob würfeln und auf einem mit Backpapier ausgelegten Backblech verteilen. Olivenöl, Salz, Pfeffer und Oregano darüber verteilen. Die Lorbeerblätter untermischen und alles gut durchmischen. Danach etwa 20 Minuten im Backofen auf der mittleren Schiene garen.

Salzwasser für die Fusilli aufkochen und die Nudeln nach Packungsangabe zubereiten, bis sie al dente sind.

In der Zwischenzeit Walnuss- und Cashewbruch mit den Hefeflocken und einer Prise Salz im Blender fein mixen.

Die Gemüsewürfel in einem Topf pürieren, vorher Lorbeerblätter entfernen, mit Bockshornkleesamen, Rosmarin und Thymian nochmals kurz aufkochen und final mit Salz und Pfeffer abschmecken.

Basilikum waschen, trocken tupfen, in Streifen schneiden und bis auf eine kleine Menge unterheben.

Die Nudeln abgießen und mit der Sauce auf Tellern anrichten. Mit dem Nussparmesan und den restlichen Basilikumstreifen dekorieren.

Obwohl Tomaten zu 93 % aus Wasser bestehen, haben es die roten Früchte in sich. Sie enthalten 13 Vitamine, 17 Mineralstoffe, reichlich sekundäre Pflanzenstoffe und Fruchtsäuren. Besonders reich sind sie an Kalium, Magnesium, Folat, Vitamin C und dem sekundären Pflanzenstoff Lycopin.
Die Rote Bete liefert die Vitamine A, C, B und Folat. Außerdem ist sie mit Jod, Kalium, Kalzium, Magnesium, Natrium, Phosphor und großen Mengen an Eisen ausgestattet.
Das Urgetreide Emmer mit nussigem Geschmack ist eine der ältesten Getreidekulturen und der Vorfahre von den Brotgetreiden Weizen und Dinkel. Im Gegensatz zu Weizen ist Emmer jedoch dunkler, hat einen niedrigeren Kleberanteil und einen würzigeren Geschmack. Zudem hat Emmer einen höheren Anteil an Protein und Mineralstoffen wie Zink und Magnesium sowie einen doppelt so hohen Betakarotinanteil.

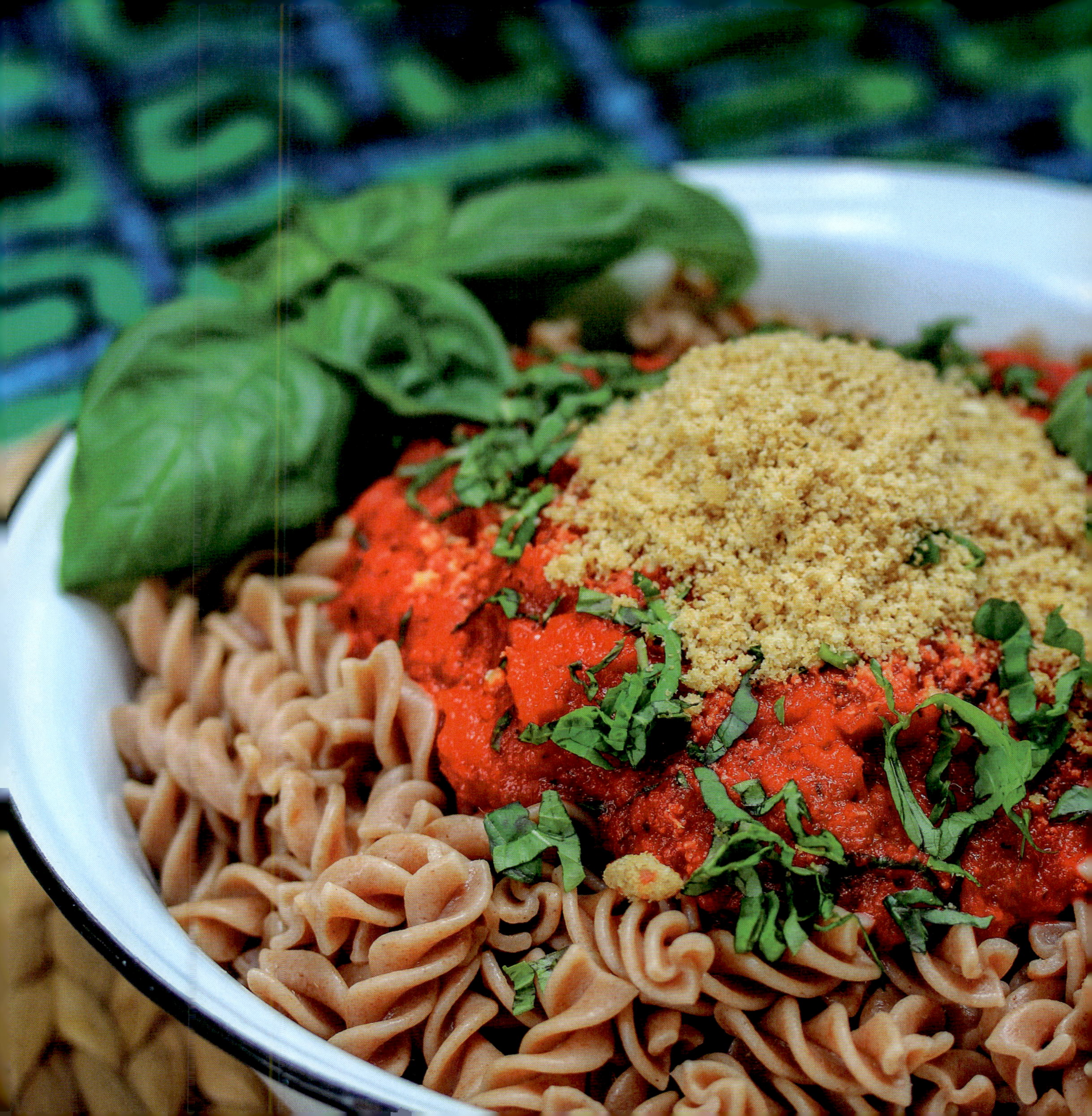

1 PORTION

80 g schwarze Reisnudeln
100 g Brokkoli
2 EL weißes Mandelmus
1 EL Ahornsirup
½ Knoblauchzehe
1 EL Zitronensaft
Salz
Pfeffer

Als Variation gern auch Vollkornnudeln verwenden. Dann ist das Rezept allerdings nicht mehr glutenfrei.

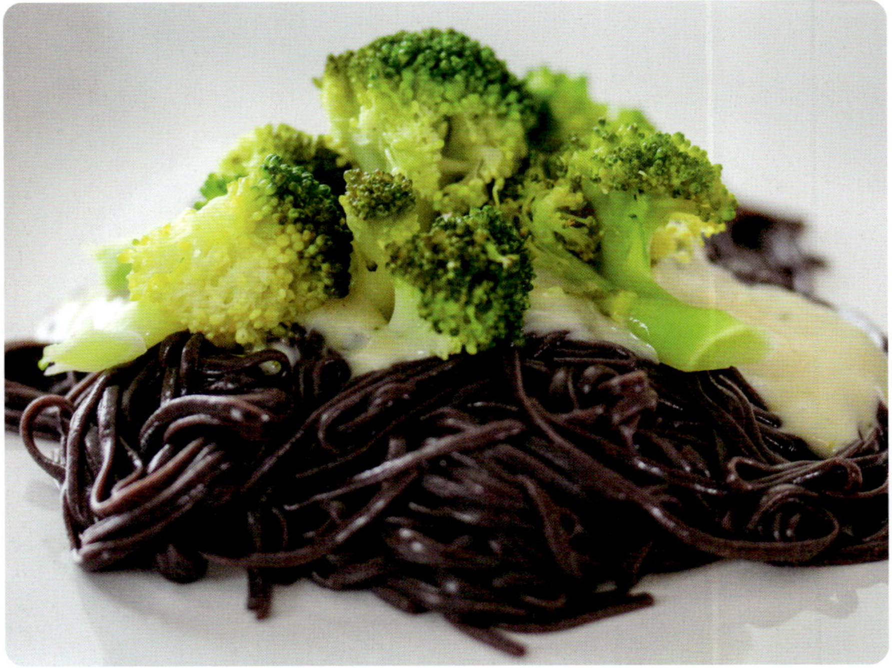

SCHWARZE REISNUDELN MIT BROKKOLI-MANDEL-SAUCE

Calcium, Magnesium, Selen

In einem kleinen Topf etwa 500 ml gesalzenes Wasser aufkochen. Die Nudeln darin etwa 5 Minuten köcheln lassen. Abgießen und warten, bis die Sauce fertig ist.

Brokkoli waschen und klein schneiden. In einem zweiten Topf 200 ml Wasser mit den Brokkoliröschen abgedeckt zum Kochen bringen. Nach 5–7 Minuten Mandelmus, Ahornsirup, frisch gepressten Knoblauch und Zitronensaft einrühren. Ohne Deckel köcheln lassen, bis die Sauce die gewünschte Konsistenz hat. Mit Salz und Pfeffer abschmecken.

Die Nudeln mit der Sauce anrichten.

Die schwarzen Reisnudeln findest du in der Asia-Ecke im Bioladen. Sie haben eine kurze Garzeit. Das Gericht ist sehr schnell zubereitet. Wichtig ist das Wasser, in dem der Brokkoli gedünstet wurde. Darin befinden sich die ausgespülten Mineralstoffe des Brokkolis und daher verwenden wir es als Saucenbasis.

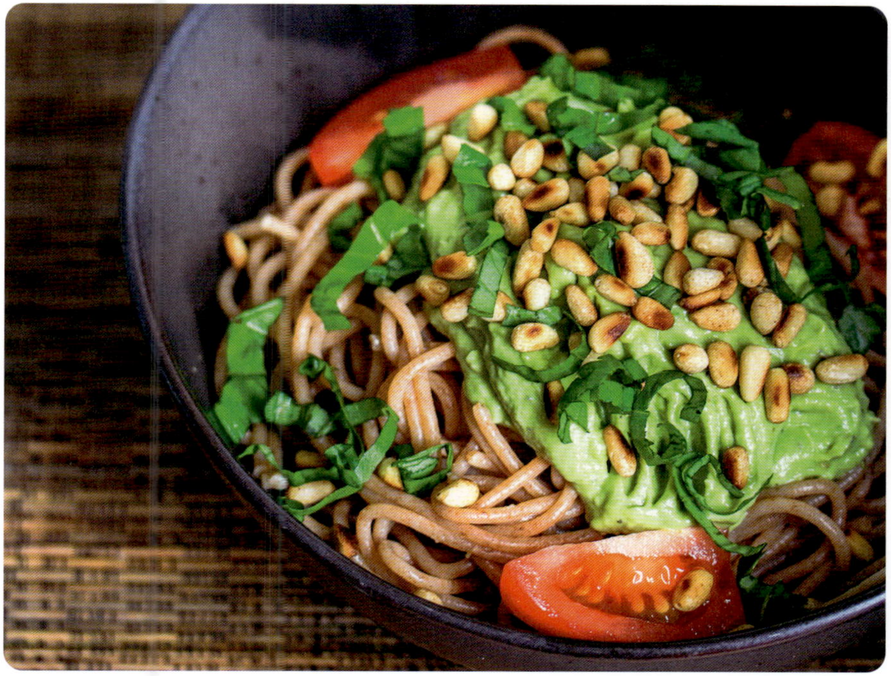

2 PORTIONEN

200 g Dinkelvollkorn-Spaghetti
2 Avocados
2 EL weißes Mandelmus
1 TL getrockneter Oregano
½ TL getrockneter Thymian
1 EL Zitronensaft
Salz, Pfeffer
1 EL DHA-angereichertes Leinöl
6 frische Basilikumblätter
2 Tomaten
2 EL Pinienkerne

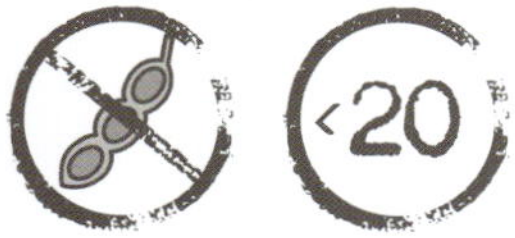

AVOCADOPASTA

Calcium, Vitamin B6, Folat, Selen, Omega-3-Fettsäuren, DHA

Die Spaghetti nach Anweisung in kochendem Salzwasser garen.

Währenddessen Avocados halbieren, entkernen und das Fruchtfleisch aus der Schale lösen. In einer Schüssel mit dem Mandelmus mischen und mit einer Gabel zerdrücken. Oregano und Thymian mit dem Zitronensaft unterrühren und mit Salz und Pfeffer abschmecken. Das Leinöl unterziehen.

Nudeln abgießen und mit der Avocadocreme vermischen. Basilikum und Tomaten waschen, trocken tupfen, klein schneiden und über den Nudeln verteilen.

Die Pinienkerne in einer beschichteten Pfanne ohne Fettzugabe anrösten und darüberstreuen.

Das ist übrigens (ohne Pinienkerne und Salz) ein super Baby-Led-Weaning-Gericht – fettreich, nährstoffreich, gut zu greifen. Vor dem Salzen nimmst du einfach eine entsprechende Menge fürs Baby ab. Außerdem lässt sich das Gericht gut mitnehmen, da es auch kalt schmeckt.

PIZZA MAMMA VERDURA

Protein, Omega-3-Fettsäuren, B-Vitamine, Magnesium, Eisen, Zink

2–3 PORTIONEN

Für den Teig
30 g Sonnenblumenkerne
60 g Cashewkerne
200 g Zucchini
80 g geschrotete Leinsamen
10 g Tomatenmark
Salz
1 TL Hefeflocken
Olivenöl

Für den Belag
1–2 Shiitake-Pilze
1 EL Olivenöl
100 g Zucchini
50 g Aubergine*
60 g kleine Brokkoliröschen
½ rote Zwiebel
1 Tomate
60 g rote Paprikaschote
1 milde rote Chilischote
90 g Tomatenmark
Salz
Pfeffer
1 TL getrockneter Oregano
* nicht bei Rohkostvariante

Für den „Käse“
1 EL weißes Mandelmus
1 EL Cashewmus
1 TL Zitronensaft
5 EL Wasser
Salz

Außerdem
5 frische Basilikumblätter

Sonnenblumen- und Cashewkerne über Nacht einweichen. Einweichwasser abgießen. Zucchini waschen und würfeln, dann mit den anderen Teigzutaten bis auf Olivenöl im Mixer zerkleinern, bis eine cremige Masse entsteht.

Den Backofen auf 150 °C vorheizen. Eine Pizzaform oder ein Backblech mit Olivenöl ausstreichen (alternativ mit Backpapier auslegen) und die Masse hineingeben. Mithilfe von Frischhaltefolie, die über die Form gelegt wird, lässt sich die Masse gleichmäßig verteilen. Frischhaltefolie entfernen und den Teig im vorgeheizten Backofen etwa 35–40 Minuten backen.

Pilze abbürsten und in feine Scheiben schneiden. Olivenöl in einer Pfanne erhitzen. Gemüse waschen. Aubergine (bei Rohkostvariante weglassen) und Die Zucchini in feine Scheiben schneiden. Zwiebel in feine Ringe schneiden. Zuerst die Pilze kurz anbraten. Dann Aubergine, Zucchini, Brokkoli und die Zwiebeln dazugeben und einige Minuten anbraten. Tomate, Paprika- und Chilischote in feine Scheiben/Streifen schneiden, Kerne bei der Chilischote entfernen.

Den Pizzateig aus dem Backofen nehmen. Mit etwas Olivenöl einstreichen. Anschließend das Tomatenmark auf den Boden streichen und mit Salz, Pfeffer und Oregano würzen. Zuerst gedünstetes Gemüse aus der Pfanne, dann Tomaten, Paprika und Chili daraufgeben.

Für den „Käse“ die Zutaten gut verrühren, bis eine cremige Masse entsteht, und diese gleichmäßig auf dem Belag verteilen. Alles 5 Minuten bei 250 °C im oberen Drittel des Backofens überbacken. Basilikumblätter in feine Streifen schneiden und abschließend über die Pizza streuen.

Zubereitung der Rohkostpizza: Den Boden 20 Stunden bei 42 °C im Dörrgerät trocknen lassen. Bei einer kompletten Rohkostvariante muss die Aubergine weggelassen werden, das andere Gemüse ohne Erhitzen in der Pfanne auf dem Teig verteilen.
Soll der Boden seine Rohkostqualität behalten, entfällt das Überbacken und die Creme wird ohne den letzten Schritt im Backofen darüber verteilt.

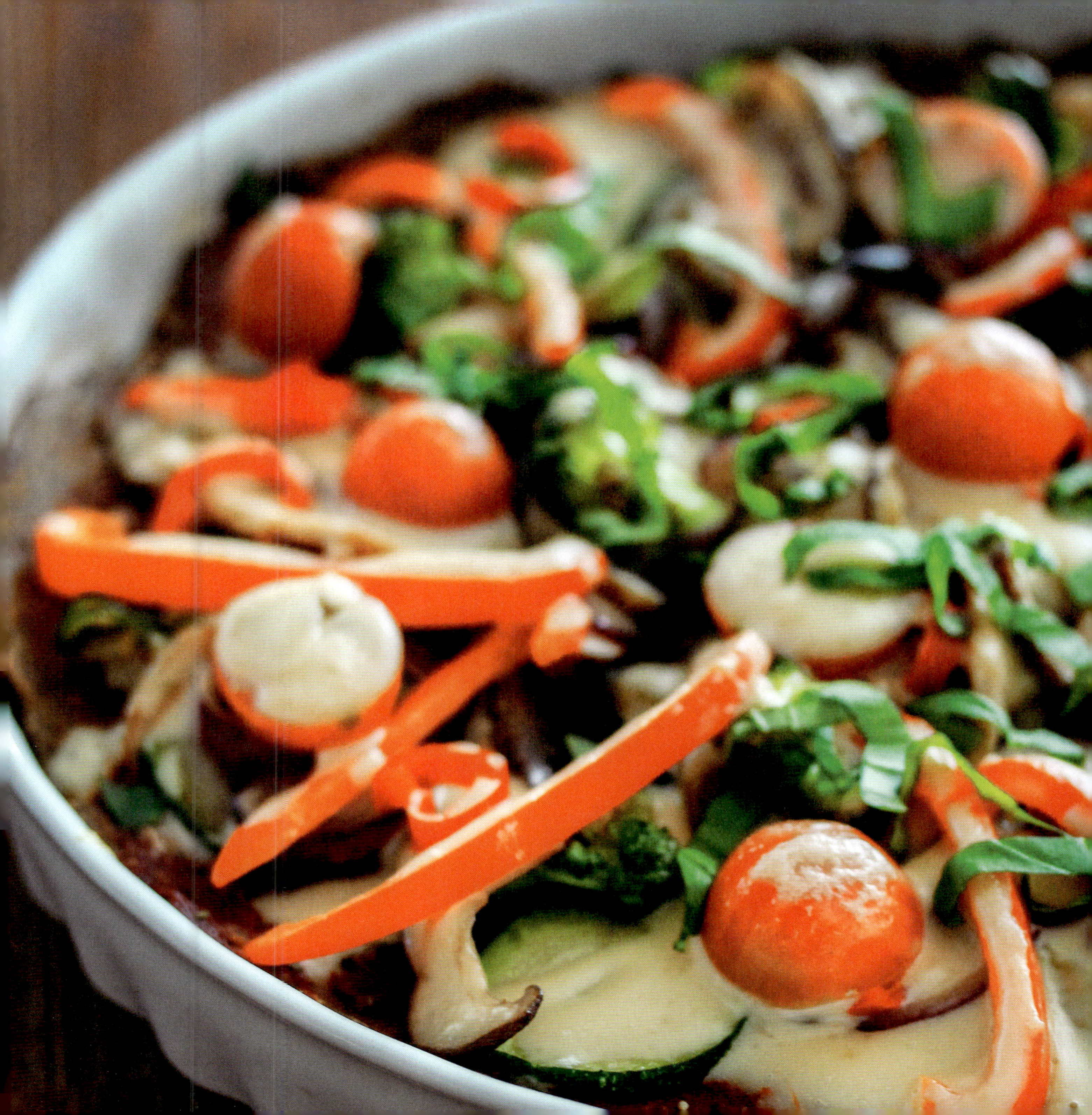

2 PORTIONEN

200 g Dinkelvollkornnudeln
240 g braune Bohnen (Dose)
1 EL Cashewmus
1 EL Kokosöl
1 EL Zitronensaft
1 TL getrockneter Thymian
2 TL getrocknetes Bohnenkraut
Salz
Pfeffer
Cayennepfeffer
2 EL Hefeflocken

Dazu
ein bunter Salat nach Wahl

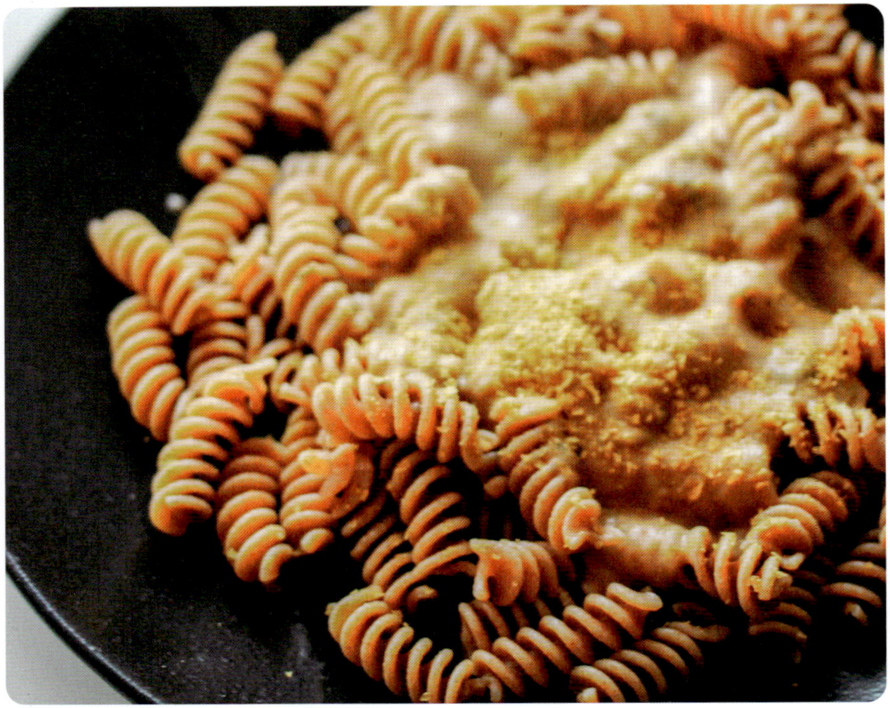

FAST PROTEIN PASTA BOWL

Protein, Magnesium, Eisen, Zink

Salzwasser aufkochen und die Nudeln darin nach Packungsangabe kochen.

Braune Bohnen in ein Sieb abgießen, abbrausen, abtropfen lassen und in einem Topf mit 100 ml Wasser erhitzen. Cashewmus, Kokosöl und Zitronensaft unterrühren und mit einem Pürierstab cremig pürieren.

Die Gewürze hinzufügen und noch einmal kurz aufkochen lassen. Nochmals abschmecken. Auf den Nudeln verteilen und Hefeflocken darüberstreuen.

Durch die Kombination von Vollkornnudeln und Hülsenfrüchten ist die biologische Wertigkeit des Proteins enorm verbessert. Zusammen mit einem bunten Salat eine perfekte Mahlzeit!

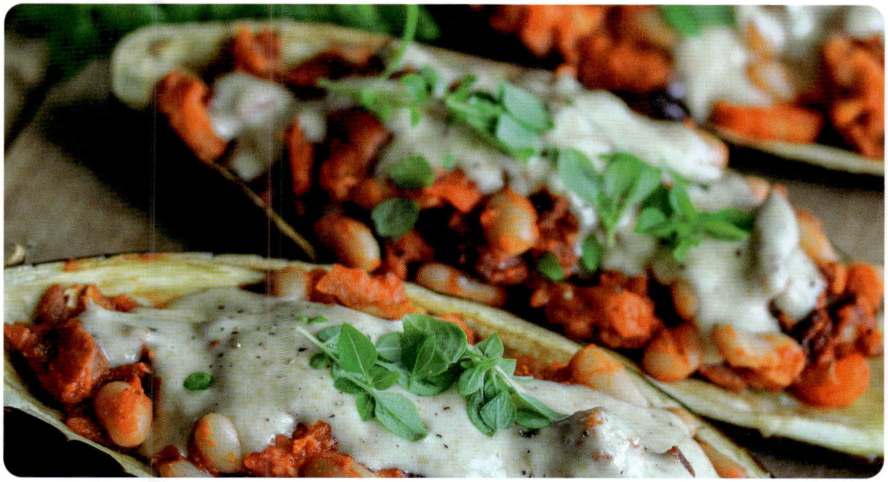

SCHWANGERE AUBERGINEN

B-Vitamine, Zink, Magnesium, Calcium, Protein

Den Backofen auf 180 °C vorheizen. Auberginen waschen, halbieren, das Fruchtfleisch bis auf einen dünnen Rand herauslösen und die Hälften auf ein mit Backpapier ausgelegtes Backblech geben. Von innen und außen mit Olivenöl bestreichen, leicht salzen und im Ofen 20 Minuten backen.

Olivenöl in einer Pfanne erhitzen, Auberginen-Fruchtfleisch und getrocknete Tomaten würfeln und einige Minuten anbraten. Frische gewürfelte Tomaten, Bohnen, Tomatenmark, Reissirup und 50 ml Wasser dazugeben. Alles gut umrühren, ziehen lassen und mit Salz, Pfeffer und Oregano abschmecken.

Währenddessen die Mandeln in einer separaten Pfanne ohne Fettzugabe anrösten, anschließend grob hacken und unter die Masse rühren. Für die Mandelcreme das Mandelmus mit Zitronensaft, Hefeflocken und 50–60 ml Wasser mischen. Verrühren, bis eine cremige Masse entsteht, die sich leicht über den Auberginen verteilen lässt. Anschließend mit Salz abschmecken.

Die Auberginenhälften aus dem Ofen holen und gleichmäßig mit der Masse füllen. Die Creme darauf verteilen. Einige Basilikumblätter waschen, trocken tupfen, in feine Streifen schneiden und auf den fertigen Hälften verteilen.

Von den Auberginen kann man sich einfach etwas mehr zubereiten. Sie lassen sich am nächsten Tag noch toll aufwärmen. Schmecken übrigens auch mit etwas Knoblauch sehr lecker. Also für alle Knoblauchfans: Los geht's!

2–3 PORTIONEN

Für die Auberginen
2 große Auberginen
1 EL Olivenöl
Salz

Für die Füllung
1 EL Olivenöl
6 getrocknete Tomaten
6 kleine Cocktailtomaten
1 Dose Cannellini-Bohnen
100 g Tomatenmark
1 EL Reissirup
Salz
Pfeffer
1 TL getrockneter Oregano
30 g Mandelkerne

Für die Mandelcreme
60 g weißes Mandelmus
2 EL Zitronensaft
1 EL Hefeflocken
Salz

Außerdem
frische Basilikumblätter

<45

1 BLECH (6 PORTIONEN)

Für den Teig
14 g frische Hefe
400 g Dinkelvollkornmehl
1 TL Salz

Für die Tomatensauce
2 Tomaten
5 getrocknete Tomaten
50 g Tomatenmark
3 getrocknete Lorbeerblätter
1 TL getrockneter Oregano
½ TL Salz
Pfeffer
Cayennepfeffer
1 gepresste Knoblauchzehe
1 EL Olivenöl

Für den Belag
100 g rote Paprikaschote
80 g gelbe Paprikaschote
60 g Brokkoli
150 g Süßkartoffel
1 EL Olivenöl
80 g Zucchini
60 g Rucola
Optional: Zwiebeln

Für den „Käse“
5–6 Zweige frischer Thymian
6 frische Basilikumblätter
75 g weißes Mandelmus
1 EL Zitronensaft
6 g Hefeflocken
Pfeffer

LIEBLINGSPIZZA

Protein, Vitamine B2, B6, C und E, Calcium, Magnesium, Zink, Eisen

Zubereitung Teig: Hefe mit 250 ml lauwarmem Wasser verrühren. Mehl in eine andere Schüssel geben. In die Mitte eine Mulde drücken und das Salz auf dem Rand verteilen. Hefe-Wasser-Mischung in die Mulde geben und mit einem Rührgerät mit Knethaken gründlich kneten. Der Teig muss mindestens 30 Minuten abgedeckt an einem warmen Ort ruhen. Ein Backblech mit Backpapier belegen. Anschließend Teig noch einmal kneten und mit etwas Mehl auf dem Backblech gleichmäßig ausrollen.

Zubereitung Tomatensauce: Die Tomaten waschen und klein schneiden. Die getrockneten Tomaten ebenfalls in kleine Würfel schneiden. Alle Zutaten bis auf das Olivenöl mit 80 ml Wasser in einem Topf zum Kochen bringen und 20 Minuten köcheln lassen. Nochmals mit Salz, Pfeffer und eventuell Cayennepfeffer abschmecken. Am Ende die Lorbeerblätter entfernen und das Olivenöl einrühren. Tomatensauce auf dem Pizzateig verteilen.

Zubereitung Belag: Den Backofen auf 180 °C vorheizen. Paprika waschen und in Ringe schneiden. Den Brokkoli waschen und die Röschen in kleine Stücke teilen. Süßkartoffel schälen, in feine Scheiben schneiden und mit dem Olivenöl mischen. Diese Zutaten auf dem Pizzateig mit der Tomatensauce verteilen. Anschließend 25 Minuten im Ofen backen. Zucchini waschen, mit dem Sparschäler in Streifen schneiden und auf der Pizza verteilen.

Zubereitung „Käse“: Thymian waschen, trocken schütteln und Blättchen abzupfen. Basilikum waschen, trocken tupfen und in feine Streifen schneiden. Mandelmus mit Zitronensaft, 100 ml Wasser und Hefeflocken vermischen. Thymian, Basilikum und Pfeffer unterrühren. Ziehen lassen und Konsistenz überprüfen. Falls der „Käse“ zu zäh ist, noch etwas Wasser unterrühren. Über der fertigen Pizza verteilen.

Abschließend Rucola auf der Pizza verteilen.

Tuning-Tipp: Avocado, Sprossen, Kürbiskerne.

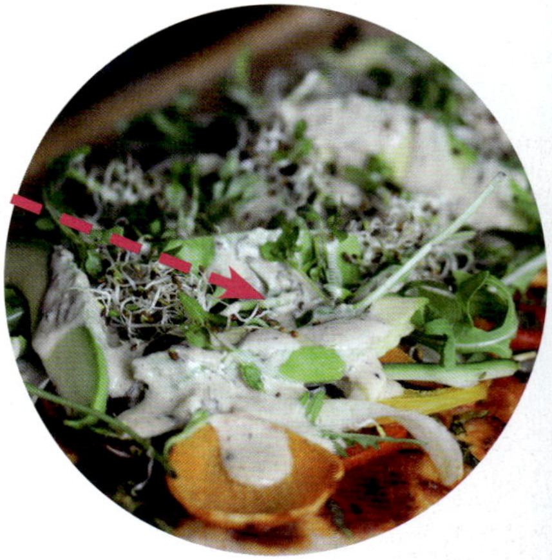

>60

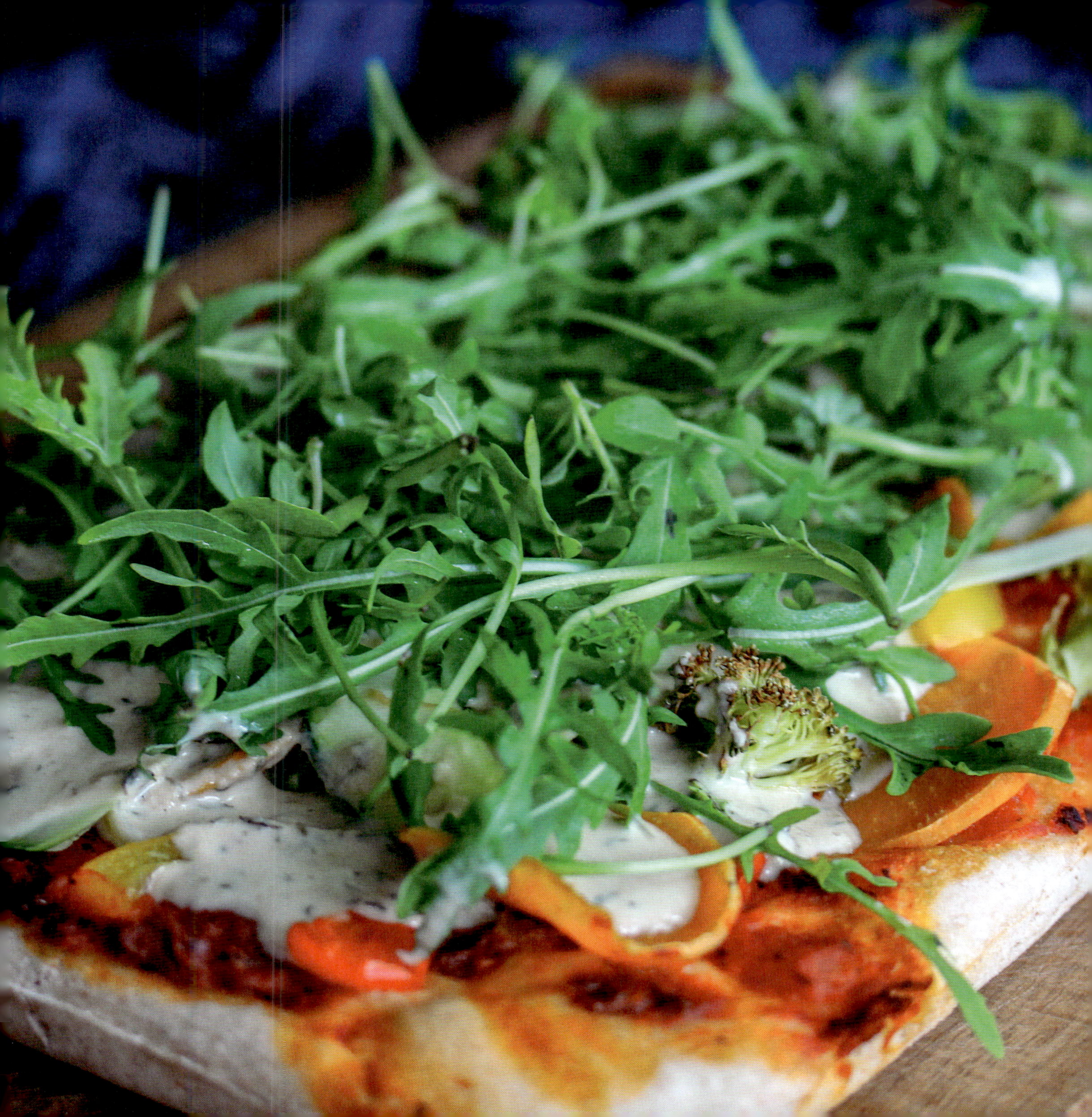

2–3 PORTIONEN

800 g festkochende Kartoffeln (mittlere Größe)
50 ml Olivenöl
Salz
Pfeffer
1 Zweig frischer Rosmarin
1 große Avocado
1 EL Zitronensaft
1 EL Cashewmus
3 EL DHA-angereichertes Leinöl
20 g geschälte Hanfsamen
3 Frühlingszwiebeln
120 g Tomate
120 g gelbe Paprikaschote
100 g Gurke
1 EL frisch gehacktes Basilikum
½ frische milde rote Chilischote

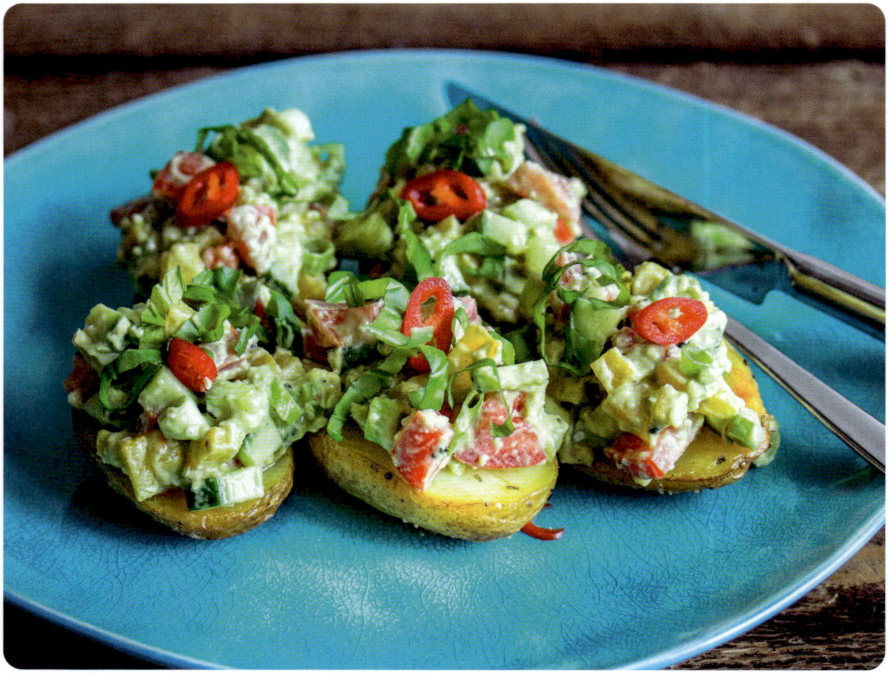

BELLYTÖFFELCHEN

Protein, Omega-3-Fettsäuren, DHA

Den Backofen auf 180 °C vorheizen. Kartoffeln mit einer Gemüsebürste unter fließendem Wasser gründlich waschen und halbieren. Olivenöl mit ½ TL Salz, Pfeffer und frisch gehacktem Rosmarin mischen. Kartoffeln mit dem Öl bestreichen. Mit der flachen Seite nach unten auf ein mit Backpapier ausgelegtes Backblech geben. 25–30 Minuten im Ofen goldgelb backen.

Währenddessen die Avocado halbieren, entkernen, das Fruchtfleisch herauslösen und mit einer Gabel zerdrücken. Zitronensaft, Cashewmus, Leinöl, ½ TL Salz und Hanfsamen unterrühren und mit Pfeffer abschmecken.

Frühlingszwiebeln waschen, in feine Ringe schneiden und in einer Pfanne in etwas heißem Olivenöl glasig dünsten. Tomate, Paprika und Gurke putzen, waschen und klein würfeln. Mit den Frühlingszwiebeln unter die Avocadomasse heben. Basilikum und Chilischote waschen, in feine Streifen schneiden und ebenfalls untermischen.

Kartoffeln aus dem Backofen holen, mit der flachen Seite nach oben auf Tellern anrichten und die Masse darauf verteilen.

In diesem Gericht stecken wertvolles Eiweiß und gesunde Fette sowie viele Mineralien und Vitamine. Darum ist diese Mahlzeit eine wahre Nährstoffbombe. Es macht satt und schmeckt auch kalt – falls das Baby dich vom Essen abhält.

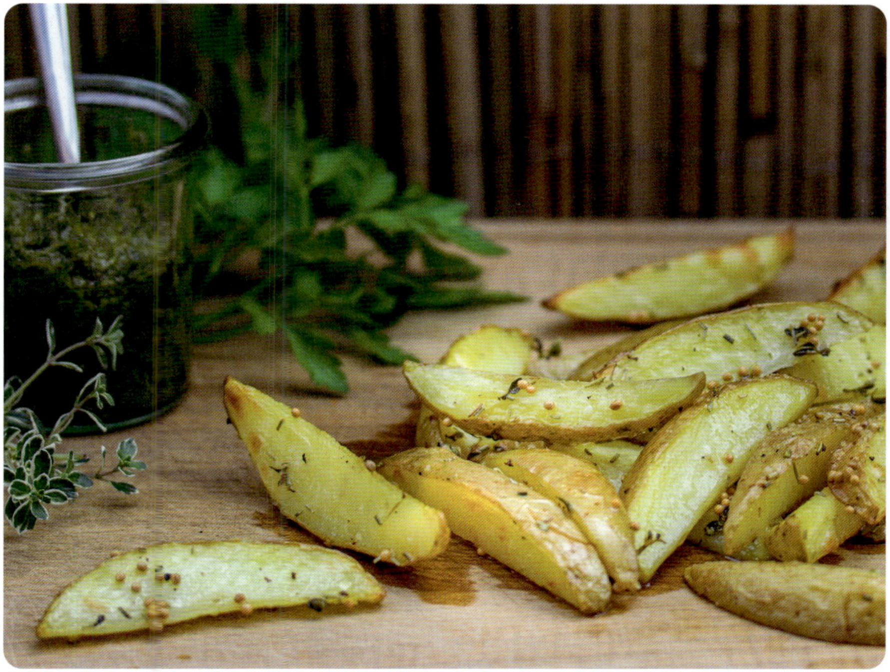

2–3 PORTIONEN

800 g festkochende Kartoffeln
70 ml Olivenöl
1 TL Senfkörner
1 TL Salz
Pfeffer
1 TL frisch gehackter Rosmarin
1 TL frisch gehackter Thymian
Pesto/Dip nach Wahl (ab S. 176)

<45

POWER-POMMES

Protein, Calcium, Magnesium, Vitamine B2 und B6

Den Backofen auf 180 °C vorheizen. Die Kartoffeln mit einer Gemüsebürste unter fließendem Wasser sauber abbürsten und anschließend längs achteln. Auf einem mit Backpapier ausgelegten Backblech verteilen.

Olivenöl mit den Gewürzen und Kräutern mischen und die Kartoffeln damit großzügig bestreichen. Im vorgeheizten Ofen 20–25 Minuten backen.

Mit einem Dip und/oder einem Pesto servieren.

Kartoffeln sind nicht nur tolle Sattmacher und Kohlenhydratlieferanten, sondern enthalten auch zwar wenig, aber dafür hochwertiges Eiweiß. Die biologische Wertigkeit ist sehr hoch. Dieses Gericht bereichert darum seit Jahren meinen Speiseplan und begeistert regelmäßig meine Kinder und Gäste. Simpel und lecker! Und kombiniert mit einem frischen Salat einfach nur wohlschmeckend und lange sättigend. Meine Gäste sind immer wieder überrascht, wie einfach eine leckere vegane Küche sein kann, und verlangen immer wieder nach „diesen Backofendingenskartoffeln“.

4 PORTIONEN

Für den Kartoffelsalat
1 kg festkochende Kartoffeln
Salz
2 EL Gemüsebrühepulver
1 rote Zwiebel
1 Avocado
200 g Gurke
6 Radieschen
2 EL frischer Schnittlauch
3 EL Rapsöl
2 EL Weißweinessig
Pfeffer

12 STÜCK

Für die Free-Kadellen
250 g Berglinsen
1 große rote Zwiebel
2 TL Senf
40 g frische Petersilie
1 ½ TL Salz
¼ TL gemahlene Bockshornklee-samen
¼ TL gemahlener Schabzigerklee
3 TL getrockneter Majoran
4 EL glutenfreie Haferflocken
3 EL Kichererbsenmehl
2 EL Olivenöl

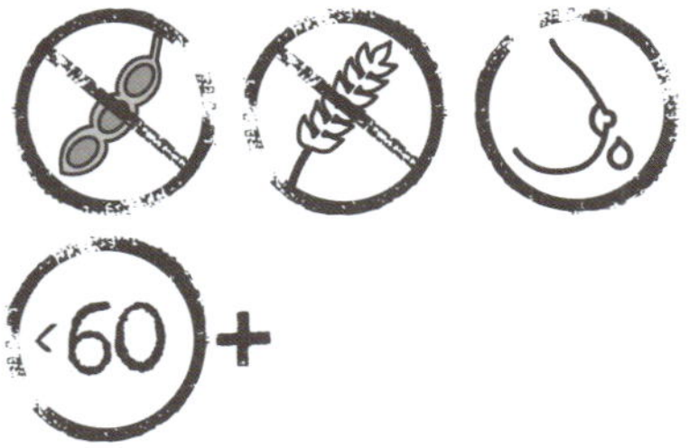

MAMAS KARTOFFELSALAT

Protein, Calcium, Magnesium, B-Vitamine

Kartoffeln in kochendem Salzwasser köcheln lassen, bis sie gar sind. 200 ml Wasser mit dem Gemüsebrühepulver mischen. Das Mischverhältnis muss sehr kräftig werden, sonst schmeckt der Salat nach nichts. Die Brühe in einem Topf erhitzen. Die Zwiebel schälen, fein würfeln, zur Brühe geben und mit dünsten.

Die Kartoffeln schälen, je nach Größe halbieren oder vierteln und in dünne Scheiben schneiden. Mit der heißen Brühe übergießen und 3 Minuten ziehen lassen. Währenddessen die Avocado halbieren, entkernen, das Fruchtfleisch herauslösen und würfeln. Gurke und Radieschen waschen und würfeln. Den Schnittlauch waschen, trocken schütteln und fein schneiden. Alles zum Salat geben und mischen. Zuletzt das Rapsöl und den Weißweinessig unterrühren und mit Salz und Pfeffer abschmecken.

Meistens denkt man bei Kartoffeln immer nur an Kohlenhydrate. Dabei enthalten diese leckeren Wurzeln auch Protein und verfügen über eine sehr gute biologische Wertigkeit. Optimal kombinieren kannst du sie zum Beispiel mit Hülsenfrüchten, um die biologische Wertigkeit noch weiter zu erhöhen.

FREE-KADELLEN

Protein, B-Vitamine, Eisen

Linsen 24 Stunden einweichen. Das Einweichwasser abkippen, die Linsen abbrausen. Mit frischem Wasser in einem Topf erhitzen und 20 Minuten kochen, dann abtropfen lassen.
Zwiebel abziehen und grob hacken. Mit Linsen und Senf pürieren. Petersilie waschen, trocken schütteln, fein hacken und mit Salz, Bockshornklee, Schabzigerklee, Majoran, Haferflocken und Kichererbsenmehl gründlich unter die Masse mischen. Daraus Patties formen.
Olivenöl in einer Pfanne erhitzen. Die Patties darin jeweils einige Minuten von beiden Seiten goldbraun anbraten.

Die Free-Kadellen können portionsweise eingefroren werden. Sie lassen sich auch im Backofen wieder schnell und einfach aufwärmen und sind deshalb ideal für das Wochenbett. Mit dem Kartoffelsalat und gegebenenfalls einem grünen Salat sind sie eine superleckere Eiweißquelle.

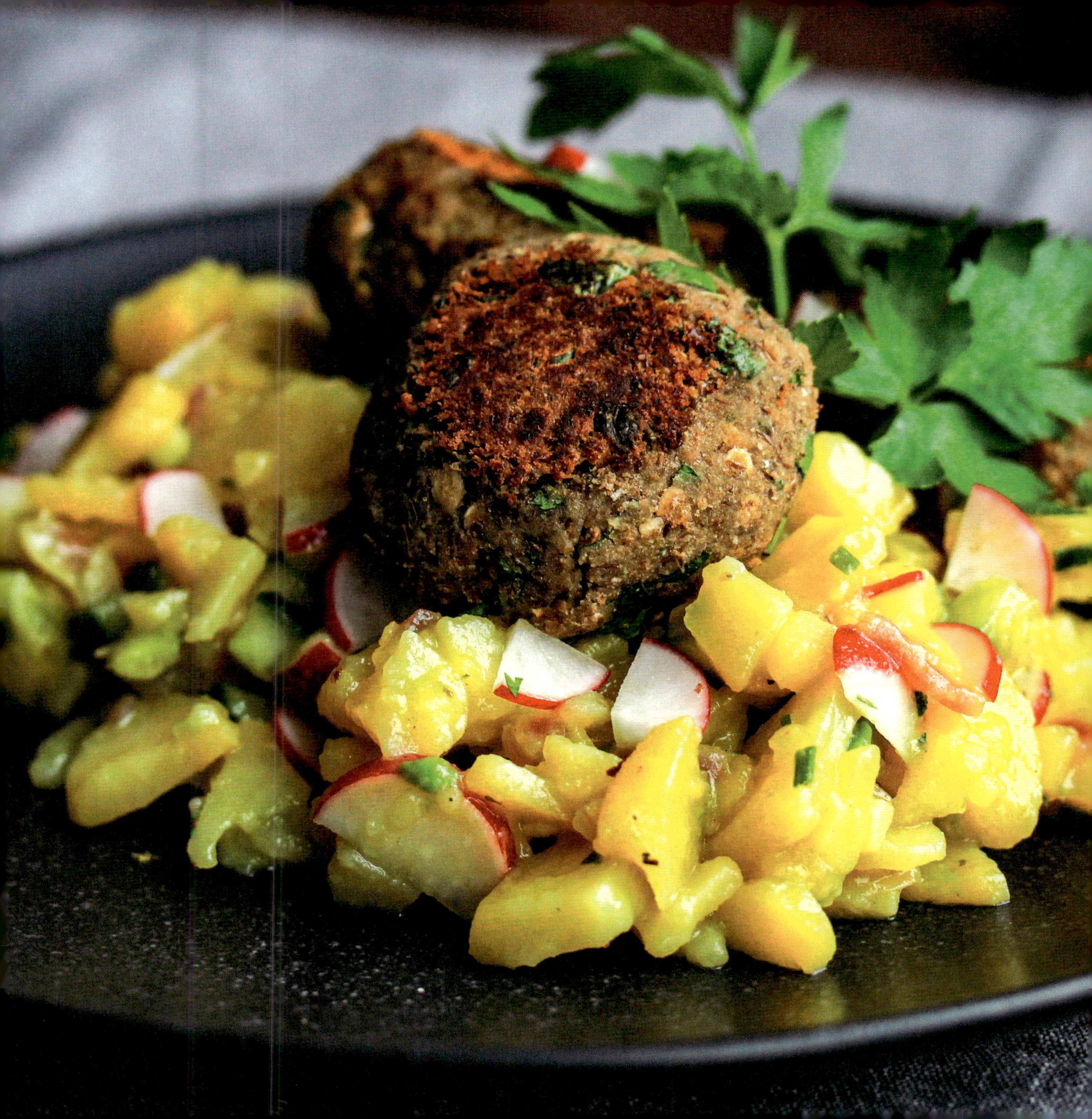

12 STÜCK (3–4 PORT.)

Für das Kartoffelpüree
50 g Cashewkerne
800 g mehligkochende Kartoffeln
30 g Margarine (z. B. Vegan Block)
Salz
Pfeffer

Für die Gemüsemischung
1 rote Zwiebel
100 g Brokkoli
70 g rote Paprikaschote
1 Tomate
1 EL Olivenöl
1 EL frisch gehackter Rosmarin
3 EL Tomatenmark
Salz
Pfeffer
Cayennepfeffer

Für das Cremehäubchen
2 Avocados
1 ½ EL Cashewmus
3 EL Zitronensaft
Salz
frische Kresse

>60

KARTOFFELCUPCAKES

Protein, Zink, Eisen, Calcium, Magnesium, Kalium, mehrfach ungesättigte Fettsäuren und viele Vitamine

Cashewkerne mit 100 ml Wasser einweichen. Die Kartoffeln schälen und in kleine Würfel schneiden. Mit 300 ml Wasser aufkochen und etwa 15 Minuten ohne Deckel köcheln lassen, bis sie gar sind.

Cashewkerne mit dem Einweichwasser im Blender mixen. Mit Margarine in den Topf zu den Kartoffeln geben, mit einem Kartoffelstampfer klein stampfen und mit Salz und Pfeffer abschmecken.

Den Backofen auf 180 °C vorheizen. Zwiebel schälen und fein hacken. Brokkoli und Paprika putzen, waschen und sehr fein schneiden. Tomate waschen und würfeln. Das Olivenöl in einer Pfanne erhitzen. Zwiebeln darin bei mittlerer Hitze glasig dünsten. Dann Brokkoli und Paprika in die Pfanne geben. Rosmarin etwa 5 Minuten später mit Tomatenwürfeln und Tomatenmark dazugeben. Gut umrühren und mit Salz, Pfeffer und Cayennepfeffer abschmecken. Abgedeckt 5 Minuten ziehen lassen.

Muffinblech mit Muffinförmchen oder Backpapier (in 11 × 11 cm große Quadrate geschnitten) auslegen. Die Hälfte des Pürees in die Muffinformen verteilen, dann die Gemüsefüllung und schließlich das restliche Püree daraufgeben. Etwa 15 Minuten auf der mittleren Schiene backen, bis die Kartoffelmuffins oben braun und leicht kross wird.

Das Fruchtfleisch aus den Avocados herauslösen. Pürieren, mit Cashewmus, Zitronensaft und Salz abschmecken und in einen Spritzbeutel füllen.

Die Kartoffelmuffins aus der Form nehmen, auf Tellern anrichten und mit der Avocadocreme aus den Kartoffelmuffins die Kartoffelcupcakes zaubern. Mit Kresse dekorieren.

Das Kartoffelpüree aus diesem Rezept ist mein Standardkartoffelpüree und kann auch allein zubereitet werden.
Nach Belieben mit Muskat verfeinern. Allerdings in der Schwangerschaft bitte nur vorsichtig dosieren, da Muskat als potenzielles Halluzinogen in größeren Mengen in diesen Lebensphasen – wie im Übrigen auch für Kinder – nicht zu empfehlen ist. Verlass dich auf dein Gefühl, falls du eine Abneigung gegen Muskat hast. Mit einem Anrichtering statt der Muffinform (also ohne nochmaliges Backen) sparst du etwa 15 Minuten der angegebenen Zeit.
Auch mit diesem Gericht kannst du bei Gästen ordentlich Eindruck schinden.

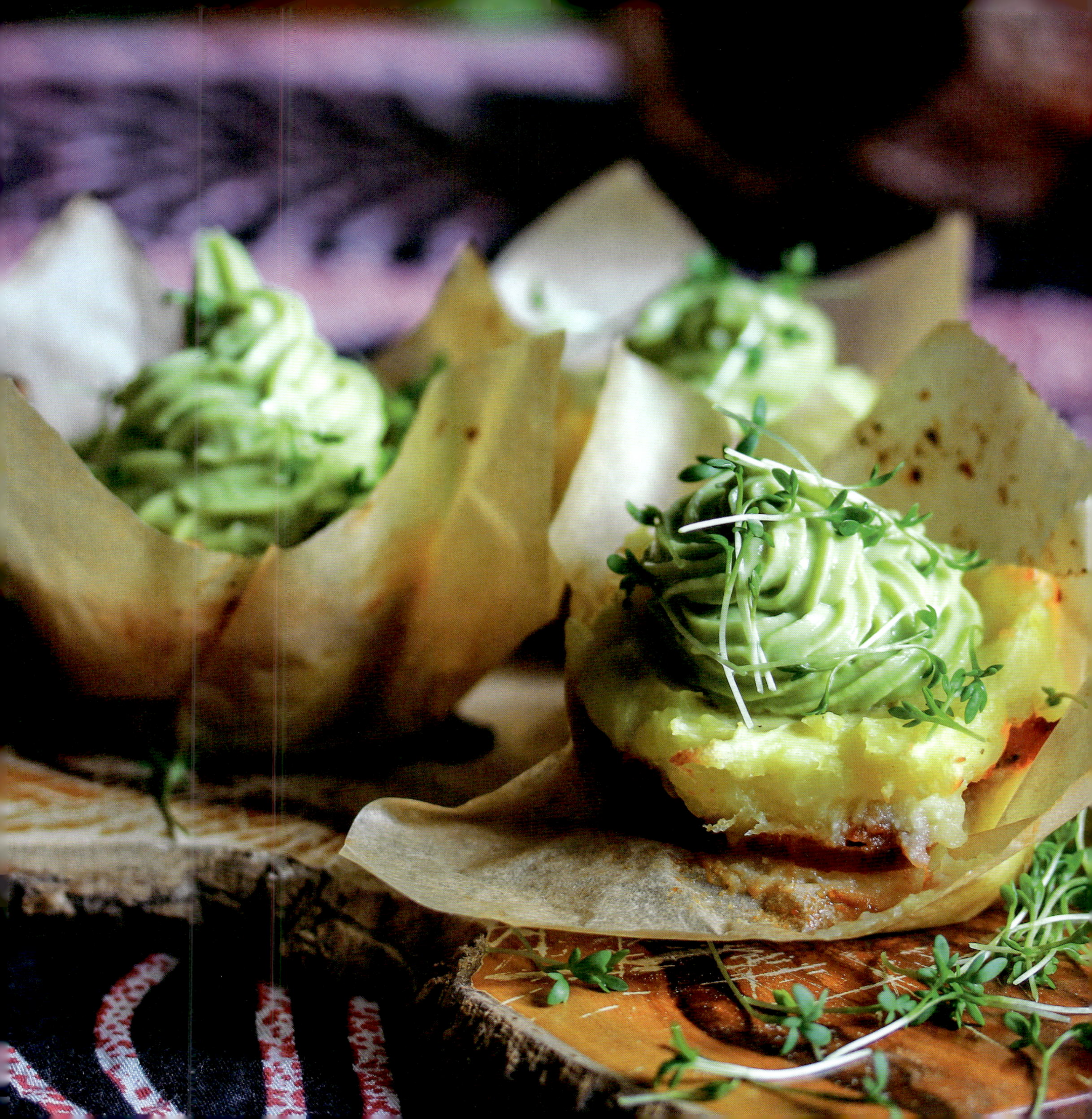

2–3 PORTIONEN

Für die Paprikaschoten
3 Paprikaschoten
1 EL Olivenöl
Salz

Für die Füllung
150 g Quinoa
1 TL Salz
1 Dose braune Bohnen
20 g getrocknete Tomaten
½ EL Zitronensaft
Pfeffer
½ TL gemahlene Bockshornklee-samen
4 EL frisch gehackte Petersilie

Für die Sauce
2 EL Cashewmus
½ EL Zitronensaft
Salz

Für das Topping
1–2 EL Hefeflocken
10 Blätter Babyspinat

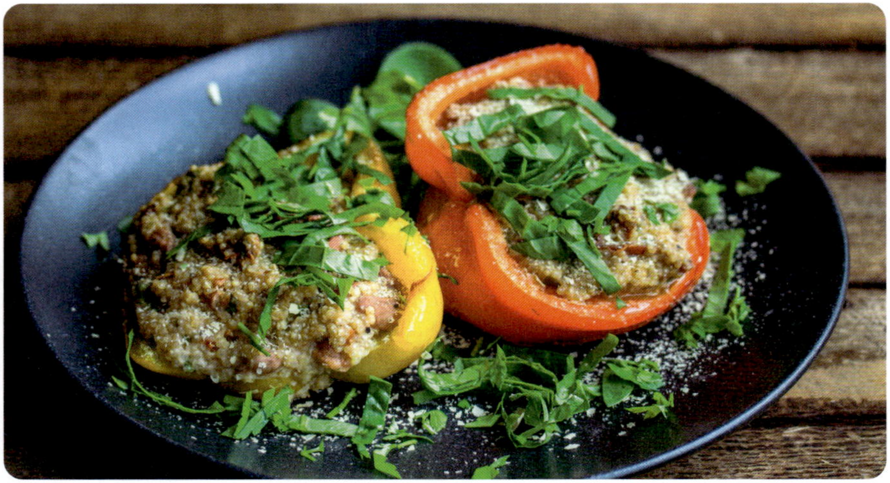

GEFÜLLTE QUINOA-PAPRIKA

Protein, Mineralstoffe, Vitamin C

Den Backofen auf 180 °C vorheizen. Die Paprikaschoten waschen, halbieren und das Kerngehäuse entfernen. Mit etwas Olivenöl bestreichen und leicht salzen. In eine Auflaufform legen und im Ofen 15 Minuten backen.
Quinoa mit 350 ml Wasser und Salz aufkochen und köcheln lassen. Nach 5 Minuten die abgetropften Bohnen dazugeben und weiterköcheln lassen. Getrocknete Tomaten in kleine Würfel schneiden und zur Quinoa-Bohnen-Mischung geben. Mit Zitronensaft, Pfeffer und Bockshornkleesamen abschmecken. Petersilie waschen, in feine Streifen schneiden und unterheben, sobald das Wasser verkocht und die Quinoa komplett aufgequollen ist.
Cashewmus mit Zitronensaft, Salz und 40 ml Wasser zu einer cremigen Sauce vermischen. Diese noch mit der Füllung mischen, in die Paprikahälften füllen und 10 Minuten im Backofen backen.
Paprikahälften auf Tellern verteilen. Mit Hefeflocken und dem gewaschenen und in feine Streifen geschnittenen Babyspinat bestreuen.

Quinoa ist der überaus gesunde Samen der gleichnamigen Pflanze (Lateinisch: Chenopodium quinoa), die aus Südamerika stammt und dort seit etwa 6.000 Jahren gängige Getreidearten erfolgreich ersetzt. Unabhängige Studien beweisen, dass Quinoa ein besonders wertvolles Lebensmittel ist, da sie essenzielle (vom menschlichen Organismus nicht selbst herstellbare) Aminosäuren und Vitamine in hohen Konzentrationen sowie ein großes Spektrum an Mineralstoffen enthält. Nicht ohne Grund wurde Quinoa zur „Pflanze des Jahres 2013“ gekürt.

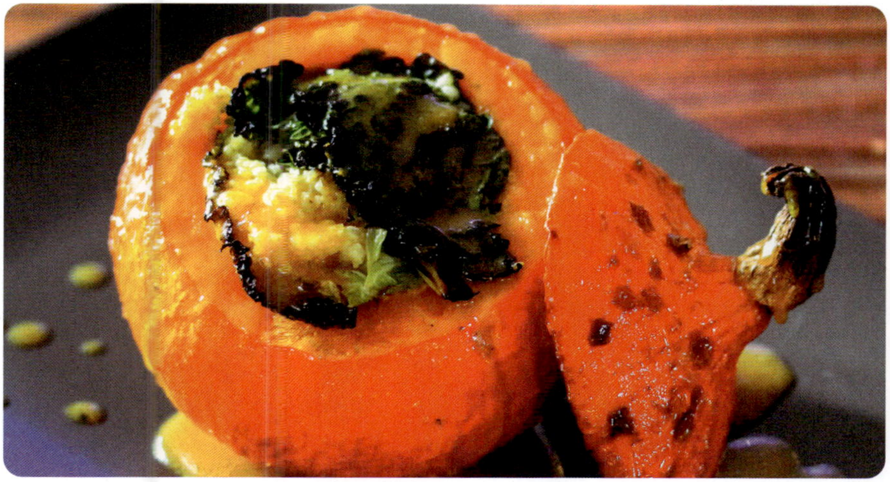

GEFÜLLTER KÜRBIS

Eisen, Betakarotin

Den Backofen auf 180 °C vorheizen. Die Hirse gründlich spülen, mit der doppelten Menge leicht gesalzenem Wasser aufkochen und 10–15 Minuten köcheln lassen. Achtung: Hirse hat je nach Sorte unterschiedliche Kochzeiten, deshalb die Packungsbeilage beachten!
Die Kürbisse gründlich und abbürsten, einen Deckel abschneiden und die Kürbiskerne entfernen. Mit Olivenöl von innen und außen bestreichen und salzen. 10 Minuten im Backofen garen.
Mandelmus mit 3 EL Wasser mischen und mit den Rosinen unter die Hirse heben. Die Hirse mit Salz, Pfeffer und Cayennepfeffer abschmecken.
Die Wirsingblätter säubern und den Strunk im unteren Bereich entfernen. Blätter leicht mit Olivenöl beträufeln. Kürbisse kurz aus dem Ofen nehmen und mit den Wirsingblättern auslegen; vorher ein kleines Stück abtrennen. Die Hirse einfüllen, festdrücken und mit dem restlichen Wirsing bedecken. Die Kürbisse weitere 10–15 Minuten backen. Den Kürbisdeckel zunächst separat legen. Sobald der Wirsing dunkel wird, den Deckel auflegen.
Den Orangensaft in einem Topf auf höchster Stufe aufkochen und köcheln lassen, bis er einreduziert ist und eine bräunliche, cremige Konsistenz hat. Das Olivenöl dazugeben, mit dem Pürierstab sämig pürieren und mit Salz und Pfeffer abschmecken.
Kürbisse auf Tellern anrichten und mit der Sauce beträufeln.

Wer keine Minihokkaidos bekommt, kann natürlich auch größere Kürbisse verwenden. Allerdings müssen diese vor dem Anrichten geteilt werden.

2 PORTIONEN

Für die Füllung
80 g Hirse
Salz
80 ml Olivenöl
1 EL weißes Mandelmus
1 EL Rosinen
Pfeffer
Cayennepfeffer

Für die Sauce
300 ml Orangensaft
50 ml Olivenöl
Salz, Pfeffer

Außerdem
2 kleine Minihokkaido-Kürbisse
2 Wirsingblätter

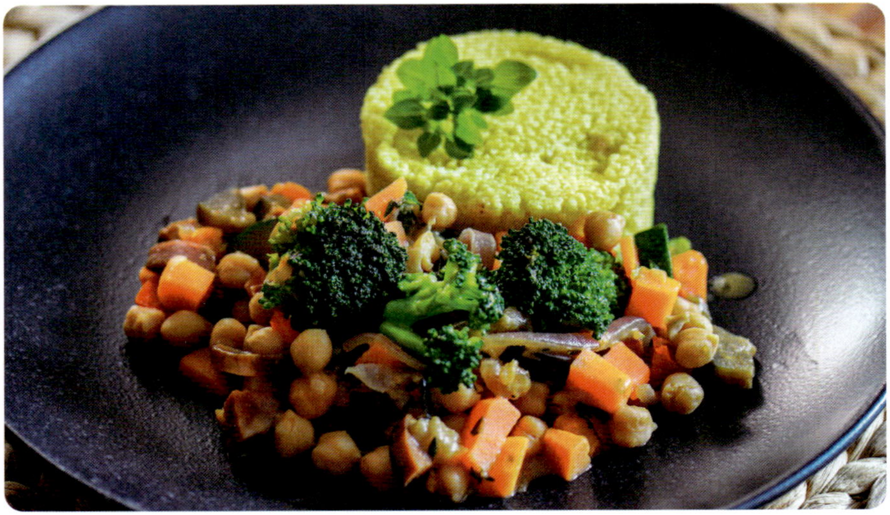

MINERALSTOFFKUNTERBUNT

Protein, Eisen, Zink

4 PORTIONEN

<u>Für die Hirse</u>
200 g Hirse
Salz
½ TL gemahlene Kurkuma

<u>Für die Gemüsepfanne</u>
3 EL Erdnussmus
1 rote Zwiebel
100 g Brokkoli
70 g rote Paprikaschote
80 g Zucchini
200 g Süßkartoffel
80 g Karotte
120 g Aubergine
1 Seitan-Chorizo-Wurst
1 EL Kokosöl
1 Dose Kichererbsen
6 Zweige frischer Thymian, Blättchen abgezupft
Salz
Pfeffer
Cayennepfeffer
2 EL frisch gehacktes Basilikum

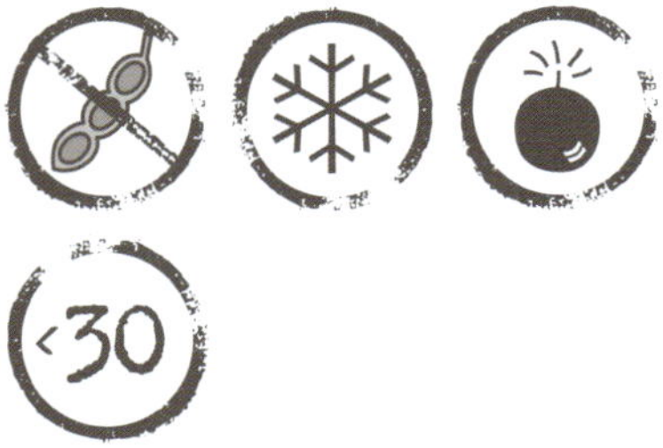

Die Hirse gründlich abbrausen und mit 450 ml leicht gesalzenem Wasser und Kurkuma aufkochen. Etwa 15 Minuten (sortenabhängig – Anleitung beachten!) köcheln lassen.
Erdnussmus mit 400 ml Wasser gründlich vermischen und beiseitestellen.
Gemüse putzen, waschen und schneiden: Zwiebel in große Ringe, Brokkoli in kleine Röschen und den Rest in Würfel schneiden. Die Seitan-Chorizo-Wurst ebenfalls würfeln.
Kokosöl in der Pfanne erhitzen. Zwiebeln und Chorizo darin anbraten. Dann zunächst die Gemüsesorten mit längerer Garzeit (Süßkartoffel, Aubergine und Karotte) in die Pfanne geben, ebenfalls anrösten und einige Minuten ziehen lassen. Schließlich die abgetropften Kichererbsen und alle anderen Gemüsewürfel zum Rest geben, mit dem Thymian würzen und kurz anbraten. Mit der Erdnussmus-Wasser-Mischung ablöschen und etwa 5 Minuten köcheln lassen. Mit Salz, Pfeffer und Cayennepfeffer abschmecken. Zuletzt das Basilium unter die Mischung heben.
Hirse mit dem Pfannengemüse servieren.

Wer dem Gericht noch mehr Würze und noch mehr Mineralstoffe verleihen möchte, streut nach dem Anrichten zusätzlich Hefeflocken darüber. Diese enthalten abgesehen von einigen B-Vitaminen auch Eisen, Zink und Magnesium. Wer mehr Sauce möchte, erhöht einfach die Menge von Erdnussmus und Wasser. Dieses Rezept lässt sich wunderbar einfrieren oder am nächsten Tag noch einmal aufwärmen.

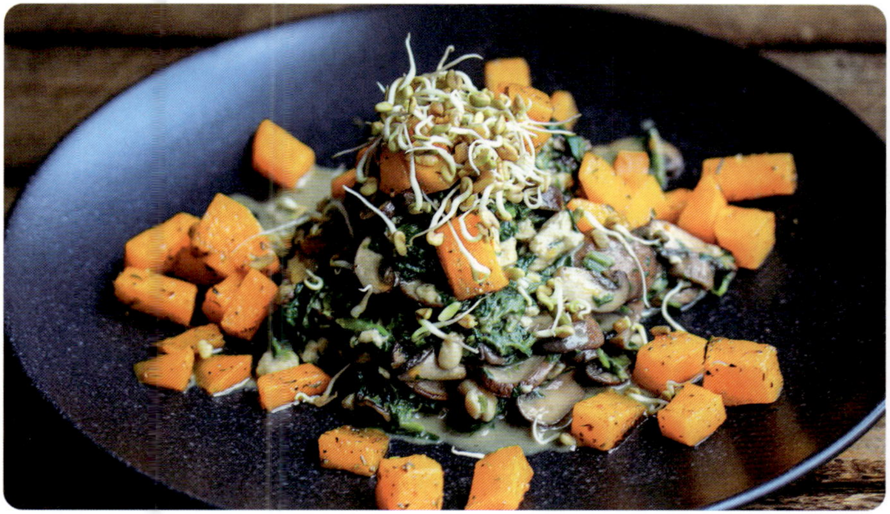

KÜRBISDINGS

Protein, Kalium, Calcium, Magnesium, Betakarotin, Vitamine B2 und D

Den Backofen auf 180 °C vorheizen. Den Kürbis längs halbieren, die Kerne entfernen, die Schale abschneiden und den Kürbis würfeln.

Olivenöl mit Salz, etwas Pfeffer, Bohnenkraut sowie Grill- und Pfannengewürz mischen und die Kürbiswürfel damit marinieren. In einer leicht gefetteten Auflaufform etwa 25–30 Minuten im Backofen backen.

Champignons abbürsten und in Scheiben schneiden. In einer Pfanne das Olivenöl erhitzen, die Pilze darin mit etwas Salz etwa 10 Minuten anbraten.

Den Tempeh klein würfeln und zu den Pilzen in die Pfanne geben. Spinat waschen, von den unteren Enden der Stiele befreien, in Streifen schneiden und ebenfalls in die Pfanne geben.

Sobald der Spinat zusammengefallen ist, Mandelmus und 200 ml Wasser unterrühren. Sojasauce, Zitronensaft und Bockshornkleesamen dazugeben und mit ausreichend Salz und Pfeffer abschmecken. Mit den Kürbiswürfeln servieren. Mit den frischen (blanchierten) Sprossen garnieren.

Zu diesem Gericht passt wunderbar ein frischer Feldsalat mit gerösteten Kürbiskernen und Cashew-Sahne-Dressing. Wenn du Tempeh nicht magst, kannst diesen zum Beispiel sehr gut durch Tofu oder Räuchertofu ersetzen.

2–3 PORTIONEN

500 g Butternut-Kürbis
3 EL Olivenöl
1 TL Salz
Pfeffer
1 TL getrocknetes Bohnenkraut
1 TL Grill- und Pfannengewürz

Für den Rest
300 g Champignons
1–2 EL Olivenöl
Salz
100 g Tempeh
200 g Spinat
1 ½ EL weißes Mandelmus
1 EL Tamari-Sojasauce
1 EL frischer Zitronensaft
½ TL gemahlene Bockshornkleesamen
Pfeffer
Bockshornkleesprossen

2–3 PORTIONEN

Für die Falafeln
½ rote Zwiebel
1 Dose Kichererbsen
1 Dose Bohnen nach Wahl
½ TL gemahlene Kurkuma
1 TL gemahlener Kreuzkümmel
2 EL Zitronensaft
3 EL Dinkelvollkornmehl
Salz
½ frische grüne Chilischote
½ rote Spitzpaprika
3 EL frisch gehackte Petersilie

Außerdem
6 Wirsingblätter
6 Kirschtomaten
schwarze Sesamsaat

Dip nach Wahl
Hummus, Tahin-Cashew-Creme **(S. 178/180)**

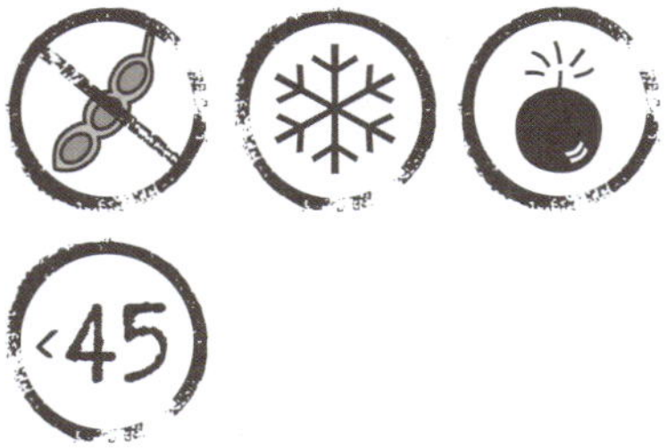

BACKOFEN-FALAFEL

Protein, Calcium, Eisen, Zink, Magnesium, Folat, Vitamin C

Den Backofen auf 180 °C vorheizen. Die Zwiebel abziehen und grob schneiden. Mit Kichererbsen, Bohnen, Kurkuma, Kreuzkümmel, Zitronensaft, Mehl und Salz in einer Küchenmaschine, mit einem Pürierstab oder Mixer zu einer gleichmäßigen Masse verarbeiten.

Chili- und Paprikaschote waschen und fein schneiden oder klein würfeln. Mit der Petersilie unterrühren.

Mit zwei Esslöffeln Nuggets aus der Masse formen und auf ein mit Backpapier ausgelegtes Backblech geben. Im vorgeheizten Ofen 15–20 Minuten backen.

Währenddessen die Wirsingblätter vom Strunk befreien und waschen. Die Tomaten waschen und klein schneiden. Sesam kurz in einer beschichteten Pfanne ohne Fettzugabe anrösten.

In der Zwischenzeit den Dip nach Wahl zubereiten.

Falafeln aus dem Ofen nehmen und kurz abkühlen lassen, damit sie etwas fester werden. In die Wirsingblätter mit Dip, Tomaten und Sesam einrollen.

Durch die Kombination aus Kichererbsen und Bohnen ist die biologische Wertigkeit des Eiweißes verbessert. Durch Backen statt Frittieren spart man sich unnötiges und ungesundes Fett. Auch ein tolles Gericht für unterwegs.

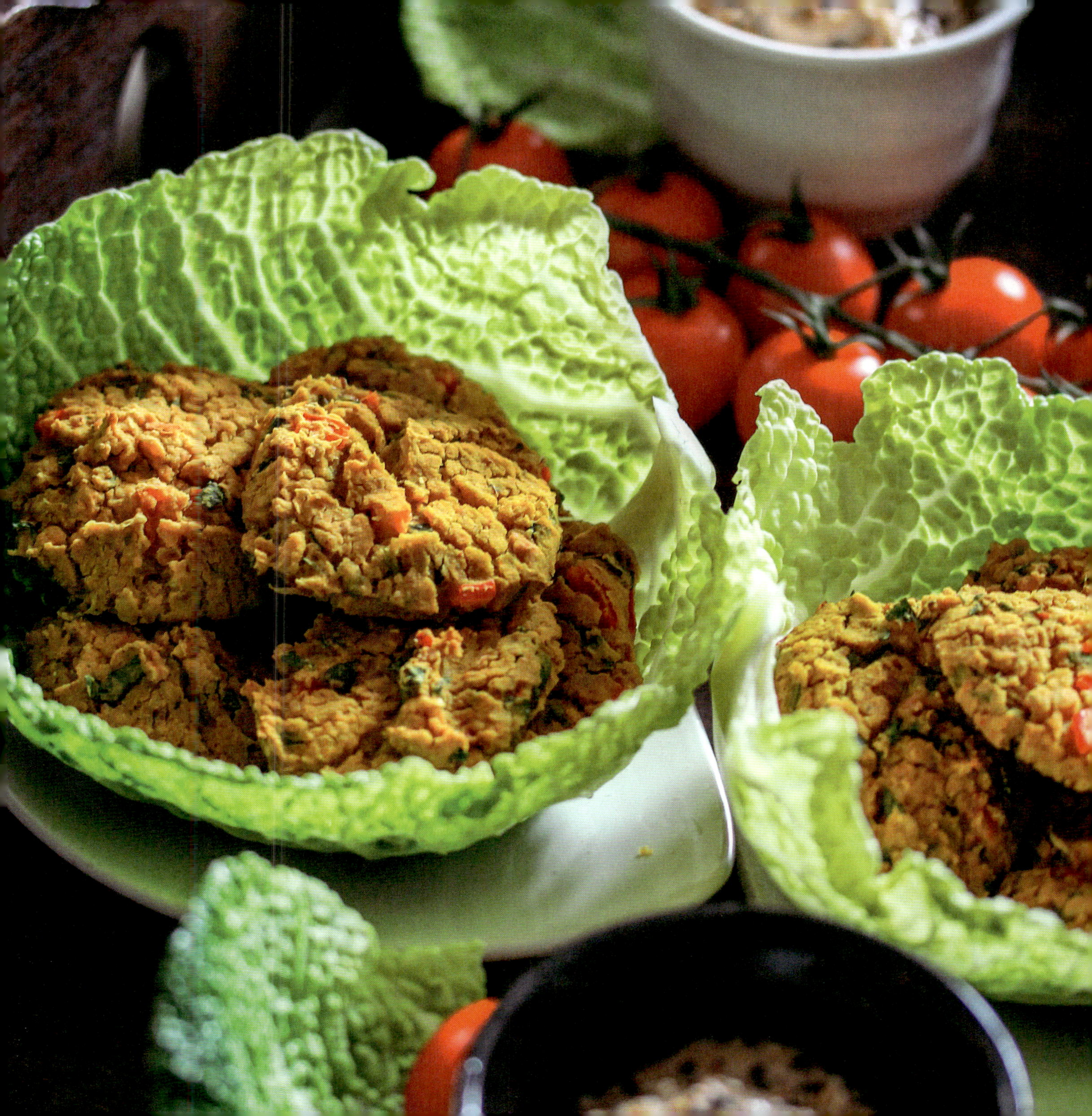

2 PORTIONEN

600 g Hokkaido-Kürbis
1 Frühlingszwiebel
2–3 Mangoldblätter
15 Datteln
2 Tomaten
2 Orangen
1 EL Kokosöl
1 TL Harissapaste
¼ TL Würzmischung „Arabische Küche“
Salz
1 EL Dattelsirup
1 EL Zitronensaft

Für das Topping
20 g Mandelkerne
2 EL frisch gehackte Petersilie

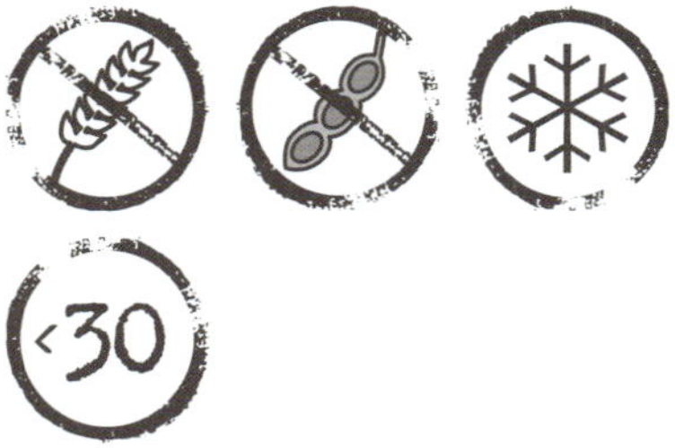

ORIENTALISCHE KÜRBIS-MANGOLD-PFANNE

Magnesium, Eisen, Zink, Selen, Vitamine B2, B6 und K

Den Kürbis waschen, halbieren, entkernen und würfeln. Frühlingszwiebeln waschen und klein schneiden. Mangoldblätter gut waschen, trocken tupfen und in kleinere Streifen schneiden. Datteln in kleine Ringe schneiden. Die Tomaten waschen und würfeln. Orangen schälen und filetieren.

Kokosöl in der Pfanne erhitzen. Frühlingszwiebeln und Kürbis darin anrösten. 200 ml Wasser angießen, sodass der Kürbis gut durchziehen kann. Harissa, arabische Würzmischung, Salz und Datteln hinzufügen. Abgedeckt leicht köcheln lassen.

Nach etwa 10 Minuten Tomaten, Mangold und Orangen unterrühren. Wenn der Kürbis gar ist, mit Dattelsirup und Zitronensaft abschmecken.

Mandelkerne klein hacken und in einer beschichteten Pfanne ohne Fettzugabe anrösten. Geröstete Mandeln und Petersilie beim Servieren auf dem Pfannengericht verteilen.

*Datteln sind wahre Nährstoffbomben. Sie sind voll mit einer großen Menge an Mineralien. Außerdem wurde in einer Studie nachgewiesen, dass der regelmäßige Konsum von Datteln in den letzten vier Wochen der Schwangerschaft die Geburt erleichtert.**
Insbesondere ihr hoher Eisengehalt kommt dir in deiner veganen Schwangerschaft zugute. Sie enthalten außerdem sehr viel Ballaststoffe und wirken Verstopfungen entgegen.

* „The effect of late pregnancy consumption of date fruit on labour and delivery.“
>> www.ncbi.nlm.nih.gov/pubmed/21280989

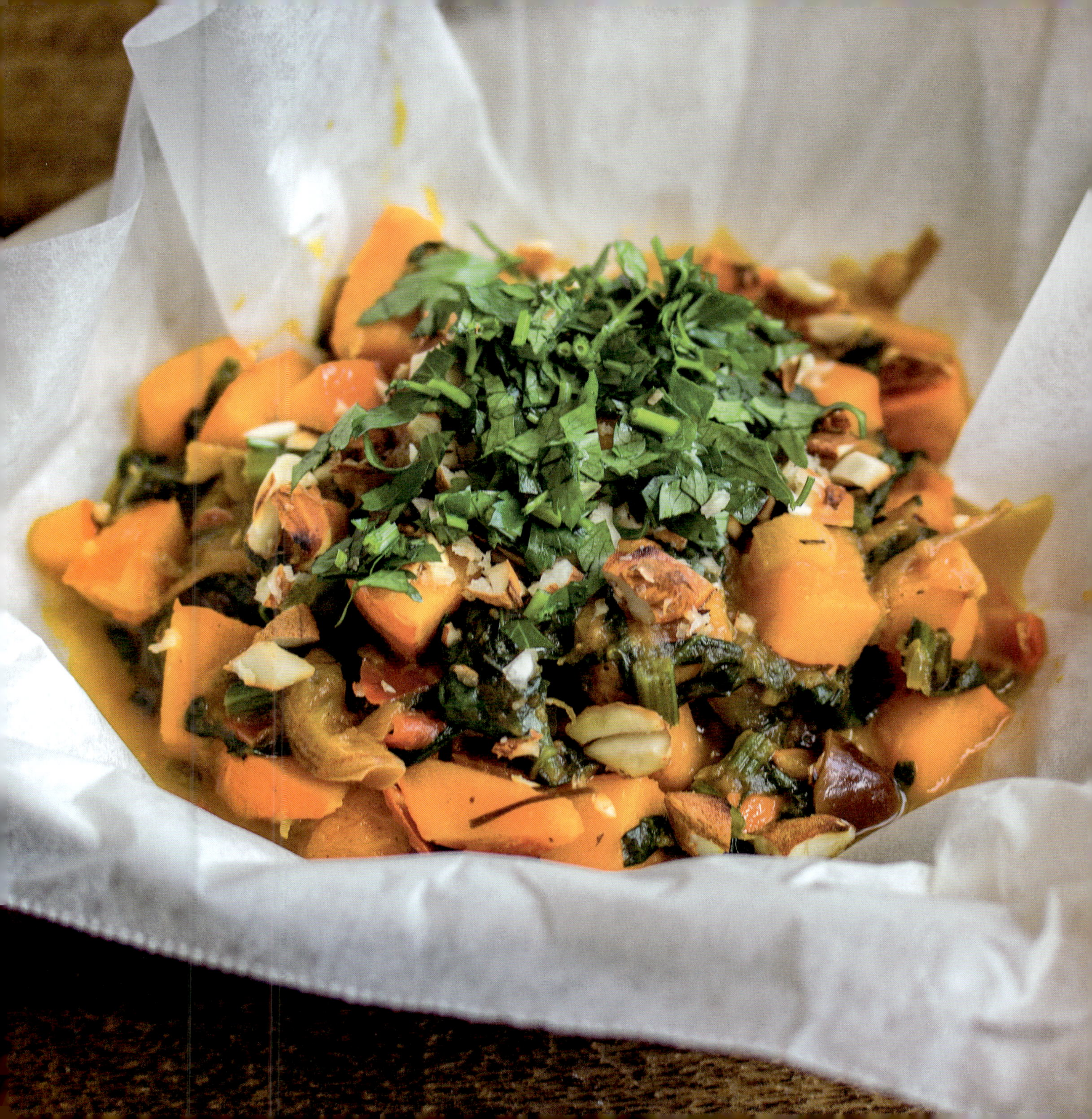

4 PORTIONEN

100 g gelbe Linsen
200 g Seitan
1 rote Zwiebel
1 EL Kokosöl
200 g Aubergine
150 g Karotte
700 g Süßkartoffeln
½ TL scharfes Currypulver
1 Dose Kokosmilch
½ frische grüne Chilischote
230 g TK-Mais
2 TL Laune-gut-Gewürz (Sonnentor)
¼ TL gemahlene Kurkuma
Salz
1 EL frisch gehackte Petersilie
Bockshornkleesprossen

Dazu
Quinoa

Die Laune-gut-Gewürzmischung von Sonnentor enthält zum Beispiel Bärlauch, Basilikum, Oregano, Rosmarin, Thymian, Ringelblumen, Rosenblüten und Kornblumen und ist für mich ein sehr praktischer und schneller Helfer.

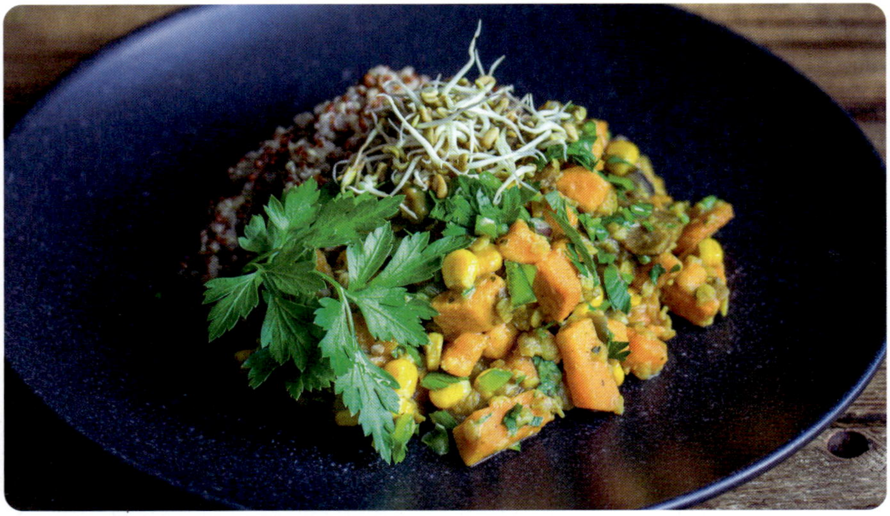

SÜSSKARTOFFEL-SEITAN-CURRY

Protein, Calcium, Eisen, Zink, Magnesium, Vitamine B2, K

Linsen über Nacht einweichen. (Auch wenn der Hinweis „ohne Einweichzeit" auf der Verpackung klebt, ist eine Einweichzeit empfehlenswert, um die Phytinsäure, die die Mineralstoffaufnahme hemmt, abzubauen). In ein Sieb abgießen, abbrausen und abtropfen lassen.

Seitan längs halbieren und in sehr dünne Scheibchen schneiden. Zwiebel abziehen und klein würfeln. Kokosöl in einer großen Pfanne erhitzen. Seitan und Zwiebeln darin anrösten.

Aubergine waschen und würfeln. Karotten und Süßkartoffeln schälen und würfeln. Mit den Linsen in die Pfanne geben und mit dem Currypulver nochmals 3 Minuten rösten. Mit der Kokosmilch und 200 ml Wasser ablöschen und abgedeckt 15 Minuten köcheln lassen.

Chilischote waschen und klein schneiden. Mit dem Mais in die Pfanne geben und mit den Gewürzen abschmecken. Petersilie kurz vor dem Anrichten unterheben. Zuletzt die frischen (in der Schwangerschaft blanchierten) Bockshornkleesprossen darübergeben.

Dieses Gericht schmeckt schon für sich sehr lecker. Mit Quinoa – alternativ mit Reis oder Hirse – ein zusätzlicher Genuss. Es lässt sich außerdem sehr gut einfrieren und eignet sich daher zum Vorkochen für das Wochenbett.

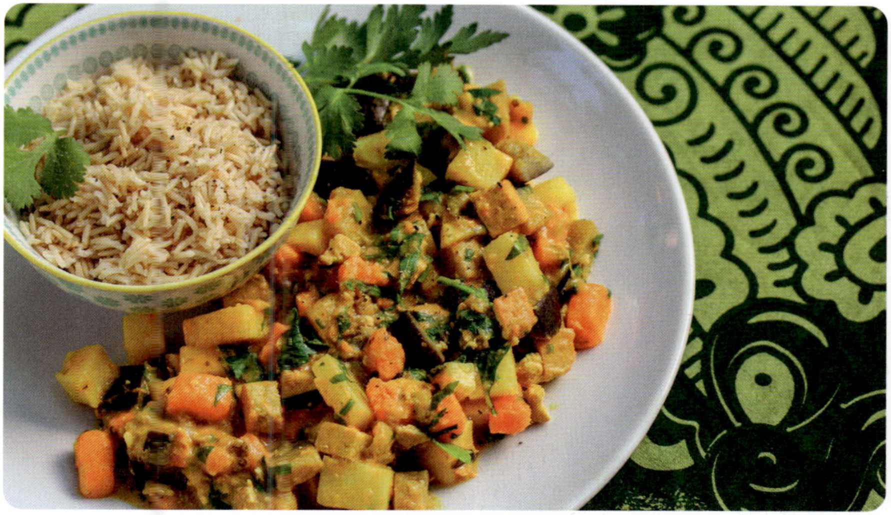

2–3 PORTIONEN

180 g Basmati-Vollkornreis
180 g Süßkartoffel
180 g Aubergine
120 g Tofu Natur
1 EL Kokosöl
Salz
Pfeffer
3 EL Erdnussmus
1 Msp. gemahlene Kurkuma
1 haselnussgroßes Stück Ingwer, gerieben
3 Datteln
100 g Ananas
1 EL Zitronensaft
1 EL Ahornsirup
½ TL gemahlene Bockshornkleesamen
Cayennepfeffer
2 EL frisch gehackte Petersilie
1 EL frisch gehackter Koriander

ANANAS-ERDNUSS-TRAUM

Protein, Zink, Eisen, Folat, Vitamine B2 und B6

Den Vollkornreis nach Packungsbeilage (35–40 Minuten) zubereiten. Süßkartoffel schälen, Aubergine waschen. Tofu, Süßkartoffeln und Aubergine in Würfel schneiden.
Das Kokosöl in einer Pfanne erhitzen. Tofu und Süßkartoffeln darin einige Minuten anrösten, dann die Auberginen dazugeben und mit Salz und Pfeffer würzen. Etwa 8 Minuten unter regelmäßigem Wenden rösten. Mit 400 ml Wasser ablöschen und das Erdnussmus gut einrühren, bis sich das Mus aufgelöst hat. Kurkuma und geriebenen Ingwer in die Pfanne geben und köcheln lassen.
Datteln in feine Scheiben schneiden. Ananas schälen und würfeln. Datteln und Ananas direkt in die Pfanne geben. Mischung nochmals etwa 10 Minuten köcheln lassen.
Mit Zitronensaft, Ahornsirup, Salz, Pfeffer, Bockshornkleesamen und eventuell Cayennepfeffer abschmecken. Zuletzt Petersilie und Koriander unterheben und mit dem Reis servieren.

Dieses Gericht ist nicht nur oberlecker und entführt uns nach Asien, sondern es steckt auch voller wichtiger Vitamine und Mineralien, die für Schwangerschaft und Stillzeit unabdingbar sind. Das Vitamin C der Ananas erhöht die Eisenaufnahme aus der Süßkartoffel und der Petersilie. Daher sollte sie auch erst in den letzten Minuten mit in die Pfanne gegeben werden, da sonst der Vitamin-C-Gehalt stark sinkt.

2–3 PORTIONEN

160 g Basmati-Vollkornreis
Salz
1 rote Zwiebel
200 g Aubergine
1 rote Paprikaschote
300 g Süßkartoffel
2 EL Kokosöl
150 g Wirsing
70 g Schwarzkohl (alternativ Grünkohl)
200 g TK-Mais
1 Dose Kokosmilch
10 Shiitake-Pilze
Pfeffer
¼ TL gemahlene Kurkuma
¼ TL scharfes Currypulver
½ TL gemahlener Koriander

<45

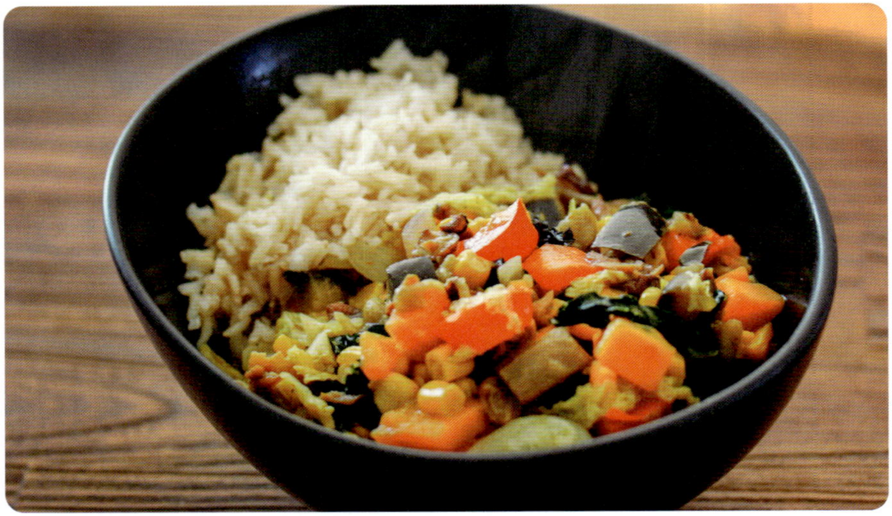

BUNTES GEMÜSECURRY

Protein, Eisen, Magnesium, Zink, Folat, Vitamine B2, B6, C und K

Reis mit etwa der zweieinhalb- bis dreifachen Menge leicht gesalzenem Wasser laut Packungsangabe zubereiten.

Die Zwiebel abziehen und würfeln. Aubergine und Paprika putzen, waschen und fein würfeln. Süßkartoffel schälen und fein würfeln. 1 EL Kokosöl in einer Pfanne erhitzen, die Zwiebeln darin glasig dünsten. Auberginen dazugeben und anrösten. Paprika und Süßkartoffel hinzufügen.

Wirsing und Kohl waschen, in feine Streifen schneiden, mit Mais und Kokosmilch unterrühren und leicht köcheln lassen.

Pilze abbürsten und in Streifen schneiden. In einer zweiten Pfanne restliches Kokosöl erhitzen und die Pilze darin scharf anbraten. Mit Salz und Pfeffer würzen und zuletzt zum Curry in die Pfanne geben.

Mit Salz, Pfeffer, Kurkuma, Currypulver und Koriander abschmecken und mit dem Reis servieren.

Dieses traumhafte Wintercurry versorgt dich mit wahnsinnig vielen Nährstoffen, macht dich lange satt und bringt dir Energie. Du kannst es super für zwei Tage vorbereiten oder auch einen Teil einfrieren. Beim Einfrieren und Aufheben immer darauf achten, dass die Portion direkt nach der Zubereitung im kalten Wasserbad abkühlen kann, um so viele Nährstoffe wie möglich zu erhalten.

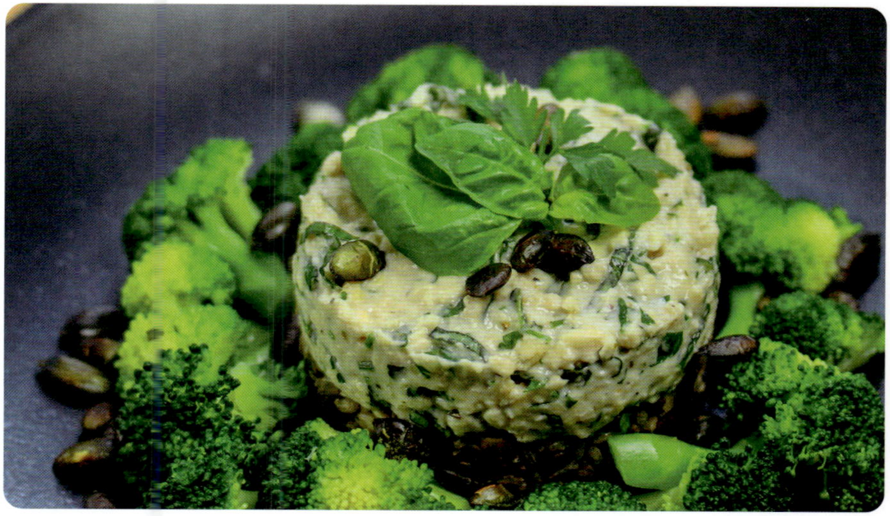

PROTEIN-TÜRMCHEN

B-Vitamine, Zink, Magnesium, Calcium, Eisen, Protein

Die Reis-Linsen-Mischung mit 250 ml leicht gesalzenem Wasser aufkochen und etwa 35–40 Minuten köcheln lassen.

Brokkoli waschen und die Röschen etwas zerkleinern. Beiseitestellen. Das Olivenöl in einer Pfanne erhitzen. Tempeh hineinreiben und knusprig anbraten. Mit 200 ml Wasser ablöschen, dann Cashewmus und Zitronensaft unterrühren. Die Sauce mit Salz, Pfeffer, Laune-gut-Gewürz und Bockshornkleesamen abschmecken. Petersilie und Basilikum erst kurz vor dem Servieren unter die Sauce rühren.

Wenn der Reis gar ist, den Brokkoli mit einer kleinen Menge Wasser im Dämpfer oder leicht gesalzenen Wasserbad kurz garen, damit er schön knackig bleibt.

Reis und Sauce mit einem Anrichtering übereinanderschichten. Mit frischen Kräutern garnieren. Den Brokkoli daneben oder außen herum anrichten. Geröstete Kürbiskerne darüberstreuen.

Extratipp: Du kannst das Garwasser für die Sauce verwenden, denn darin befinden sich wertvolle Mineralstoffe. Dafür müssen die Zubereitungsschritte umgedreht werden. Brokkoli dann bitte abschrecken und am Ende mit der Sauce nochmals ganz kurz erhitzen. Sieht dann nicht so dekorativ aus, bringt dir aber mehr Nährstoffe.

2 PORTIONEN

Für den Reis
125 g Reis-Linsen-Mischung (Davert)
Salz

Für die Cremesauce
1 EL Olivenöl
100 g Tempeh
1 ½ EL Cashewmus
1 EL Zitronensaft
Salz, Pfeffer
1 TL Laune-gut-Gewürz (Sonnentor)
1 Msp. gemahlene Bockshornkleesamen
2 EL frisches, in Streifen geschnittenes Basilikum
2 EL frische, in Streifen geschnittene Petersilie

Außerdem
200 g Brokkoli
frische Kräuter zum Garnieren
2 EL Kürbiskerne, geröstet

Wer die Reis-Linsen-Mischung selbst herstellen möchte, nimmt 70 % Naturlangkornreis, braune und grüne Linsen sowie Berglinsen.

2–3 PORTIONEN

6 Scheiben veganer Vollkornblätterteig
100 g Brokkoli
100 g rote Paprikaschote
90 g Räuchertofu
3 EL Olivenöl
40 g Erdnussmus
2 EL Tamari-Sojasauce
3 TL geschälte Hanfsamen
3 EL schwarze und weiße Sesamsaat

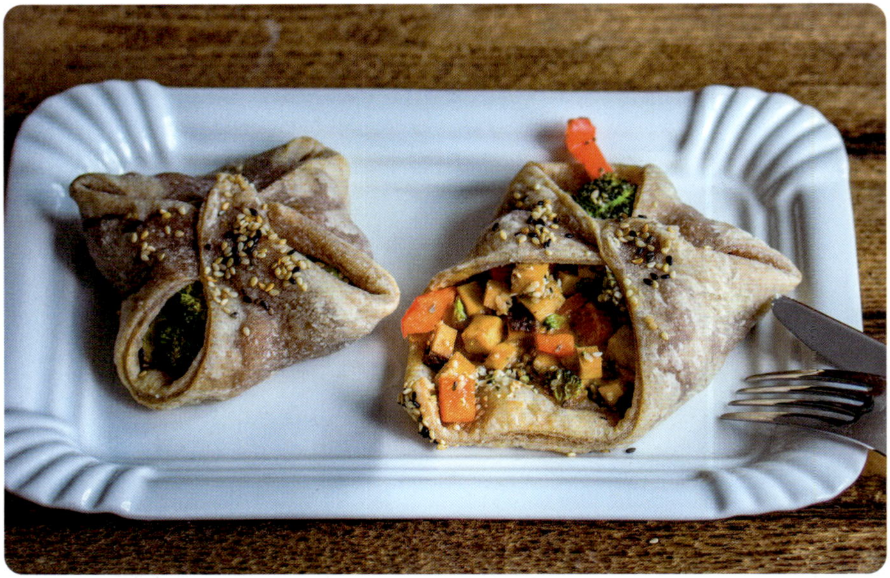

GEMÜSETASCHEN

Zink, Calcium, Magnesium, Folat, Protein

Blätterteigscheiben auf einem mit Backpapier ausgelegten Backblech verteilen und etwa 5 Minuten antauen lassen. Den Backofen auf 180 °C vorheizen.

In der Zwischenzeit Brokkoli und Paprika waschen und in kleine Röschen beziehungsweise Würfel schneiden. Den Räuchertofu ebenfalls würfeln.

Die Blätterteigscheiben mit der Hälfte des Olivenöls bestreichen. Erdnussmus, Sojasauce und 50 ml Wasser gründlich mischen und unter die Gemüse-Tofu-Mischung heben.

Die Mischung jeweils in die Mitte der Blätterteigscheiben geben und mit Hanfsamen bestreuen. Die Enden des Blätterteigs in die Mitte falten und miteinander mit etwas Wasser verkleben. Das restliche Olivenöl darauf verteilen und mit Sesam bestreuen.

Im vorgeheizten Ofen etwa 10–15 Minuten backen.

Diese leckeren Gemüsetaschen gelingen leicht, sind schnell zubereitet und schmecken auch noch kalt, sodass die stillende Mutter sie einfach vorbereiten kann – und essen, wenn es dem Baby passt.

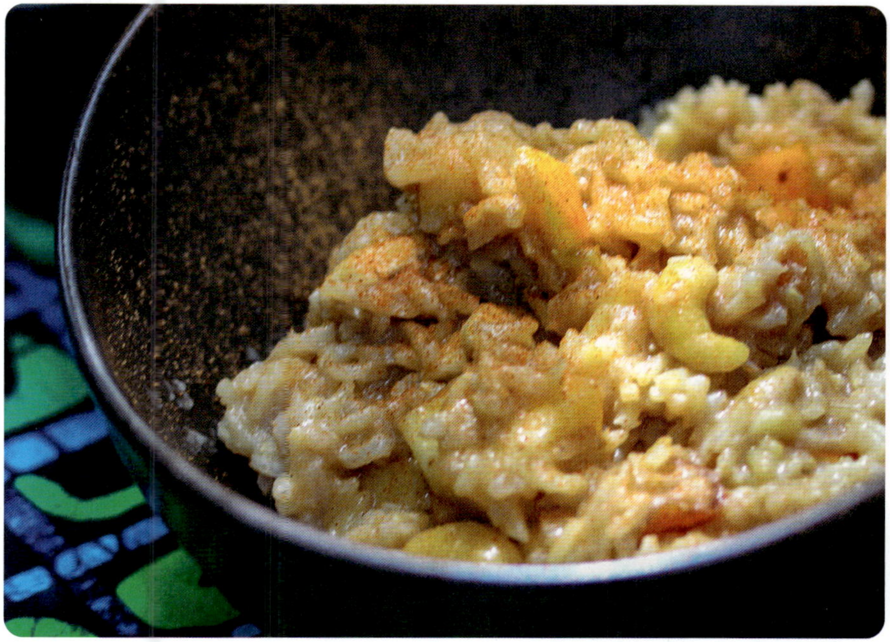

4 PORTIONEN

150 g Basmati-Vollkornreis
400 ml Kokosmilch (Dose)
1 Banane
200 g Apfel
3 Datteln
50 g Cashewbruch
2 EL Agavensirup
1 EL Baobab-Pulver
½ TL Bourbonvanille
½ TL gemahlener Zimt
2 EL DHA-angereichertes Leinöl

<45

MILCHREIS COLUMBIAN-STYLE

Protein, Magnesium, Kalium, Zink, Eisen, Vitamine B2 und B6

Den Reis mit Kokosmilch und 100 ml Wasser in einem Topf aufkochen. Etwa 35–40 Minuten bei mittlerer Hitze leicht köcheln lassen.

In der Zwischenzeit die Banane, den gewaschenen Apfel und die Datteln in Würfel schneiden.

Sobald der Reis aufgequollen ist, Bananen, Apfel und Datteln mit Cashewbruch, Agavensirup, Baobab-Pulver und Vanille unterrühren. Etwa 3 Minuten ziehen lassen.

Milchreis auf die Schälchen verteilen, einige Minuten abkühlen lassen, Zimt darüberstreuen und Leinöl darüberträufeln.

Meine ehemalige kolumbianische Nachbarin Yayi hat mir dieses Rezept – noch mit weißem Basmatireis – als Grundidee vermittelt. Ich habe es über die Jahre weiterentwickelt und liebe die Idee, mit Vollkornreis ein süßes Hauptgericht zu zaubern. Schmeckt übrigens auch abends super und die Kiddies lieben es auch.

6 STÜCK (2–3 PORTIONEN)

Zutaten für die Rollen
150 g Rotkohl
100 g rote Paprikaschote
50 g gelbe Paprikaschote
1 kleine Karotte
40 g Gurke
½ Avocado
1 kleiner Apfel
6 Blätter Romanasalat
18 Blätter frische glatte Petersilie
24 Blätter frischer Koriander
150 g Tofu Natur
1 EL Kokosöl
Salz
Pfeffer
40 ml Tamari-Sojasauce
1 EL Ahornsirup
12 Stück eckiges Reispapier
2 EL DHA-angereichertes Leinöl

Zutaten für den Dip
1 haselnussgroßes Stück Ingwer
400 ml Kokosmilch
65 g Erdnussmus
25 ml Tamari-Sojasauce
½ TL Salz
Cayennepfeffer

SOMMERROLLEN

Vitamine C und K, Magnesium, Ballaststoffe

Rotkohl, Paprika, Karotte, Gurke, Avocado und Apfel waschen oder schälen und in feine Streifen schneiden. Romanasalat, Petersilie und Koriander waschen und trocken tupfen.

Den Tofu in feine, etwa 3 cm lange Streifen schneiden. Das Kokosöl in einer Pfanne erhitzen, den Tofu darin knusprig anbraten und mit Salz und Pfeffer würzen. Mit Sojasauce ablöschen und mit Ahornsirup etwas karamellisieren lassen.

Den Ingwer schälen und in grobe Stücke schneiden. Alle Zutaten für den Dip in einem Topf erhitzen und cremig pürieren.

Station zum Zubereiten der Sommerrollen vorbereiten: Gemüse- und Tofusticks sowie Salat und Kräuter auf einer großen Platte anrichten. Einen tiefen Teller mit Wasser und einen flachen Teller zum Rollen aufstellen. Reispapier neben den mit Wasser gefüllten Teller legen.

Jeweils zwei Blätter Reispapier nacheinander etwa jeweils 15 Sekunden im Wasser einweichen. Schließlich quer nebeneinander, teilweise (4 cm) überlappend auf den Teller legen. Schnell arbeiten, da das Reispapier anfängt zu kleben! Im mittleren Bereich ein Romana-Salatblatt platzieren und alle anderen Zutaten zu etwa je einem Sechstel darauf verteilen.

Zuerst den unteren Bereich des Reispapiers hochklappen, dann die Seiten. Gut festhalten, zu einer Rolle formen und nach oben rollen, um die Sommerrolle zu schließen.

Mit einem scharfen Messer in drei Teile schneiden und auf einer Platte mit dem Dip anrichten. Mit dem Leinöl beträufeln.

Rotkohl ist ein wahres Nährstoffwunder. Er enthält wahnsinnig viel Vitamin C. Außerdem Vitamin K, Magnesium, Selen und Kalium. Zusätzlich liefert er jede Menge Ballaststoffe, die lange satt machen und die Verdauung in Schwung bringen. Darüber hinaus steckt im Rotkohl eine bemerkenswerte Menge an sekundären Pflanzenstoffen (Bioflavonoide, Chlorophyll, Indole und Phenole), durch die er seine typische Farbe bekommt und die uns jung halten und unsere Zellen sogar vor Krebs schützen können.

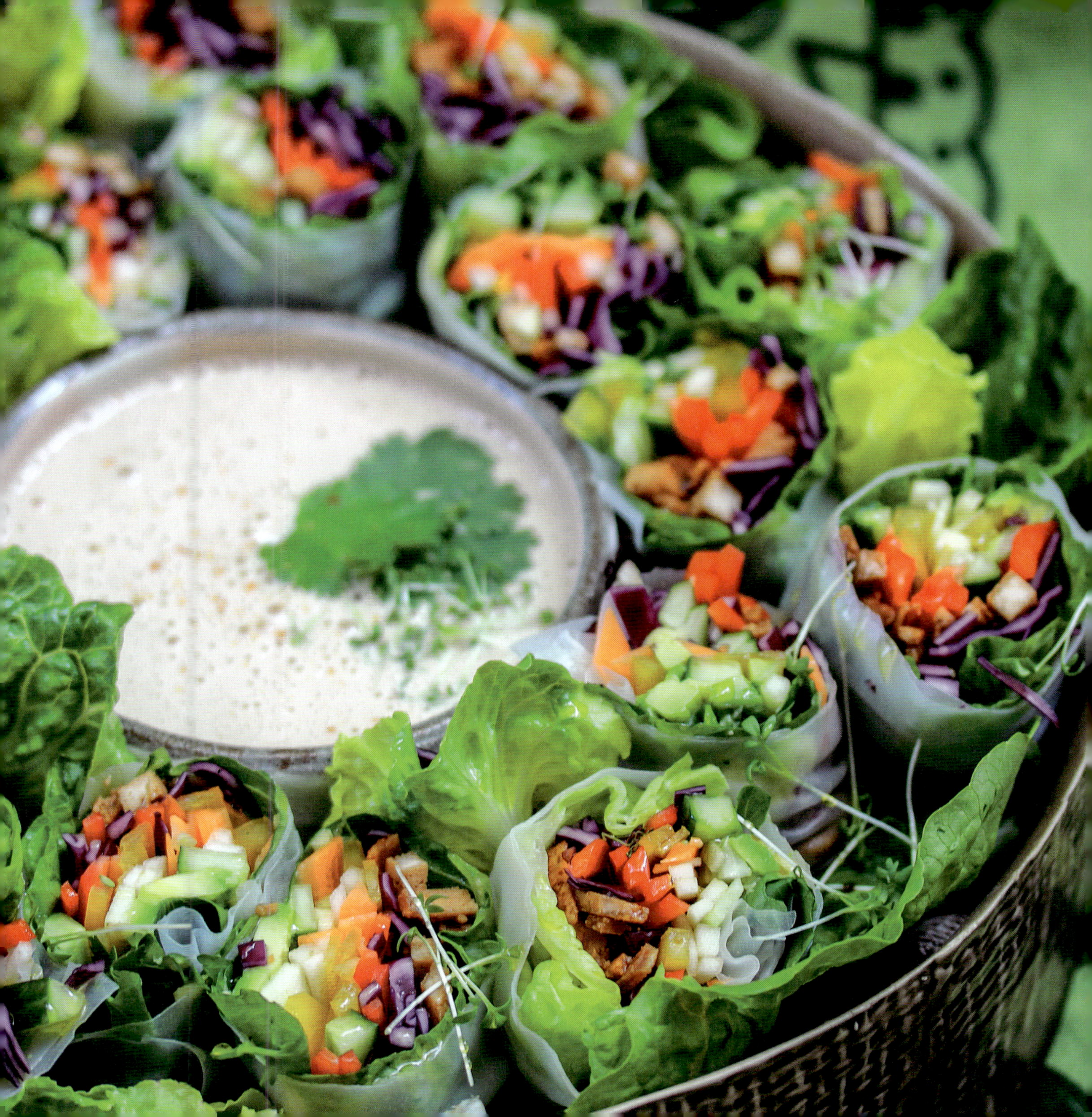

2 PORTIONEN

Für die Pilze
2 Portobello-Pilze*
2 EL Olivenöl
1 Knoblauchzehe, Salz, Pfeffer
* alternativ 8–10 braune Champignons

Für die Lupinenpfanne
80 g Lupinengrids
1 EL Olivenöl
1 Tomate
3 EL Tomatenmark
¼ TL getrocknetes Bohnenkraut
¼ TL edelsüßes Paprikapulver
Salz
2 EL frisch gehacktes Basilikum

Für Sauce und Brokkoli
100 g Brokkoli
2 EL weißes Mandelmus
Salz
Pfeffer
frische Thymianblättchen

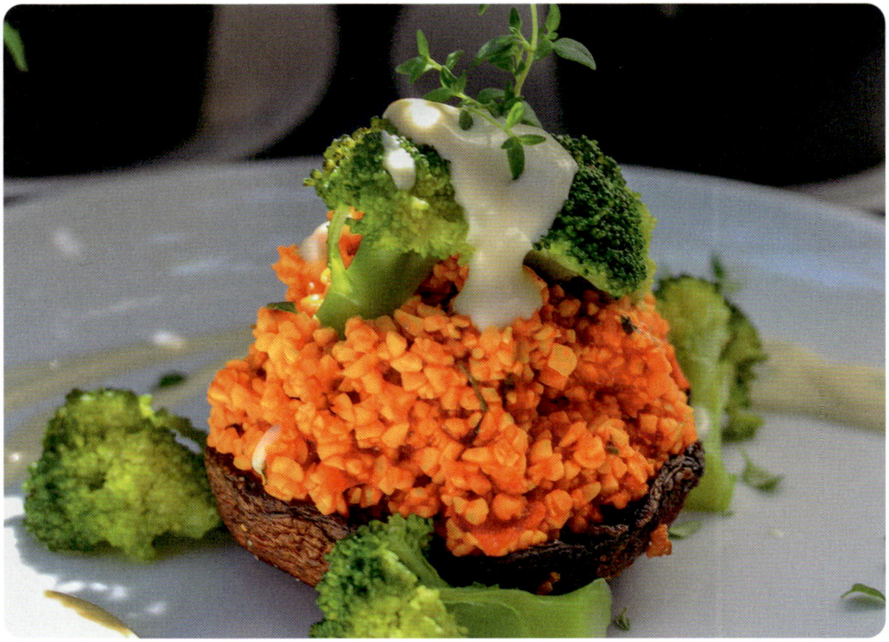

LUPITOM IM SCHÖNEN HAFEN

Protein, Folat, Calcium, Magnesium, Vitamin C

Lupinengrids über Nacht in Wasser einweichen, Einweichwasser abgießen und Lupinengrids abtropfen lassen. Den Backofen auf 250 °C vorheizen.
Pilze abbürsten und das Stielende kürzen. Marinade aus Olivenöl, gepresster Knoblauchzehe, ½ TL Salz und Pfeffer anrühren und die Pilze damit bestreichen. Im Backofen etwa 12 Minuten backen und mit der Resthitze ziehen lassen, bis die Pilze richtig gar und durchgezogen sind.
Lupinengrids in der Pfanne im heißen Olivenöl anbraten. Tomate waschen, würfeln und in die Pfanne geben. Tomatenmark, 150 ml Wasser und Bohnenkraut, Paprikapulver, Salz und Basilikum dazugeben und 10 Minuten ziehen lassen.
Brokkoli waschen und in kleine Röschen teilen. In einem Topf 250 ml Wasser aufkochen, Brokkoli darin 5 Minuten garen und herausnehmen. Sofort das Mandelmus einrühren und mit Salz und Pfeffer abschmecken. Pilze anrichten, die Lupinenpfanne darübergeben. Brokkoli und Mandelsauce darüber verteilen und mit Thymian bestreuen.

Der Gehalt an Lupineneiweiß (etwa 35 %) ist mit dem Proteingehalt der Sojabohne (etwa 39 %) vergleichbar. Es ist besonders hochwertig, da es alle essenziellen Aminosäuren enthält.

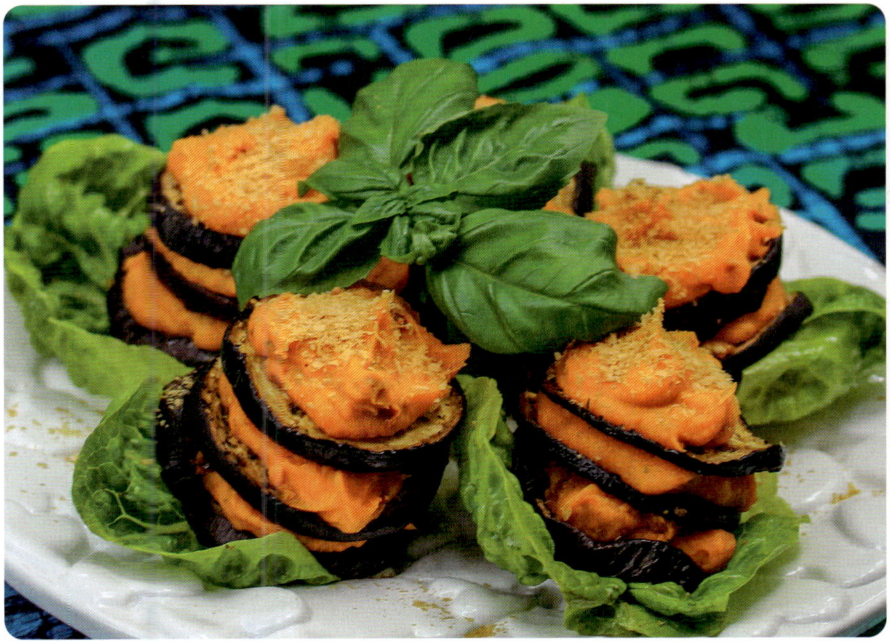

3-4 PORTIONEN

Für den Süßkartoffelstampf
900 g Süßkartoffeln
½ rote Zwiebel
50 g Cashewmus
1 TL Salz
1 TL getrocknetes Bohnenkraut
½ TL gemahlener Schabzigerklee
50 g Softtomaten

Für die Auberginenscheiben
600 g Auberginen
50 ml Olivenöl
1 TL Salz
Pfeffer
1 ½ TL getrockneter Thymian

Außerdem
Romanasalat
frische Basilikumblätter

DER SCHIEFE TURM VON LISA

Vitamine C und E, Betakarotin, Magnesium, Eisen, Kalium

Süßkartoffeln und Zwiebel schälen, würfeln, mit 200 ml Wasser, Cashewmus und Salz zum Kochen bringen und etwa 30 Minuten köcheln lassen.
Backofen auf 180 °C vorheizen und ein Backblech mit Backpapier auslegen. Auberginen waschen, in knapp 1 cm dicke Scheiben schneiden und auf dem Blech verteilen. Das Olivenöl mit Salz und Pfeffer mischen, dünn auf den Scheiben verstreichen und Thymian darüberstreuen. Auberginenscheiben etwa 40 Minuten auf der mittleren Schiene goldbraun backen.
Süßkartoffel-Zwiebel-Mischung pürieren und mit Bohnenkraut und Schabzigerklee abschmecken. Die Softtomaten fein würfeln, unterheben und die Masse eventuell mit Salz nachwürzen.
Romanasalatblätter waschen und darauf abwechselnd Auberginen und Süßkartoffelpüree zu Türmchen schichten. Mit frischem Basilikum garnieren.

Die Süßkartoffel enthält nicht nur sehr viele Vitamine und Mineralien, sondern auch mehr Zucker als herkömmliche Kartoffeln. Dadurch macht sie dich länger satt und ist aufgrund ihres hohen Ballaststoffgehalts gut für die Verdauung. Schmeckt übrigens auch abends super und die Kiddies lieben es.

2 PORTIONEN

Für das Risotto
½ rote Zwiebel
1 Knoblauchzehe
300 ml Gemüsebrühe
1 EL Olivenöl
125 g schwarzer Venere-Reis (Davert)

Für die Pilz-Rosenkohl-Pfanne
80 g Cashewkerne
250 g Austernpilze
1 TL Kokosöl
Salz
Pfeffer
½ frische rote Chilischote
2 EL Zitronensaft
1 Msp. gemahlene Bockshornkleesamen
15 g Rosenkohl

Außerdem
3 EL frisch gehackte Petersilie

SCHWARZES RISOTTO MIT AUSTERNPILZEN

Protein, Zink, Magnesium, Eisen, Vitamine B, D und K

Die Cashewkerne 15 Minuten in 550 ml Wasser einweichen.

Für das Risotto Zwiebel und Knoblauchzehe schälen und in kleine Würfel schneiden. Die Gemüsebrühe in einem Topf aufkochen.

In einer Pfanne das Olivenöl erhitzen. Die Hälfte der Zwiebeln und alle Knoblauchwürfel darin anbraten. Den Reis dazugeben, nach und nach die heiße Gemüsebrühe angießen. Bei mittlerer Hitze unter gelegentlichem Rühren al dente kochen (dieser Schritt braucht Zeit).

Austernpilze grob schneiden. Das Kokosöl in einer beschichteten Pfanne erhitzen. Austernpilze darin etwa 10 Minuten braun anbraten und mit Salz und Pfeffer würzen. Pilze in einer Schale beiseitestellen.

Cashewkerne mit dem Einweichwasser im Blender cremig rühren. Die Chilischote waschen und in dünne Scheiben schneiden.

In derselben Pfanne (nicht spülen) Chilischeiben und restliche Zwiebeln kurz anbraten, die Creme dazugeben, aufkochen, mit Salz, Pfeffer, Zitronensaft und Bockshornklee abschmecken.

Rosenkohl waschen, Strunk und gegebenenfalls äußere Blätter entfernen und in die Pfanne geben. Etwa 10 Minuten leicht köcheln lassen. Am Ende die Pilze kurz unterheben.

Den Reis und die Pilz-Rosenkohl-Pfanne auf Tellern anrichten und mit der Petersilie garnieren.

Echter Venere-Reis hat einen nussigen, leicht süßlichen Geschmack. Die Farbe entsteht durch eine natürliche Pigmentierung der Außenschicht. Der Reis ist nur entspelzt und nicht geschliffen und behält dadurch, abgesehen von der Farbe, alle wertvollen Inhaltsstoffe des Reiskorns.
Austernpilze sind ganzjährig als Zuchtpilze erhältlich.
Rosenkohl gibt es im Frühjahr und im Sommer gefroren zu kaufen.

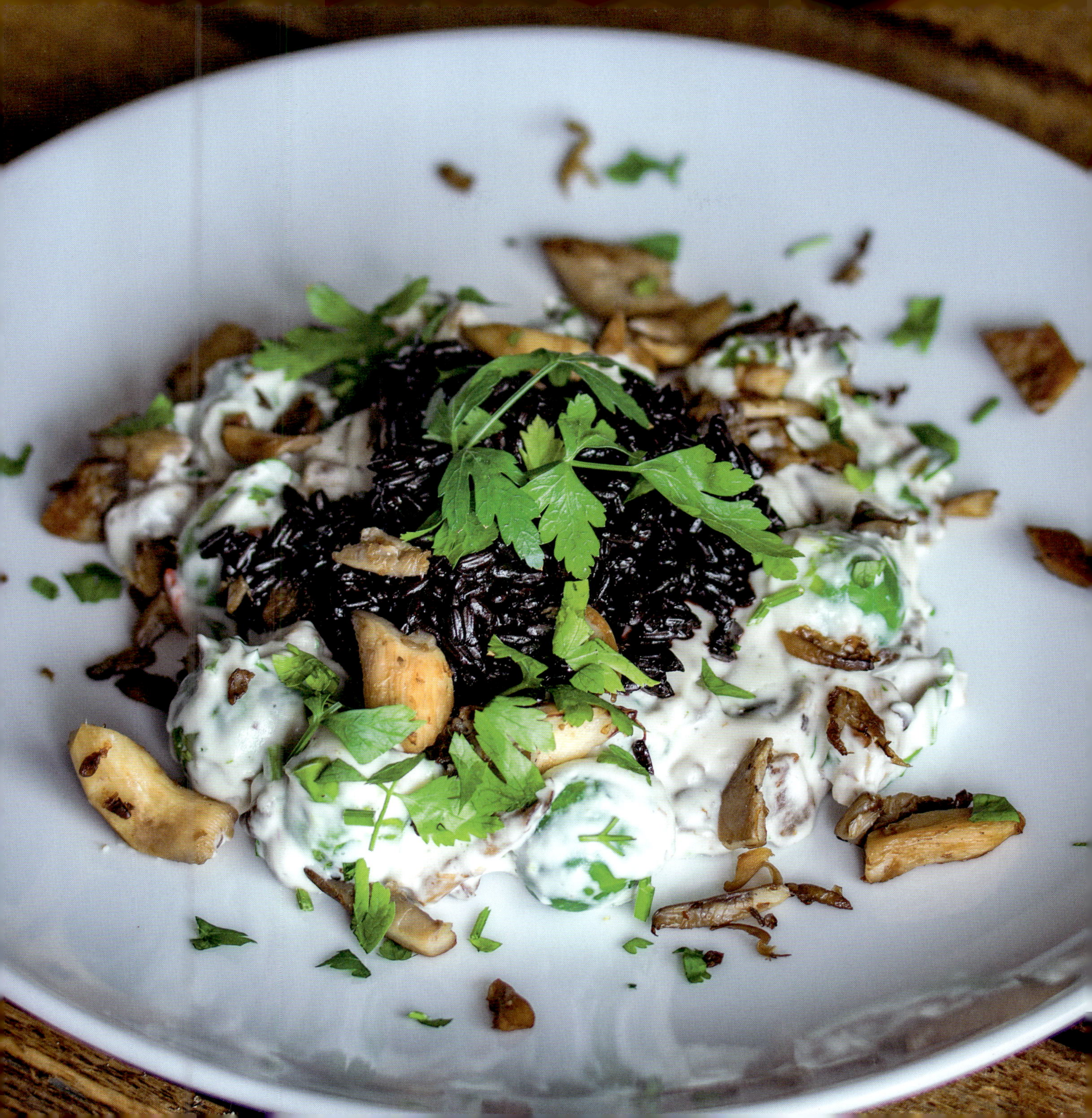

3–4 PORTIONEN

1 EL Olivenöl
200 g Tofu Natur
½ rote Zwiebel
1 Knoblauchzehe
100 g Tomatenmark
½ gelbe Paprikaschote
½ mittelgroße Zucchini
2 Tomaten
120 g TK-Mais
150 g Kidneybohnen (Dose)
1 EL Zitronensaft
2 EL Reissirup
Salz
Pfeffer
2 TL getrockneter Oregano
10 Blätter frisches Basilikum
150 g Tortillachips Natur
Guacamole (S. 181)

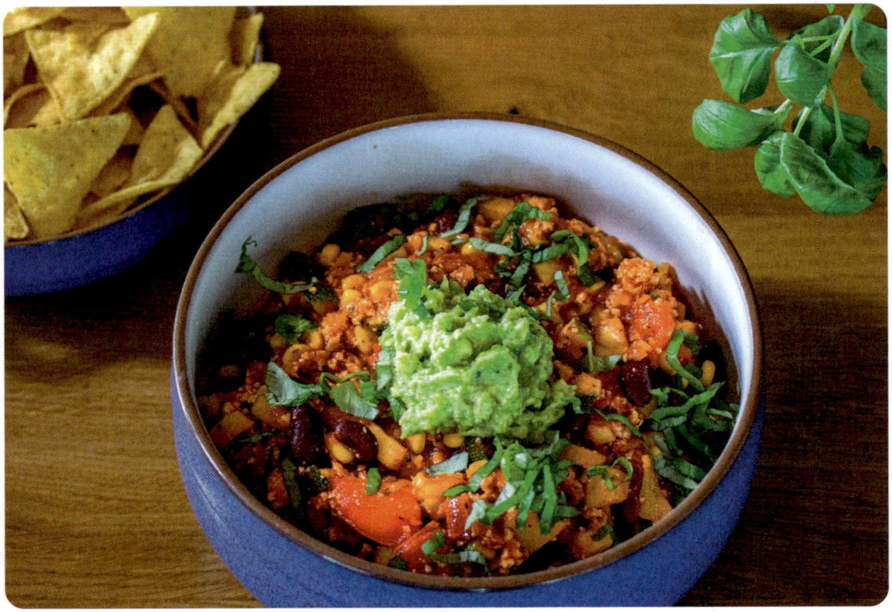

MEXICAN NACHOS

Protein, Mineralstoffe, Vitamine A, B, C, Calcium, Magnesium, Eisen

Olivenöl in einer großen Pfanne erhitzen. Den Tofu mit den Händen klein krümeln und darin in leicht kross anbraten.
Zwiebel und Knoblauchzehe abziehen, klein würfeln, dazugeben und kurz mit andünsten. Tomatenmark und 150 ml Wasser hinzufügen und gut umrühren.
Paprika, Zucchini und Tomaten putzen und waschen, würfeln, mit dem Mais und den Kidneybohnen in die Pfanne geben und etwa 10 Minuten dünsten. Mit Zitronensaft, Reissirup, Salz, Pfeffer und Oregano abschmecken. Basilikum waschen, trocken tupfen, in Streifen schneiden und untermischen. Zusammen mit Tortillachips und Guacamole anrichten.

Bei diesem Gericht sind gleich mehrere Proteinquellen an Bord: Tofu, Mais und Kidneybohnen. Durch die Kombination dieser wird die biologische Wertigkeit erhöht und damit die Proteinversorgung sichergestellt.
Nachos nennt man übrigens Tortillachips, die mit Dip – klassischerweise Käse und Chili – serviert werden. Inzwischen gibt es zahlreiche Varianten. Erfahrungsgemäß mögen auch Kinder das Dippen der Tortillachips in die Guacamole und das Pfannengericht.
Übrigens: Mais war in Mexiko ein derart wichtiges Nahrungsmittel, dass die Azteken sogar einen besonderen Maisgott verehrten.

PINK SUSHI

B-Vitamine, Zink, Magnesium, Eisen, Protein, Jod

Zubereitung vom Sushi-Reis

Den Reis gründlich waschen, bis das Wasser klar bleibt. Den gewaschenen Reis 1 Stunde abtropfen und ausquellen lassen. *(Wenn es schneller gehen muss, geht es notfalls, ohne ihn ausquellen zu lassen. Die Verarbeitung ist dann jedoch etwas schwieriger.)*

Nun den Reis in einem Topf mit Deckel bei mittlerer Hitze mit 350 ml Wasser und Rote-Bete-Saft zum Kochen bringen. Dann 2 Minuten bei großer Hitze kurz kochen, 5 Minuten bei mittlerer Hitze und schließlich auf kleiner Flamme 15 Minuten köcheln lassen, bis der Reis die ganze Flüssigkeit aufgesogen hat. Mit einem großen Holzlöffel schnell umrühren und dabei die Körner voneinander lösen.

Den Reis in eine Abkühlschale aus Holz oder ein anderes nichtmetallisches Gefäß füllen und mit dem Holzlöffel ausstreichen. Den Löffel immer wieder wie einen Pflug durch den Reis ziehen – erst von links nach rechts und dann von oben nach unten –, um die Körner voneinander zu lösen. Gleichzeitig den Reis fächeln, damit er abkühlt und locker wird. Die Körner bekommen dadurch einen feinen Glanz. Nach etwa 10 Minuten hat der Reis Zimmertemperatur erreicht, wenn er gut durchgemischt ist. Mit einem frisch gewaschenen Küchenhandtuch abdecken. Dadurch wird dem Reis die restliche Feuchtigkeit entzogen.

Für die Reiswürzsauce den Rohrohrzucker mit Salz in Reisessig auflösen. Dafür den Essig erhitzen. Sobald Zucker und Salz aufgelöst sind, den Essigtopf schnell in einem Kaltwasserbad abkühlen, damit der Essig nicht verdunstet. Würzsauce unter den Reis rühren.

››

3–4 PORTIONEN

Zutaten für den Sushi-Reis
300 g Sushi-Reis
200 ml Rote-Bete-Saft
2 ½ EL Rohrohrzucker
2 TL Salz
3 EL Reisessig

Zutaten für die Füllung
1 Frühlingszwiebel
100 g Gurke
½ Mango
½–1 Avocado
1 Handvoll Rucola
150 g Tofu Natur
1 EL Kokosöl
80 g Tahin
4 EL Tamari-Sojasauce
25 ml Ahornsirup

Außerdem
5–8 Nori-Blätter
eingelegter Sushi-Ingwer
Wasabi-Paste
Sojasauce
weiße und schwarze Sesamsaat

>60 +

Küchengeräte/Zubehör
Holzlöffel
große Holz-/Keramikschüssel
Küchenhandschuhe zum Rollen*
Schüssel mit Wasser
scharfes (Sushi-)Messer
Bambusmatte (Makisu)
Frischhaltefolie
großes Holzbrett
große Servierplatte
* lebensmittelecht (aus Nitril)

Lass den Rucola an den Enden ein Stück herausschauen. Das lockert das Bild auf der Platte etwas auf und wirkt sehr dekorativ.
Genaue Anleitungen, wie Sushi richtig gerollt wird, gibt es im Internet oder auch in Apps (zum Beispiel „Teach me Sushi" auf Englisch.) Diese sind die ideale Hilfe zur grauen Theorie und deshalb auch meine beste Empfehlung für alle Sushi-Neulinge.
So machst du Eindruck bei deinen Gästen!
Wer weiße und pinke Sushi-Rollen möchte, muss den Reis einmal mit und einmal ohne Rote-Bete-Saft zubereiten.
Ich habe nur die Zubereitungsschritte für den pinkfarbenen Sushi-Reis beschrieben.

Weitere Vorbereitungen
Während der Reis quillt, köchelt und gart, die Füllung vorbereiten: Dafür Frühlingszwiebel und Gurke waschen und in schmale, etwa 5 cm lange Streifen schneiden. Mango und Avocado vom Kern und von der Schale befreien und das Fruchtfleisch ebenfalls in schmale Streifen schneiden. Rucola waschen und abtropfen lassen. Tofu in feine Streifen schneiden und mit dem Kokosöl in der Pfanne kross anbraten.
In der Zwischenzeit Tahin mit Sojasauce und Ahornsirup verrühren. Sauce auf dem Tofu verteilen. Herd ausstellen und die Sticks so lange in der Pfanne hin- und herbewegen, bis sich eine schöne Kruste gebildet hat.

Aufbau
Das Holzbrett in die Mitte der Arbeitsfläche stellen. Nori-Blätter, Sesam und Füllung dahinter, Sushi-Reis daneben, ein höheres Gefäß mit Wasser auf die andere Seite (das Sushi-Messer muss vor dem Schneiden immer wieder befeuchtet werden). Servierplatte für die fertigen Sushi in Reichweite stellen. Die Bambusmatte sollte mit Frischhaltefolie eingewickelt werden, damit der Reis nicht kleben bleibt. Kochhandschuhe griffbereit halten und vor der Zubereitung anziehen.

Sushi-Zubereitung
Für die Grundtechnik – um kleine feste Rollen (Hoso-Maki) herzustellen –, ein halbes Nori-Blatt auf die Bambusmatte legen und gleichmäßig (möglichst dünn) mit dem Reis bedecken, an den Längsseiten wird ein Streifen frei gelassen.
Die Füllung mittig auf den Reis legen, dabei aus den zur Auswahl stehenden, vorbereiteten Produkten auswählen und verschiedene Kombinationen ausprobieren. Für das Aroma noch etwas Sesam darüberstreuen. Das Ende, das in deine Richtung zeigt, mithilfe der Bambusmatte eng über die Füllung klappen und dann weiterrollen. Die Rolle in der Mitte zerteilen, die Stücke nebeneinanderlegen und in drei gleich große Stücke schneiden – also insgesamt sechs Stück aus einer Rolle.

Die Zubereitung von Inside-out Rolls ist etwas anders: Der Reis bedeckt das komplette Blatt und wird mit Sesam bestreut. Anschließend wird es umgedreht – Reisseite nach unten und Nori-Blatt nach oben. Hier nun die Füllung auflegen und dann einrollen. Bei den Inside-out Rolls ergibt eine Rolle acht statt sechs Stücke. Bei einer Futo-Maki-Rolle wird ein komplettes Blatt Nori-Alge benutzt. Die Anwendung erfolgt ansonsten wie bei der Maki-Rolle.

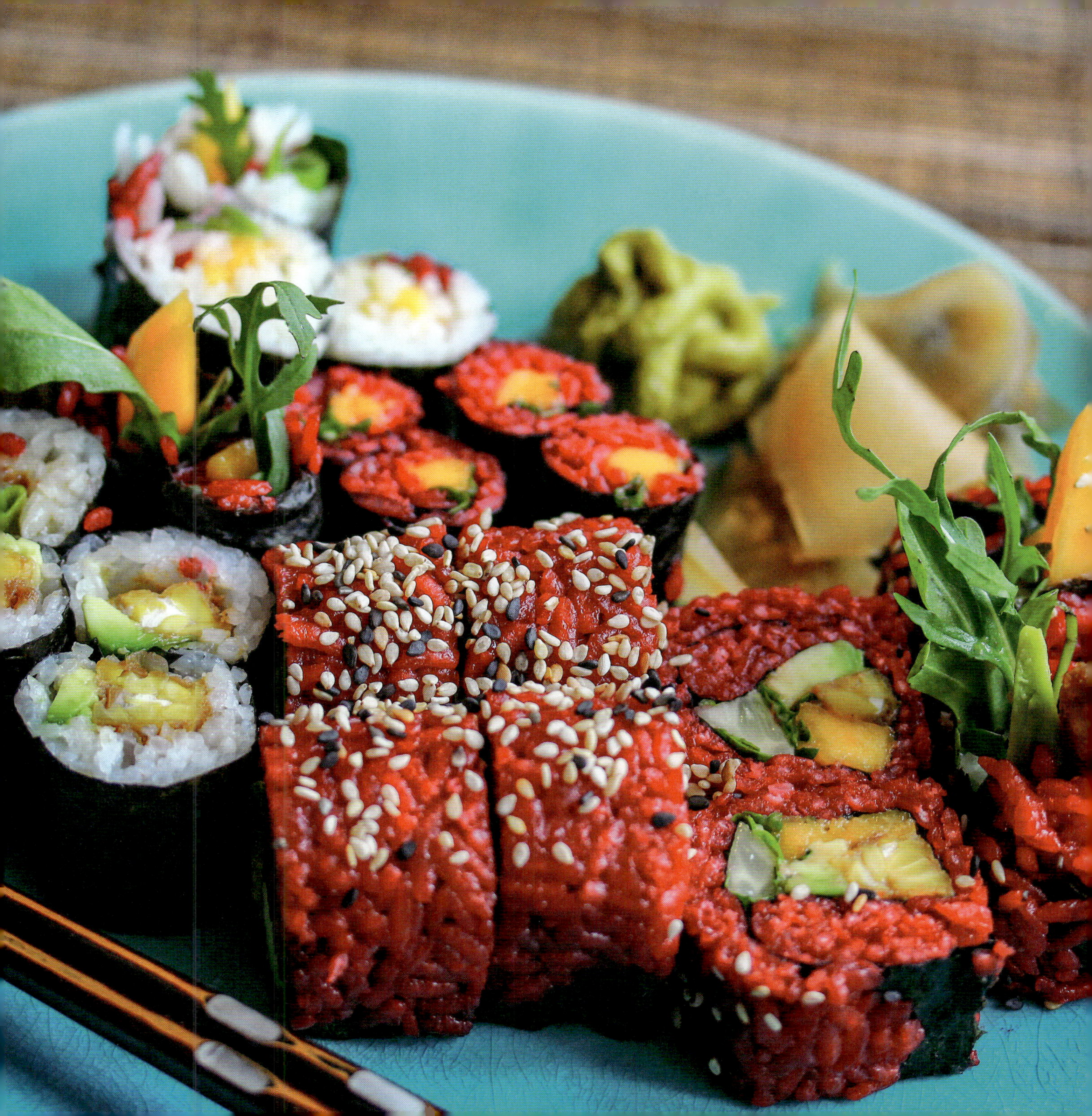

SNACKS & TO GO

2 PORTIONEN

1 Mango
2 Avocados
45 g weißes Mandelmus
2 EL Zitronensaft
1 Msp. Bourbonvanille
1 EL Kokosflocken

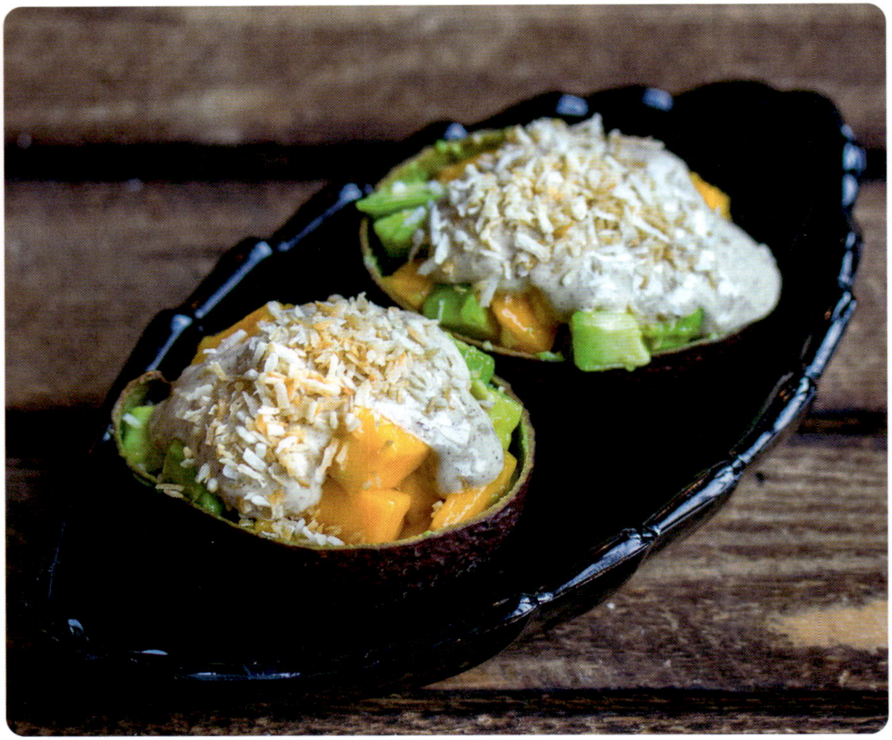

AVOMANGO

Calcium, Vitamine B, C, E und K

Mango und Avocados halbieren, das Fruchtfleisch erst quer, dann längs einschneiden und die Würfel herauslösen/-schneiden. Die Mango muss hierfür einmal nach außen gebogen werden.

Mandelmus mit Zitronensaft, 2 EL Wasser und Vanille mischen. Dann mit den Avocado- und Mangowürfeln verrühren und in den Avocadohälften verteilen.

Kokosraspel in einer beschichteten Pfanne ohne Fettzugabe anrösten und darüberstreuen.

Dieser schnelle, gesunde Snack macht satt und befriedigt den süßen Appetit. Dabei liefert er auch noch jede Menge Nährstoffe.

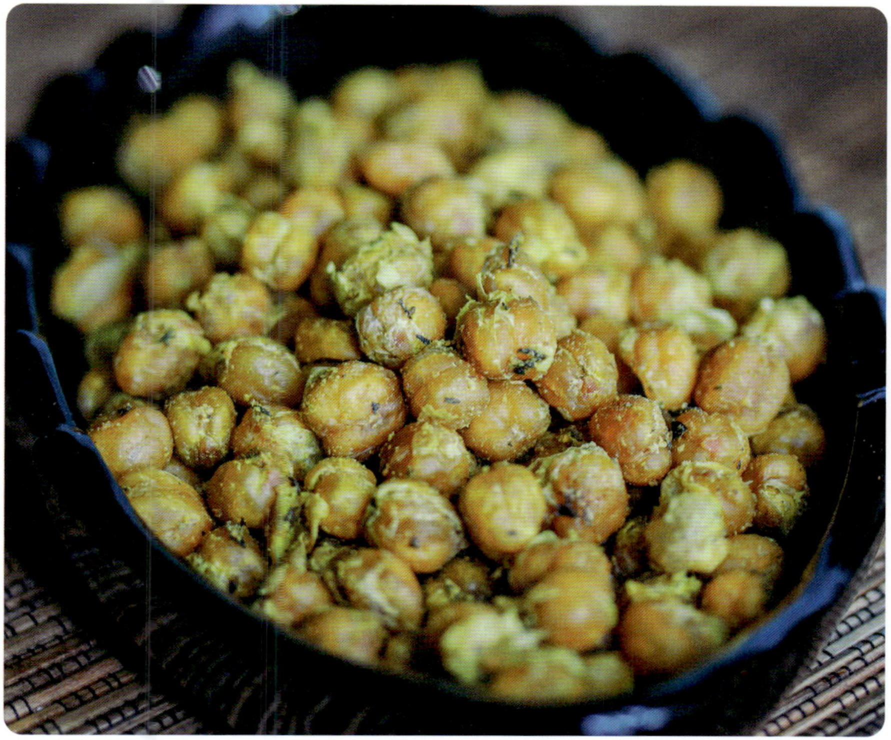

2–3 PORTIONEN

1 Dose Kichererbsen
1 EL Kokosöl
1 TL getrockneter Thymian
½ TL getrockneter Oregano
½ TL gemahlener Koriander
½ TL Currypulver

KNABBERGEKICHER – SNACK UND SALATTOPPING

Protein, Eisen, Zink

Den Backofen auf 160 °C vorheizen. Die Kichererbsen in ein Sieb abgießen, abbrausen, abtropfen lassen und mit dem Kokosöl einreiben.

Die Gewürze vermengen und unter die Kichererbsen mischen.

Im vorgeheizten Ofen etwa 30 Minuten backen, bis sie knackig sind. Zwischendurch wenden.

Wer auf der Suche nach einer vertretbaren Sünde für den nächsten Fernsehabend ist, ist mit dem Knabbergekicher bestens bedient. So kann man sich ganz nebenbei um seine Proteinversorgung kümmern. Schmeckt auch super als Salattopping, falls du noch etwas übrig gelassen hast.

1 BLECH

- 130 g Mandelkerne
- 170 g Feinblatt-Haferflocken
- 180 g Datteln, entsteint
- 1 TL Bourbonvanille
- 4 EL Kokosflocken plus etwas zum Bestreuen
- 50 g gepuffter Amaranth
- 100 g Kakaobutter
- Kakaopulver

<20 +

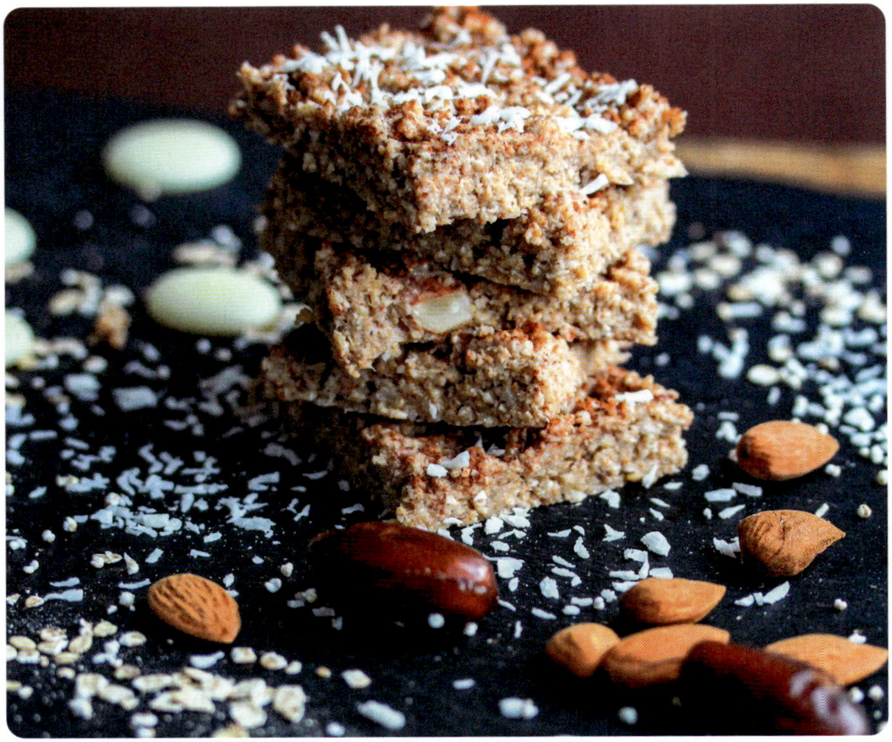

Durch den Einweichvorgang der Mandeln und Haferflocken wird die Phytinsäure, die mit den Mineralstoffen Komplexe eingeht und daher deren Aufnahme erschwert, abgebaut.
Wer diesen Snack ein bisschen fester möchte, kann die Mandel-Haferflocken-Mischung im Dörrgerät trocknen lassen und dann mit der Zubereitung wie gewünscht fortfahren.

MUTTIS ENERGIEQUELLE

Eisen, Zink, Calcium

Die Mandelkerne frisch mahlen und mit den Haferflocken in 300 ml Wasser und die Datteln in einem anderen Gefäß mit 150 ml Wasser über Nacht im Kühlschrank einweichen.

Datteln mit dem Einweichwasser pürieren und mit Vanille, Kokosflocken und Amaranth unter die Mandel-Haferflocken-Mischung rühren.

Kakaobutter im Wasserbad schmelzen lassen und ebenfalls unterrühren. Masse auf einem mit Backpapier ausgelegten Backblech gleichmäßig verteilen und 1–2 Stunden im Kühlschrank auskühlen lassen. Mit Kakaopulver bestäuben.

Danach in kleinere Quadrate schneiden und einfrieren, dabei Backpapier zwischen die einzelnen Schichten legen. Die jeweils benötigte Menge etwa 30 Minuten bis 1 Stunde auftauen und mit Kokosflocken bestreuen.

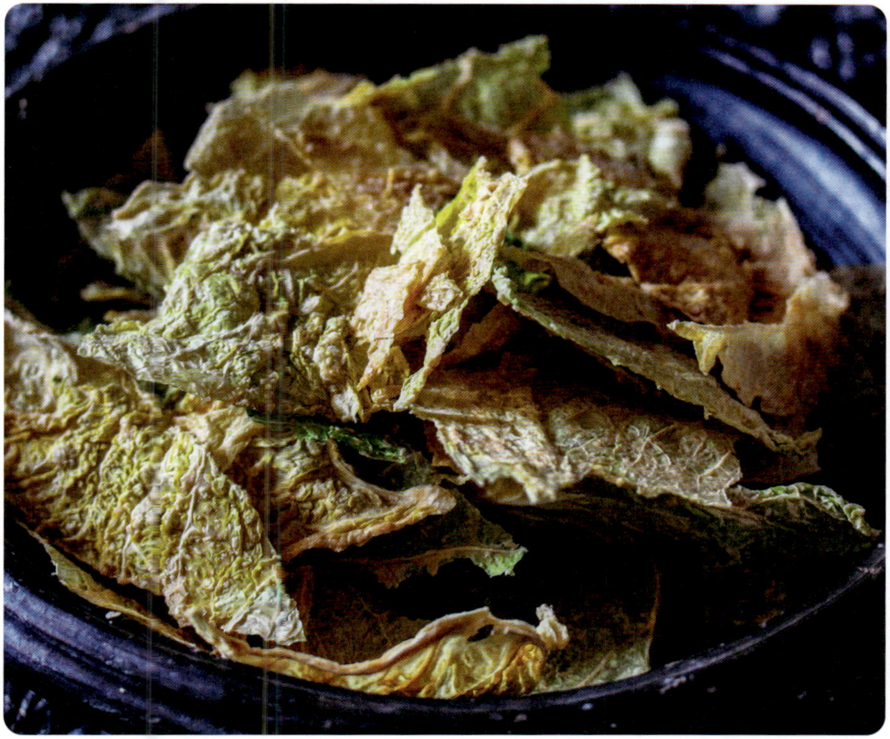

1 SCHALE

600 g Wirsing
100 g Cashewkerne
10 g Hefeflocken
¼ TL Salz
1 TL Zitronensaft
Pfeffer
½ TL edelsüßes Paprikapulver

WIRSINGCHIPS

Magnesium, Eisen, Protein, Vitamin C

Wirsing vom Strunk befreien, waschen und in kleine Stücke zupfen. Die harten Stiele dabei entfernen.

Cashewkerne mit den restlichen Zutaten und 100 ml Wasser im Mixer fein pürieren und den Wirsing damit gründlich einreiben.

Wirsingblätter auf dem Dörr- oder Backblech nebeneinanderlegen. Sie schrumpfen durch das Trocknen sehr zusammen.

In einem Dörrgerät bei 42 °C 22 Stunden trocknen. Alternativ bei 50 °C im Backofen mit eingeklemmtem Kochlöffel/Topflappen trocknen, damit die Feuchtigkeit abziehen kann.

Wer kein Dörrgerät hat, kann die Chips im Backofen zubereiten. Entweder folgst du der Empfehlung, sie bei niedrigster Temperatur mit einem Holzlöffel in der Backofentür zu dörren, oder du trocknest die Chips 15–20 Minuten bei hoher Temperatur. Dann sind die Chips zwar nicht mehr rohköstlich, enthalten aber immer noch viele Nährstoffe.

1 SCHALE

1 kg Tomaten
1 TL getrocknetes Basilikum
1 TL getrockneter Oregano
¼–½ TL Salz

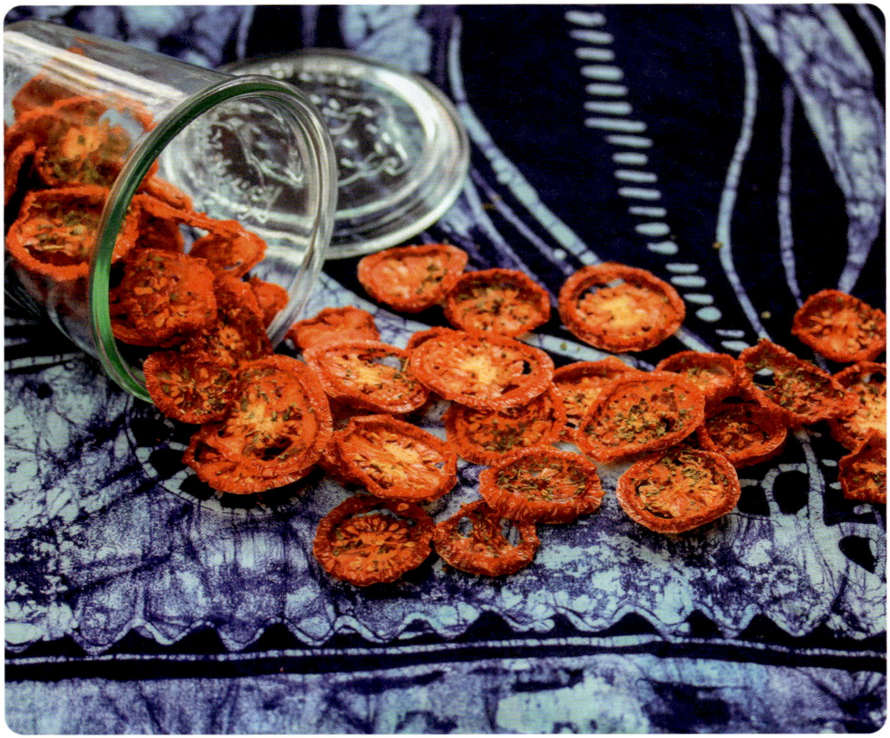

TOMATENCHIPS

Vitamin C, Folat

Tomaten waschen und in etwa 0,3–0,5 cm dicke Scheiben schneiden. Auf Dörrfolien im Dörrgerät verteilen.

Die Gewürze mischen und gleichmäßig auf den Tomaten verteilen.

Im Dörrgerät bei 42 °C etwa 24 Stunden trocknen lassen. Die genaue Dörrzeit hängt von der Dicke der Scheiben ab und kann leicht variieren.

Die Zubereitung im Backofen bei 50 °C und mit eingeklemmtem Kochlöffel dauert etwa genauso lange.

Lässt man die Tomaten nur wenige Stunden im Dörrgerät, erhält man geschmolzene Softtomaten, die einfach nur zum Reinsetzen lecker sind.

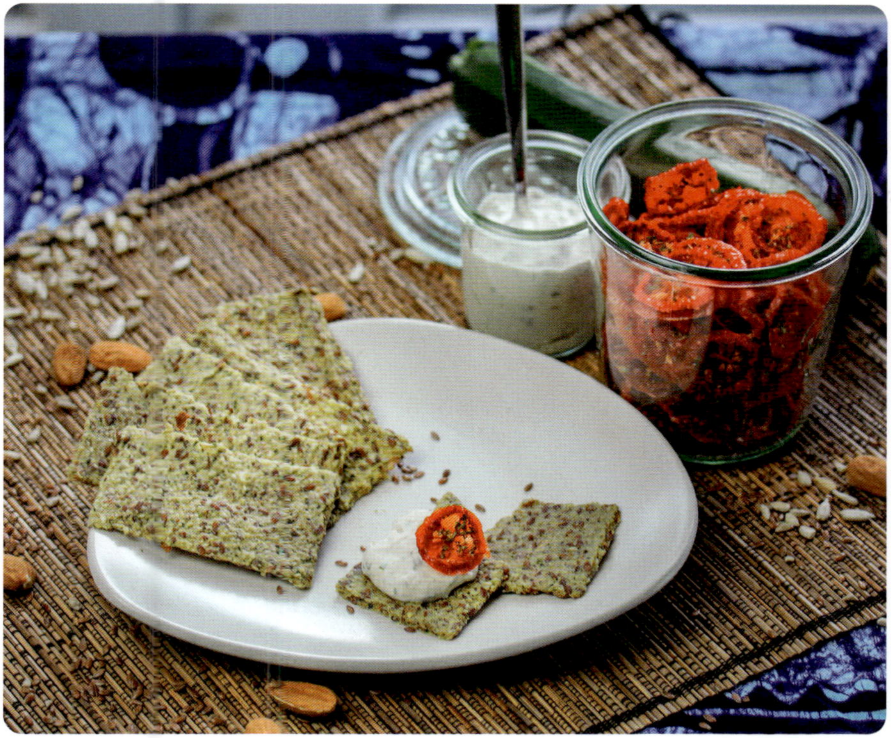

~30 STÜCK

- 80 g Leinsamen
- 80 g Sonnenblumenkerne
- 100 g Mandelkerne
- ½ Knoblauchzehe
- 240 g Zucchini
- 10 g rote Zwiebel, fein gehackt
- 1 TL Salz
- 1 TL getrockneter Oregano

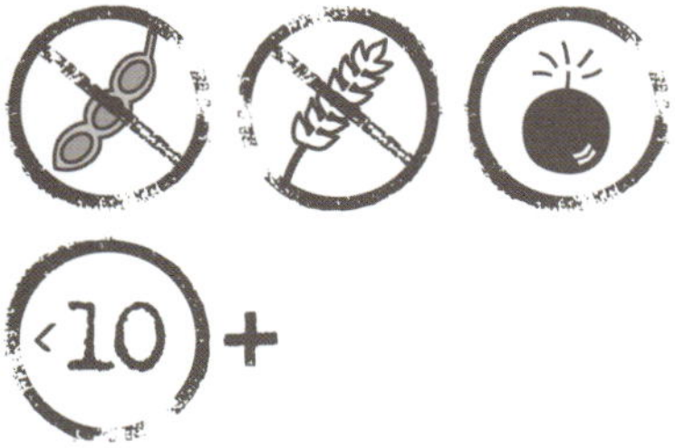

ROHKOSTBROT ODER -CRACKER

Omega-3-Fettsäuren, Ballaststoffe, Calcium, Kalium, Folat

Leinsamen, Sonnenblumen- und Mandelkerne 12 Stunden einweichen. Einweichwasser abgießen, Samen und Kerne abbrausen und abtropfen lassen.

Knoblauchzehe abziehen und halbieren. Zucchini waschen und in grobe Würfel schneiden. Alle Zutaten mit den Zwiebeln und den Gewürzen in einem Hochleistungsmixer pürieren. Den Brei dünn auf Dörrblechen mit Dörrfolie verteilen und 24 Stunden bei 42 °C im Dörrgerät trocknen lassen. Nach 3 Stunden kurz herausnehmen und mit einem Messer ein Gitter hineinschneiden, damit sich die Brotstücke später leichter teilen lassen.

Die Zubereitung im Backofen bei 50 °C und mit eingeklemmtem Kochlöffel dauert etwa genauso lange.

Nach der Hälfte der Zeit noch einmal umdrehen. Zuletzt das Rohkostbrot in die vorgezeichneten Stücke brechen.

Unbedingt solltest du dazu den Cashew-Vrischkäse (S. 132) versuchen.
Dieser Teig eignet sich auch perfekt als rohköstlicher Pizzateig (Dörrzeit auf etwa 3 Stunden reduzieren).

2 PORTIONEN

4 Scheiben Roggenvollkornbrot
Cashewmus
2 Scheiben vegane Slices*
10–15 Blätter Babyspinat
¼ Avocado
6 Scheiben Gurke
2 TL Hanfsamen
Salz
Pfeffer
Alfalfa-/Bockshornkleesprossen
* von Wheaty (aus dem Bioladen)

SANDWICH

Protein, Magnesium, Eisen, Zink, Vitamine B2 und B6

Zwei Scheiben Brot mit Cashewmus bestreichen und mit den veganen Slices belegen. Babyspinat waschen und trocken tupfen.

Das Fruchtfleisch aus der Avocado herauslösen und in Scheiben schneiden.

Spinat, Gurken- und Avocadoscheiben auf den Sandwichhälften verteilen. Mit Hanfsamen, Salz und Pfeffer würzen.

Sprossen – in der Schwangerschaft blanchiert – darauf verteilen und mit den restlichen Brotscheiben abdecken. Schräg halbieren.

Diese leckeren Sandwiches sind toll für die Frühstücksdose. Du hast sie blitzschnell zubereitet.
Natürlich kannst du auch Räuchertofu (am besten in der Pfanne angebraten) statt der veganen Slices nehmen. Allerdings sind sie dann nicht mehr sojafrei. Wenn du dich für die Bockshornkleesprossen entscheidest, ist diese sättigende Leckerei sogar noch milchbildend.

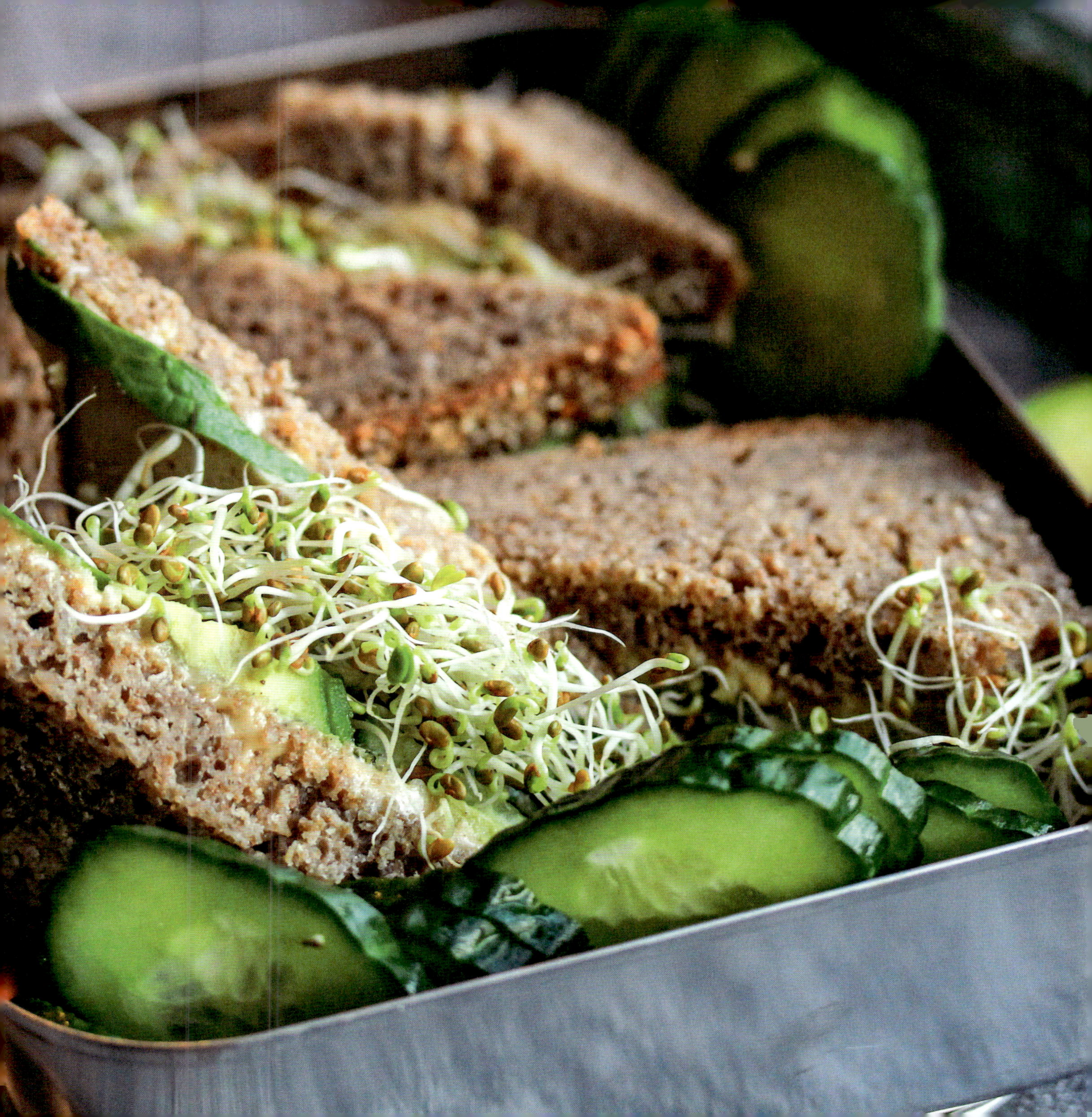

12 MINIQUICHES

Für die Füllung
250 g Räuchertofu
2 Stangen Lauch
2 EL Olivenöl plus etwas zum Einstreichen
1-2 TL Rauchsalz
Pfeffer

Für die Creme
1–2 Knoblauchzehen, gehackt
1 ½ EL Kichererbsenmehl
1 EL Maisstärke
1 EL weißes Mandelmus
1 EL Hefeflocken
250 ml Reis-Cuisine
200 ml Haferdrink

Außerdem
3 EL frisch gehackte Petersilie
veganer Vollkornblätterteig (alternativ Mürbeteig*)

* Zutaten für den Mürbeteig
250 g Dinkelvollkornmehl
125 g Margarine z. B. Vegan Block
¾ TL Salz

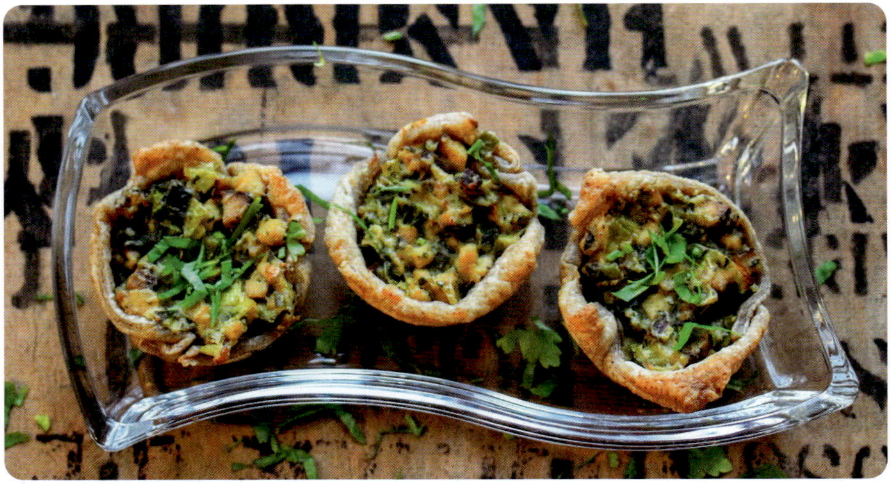

MINILAUCHQUICHES

Protein, Calcium, Magnesium, Eisen, Vitamine C und K, Folat

Räuchertofu würfeln, Lauch gründlich waschen und in Scheiben schneiden. Den Räuchertofu in 1 EL Olivenöl scharf anbraten und mit Rauchsalz und Pfeffer würzen.
Lauch und restliches Olivenöl hinzufügen und 10 Minuten braten. Knoblauch, Kichererbsenmehl, Maisstärke, Mandelmus, Hefeflocken, Reis-Cuisine und Haferdrink im Blender gründlich mixen. Zur Tofu-Lauch-Mischung in die Pfanne geben und kurz ziehen lassen. Petersilie unterheben und mit Rauchsalz abschmecken. Den Backofen auf 200 °C vorheizen.
Währenddessen den Blätterteig in zwölf gleich große Teile schneiden. Ein Muffinblech mit Olivenöl ausstreichen. Den Teig in Quadrate ausrollen und jeweils in die Formen drücken.
Mischung auf die Miniquiches verteilen. Die Quiches im vorgeheizten Ofen 20–25 Minuten backen. Kurz auskühlen lassen, dann die Miniquiches mit zwei Gabeln aus den Formen lösen und servieren.

* Optional Mürbeteig selbst zubereiten: Aus Mehl, Margarinestückchen, 80 ml eiskaltem Wasser und Salz einen Mürbeteig kneten. Den Teig zu einer Kugel formen, in Klarsichtfolie wickeln und 1 Stunde oder über Nacht kühl stellen. Nach dem Ausrollen und dem Verteilen in die Muffinformen nochmals in den Kühlschrank stellen, bevor die Miniquiches gefüllt werden.

Der Hit auf jeder Party, der sogar Fleischesser staunend zurücklässt. Kinder lieben diese Miniquiches ebenfalls. Die Zubereitung in einer großen Quicheform ist mit längerer Backzeit ebenfalls möglich.

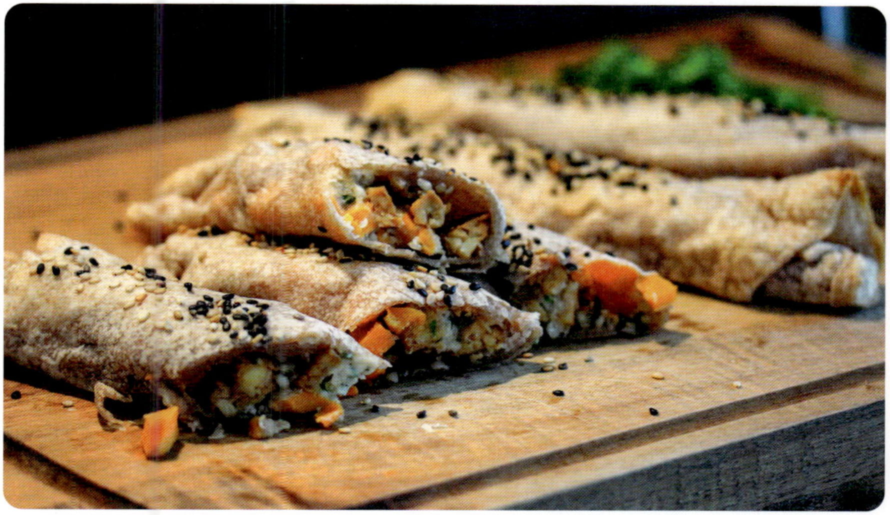

BLÄTTERTEIG-TEMPEH-RÖLLCHEN

Protein, Calcium, Magnesium, Eisen, Vitamine B6 und C

Den Backofen auf 200 °C vorheizen. Den Vollkornblätterteig aus dem Gefrierfach nehmen und antauen lassen. Die Süßkartoffeln schälen, fein würfeln und auf einem mit Backpapier ausgelegten Backblech im vorgeheizten Ofen etwa 10–15 Minuten garen.

In der Zwischenzeit Tempeh würfeln und in heißem Olivenöl goldbraun anbraten. Kurz abkühlen lassen und mit der Sojasauce marinieren.

Für die Sauce Mandelmus, Hefeflocken, Schnittlauch, Salz, Zitronensaft und 50 ml Wasser mischen, bis sich eine cremige, nicht zu flüssige Konsistenz ergibt.

Die Blätterteigscheiben auf eine rechteckige Form dünn ausrollen. Süßkartoffelwürfel, Tempeh und Sauce gleichmäßig auf den Blätterteigportionen verteilen. Leicht mit Pfeffer würzen und je 1 TL Hanfsamen dazugeben.

Nun der Länge nach einrollen und auf einem mit Backpapier ausgelegten Backblech verteilen. Mit etwas Wasser bestreichen und Sesam darüberstreuen. 10–15 Minuten im vorgeheizten Ofen backen.

Die Röllchen schmecken auch kalt, zum Beispiel auf einem Buffet oder unterwegs. Sie passen perfekt zu einem frischen bunten Salat.

2 PORTIONEN

6 Scheiben veganer TK-Vollkornblätterteig
200 g Süßkartoffeln
100 g Tempeh
1 EL Olivenöl
2 EL Tamari-Sojasauce
3 EL weißes Mandelmus
1 EL Hefeflocken
1 EL frisch geschnittener Schnittlauch
Salz
1 EL Zitronensaft
Pfeffer
6 TL geschälte Hanfsamen
schwarze und weiße Sesamsaat

<45

1-2 PORTIONEN

2 Vollkorn-Pitabrote
1 EL Tahin
1 EL Tamari-Sojasauce
1 TL Reissirup
2 TL Senf
½ EL DHA-angereichertes Leinöl
½ Avocado
1 Tomate
3 Softtomaten
einige frische Basilikumblätter
1 Handvoll Rucola
50 g Algentofu
Olivenöl (nach Belieben)

<10

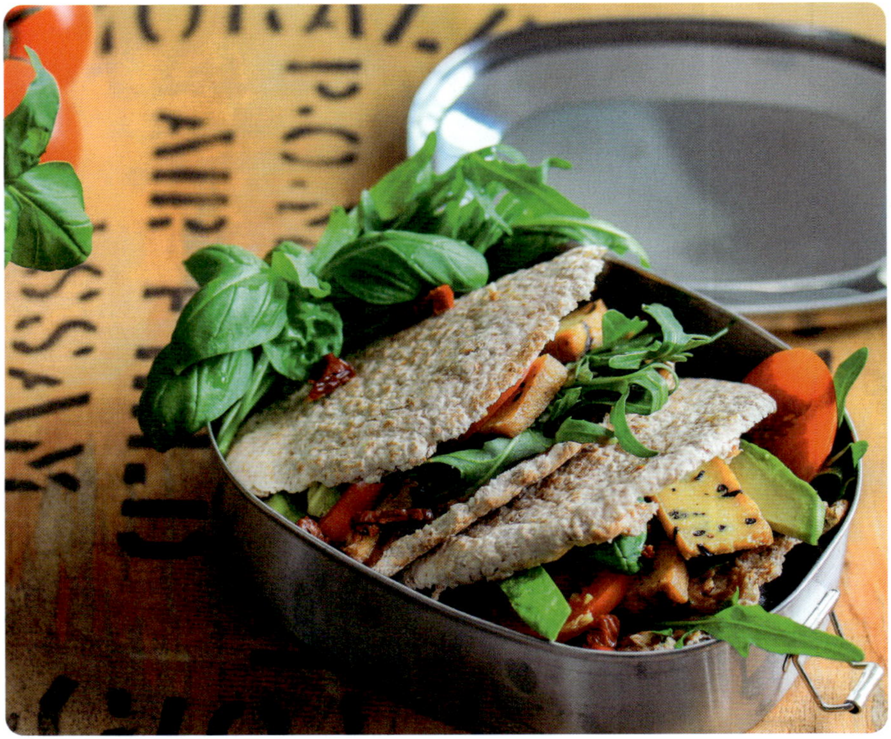

PITA TO GO

Protein, Jod, Omega-3-Fettsäuren, DHA

Die Pitabrote kurz im Backofen aufwärmen. Tahin, Sojasauce, Reissirup, Senf und Leinöl vermischen. Das Avocadofruchtfleisch aus der Schale lösen, Tomaten waschen. Avocado, Tomaten, Softtomaten und Basilikumblätter in Streifen schneiden. Rucola waschen und abtropfen lassen.

Den Tofu in Streifen schneiden und nach Belieben kurz in der Pfanne in etwas heißem Olivenöl anbraten. Wer es eilig hat, kann den Tofu verwenden, ohne ihn vorher anzubraten.

Die Pitabrote aufschneiden und die Innenseiten mit der Tahin-Mischung bestreichen. Dann mit Rucola, Tofu, Tomaten, Softtomaten, Avocado und Basilikum füllen.

Dieses Gericht liefert Omega-3-Fettsäuren, Jod, verdauungsfördernde Zutaten (Senf und Rucola), eine tolle Eiweißkombination und jede Menge Vitamine. Es schmeckt zu Hause oder unterwegs und ist blitzschnell zubereitet.

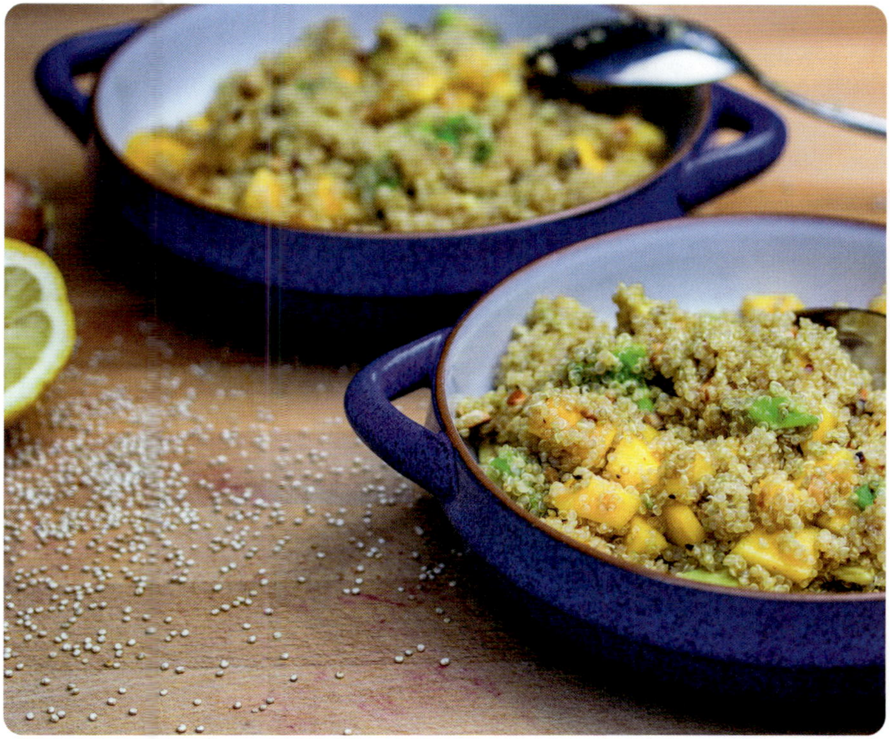

2 PORTIONEN

150 g Quinoa
Salz
1 Avocado
1 Mango
50 g Mandelkerne, gehackt
2 EL Reissirup
1 EL Zitronensaft
2 EL DHA-angereichertes Leinöl

QUINOA AN MANGO UND AVOCADO

Protein, Calcium, Eisen, Magnesium, Omega-3-Fettsäuren, DHA

Quinoa so lange abspülen, bis das Wasser klar ist, in einem Topf mit 450 ml Wasser und einer Prise Salz aufkochen und bei geringer Temperatur etwa 15 Minuten köcheln lassen.
Avocado halbieren, entkernen und das Fruchtfleisch herauslösen. Mango schälen und das Fruchtfleisch vom Kern abschneiden. Beides würfeln. Die gehackten Mandeln in einer Pfanne ohne Fettzugabe anrösten.
Reissirup und Zitronensaft mit der Quinoa vermischen und etwa 5–10 Minuten aufquellen lassen. Dann Avocado- und Mangowürfel sowie Mandeln unterheben.
Mischung auf Schalen verteilen und das Leinöl darüberträufeln.

Quinoa liefert viel hochwertiges Eiweiß, denn sie enthält alle essenziellen Aminosäuren. Im Vergleich hat Reis nur halb so viel und nicht alle essenziellen Aminosäuren. Aber nicht nur der Eiweißgehalt kann sich sehen lassen, sondern auch viele andere Nährstoffe. Quinoa sollte deshalb regelmäßig auf dem veganen Speiseplan stehen.

10 RÖLLCHEN

- 150 g grüne Linsen
- 130 g Cashewkerne
- 250 g Kartoffeln
- Salz
- Pfeffer
- 1 EL Senf
- 1 TL getrockneter Majoran
- 100 g Seitan
- 1 TL Kokosöl
- 1 Bund frischer Schnittlauch
- 1 EL Zitronensaft
- 10 Blätter Yufkateig

LINSENSUPPE IM YUFKARÖLLCHEN

Protein, Magnesium, Eisen, Zink, Folat, Vitamine B2, B6 und K

Die grünen Linsen in viel kaltem Wasser über Nacht einweichen. Die Cashewkerne ebenfalls mindestens 30 Minuten in Wasser einweichen.

Linsen mit der dreifachen Menge Wasser zum Kochen bringen, anschließend 30 Minuten leicht köcheln lassen.

Kartoffeln schälen, fein würfeln, nach etwa 10 Minuten dazugeben und bis zum Ende mitgaren lassen. Mit Salz, Pfeffer, Senf und Majoran abschmecken. Den Backofen auf 180 °C vorheizen.

Die Cashewkerne abtropfen lassen, mit 200 ml Wasser cremig pürieren und zu den Linsen geben. Den Seitan in kleine Würfel schneiden und in einer Pfanne in zerlassenem Kokosöl scharf anbraten.

Den Schnittlauch waschen, trocken schütteln und klein schneiden. Mit dem Seitan und dem Zitronensaft unter die Linsen rühren.

Yufkateigblätter einzeln auslegen, befeuchten und im unteren Bereich mit 2 EL Linsenmasse füllen. Die äußeren Enden zusammenklappen und eine Rolle formen. Die Röllchen im vorgeheizten Ofen auf einem mit Backpapier ausgelegten Backblech etwa 15 Minuten backen.

Die Röllchen sind super für unterwegs – dazu empfiehlt sich ein frischer bunter Rohkostsalat. Sie eignen sich perfekt als vorbereitete Mahlzeit für die Stillzeit und das Wochenbett, da sie auch kalt gut schmecken.
Der Yufkateig besteht leider aus Weißmehl und dient in diesem Rezept nur als Transportmittel. Deshalb sind die Röllchen auch etwas dicker. Wer möchte, kann die Masse auch mit selbst gemachtem Mürbeteig in Muffinformen füllen und backen (siehe Rezept für Minilauchquiches, S. 242).

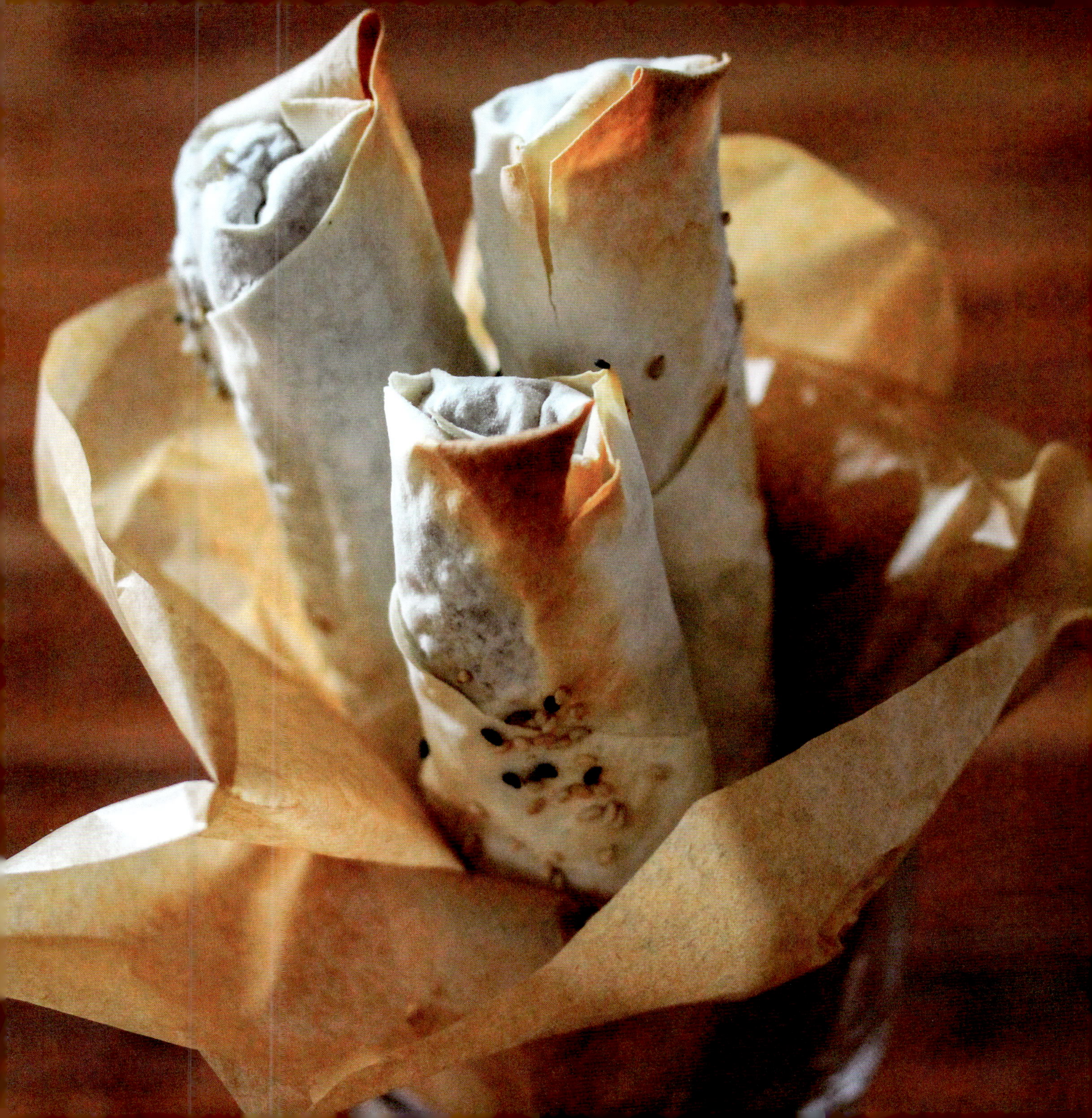

2 PORTIONEN

100 g Quinoa
Salz
1 ½ EL weißes Mandelmus
1 EL Hefeflocken
1 EL Zitronensaft
½ rote Paprikaschote
2 Tomaten
1 Avocado
15 Blätter frisches Basilikum
2 EL geschälte Hanfsamen
Pfeffer
1 TL Laune-gut-Gewürz (Sonnentor)

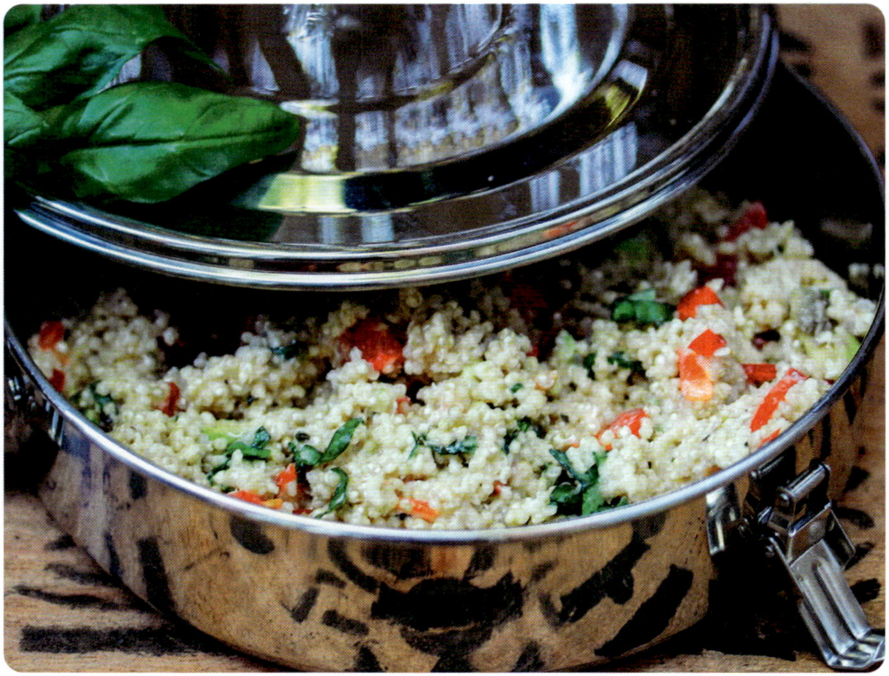

Ein tolles Rezept für lange Tage, das du mit zur Arbeit oder zum Ausflug nehmen kannst. Selbstverständlich schmeckt es auch als Mittagessen zu Hause. Du kannst es wahlweise auch mit Hirse oder Buchweizen zubereiten.

BUNTER QUINOASALAT

Protein, Calcium, Magnesium, Zink, Eisen, Vitamin C

Quinoa so lange abspülen, bis das Wasser klar ist, in einem Topf mit 300 ml Wasser und einer Prise Salz aufkochen und bei geringer Temperatur etwa 15 Minuten köcheln lassen. Anschließend etwa 5–10 Minuten ausquellen und abkühlen lassen.

Mandelmus mit Hefeflocken und Zitronensaft gründlich vermischen, mit etwas Salz abschmecken und beiseite stellen.

Paprika waschen und entkernen, Tomaten waschen, beides würfeln. Avocado halbieren, entkernen, das Fruchtfleisch herauslösen und ebenfalls würfeln. Basilikum waschen, trocken schütteln und in feine Streifen schneiden. Alles mit den Hanfsamen mischen.

Sobald die Quinoa etwas abgekühlt ist, Mandelsauce und Gemüse unterheben und mit Salz, Pfeffer und Laune-gut-Gewürz abschmecken.

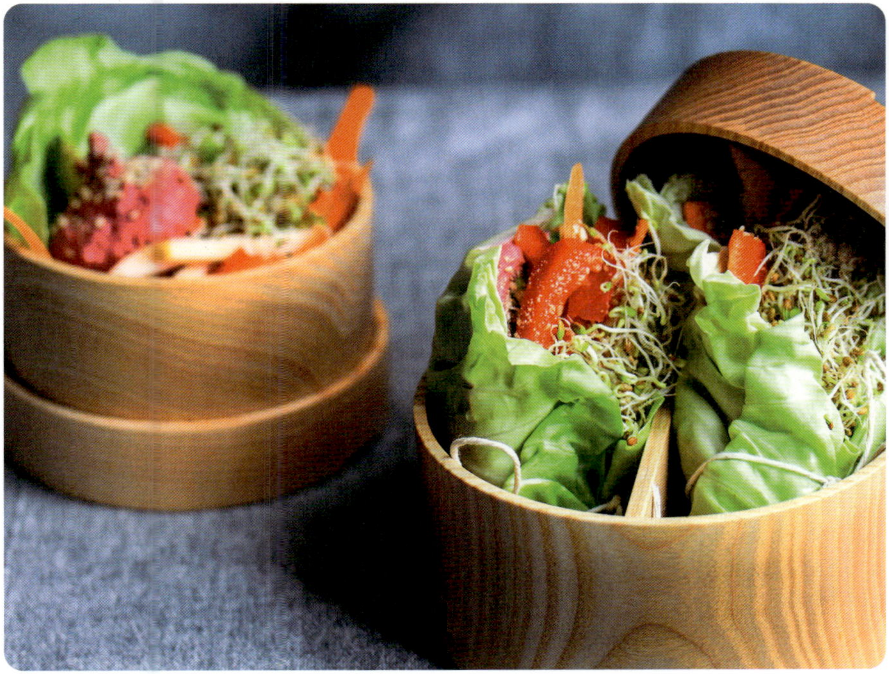

2 PORTIONEN

Für den Wrap
6 Blätter Spitzkohl
70 g Apfel
40 g Karotten
80 g rote Paprikaschote
½ Avocado
3 EL Gomasio

Für das Bohnenmus
50 g gegarte Rote Bete
1 Dose Kidneybohnen
50 g weißes Mandelmus
1 EL Zitronensaft
1 TL getrockneter Oregano
Salz
Pfeffer

WRAPS IM KOHLBLATT

Protein, Magnesium, Zink, Calcium, Eisen, Folat, Vitamine B2, B6

Die Kohlblätter waschen und trocken tupfen. Apfel und Karotten schälen, Paprika waschen und entkernen. Alles in Streifen schneiden. Das Fruchtfleisch aus der Avocado herauslösen und ebenfalls in Streifen schneiden.

Für das Bohnenmus gegarte Rote Bete (gekauft oder in Alufolie im Backofen gegart) mit abgetropften Kidneybohnen, Mandelmus und Zitronensaft pürieren. Mit Zitronensaft, Oregano, Salz und Pfeffer abschmecken.

Den Strunk der Kohlblätter ausrollen, um sie besser wickeln zu können. Kohlblätter mit Bohnenmus bestreichen und mit Obst und Gemüse füllen. Etwas Gomasio darüberstreuen und den Wrap wickeln und zum Beispiel mit einem Faden fixieren.

In dieser überwiegend rohköstlichen Mahlzeit stecken wahnsinnig viele Mineralien und Vitamine. Eine wahre Nährstoffbombe!
Spitzkohl ist ganzjährig erhältlich – im Gegensatz zu vielen anderen Kohlsorten, die häufig ein typisches Wintergemüse sind.

4 PORTIONEN

180 g rote Linsen
1 kg Tomaten
400 g Hokkaido-Kürbis
1 Zwiebel
1 Knoblauchzehe
2 EL Kokosöl
¼ TL Cayennepfeffer
400 ml Kokosmilch
1 EL Gemüsebrühepulver
2 EL Zitronensaft
1 TL Salz
Pfeffer
½ TL gemahlene Kurkuma
1 TL Garam Masala
½ TL gemahlener Mutterkümmel
½ TL gemahlener Bockshornklee
15 g frische Petersilie

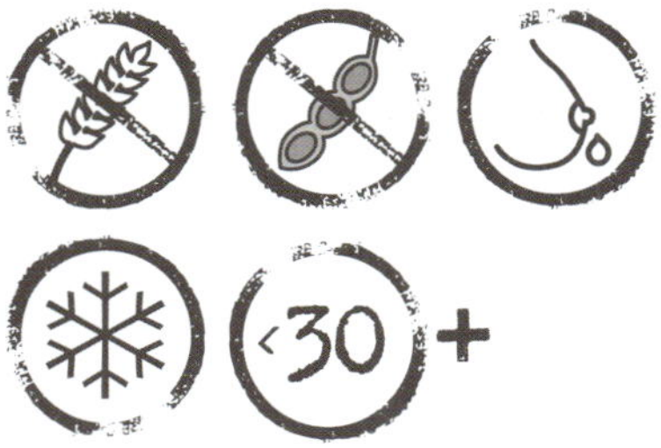

KÜRBISDAL

Protein, Folat, Vitamine B2 und B6, Ballaststoffe, Betakarotin, Magnesium, Eisen

Die Linsen in viel kaltem Wasser über Nacht einweichen. Vor der Zubereitung das Einweichwasser abgießen.

Die Tomaten waschen, trocken tupfen und in kleine Würfel schneiden.

Kürbis unter fließendem Wasser abbürsten, dann halbieren, Kerne und Stiel entfernen und das Fruchtfleisch inklusive Schale ebenfalls in kleinere Würfel schneiden.

Zwiebel und Knoblauchzehe abziehen und würfeln.

Kokosöl in einem großen Topf erhitzen, Zwiebeln und Knoblauch darin gut anschwitzen. Cayennepfeffer dazugeben. Tomaten, Kürbis, Linsen und Kokosmilch ebenfalls in den Topf geben und umrühren.

Nun Gemüsebrühepulver, Zitronensaft und alle Gewürze unterrühren und das Dal kurz aufkochen. Die Temperatur reduzieren und etwa 25–30 Minuten unter regelmäßigem Rühren köcheln lassen.

Die Petersilie waschen und fein hacken.

Das Dal nochmals mit Salz und Pfeffer abschmecken. Petersilie einrühren.

Dieses Rezept ist einfach zubereitet und schmeckt sogar kalt. Du kannst es abkühlen und am nächsten Tag wieder aufwärmen, fürs Wochenbett vorkochen und einfrieren oder für unterwegs mitnehmen.

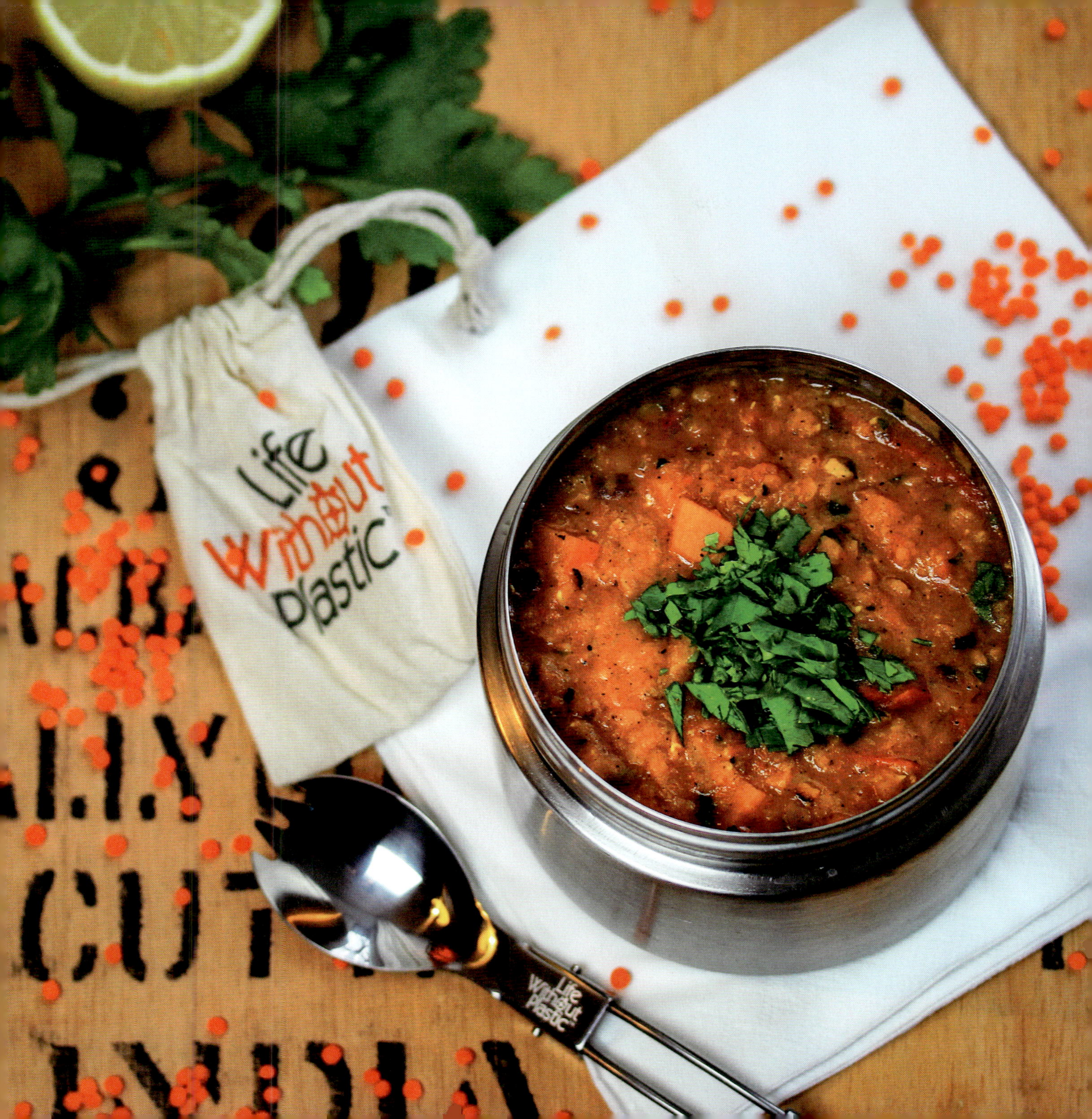
Life Without Plastic
Life Without Plastic

Säfte & Getränke

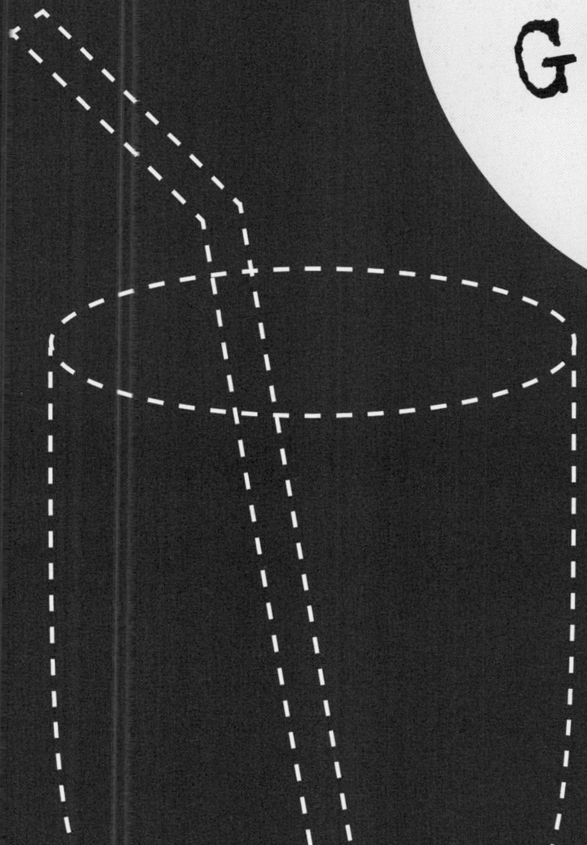

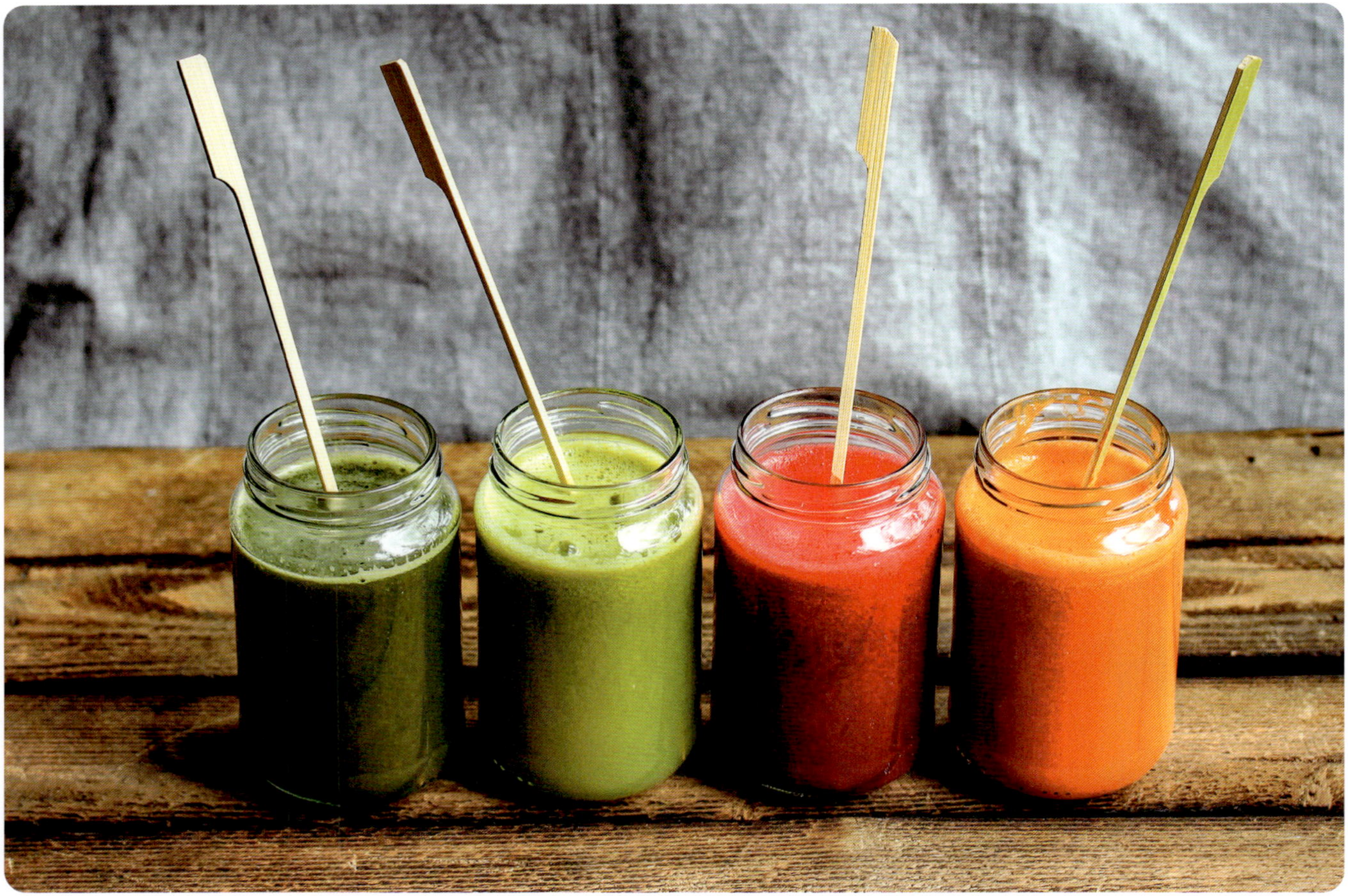

FRISCHE SÄFTE

Jeweils 1 Portion

Für die Zubereitung der Säfte wird das Obst und Gemüse gut gewaschen und mit Schale und Kerngehäuse in dickere Streifen oder Stücke geschnitten – abhängig vom Entsafter.

Nach dem Entsaften kommen einige Tropfen Öl dazu, um die fettlöslichen Vitamine besser aufnehmen zu können.

Der Saft sollte gleich nach dem Entsaften in kleinen Schlucken getrunken werden.

RED POWER

Eisen, Calcium, Betakarotin, Vitamin C

200 g Apfel
210 g Karotten
90 g Rote Bete
90 g Orange
DHA-angereichertes Leinöl

GREEN KICK

Eisen, Folat, Selen, Zink, Betakarotin, Vitamin C

240 g Birne
20 g frische Petersilie
55 g Feldsalat
190 g Orange
DHA-angereichertes Leinöl

Nicht möglich mit Zentrifugen-Entsafter.

ORANGE DREAM

Calcium, Betakarotin, Vitamin C

10 g Zitrone mit Schale
500 g Karotten
160 g Apfel
DHA-angereichertes Leinöl

GREEN SURPRISE

Eisen, Zink, Betakarotin, Vitamin C

170 g Gurke
50 g Staudensellerie
200 g Apfel
120 g Orange
20 g Zitrone mit Schale
DHA-angereichertes Leinöl

GREEN ENERGY

Calcium, Magnesium, Eisen, Vitamine B2 und B6, Chlorophyll

200 g Grünkohl
50 g Mangold
50 g Karotte
150 g Orange
80 g Apfel
DHA-angereichertes Leinöl

Nicht möglich mit Zentrifugen-Entsafter.

Bei der Wahl des richtigen Entsafters empfehle ich ganz klar einen modernen (Hochleistungs-) Entsafter mit einer Presswalzentechnik, da bei diesem Verfahren keine Hitze entsteht und während des Entsaftens nur wenig Sauerstoff an den Saft gelangt. Beides zerstört die empfindlichen Nährstoffe.

Vor allem die preisgünstigen Zentrifugen-Entsafter, wie sie üblicherweise im Handel angeboten werden, sind nicht sehr schonend.

Wer also Gefallen an frischen Säften findet, sollte sich über kurz oder lang einen hochwertigen Entsafter wie Green Star, Slow Star Juicers, Omega Juicers, Solo Star etc. anschaffen, da diese auch Gräser und Blattgrün entsaften können.

Weiterführende Literatur: „Auch Sie können wieder jünger werden“, Dr. Norman W. Walker

1 PORTION

250 ml Kokos-Mandel-Drink
¼ TL Rooibos-Tea-Powder*
1 Msp. Vanillepulver
gemahlener Zimt

<10

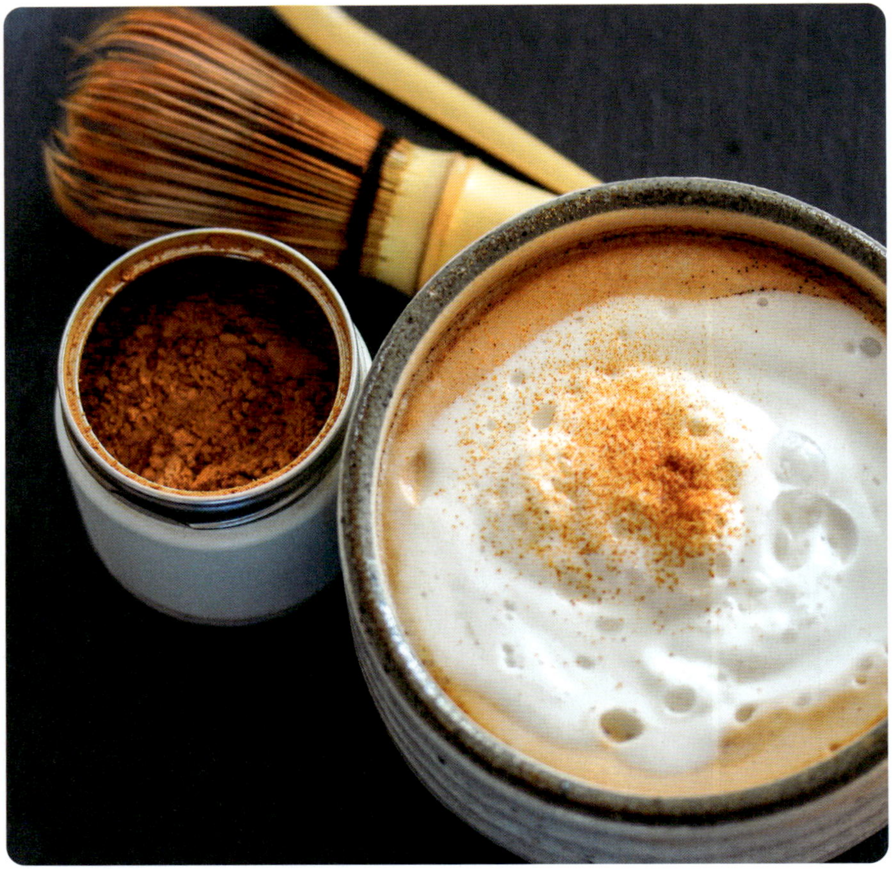

RELAX-LATTE

Mineralien, sekundäre Pflanzenstoffe

Kokos-Mandel-Drink erhitzen und mit einem Milchaufschäumer schaumig schlagen. Währenddessen etwas Wasser (Menge wie doppelter Espresso) aufkochen, das Rooibos-Tea-Powder einrühren und mit einem Matcha-Besen cremig rühren. Eine kleine Messerspitze Vanille dazugeben und mit dem aufgeschäumten Kokos-Mandel-Drink aufgießen. Mit Zimt bestäuben.

Rooibos ist ein Strauch mit Wuchshöhen von ein bis zwei Metern, der in Afrika beheimatet ist. Er enthält jede Menge Mineralien, aber kein Koffein. Er ist somit bestens für Schwangerschaft und Stillzeit geeignet.
** Dieses Pulver wird genauso hergestellt wie Matcha-Pulver. Bisher nur zu beziehen über* >> www.kissatea.com

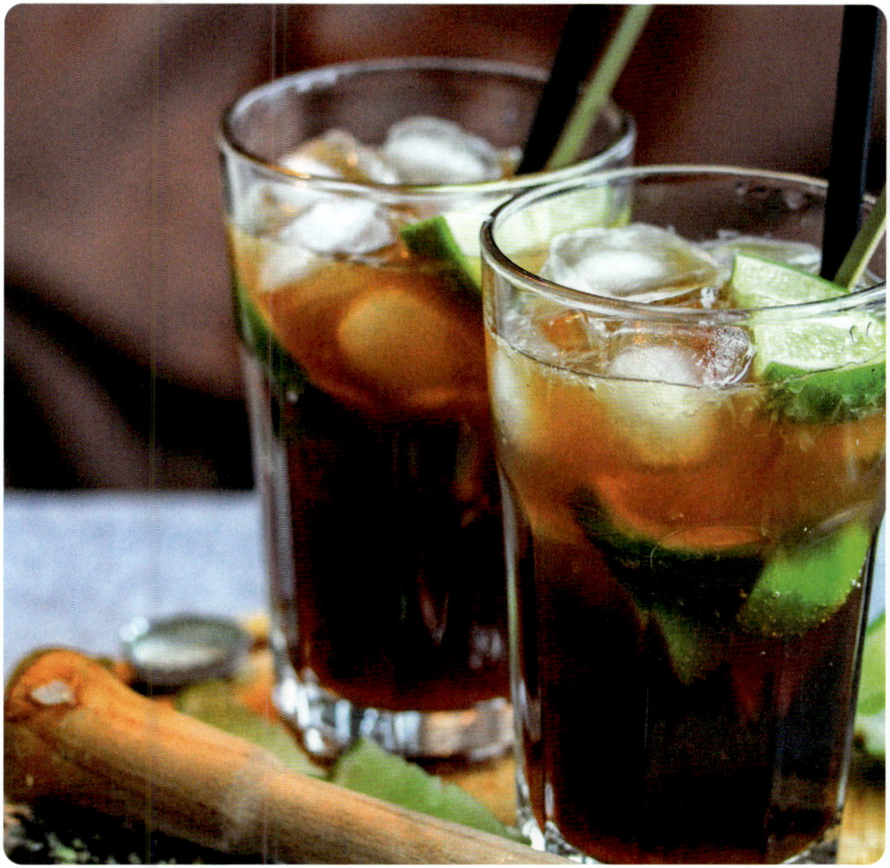

2 PORTIONEN

1 Flasche Malzbier
1 Biolimette
frischer Ingwer
60 ml Limettensaft
18 Eiswürfel

SCHWANGERINHA

Vitamin C

Das Malzbier kalt stellen. Limette waschen, halbieren, jeweils sechsteln und auf zwei Gläser verteilen. Für jedes Glas eine Messerspitze frischen Ingwer reiben und zu den Limetten geben. Mit einem Holzstößel zerdrücken. Nun die Eiswürfel (gern auch Crushed Ice) auf die Gläser verteilen, mit Malzbier auffüllen. Zuletzt jeweils 30 ml Limettensaft hinzugeben.

Da dem Malzbier eine milchbildende Wirkung nachgesagt wird, darf es natürlich in einem Buch rund um die vegane Schwangerschaft nicht fehlen. Einen tatsächlichen Nachweis gibt es für diesen Effekt leider nicht, aber viele Frauen bestätigen die Wirkung. Aus meinen eigenen Schwangerschaften kenne ich die Gelüste nach Malzbier, die ich im Normalzustand nie habe. Dennoch sollte dieses Getränk aufgrund der Zuckermenge eher die Ausnahme bleiben.

~850 ML

125 g Mandelkerne
800 ml gefiltertes Wasser
3 Datteln, entsteint
1 Msp. Bourbonvanille

Den Mandeltrester kannst du unter das Bananenbrot (S. 269) mischen oder auch für den Apple Crumble (S. 273) verwenden.

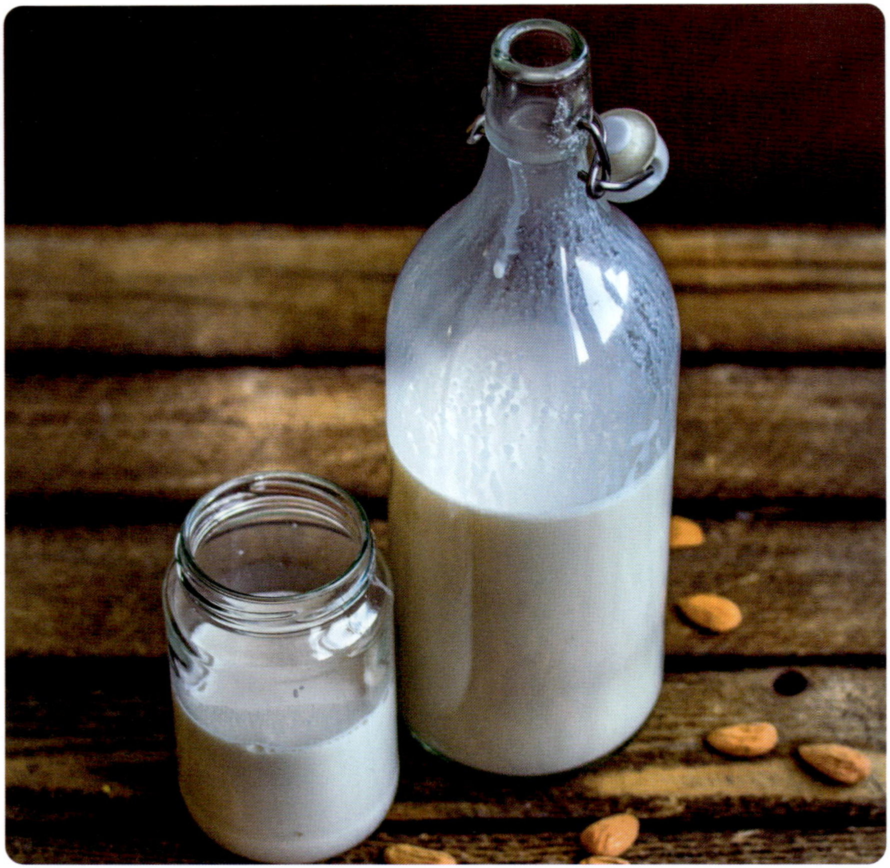

MANDELMILCH

Calcium, Magnesium, Eisen, Zink, Vitamine B2 und B6, Folat

Mandelkerne über Nacht in Wasser einweichen. Einweichwasser abgießen und Mandeln mit gefiltertem Wasser, Datteln und Bourbonvanille in einem Hochleistungsblender etwa 1 Minute mixen.
Mithilfe eines Baumwolltuchs oder eines Nussmilchbeutels abgießen. Beutel schließlich mit dem Inhalt gründlich ausdrücken.

Wer sein Wasser selbst filtern möchte, sollte in einen guten Filter investieren. Die Auswahl ist riesengroß und es ist schwer, sich im Dschungel der Wasserfilter zurechtzufinden. Ich nutze für mein Wasser schon seit Jahren den Lotus Fontana Advanced. Eine günstigere Variante ist der Lotus Esprit. Du findest beide im Shop von: >> www.lotus-vita.de

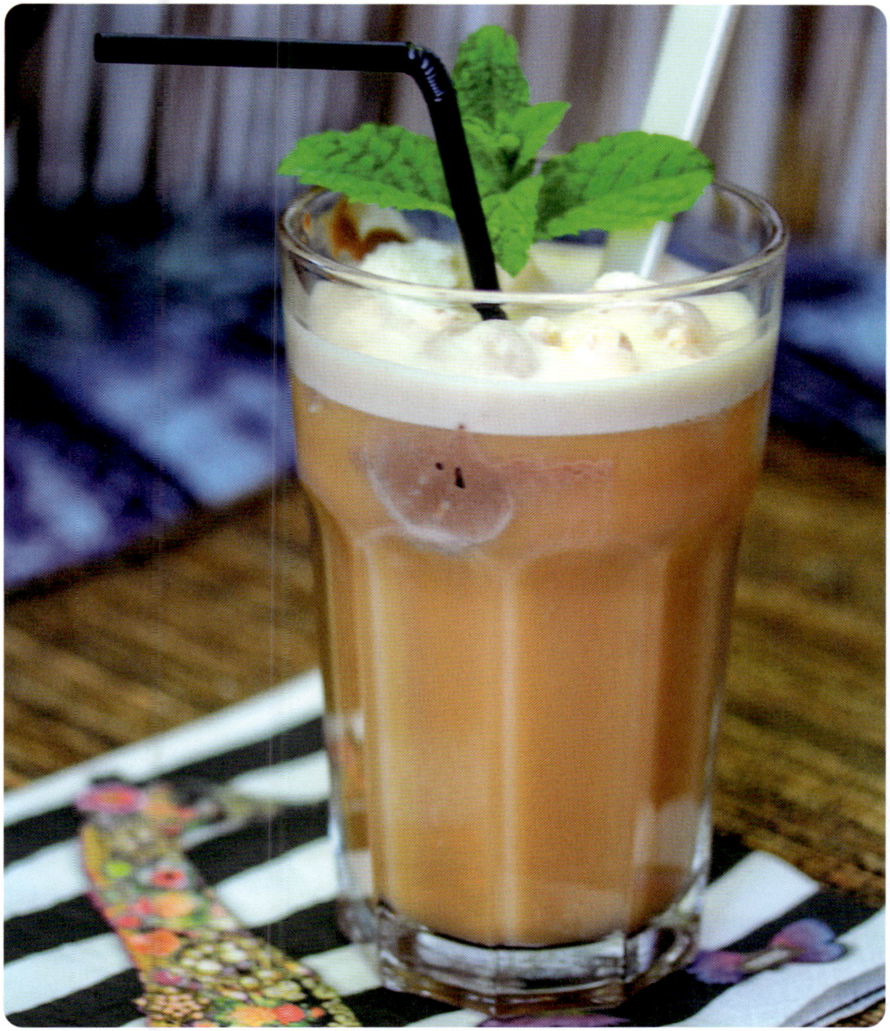

1 PORTION

150 ml kalter Rooibostee
100 ml Haferdrink Calcium
1 TL Ahornsirup
4–5 Eiswürfel
2 Kugeln veganes Eis auf Reisbasis (Vanille/Schoko)
frische Minzblätter

Inspiriert zu diesem Rezept wurde ich im Sommer durch die Eiscafés, meine Lust auf einen kalten Eiskaffee an einem extrem heißen Tag, den es nirgends vegan gab. Meine Überlegung war sofort: Was macht die schwangere Frau, die auf Koffein verzichten möchte?

Koffeinfreier Kaffee geht natürlich auch. Aber was schmeckt noch? Der Rooibostee hat keine Kontraindikation für Schwangere und eignet sich bestens für diesen erfrischenden Dessertdrink.

ICED ROOIBOS SUMMER DRINK

Calcium, Protein, sekundäre Pflanzenstoffe

Rooibostee nach Anleitung kochen und abkühlen lassen.

Mit der Hafermilch und dem Ahornsirup im Blender vermischen.

Eiswürfel und veganes Eis hinzugeben, mit frischen Minzblättern dekorieren. Mit einem Löffel und einem Strohhalm servieren.

Desserts & Gebäck

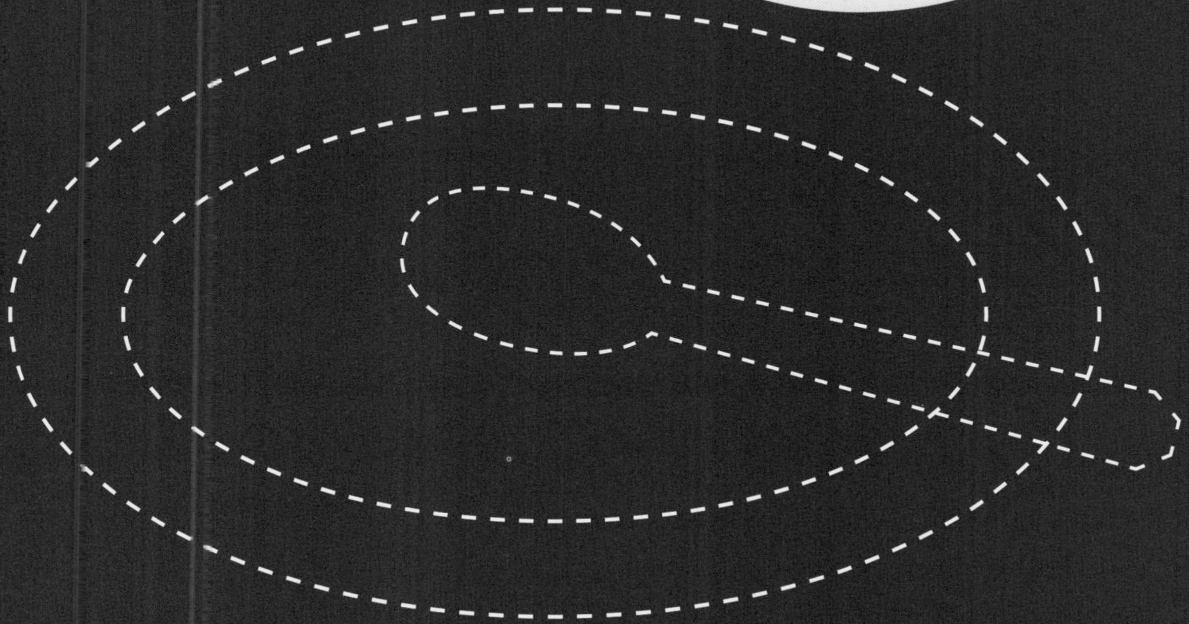

4-6 PORTIONEN

250 g Erdbeeren
150 g Blaubeeren
3 EL Sojajoghurt
400 g Sojaquark
1 EL Reissirup
1 EL Ahornsirup
2 Msp. Bourbonvanille
50 ml Rooibostee (alternativ Gerstenmalzkaffee)
2 TL Kakaopulver
1 TL Baobab-Pulver
250 g vegane Haferkekse
Sojaschlagsahne

<30 +

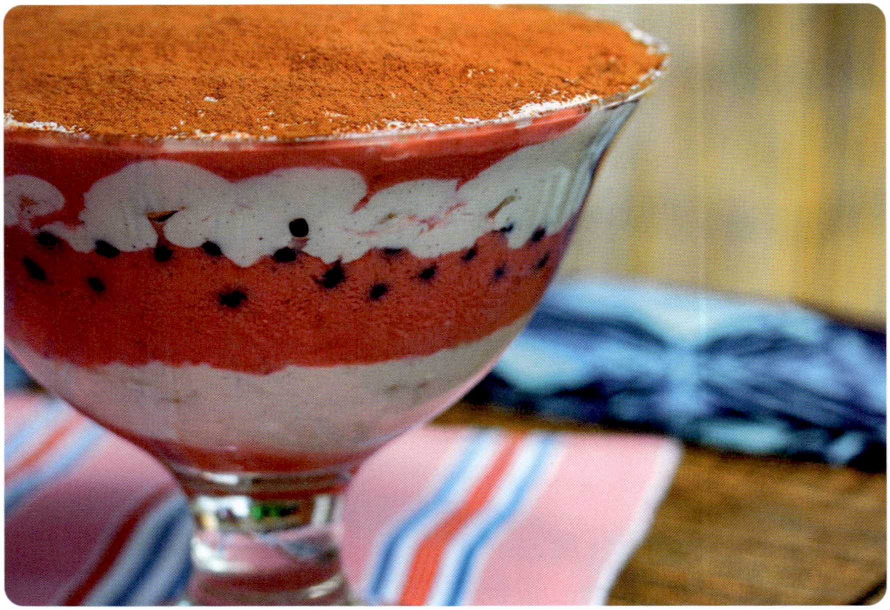

BEEREN-TIRAMISUPER

Protein, Folat, Eisen, Zink, Vitamine C und E

Erdbeeren und Blaubeeren gründlich waschen. Erdbeeren mit 3 EL Sojajoghurt pürieren. Sojaquark mit Reis- und Agavensirup sowie der Vanille gründlich verrühren. Rooibostee oder Gerstenmalzkaffee zubereiten. Diese Mischung sollte recht stark sein.

In einer Schüssel die Zutaten (außer Sahne und Kakao/Baobab) abwechselnd schichten. Die Kekse jeweils mit Rooibostee oder Gerstenmalzkaffee bepinseln. Darauf achten, dass die Kekse ausreichend mit Erdbeercreme oder Quark bedeckt sind, damit sie sich vollsaugen können und weicher werden.

Kakao- und Baobab-Pulver mischen. Aufgeschlagene Sojasahne auf der letz- ten Schicht verteilen und mit der Kakao-Baobab-Mischung (vorher durch ein kleines Sieb streichen) gleichmäßig auf der „Sahne" verteilen.

Das Tiramisuper sollte einige Stunden oder am besten über Nacht im Kühlschrank ziehen.

Dieses Rezept ist nicht nur eine leckere Sünde, sondern versorgt dich beim Naschen sogar mit einigen Nährstoffen. Es lässt sich super vorbereiten und ist toll für Geburtstage oder sonstige feierliche Anlässe.

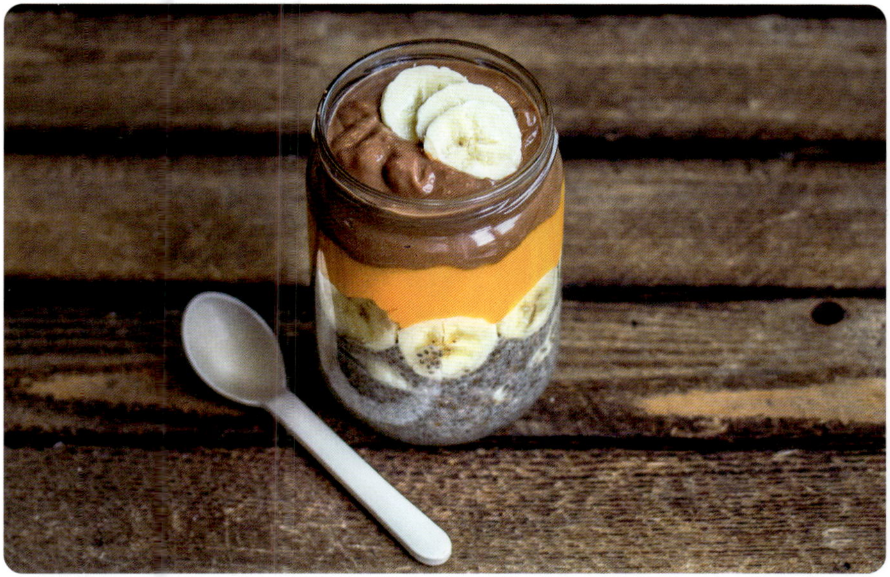

TROPICAL CHIA DREAM

Calcium, Magnesium, Omega-3-Fettsäuren

Mandeldrink mit Chiasamen mischen und einige Minuten regelmäßig rühren, da die Chiasamen am Anfang gern zusammenkleben. Sobald sie begonnen haben, gut aufzuquellen, Agavendicksaft und Zimt dazugeben und die Mischung 1–2 Stunden in den Kühlschrank stellen.

Die Mango schälen, das Fruchtfleisch vom Kern lösen und pürieren.

Avocado halbieren und das Fruchtfleisch einer halben Avocado mit Datteln, Agavendicksaft, Kakaopulver und Mandeldrink pürieren. Die Banane in Scheiben schneiden und alle Zutaten abwechselnd in Gläser schichten.

Das aus den Maya-Sprachen stammende Wort „Chia" bedeutet „Stärke". Chiasamen fördern die Leistungsfähigkeit des Gehirns, liefern lang anhaltende Energie, unterstützen die Verdauung, sind sättigend, stärken das Herz und schützen vor Hautalterung. Die starken Samen enthalten so viele Nährstoffe und Eigenschaften, dass sie eine positive Wirkung auf den Bewegungsapparat, das Herz-Kreislauf-System, das Verdauungssystem, das Gehirn, den Energiestoffwechsel sowie unsere DNA haben. Durch ihre hohe Nährstoffdichte helfen sie dem Körper zugleich dabei, gesundes Gewebe aufzubauen, was sich förderlich auf die Heilung von Wunden auswirkt und für Frauen in der Schwangerschaft und Stillzeit nützlich ist. >> www.chia-samen.info

4 PORTIONEN ALS DESSERT ODER 2 ALS FRÜHSTÜCK

Für den Chiapudding
300 ml Mandeldrink
4 EL Chiasamen
3 EL Ahornsirup
½ TL gemahlener Zimt

Für die Mangocreme
1 Mango

Für die Schokocreme
½ Avocado
2 Datteln, entsteint
1 EL Ahornsirup
2 TL Kakaopulver
100 ml Mandeldrink

Außerdem
1 Banane

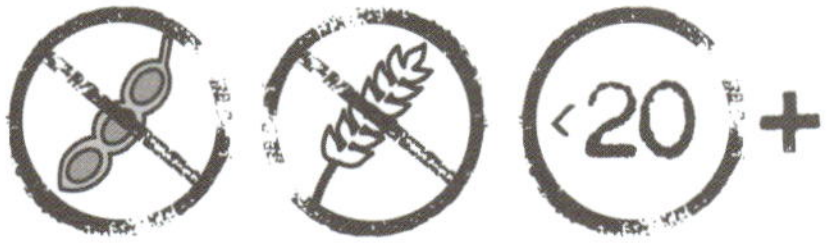

2–4 PORTIONEN

70 g Zartbitterschokolade
2–3 Avocados
125 g Kokosjoghurt
1 reife Banane
5 Datteln, entsteint
1 TL Bourbonvanille
1 TL Baobab-Pulver
2 EL Kakaopulver
20 g Kokosflocken
1 EL Ahornsirup
Physalis oder Mango

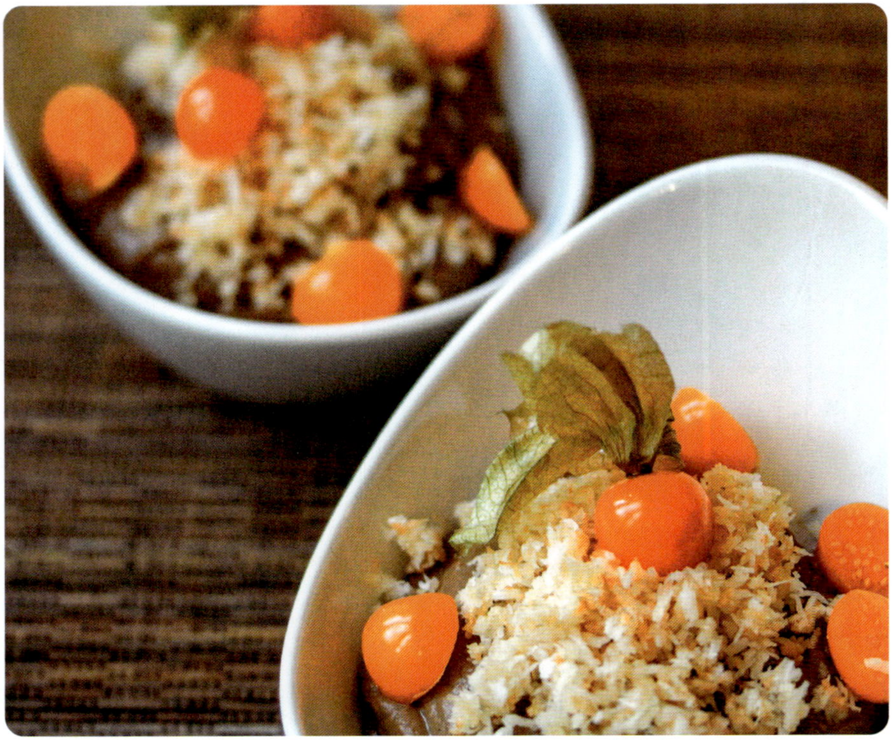

SCHOKOTRAUM

Nährstoffbombe

Die Zartbitterschokolade im Wasserbad schmelzen. Die Avocados halbieren, entkernen und das Fruchtfleisch herauslösen. Kokosjoghurt, Banane, Datteln, Vanille, Baobab- und Kakaopulver hinzufügen und alles cremig pürieren. Geschmolzene Zartbitterschokolade dazugeben und nochmals pürieren. 30 Minuten im Kühlschrank kalt stellen.

Die Kokosflocken in einer kleinen Pfanne ohne Fettzugabe anrösten und mit dem Ahornsirup karamellisieren. Schokotraum in kleinen Gläsern oder Schälchen anrichten und mit den Flocken und dem Obst garnieren.

Sowohl Bananen als auch Avocados und Kokosnüsse sind Lebensmittel, mit denen allein man schon eine Weile überleben könnte. In dieser Kombination wird ein Dessert zu einem wertvollen Nahrungsmittel und ist immer eine Sünde wert. Wer keinen guten Mixer hat, kann anstelle der Datteln auch Dattelsirup verwenden. Allerdings schneiden die echten Datteln, was die Nährstoffe angeht, besser ab.

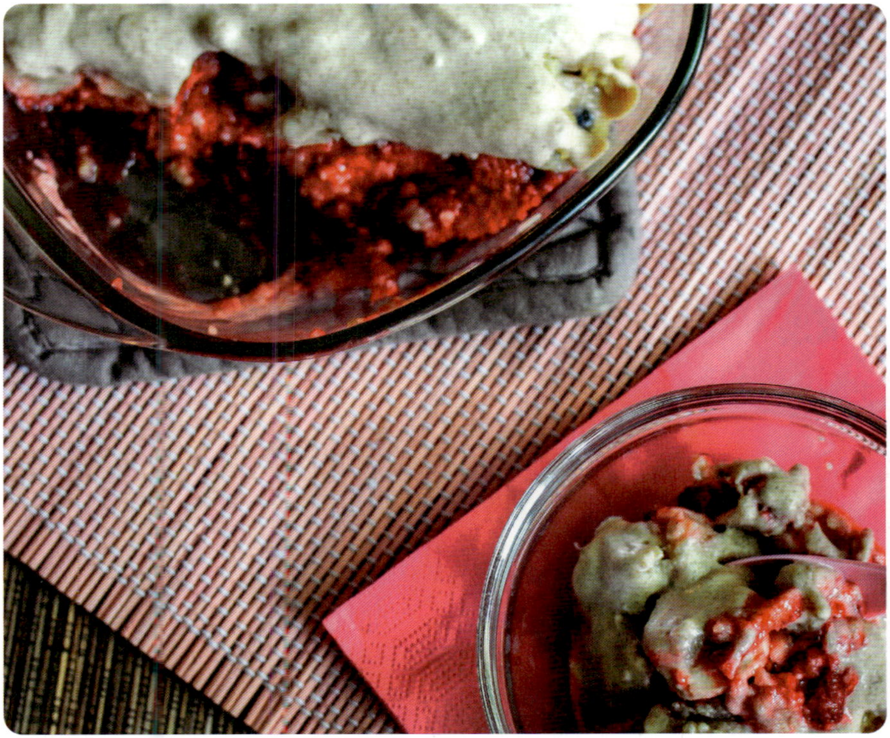

2 PORTIONEN

Für die Hirse
80 g Hirse
180 ml Mandeldrink
1 Msp. Bourbonvanille
1 Prise Salz
40 g Ahornsirup
1 TL Johannisbrotkernmehl
etwas Alsan zum Einfetten

Für die Füllung
180 g Himbeeren
1 Banane

Für die Mandelsauce
50 g Mandelkerne
2 TL Baobab-Pulver
20 g Ahornsirup
2 Datteln, entsteint
1 Msp. Bourbonvanille

SÜNDIGER HIRSEAUFLAUF

Eisen, Calcium

Mandelkerne über Nacht einweichen und dann das Einweichwasser weggießen. Hirse waschen, bis das Wasser klar ist, und mit einer Mischung aus dem Mandeldrink und 130 ml Wasser aufkochen. Vanille und Salz dazugeben und 15–30 Minuten köcheln lassen (je nach Sorte Kochzeit beachten).

Den Backofen auf 180 °C vorheizen. Himbeeren waschen, die Banane schälen und in Scheiben schneiden.

Ahornsirup und Johannisbrotkernmehl unter die Hirse rühren. Die Hälfte der Hirse in eine kleine gefettete Auflaufform füllen, mit Bananen und Himbeeren belegen, restliche Hirse darauf verteilen und 20 Minuten in den Backofen stellen.

Für die Mandelsauce die Mandeln mit den restlichen Zutaten und 150 ml Wasser cremig pürieren. Den noch warmen Hirseauflauf mit der Mandelsauce servieren.

Dieses Gericht enthält vor allem Mineralien wie Eisen, das in der Hirse, den Datteln, den Mandeln und im Baobab-Pulver enthalten ist. Da der Vitamin-C-Gehalt durch das Backen sinkt, ist es in diesem Fall empfehlenswert, ein Glas Vitamin-C-reichen Saft dazu zu trinken, um die Eisenaufnahme zu erhöhen.

12 STÜCK

250 g getrocknete schwarze Bohnen (alternativ 2 Dosen)
2 EL Kakaopulver
80 g glutenfreie Haferflocken
½ TL Salz
100 ml Rapsöl
50 g Ahornsirup
70 g Dattelsirup
5 Datteln, entsteint
2 TL Backpulver
1 TL Bourbonvanille
70 g Zartbitterschokolade
Puderzucker

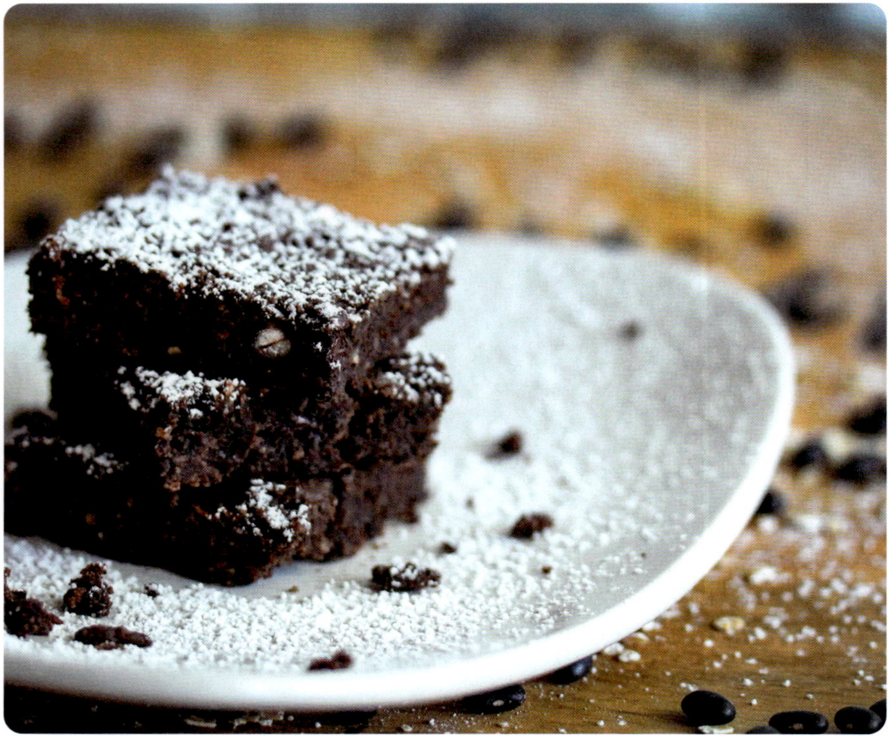

Dieses Rezept ist wieder ein Teil der Rubrik „gesunde Naschereien“, denn obwohl du schlemmst und Süßes futterst, versorgst du dich mit hochwertigem Protein und Eisen.

BLACK BEAN BROWNIES

Protein, Eisen

Bohnen mindestens 12 Stunden einweichen und dann 90–120 Minuten in ausreichend Wasser köcheln lassen. Bitte Packungsbeilage beachten und abweichende Einweich- und Kochzeiten berücksichtigen!
Wenn es schneller gehen soll, Bohnen aus der Dose gut abbrausen.

Den Backofen auf 180 °C vorheizen. Die Bohnen abgießen und abtropfen lassen. Mit Kakaopulver, Haferflocken, Salz, Rapsöl, Ahornsirup, Agavendicksaft, Datteln, Backpulver und Vanille pürieren. Die Zartbitterschokolade in kleine Stücke hacken und unterheben.

In eine Brownie-Form oder rechteckige Auflaufform (etwa 20 × 28 cm) füllen und glatt streichen. 15–18 Minuten im vorgeheizten Ofen auf der mittleren Schiene backen. Brownies aus dem Backofen nehmen und abkühlen lassen; sie werden erst beim Abkühlen fest. Danach nach Belieben mit Puderzucker bestäuben.

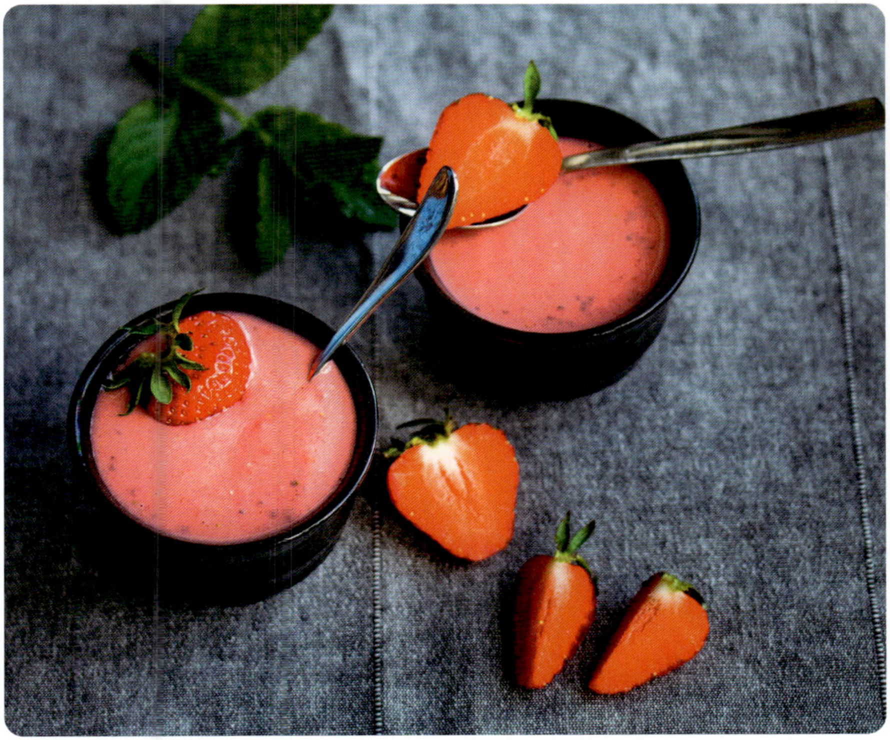

2–3 PORTIONEN

1 EL Chiasamen
300 g Erdbeeren
½ Banane
1 EL Zitronensaft
25 g weißes Mandelmus
1 Msp. Bourbonvanille

ERDBEER-CHIA-CREME

Folat, Omega-3-Fettsäuren, Calcium

Chiasamen mit 4–5 EL Wasser vermischen, gut umrühren und etwa 15 Minuten quellen lassen.

Währenddessen die Erdbeeren waschen und den Stielansatz entfernen.

Erdbeeren mit Banane, Zitronensaft, Mandelmus und Vanille pürieren. Chiasamen hinzufügen und gut vermischen.

Erdbeeren – unser heimisches Superfood – verwandeln sich mit Chiasamen und Mandelmus in ein schmackhaftes Nährstoffbombendessert. Das schmeckt natürlich auch als Frühstück oder Snack zwischendurch und wird auch von Kindern gern gegessen.

2 BLECHE

1 reife Banane
80 g Mandelkerne
150 g Kokosmehl
100 g Kokosblütenzucker
150 g Kokosöl
4 EL Kakaopulver
3 g Kalziumalge*
1 TL Bourbonvanille
1 ½ TL Natron

* Erhältlich von Pure Raw.

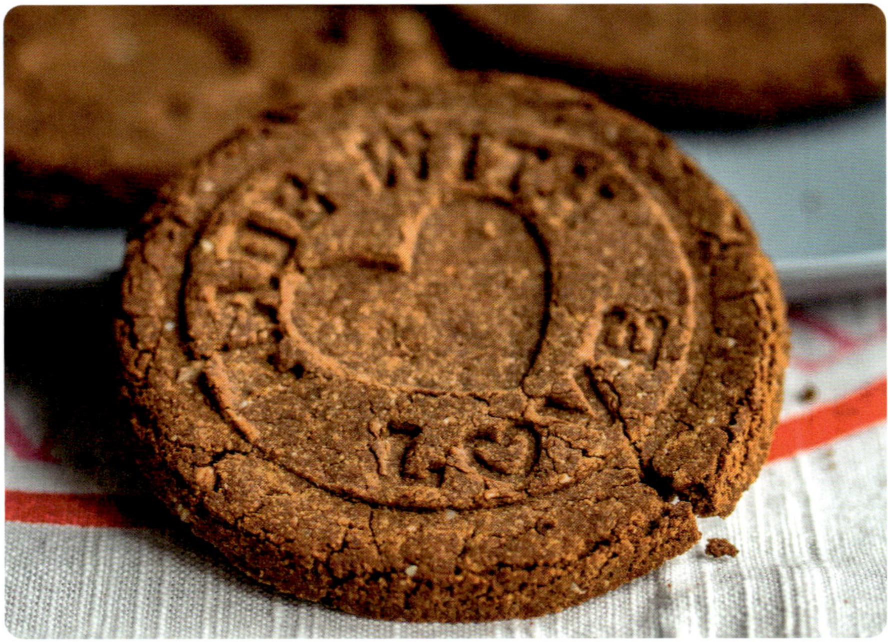

DOUBLE K'S

Protein, Magnesium, Eisen, Zink, Calcium, Vitamin B2

Den Backofen auf 160 °C vorheizen. Banane mit einer Gabel zerdrücken, Mandelkerne mahlen, mit allen anderen Zutaten mischen und mit den Händen gründlich verkneten.

Eine apfelgroße Menge Teig zu einem Ball formen, auf einem großen Küchenbrett mit einem kleinen Nudelholz ausrollen und die gewünschte Form ausstechen. Fortfahren, bis der komplette Teig verarbeitet ist. Auf einem mit Backpapier ausgelegten Backblech verteilen und 10 Minuten backen.

Dieses Rezept ist sehr gut für Schwangere und Stillende geeignet. Kokosmehl, Kokosblütenzucker und Mandeln beeinflussen den Blutzuckerspiegel kaum, da sie sehr ballaststoffreich und gleichzeitig kohlenhydratarm sind. Außerdem enthält Kokosmehl keine Phytinsäure, wodurch die Aufnahme der reichlich vorhandenen Mineralien nicht behindert wird. Kokosmehl enthält außerdem alle acht essenziellen Aminosäuren und ist basisch. Insbesondere der Ballaststoffreichtum kommt deiner Verdauung in der Schwangerschaft zugute. Im Optimalfall weichst du die Mandeln über Nacht ein und trocknest sie im Dörrgerät wieder. Als schnellere Alternative kannst du die Mandeln auch in einer beschichteten Pfanne ohne Fettzugabe anrösten, bevor du sie mahlst.

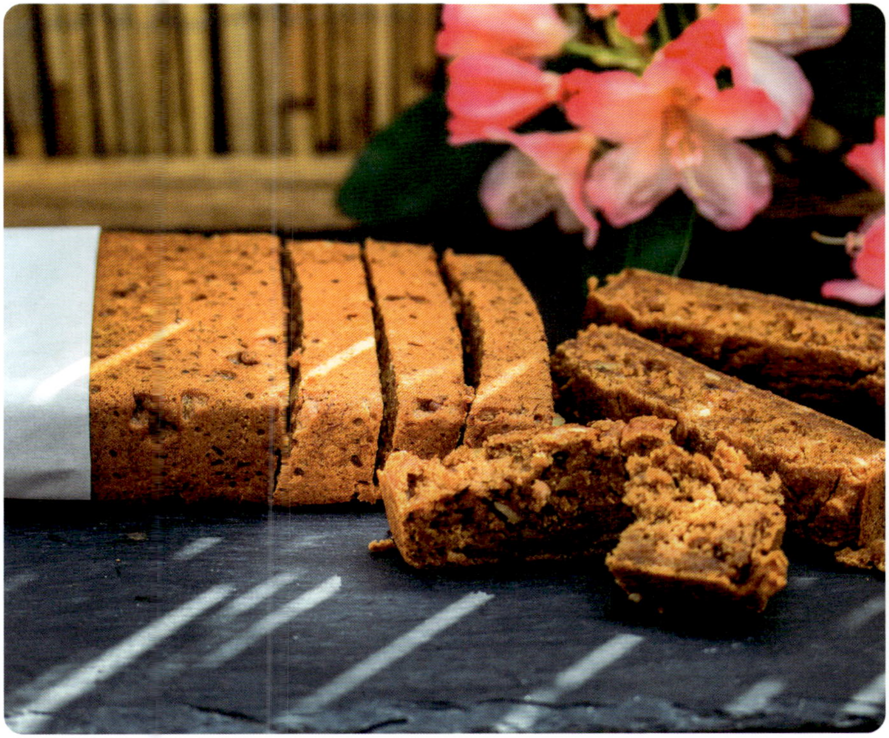

2 PORTIONEN

- 70 ml Haferdrink
- 1 EL Essig
- 300 g Dinkelvollkornmehl
- 1 ½ TL Natron
- ½ TL Salz
- 1 EL Baobab-Pulver
- 1 TL Bourbonvanille
- 70 g Walnusskerne
- 3 reife Bananen
- 1 EL Dattelsirup
- 80 g Kokosblütenzucker
- 100 g Kokosöl

Tuning-Tipp

50 g Kakaonibs (alternativ Zartbitter-Schokostreusel)

BANANENBROT

Protein, Magnesium

Den Backofen auf 180 °C vorheizen. Eine Kastenform einfetten oder eine Silikonform nutzen.

Den Haferdrink mit dem Essig mischen und beiseitestellen. Mehl, Natron, Salz, Baobab-Pulver und Vanille mischen. Walnusskerne klein hacken. Die Bananen mit einer Gabel zerdrücken und den Dattelsirup unterrühren. Diese Mischung mit dem Kokosblütenzucker und den Walnüssen unter das Mehl heben.

Das Kokosöl mit der Haferdrink-Essig-Mischung unter den Teig rühren. Den Teig in die Form füllen und etwa 35–40 Minuten im Backofen backen.

Dieses Bananenbrot schmeckt auch sehr lecker zum Frühstück und ist deshalb ideal für ein Brunchbuffet.

1 KUCHEN/TORTE ODER
12 CUPCAKES/MUFFINS

Für den Boden
300 ml Haferdrink
2 EL Essig
300 g Dinkelvollkornmehl
210 g Rohrohrzucker
65 g Kakaopulver
50 g Kakaonibs
1 reife Banane, zerdrückt
1 TL Bourbonvanille
2 TL Natron
120 g Kokosöl

Für die Creme
100 g Zartbitterblockschokolade
1 Avocado
5 Datteln, entsteint
1 Banane
½ TL gemahlene Vanille

Alternativ
Puderzucker

<20+

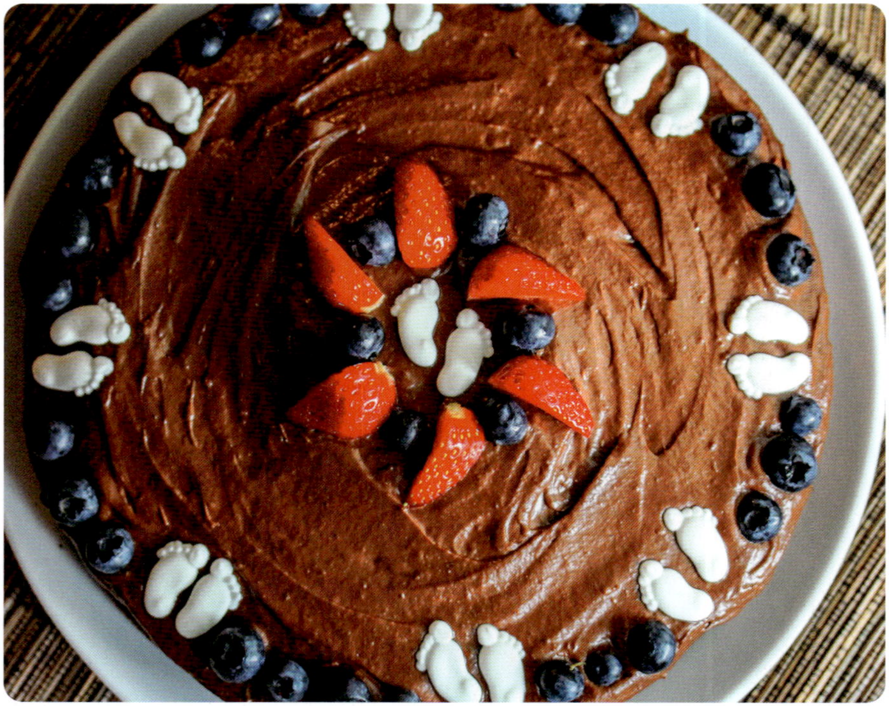

4-in-1-SCHOKOKUCHENTORTE FÜR BESONDERE ANLÄSSE

Eisen, Zink, Magnesium, Vitamine B2 und B6

Den Backofen auf 180 °C vorheizen. Für den Boden Haferdrink und Essig mischen und beiseitestellen. Restliche Zutaten in eine Rührschüssel geben und mit der Haferdrinkmischung zu einem glatten Teig verrühren (Kokosöl eventuell vorher schmelzen lassen).
Backpapier auf den Boden einer Springform legen und zwischen Boden und Rand einklemmen. Überflüssiges Backpapier grob abschneiden. Den Teig einfüllen, glatt streichen und im vorgeheizten Ofen 35–40 Minuten im unteren Drittel des Backofens backen. Kuchen in der Form abkühlen lassen, schließlich mit einem Messer vorsichtig den Rand lösen und aus der Springform nehmen.
Die Zartbitterblockschokolade in einem Wasserbad schmelzen. Die anderen Zutaten mit einem Pürierstab cremig pürieren und zuletzt die geschmolzene Schokolade gründlich unterrühren. Die Masse zum Abkühlen mindestens 30 Minuten in den Kühlschrank stellen. Vor dem Anrichten die Creme gleichmäßig auf dem Kuchen verteilen und wie gewünscht dekorieren.

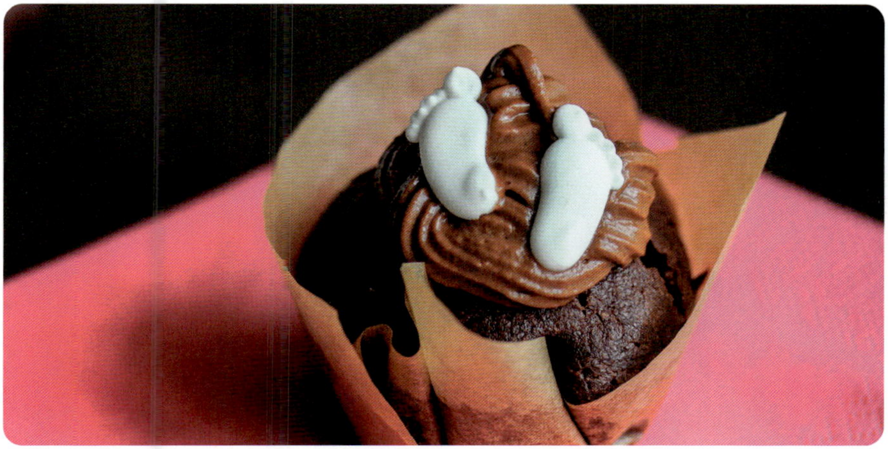

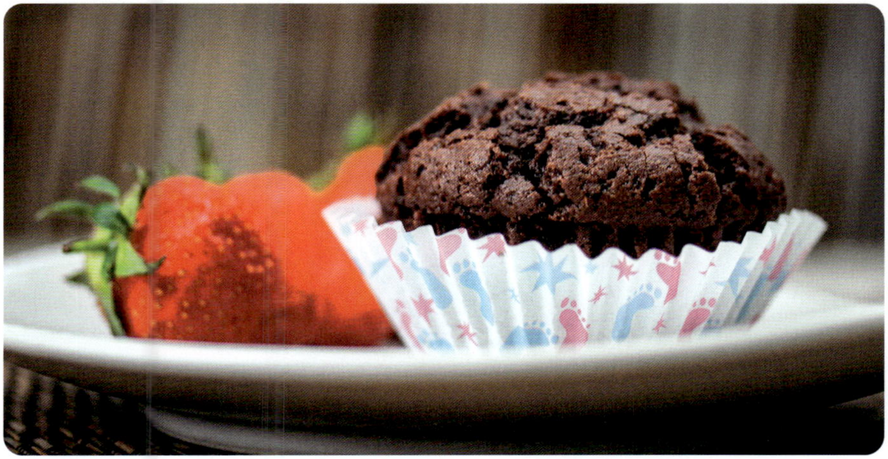

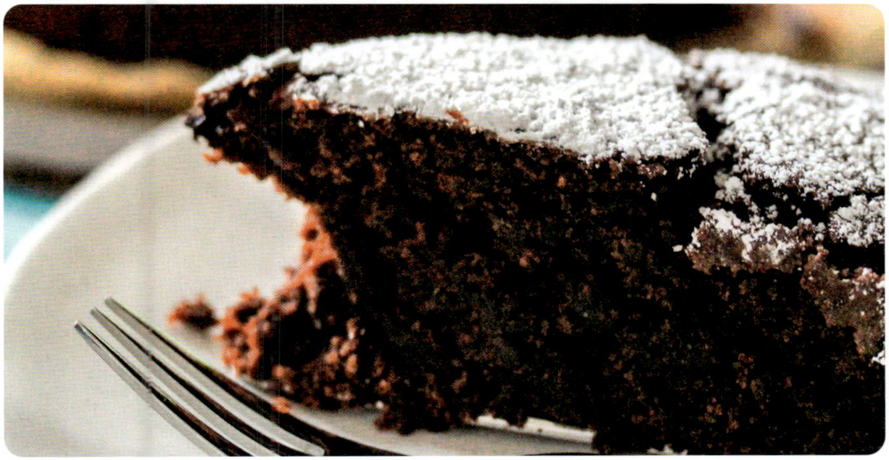

Ideal für Baby-Shower-Party, Taufe, den ersten Geburtstag ... Süße unkitschige Dekore gibt es bei:

>> www.babybellyparty.de/backzubehoer

4 in 1:

Ein Rezept für vier leckere Naschereien: Schokokuchen, Schokotorte, Muffins oder Cupcakes.

Bitte beachten: Auch Schokolade enthält Koffein. Wenn du also gern schlemmen möchtest, beachte die Koffeinmenge in Relation zu deiner am Tag aufgenommenen Koffeingesamtmenge. Außerdem hast du damit eine tolle Möglichkeit, nicht nur zu schlemmen, sondern sogar ein gutes Gewissen zu haben.

Kuchen und Creme lassen sich super am Vortag vorbereiten und können am nächsten Tag dekoriert werden.

Bei den Muffins verkürzt sich die Backzeit auf 15–20 Minuten.

2 PORTIONEN

250 g Sojajoghurt Natur
25 g gepuffte Quinoa
½ TL Bourbonvanille
½ TL gemahlener Zimt
2 EL Ahornsirup
1 EL DHA-angereichertes Leinöl
1 EL Zitronensaft
20 g ungesüßte Cornflakes
100 g Melone
100 g Ananas

Regionale Variante
Beeren der Saison

Wintervariation
Orange und Banane

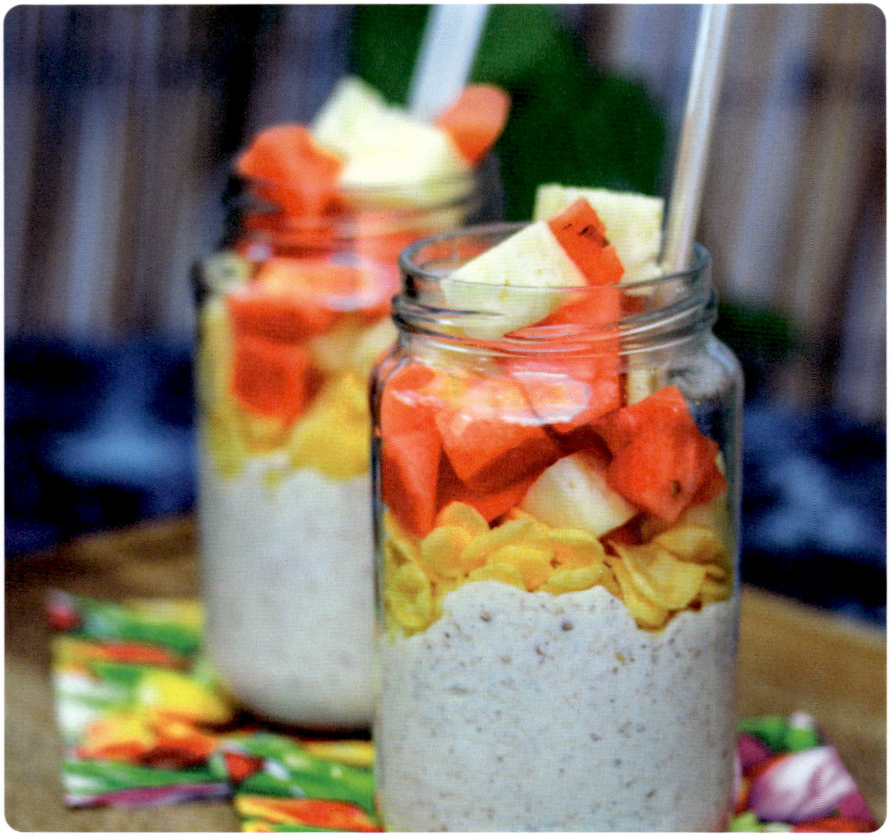

SOMMERDESSERT

Protein, Vitamin C, Omega-3-Fettsäuren, DHA

Sojajoghurt mit Quinoa, Vanille, Zimt, Ahornsirup, Leinöl und Zitronensaft mischen. Melone und Ananas in kleine Würfel schneiden.

Alle Zutaten in einem Glas abwechselnd schichten: Joghurt, Cornflakes und Obst.

Dieses Rezept eignet sich auch wunderbar für ein herrliches Sommerfrühstück und schmeckt der ganzen Familie.
Achtung: Ahornsirup aufgrund einer möglichen Belastung mit Clostridium-botulinum-Erregern bitte erst Kindern ab einem Jahr geben. Die Erreger sind zwar extrem selten, aber aufgrund einer hohen Sterblichkeit sollte Ahornsirup (genau wie Honig) im ersten Lebensjahr vermieden werden.

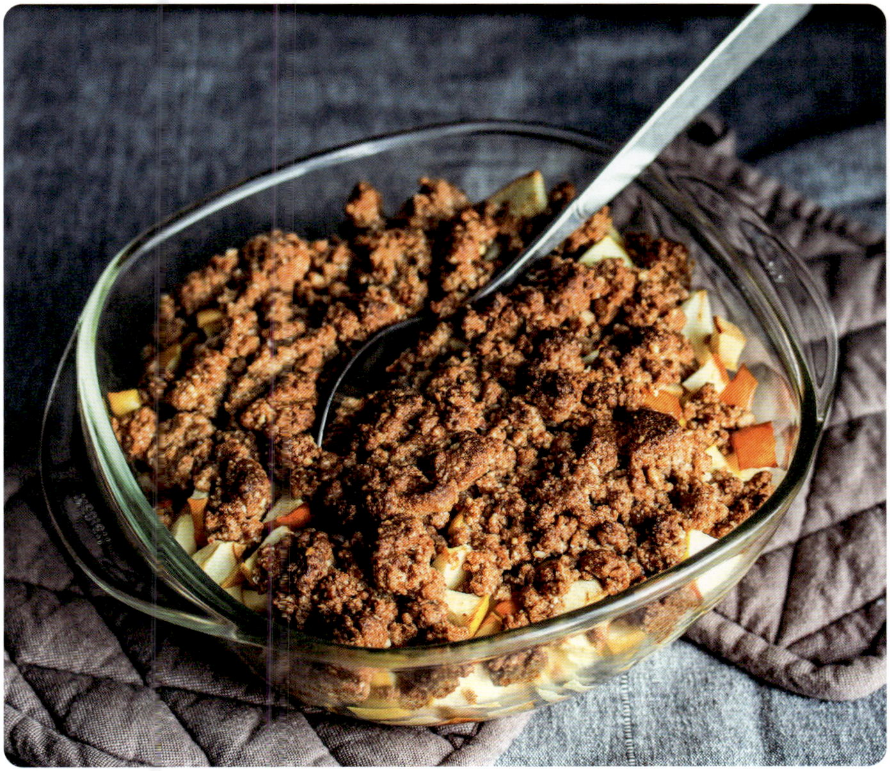

4 PORTIONEN

600 g Äpfel
100 g Mandelkerne, gemahlen
50 g Buchweizenmehl
60 g Kokosblütenzucker
½ TL Bourbonvanille
70 g Margarine (z. B. Vegan Block)

<30

APPLE CRUMBLE

Protein, Calcium, Magnesium, Vitamin B2

Den Backofen auf 180 °C vorheizen. Die Äpfel waschen, in kleine Würfel schneiden und in eine Auflaufform geben. Mandeln mit Buchweizenmehl, Kokosblütenzucker und Vanille mischen.

Die Alsan vorsichtig schmelzen oder sehr weiche Alsan verwenden. Mit einem großen Löffel mit den anderen Zutaten mischen, sodass die Krümel beziehungsweise typischen Streusel entstehen. Diese über die Äpfel geben und im vorgeheizten Backofen etwa 20–25 Minuten backen.

Ein tolles Rezept für den schnellen Kuchenhunger zwischendurch, da alle Zutaten oft im veganen Haushalt vorrätig sind. Nicht nur lecker, sondern gesundheitlich absolut vertretbar. Das Buchweizenmehl schmeckt man in dieser Kombination nur dezent heraus, sodass auch Buchweizenskeptiker üblicherweise auf ihre Kosten kommen.

2–3 PORTIONEN

- 3 Bananen
- 35 g Kakaobutter
- 50 g weißes Mandelmus
- 1 TL Bourbonvanille
- 8 g Dattelsirup
- 2 EL Zartbitter-Schokostreusel

BANANEN-MANDEL-EIS

Protein, Magnesium, Calcium, Kalium

Bananen in Scheiben schneiden. In einer Dose im Tiefkühlschrank einfrieren.

Die Kakaobutter in einem heißen Wasserbad schmelzen lassen.

Gefrorene Bananenscheiben mit geschmolzener Kakaobutter, Mandelmus, Vanille und Dattelsirup in einem Hochleistungsmixer pürieren, Zartbittter-schokostreusel unterheben und das Eis sofort servieren.

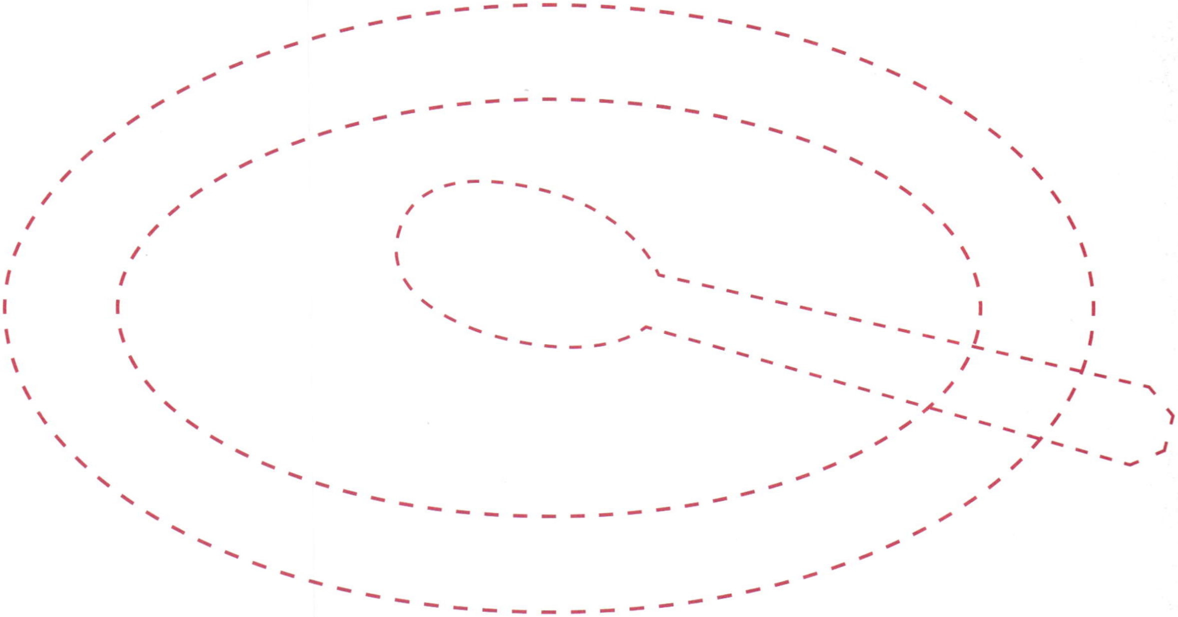

Ich friere regelmäßig reife Bananen, die ich zu viel eingekauft habe, auf Vorrat ein. So kann ich jederzeit superschnell ein leckeres Dessert zaubern und die Tiefkühlzeit entfällt.

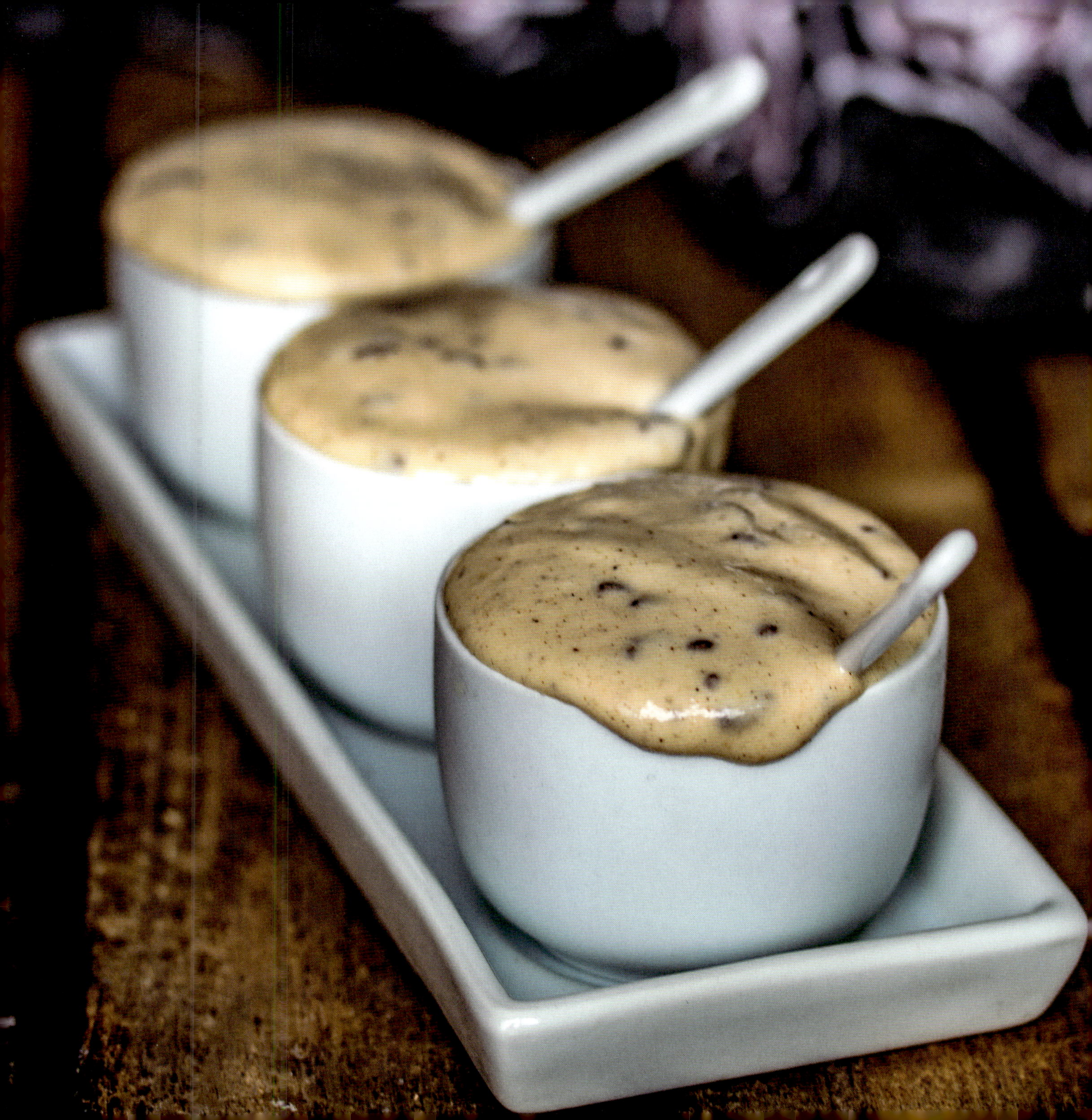

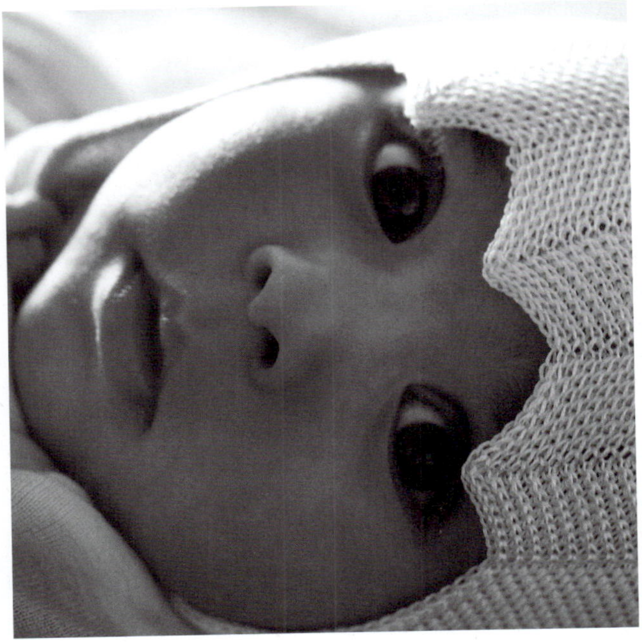

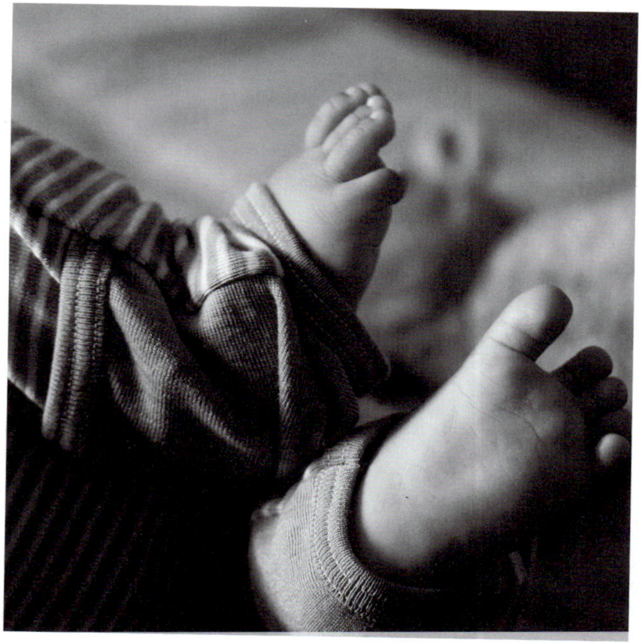

„DIE KINDER SIND DIE WIRKLICHEN LEHRMEISTER

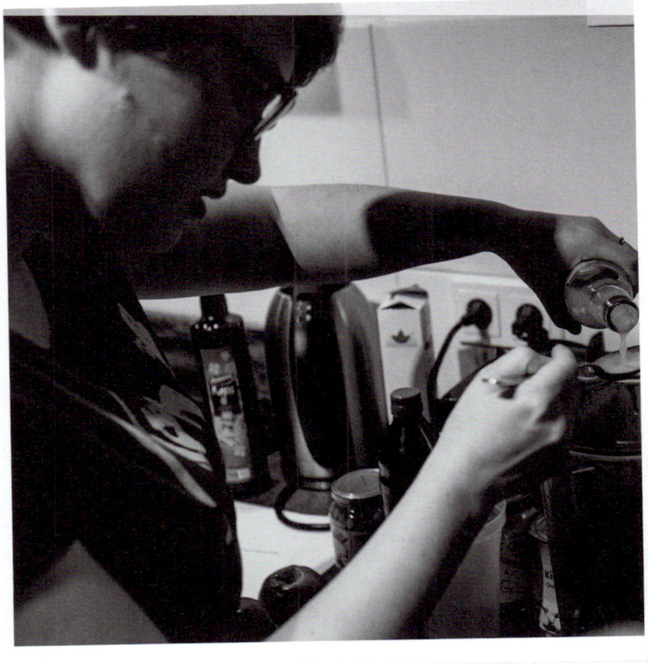

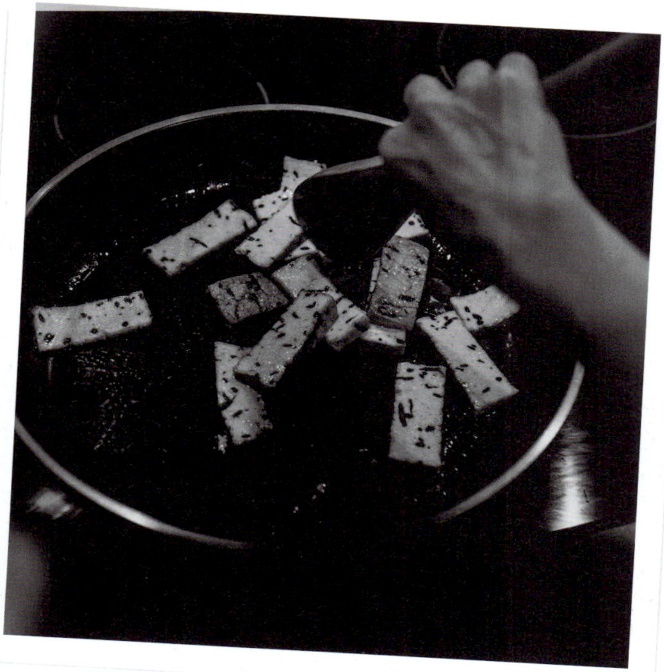

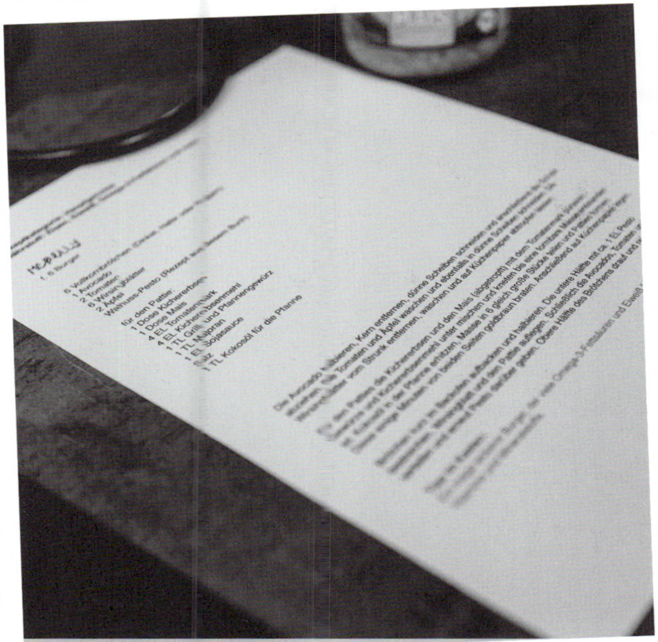

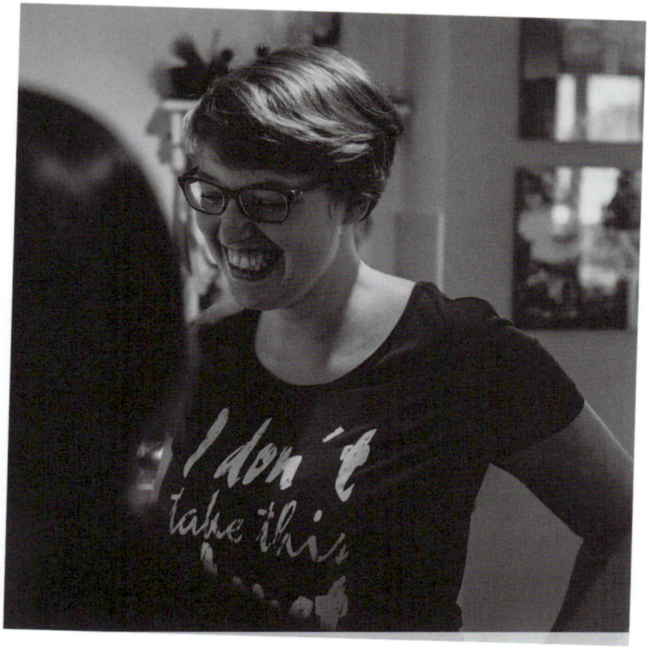

DER MENSCHHEIT" Peter Rosegger

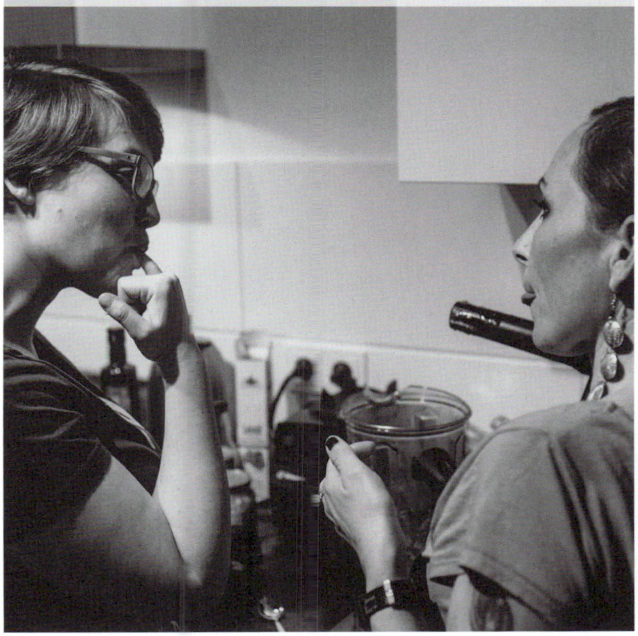

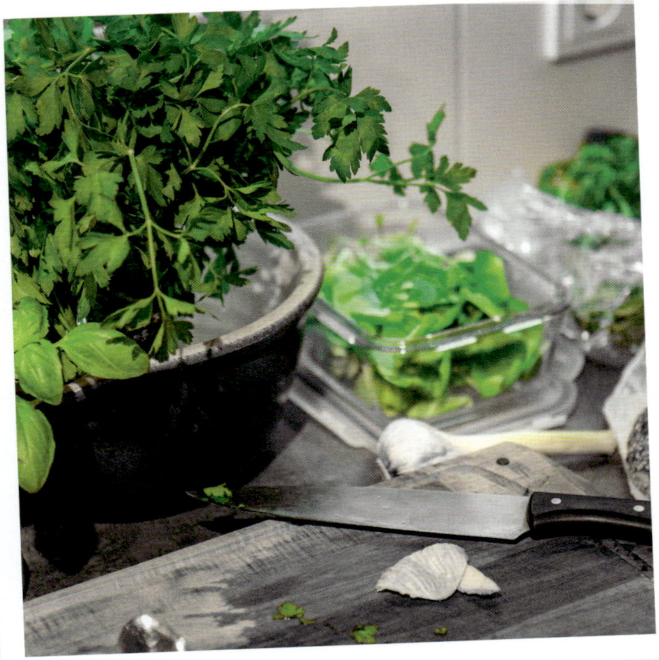

Danksagung Carmen

Über die Realisierung meines Buchprojekts, dessen Umfang ich anfangs doch „leicht" unterschätzt hatte, freue ich mich wahnsinnig. In den vergangenen drei Jahren gab es häufiger Momente, in denen ich anfing zu zweifeln, ob ich das als Alleinerziehende schaffen kann. Die investierte Zeit, neben dem Aufbau meiner selbstständigen Tätigkeit als Ernährungsberaterin für vegane Familien, nahm teilweise überhand. Und zu viele Verlage hatten kein Interesse an einem solchen Nischenbuch, was mich oft frustrierte, aber nicht bremsen konnte.

Umso mehr möchte ich an dieser Stelle von ganzem Herzen Karo vom GrünerSinn-Verlag danken. Sie war sofort Feuer und Flamme und unterstrich die Wichtigkeit dieses Projekts. Vielen Dank an das ganze Verlagsteam – ihr seid großartig!

Außerdem möchte ich meiner lieben Co-Autorin Sarah danken, die mich fachlich so toll ergänzt hat und außerdem bei der Verlagssuche schließlich erfolgreich war. Die Arbeit mit dir hat echt Spaß gemacht.
Vielen Dank auch für die Batterie an Vego-Riegeln, die du mir des Öfteren als Dankeschön-Bücher-Leihgebühr geschickt hast. Sie haben jeweils nicht lange überlebt.

Ein riesiger Dank geht an Angela Schneider, deren Fachmeinung du im Buch zum Thema „Yoga in der Schwangerschaft/Rückbildung" lesen konntest. Angela ist nicht nur meine Yogalehrerin, die ich während meiner Schwangerschaft kennenlernen durfte und die mich auch durch eine schwere Zeit begleitet hat, sondern auch eine wunderbare Grafikerin und Freundin. Als Veganerin war sie gleich begeistert von dem Buchprojekt und ich konnte sie in Abstimmung mit Karo für die Gestaltung gewinnen. Sie ist maßgeblich für dieses tolle Layout verantwortlich. Ich werde immer gern an unsere vielen gemeinsamen Stunden beim Buchsatz zurückdenken.

Ein weiterer Dank geht an meine Familie – allen voran an meine Mutter. Sie hat mich immer wieder ermutigt und mir vor allem durch ihre finanziellen Überbrückungen den Freiraum geschaffen, mich auf dieses Buch zu konzentrieren. Anderenfalls hätte ich wohl noch ein paar Jahre mehr gebraucht.

Auch meinen Kindern danke ich, die immer wieder die Rezepte testen mussten, auf ihr Lieblingsessen verzichteten, weil Mama wieder etwas Neues ausprobiert hat. Ja, sie mussten es auch ertragen, wenn mal was kräftig in die Hose ging und eher weniger genießbar war.

Meine liebste Schwester Annika war meine fleißigste Rezepttesterin. Sie hat sogar ein Jahr in Marokko nach den Zutaten gesucht und mit einfachsten Möglichkeiten alles nachgekocht. Ich frage mich bis heute, wie sie das gemacht hat. Ich knutsche euch alle von ganzem Herzen!

Zuletzt kam Christopher ins Team. Er ist ein wundervoller Fotograf – natürlich selbst auch vegan – und hat das letzte Fotoshooting mit den Autorenfotos begleitet. Ich war so begeistert von ihm als Mensch und auch von seinen Bildern, dass ich ihn und den Verlag darum bat, er möge auch meinen Rezeptfotos noch einmal den letzten Schliff geben. Darüber hinaus gab er mir jede Menge wertvolle Tipps für einige der letzten Fotos. Lieben Dank an dich!

Beim Thema „Fotografie" möchte ich auch meine Freundinnen Solveig und Tanja erwähnen, die mich einmal schwanger und einmal mit Baby im Tragetuch fotografiert haben. Auch diese Fotos findest du im Buch. Danke an euch beide!

Ein Riesendank geht an Martin Kamma,
der das Vorwort schrieb, Solveig Carstens
für die Hebammenfachmeinung,
Anja Constanze Gaca für ihre
Fachmeinung als Hebamme
und IBCLS-Stillberaterin,
Michael Meyer-Jenin und
Eva Schabel für die Heil-
praktiker-Fachmeinung,
Dr. Florian Urlichs und
Dr. Micha Bitschnau
für die medizinischen
Fachmeinungen im
Bereich Gynäkologie
und Neonatologie
(Neugeborenenmedizin).

Ein weiterer Dank geht
an all die Unterstützer,
Mutmacher, Testesser,
Rezeptausprobierer und
-nachkocher, Erfahrungs-
berichtschreiber und
Sponsoren – kurz an alle,
die zu diesem wunderbaren
Buch beigetragen haben.
Das waren sehr viele Menschen
und ich kann leider nicht alle
namentlich erwähnen.
Du weißt es, wenn ich auch dich meine.

Und mein letzter Dank gilt dir, liebe Buchkäuferin
und liebe Leserin. Was wäre all die ganze Arbeit
ohne Menschen, die sie wertschätzen und lesen.
Danke an dich!

In Liebe
Carmen

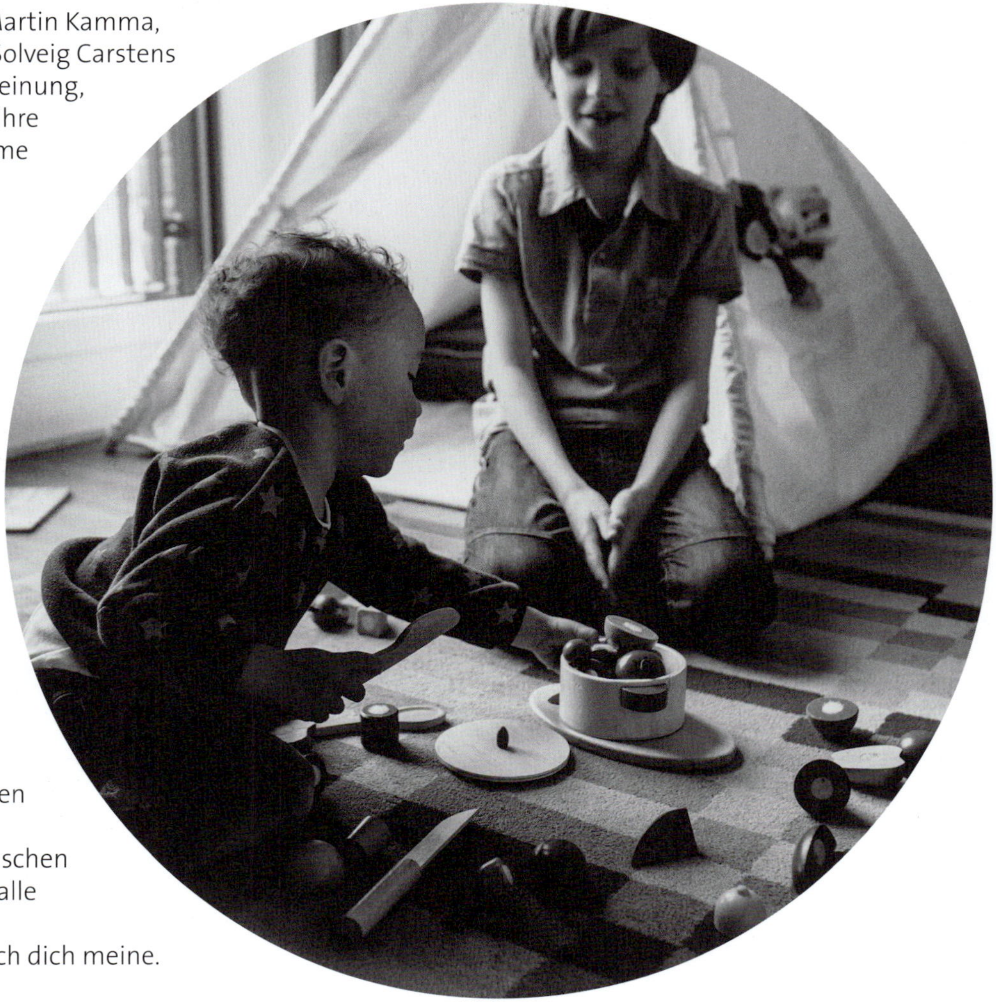

Danksagung Sarah

Mein Dank gilt vor allem Carmen, da sie mich für dieses schöne Projekt ins Boot geholt hat und mich mit ihrer unermüdlichen Arbeitsweise immer wieder inspiriert.

Karo und Angela gaben mir in unseren gemeinsamen Skype-Terminen spannende Einblicke in die Kunst, Bücher zu gestalten.
Es war eine Freude, mit euch zu arbeiten!

Ein großes Dankeschön geht an Daniel für seine Geduld und Unterstützung.

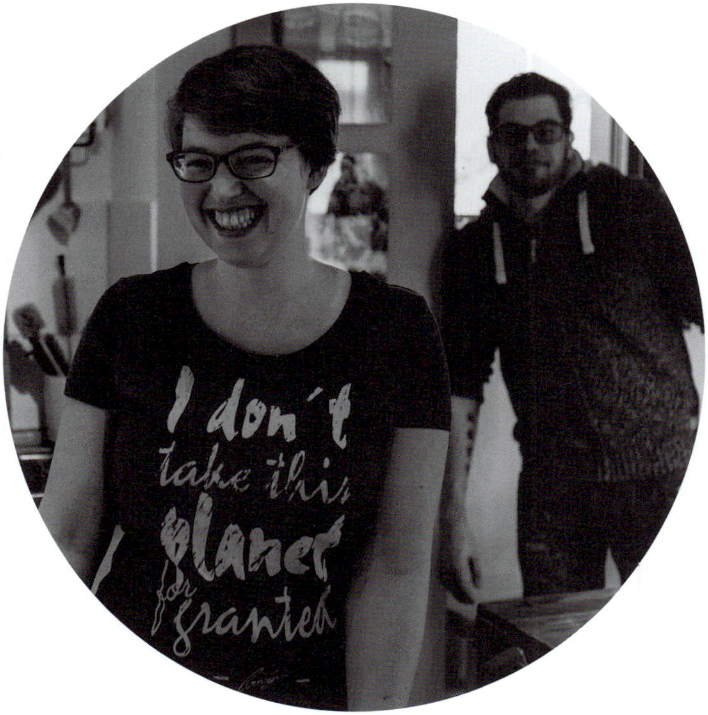

Wer schrieb was?

Inhalte von Carmen

- Die 10 Gebote der veganen Schwangerschaft/Stillzeit
- Die vegane Ernährungspyramide
- Bluttest und Kosten
- Gewürze, Kräuter und Tees in Schwangerschaft/Stillzeit
- Umgang mit Gelüsten, Schwangerschaftsbeschwerden und Ernährung
- Essen im Krankenhaus, Vorkochen für Krankenhaus und Wochenbett
- Sport und Entspannung in der Schwangerschaft, Rückbildung/Stillzeit
- Die vegane Stillzeit
- Über den richtigen Umgang mit Familie, Freunden und Fachleuten
- Rezeptteil

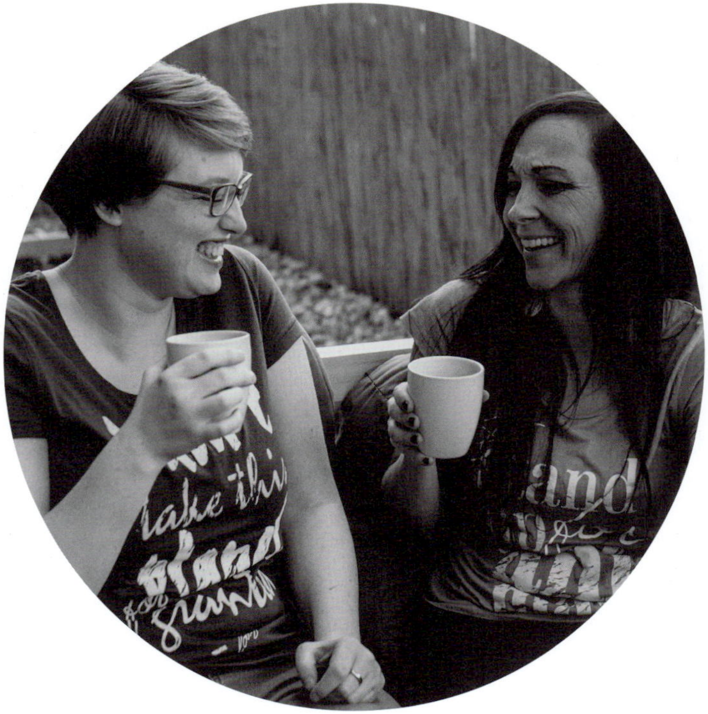

Inhalte von Sarah

- Einleitung zum Nährstoffteil
- Gesamtenergiebedarf und Mehrbedarf in Schwangerschaft/Stillzeit und Gewichtszunahme
- Wichtige Nährstoffe in der Schwangerschaft/Stillzeit (Makronährstoffe, Mikronährstoffe)
- Vollwertige Ernährung in der Praxis
- Wie sieht gesunde Ernährung im Alltag aus?
- Soja – gut oder schädlich?

Gemeinsame Inhalte

- Küchenhygiene
- Top 10 auf der Einkaufsliste
- Vorratsschrank und Küchenessentials

Literaturtipps & Links

Die Hebammensprechstunde
Ingeborg Stadelmann, Stadelmann Verlag

Der kleine Milchvampir
Sandra Schindler, Sandra Seiffart, GrünerSinn-Verlag

Intuitiv stillen
Regine Gresens, Kösel-Verlag

Das Stillbuch
Hannah Lothrop, Kösel-Verlag

Stillen und Stillprobleme
Utta Reich-Schottky, Elien Rouw, Arbeitsgemeinschaft freier Stillgruppen

Lotta lernt Essen
Edith Gätjen, Trias Verlag

Vegetarische Ernährung
Claus Leitzmann, Markus Keller, UTB Verlag

Vegane Ernährung
Heike Englert, Sigrid Siebert, UTB Verlag

The Dietitian's Guide to Vegetarian Diets
Reed Mangels, Virginia Messina, Jones & Bartlett Learning

Menschenkinder
Herbert Renz-Polster, Kösel-Verlag

Breifrei! Das Veggie-Kochbuch
Stern, Gaca, Moschinski, Kösel-Verlag

www.stillkinder.de www.vonguteneltern.de
www.oeko-hippie-rabenmuetter.de

Quellen

Nährstoffe

Alle Nährstoffempfehlungen basieren auf den Empfehlungen der Deutschen Gesellschaft für Ernährung.
Alle Nährwertinformationen stammen aus der „Nährwert-Tabelle“ von Souci, Fachmann, Kraut (2008).
Vitamin-B12-Informationsblatt für Ärzte von der Albert-Schweitzer-Stiftung:
albert-schweitzer-stiftung.de/themen/vegan-gesund/vitamin-b12-infoblatt

Küchenhygiene

www.gesund-ins-leben.de (Nachgefragt: Listeriose und Toxoplasmose)
UGB-Seminar „Vegan von Anfang an“ mit Dr. Markus Keller und Edith Gätjen

Kräuter und Gewürze

www.bfmed.org/media/files/protocols/protocol_9_german.pdf
www.stillkinder.de
„Die Hebamme“, 2015; 28(1):6-7
„Die Hebammensprechstunde“, Ingeborg Stadelmann
www.aid.de

Schwangerschaftsbeschwerden, Übelkeit und Gelüste

„Das vegetarische Baby“, Irmela Erckenbrecht
www.phytodoc.de (Schwangerschaftsübelkeit; Die Erkrankung verstehen)
www.zeit.de/2002/51/M-Schwangerschafts_9fbelkeit
www.frauenaerzte-im-netz.de/de_schwangerschaftsanzeichen-uebelkeit_157.html
www.familothek.de/warum-schwangerschaftsuebelkeit

Vegane Stillzeit

www.bfr.bund.de/de (Empfehlungen zur Stilldauer - Einführung von Beikost)
www.stillkinder.de/warum-stillen-muetter-in-deutschland-nicht-laenger
www.vonguteneltern.de/?p=10877
„Das vegetarische Baby“, Irmela Erckenbrecht
„Lotta lernt Essen“, Edith Gätjen

Umgang mit Familie und Co.

„Vegan im Recht“, Ralf Müller-Amenitsch

Rezeptverzeichnis

SNACKS & TO GO

GETRÄNKE & SÄFTE

DESSERTS & GEBÄCK

Sponsoren

Wir bedanken uns für die freundliche Unterstützung bei:

KIVANTA

für wunderschönes Kindergeschirr und To-go-Utensilien

>> www.kivanta.de

BRITTA KNÜPPEL

für superschöne Lunchboxen aus Holz und Bambus

>> www.brittaknueppel.de

MITTEL ZUM LEBEN

für die Öle-Vielfalt

>> www.mittelzumleben.bz

NORSAN

für den veganen Algenöl-Omega-3-Booster

>> www.norsan.de

PURE RAW

für Algen und leckere Pülverchen

>> www.pureraw.de

CHRISTOPHER GROSSE-COSSMANN

für Fotografie und riesigen Support über das normale Maß hinaus!

>> www.c-g-photography.de

SNACKS & TO GO

GETRÄNKE & SÄFTE

DESSERTS & GEBÄCK

Sponsoren

Wir bedanken uns für die freundliche Unterstützung bei:

KIVANTA
für wunderschönes Kindergeschirr und To-go-Utensilien
>> www.kivanta.de

BRITTA KNÜPPEL
für superschöne Lunchboxen aus Holz und Bambus
>> www.brittaknueppel.de

MITTEL ZUM LEBEN
für die Öle-Vielfalt
>> www.mittelzumleben.bz

NORSAN
für den veganen Algenöl-Omega-3-Booster
>> www.norsan.de

PURE RAW
für Algen und leckere Pülverchen
>> www.pureraw.de

CHRISTOPHER GROSSE-COSSMANN
für Fotografie und riesigen Support über das normale Maß hinaus!
>> www.c-g-photography.de

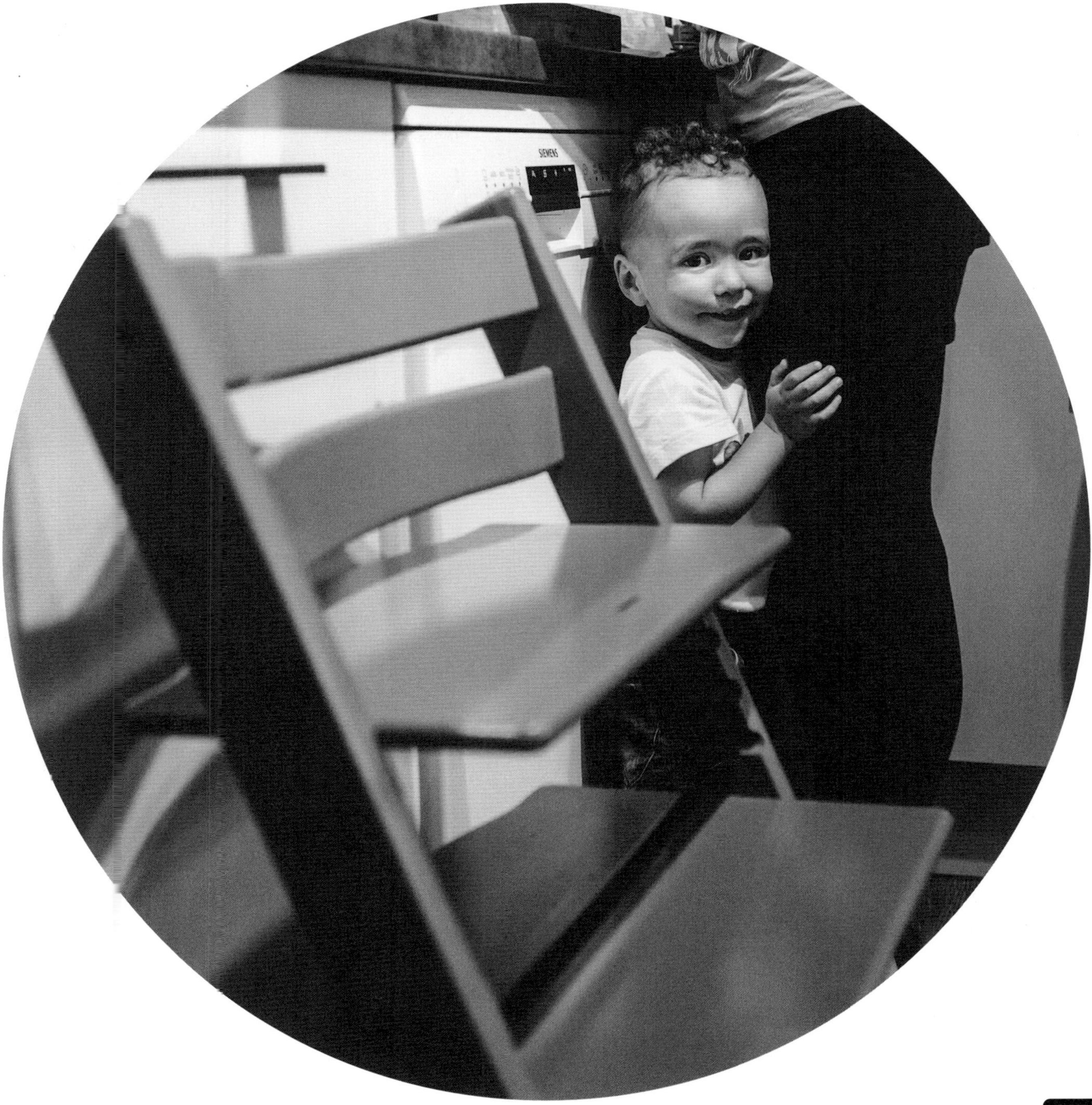

Impressum

Für uns, den GrünerSinn-Verlag, ist nachhaltiges Handeln wegweisend.
Deshalb achten wir bei der Herstellung ganz besonders auf umweltfreundliche, ressourcenschonende und schadstoffarme Produktionsweisen und Materialien. So kommen Papiere aus nachhaltiger Forstwirtschaft zum Einsatz und für die Druckproduktion werden nur erneuerbare Energien und reine Pflanzenölfarben verwendet.
Dieses Buch wurde in Österreich gedruckt und gebunden.

Konzept und Text: Carmen Hercegfi und Sarah Gebhardt
Illustration und Gestaltung: Angela Schneider
Lektorat: Doreen Köstler
Fotos: Carmen Hercegfi und Christopher Große-Cossmann
Fotocredits: Corina Kamma, Franziska Evers, Enver Hirsch, Jens Holscher, Vanessa Fouré, Anne-Katrin Fein, Eva Schabel, Udo Taubitz, Angela Schneider, pixabay.de
Herstellung: Print Alliance HAV Produktions GmbH, Bad Vöslau

ISBN: 978-3-946625-10-0
4. Auflage 2022, GrünerSinn-Verlag
www.gruenersinn.de

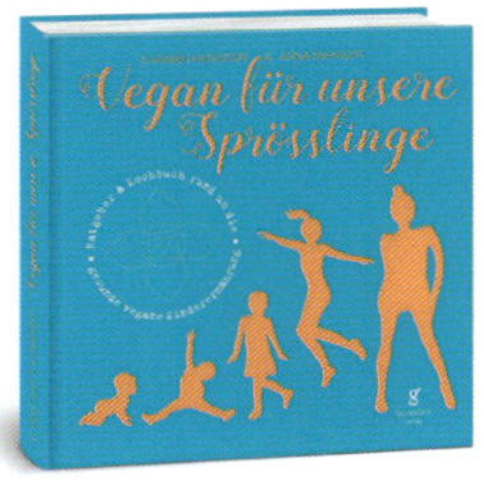

Informationen rund um die vegane Kinderernährung gibt es im Buch: „Vegan für unsere Sprösslinge"
Zu bestellen unter: www.gruenersinn.de

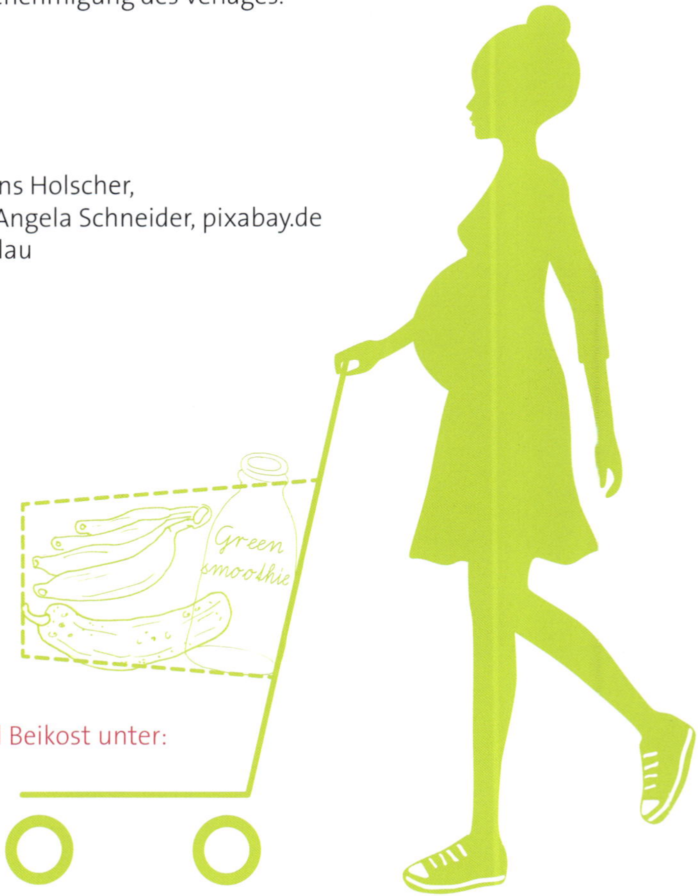

Ergänzende Online-Kurse zur veganen Schwangerschaft und Beikost unter:
www.vegane-familien-masterclass.de
Mit dem Code: **SINN20** erhältst du 20% Rabatt.